AF073691

Medizin, Gesellschaft und Geschichte

Gegründet von
ROBERT JÜTTE

Herausgegeben von
MARION BASCHIN

Beiheft 84

www.steiner-verlag.de/brand/Medizin-Gesellschaft-und-Geschichte

Jens Hartz

KRANKENPFLEGE IN DER GRIECHISCH-RÖMISCHEN ANTIKE

Zwischen Arztassistenz, familiärer Fürsorge und christlicher Wohltätigkeit

Franz Steiner Verlag

Gedruckt mit freundlicher Unterstützung der Robert Bosch Stiftung GmbH

Umschlagabbildung:
Rom, Trajanssäule, Detail: ein Sanitäter behandelt einen verletzten Soldaten, 1. Krieg,
2. Feldzug, Winter 101/102 n. Chr.
Gipsabguss, 1861, nach dem Marmororiginal der Trajanssäule auf dem Trajansforum in Rom.
Höhe 90-125 cm. Nr. 3052. Rom, Museo della Civiltà Romana. © akg-images

Bibliografische Information der Deutschen Nationalbibliothek:
Die Deutsche Nationalbibliothek verzeichnet diese Publikation in der Deutschen
Nationalbibliografie; detaillierte bibliografische Daten sind im Internet über
www.dnb.d-nb.de abrufbar.

Dieses Werk einschließlich aller seiner Teile ist urheberrechtlich geschützt.
Jede Verwertung außerhalb der engen Grenzen des Urheberrechtsgesetzes
ist unzulässig und strafbar.
© Franz Steiner Verlag, Stuttgart 2025
www.steiner-verlag.de
Layout und Herstellung durch den Verlag
Satz: SchwabScantechnik, Göttingen
Druck: Beltz Grafische Betriebe, Bad Langensalza
Gedruckt auf säurefreiem, alterungsbeständigem Papier.
Printed in Germany.
ISBN 978-3-515-13789-8 (Print)
ISBN 978-3-515-13796-6 (E-Book)
DOI 10.25162/9783515137966

Vorwort und Danksagung

Die vorliegende Arbeit stellt eine überarbeitete Fassung meiner Dissertation dar, die ich am 26.10.2023 an der Philosophischen Fakultät der Universität des Saarlandes während des Dekanats von Prof. Dr. Stefanie Haberzettl im Bereich Alte Geschichte verteidigt habe. Erstellt wurde sie ebendort unter der Supervision von Prof. Dr. Heinrich Schlange-Schöningen, dem ich als Betreuer und Erstgutachter zu großem Dank verpflichtet bin. Weiterhin möchte ich mich bei Prof. Dr. Peter Riemer bedanken, der sich trotz Ruhestand bereit erklärte, das Zweitgutachten zu übernehmen. Kritik und Anregung beider sind mit Gewinn in diese Arbeit eingeflossen. Weiterhin bedanke ich mich bei den Mitgliedern der Prüfungskommission, Prof. Dr. Christoph Kugelmeier und Dr. Christoph Catrein, für ihre kritischen Nachfragen. Ihre Anregungen habe ich gerne aufgenommen. Zusätzlich gilt mein Dank Prof. Dr. Joachim Frenk für die äußerst gelungene Leitung meiner Disputation.

Außerdem möchte ich mich bei meinen lieben Kolleginnen und Lehrerinnen Dr. Karen Aydin und Frau Christine van Hoof für die alltägliche Unterstützung am Institut für Alte Geschichte an der Universität des Saarlandes bedanken; bei Christine ganz besonders für die frühe Begleitung meines Forschungsvorhabens im Rahmen ihrer Tätigkeit als Zweitgutachterin meiner Masterarbeit zur Krankenpflege in der römischen Kaiserzeit, auf der diese Arbeit hier in Teilen basiert. Herrn Lukas Mathieu danke ich für die Inspiration, die antiken Werke und Autoren zur Seuchengeschichte des Altertums als Quellen in Betracht zu ziehen. Des Weiteren gilt mein Dank den Kollegen aus der Klassischen Philologie, Dr. Maria Vasiloudi und Dr. Carl Wolfram Brunschön, für ihre inhaltliche Hilfe zu Galen und Hippokrates. Zusätzlich bedanke ich mich bei Herrn Stefan Hamann für die fachliche Beratung und Unterstützung bei technischen Fragen im Rahmen des Promotionsverfahrens und bei den damaligen studentischen Hilfskräften am althistorischen Institut für die Unterstützung in der Lehre: Herrn Lucas Bambach, Frau Dunja Dvorzak, Herrn Yannick Pfaff und Herrn Johannes Russer.

Darüber hinaus verdienen – auch wenn sie bei der Erstellung dieser Arbeit nicht direkt eingebunden waren – meine sonstigen akademischen Lehrer aus dem Geschichtsstudium an der Universität des Saarlandes meinen Dank. Besonders erwähnen möchte ich hier Prof. Dr. Peter Thorau, Dr. Sabine Penth, PD Dr. Rainer Möhler, Prof. Dr. Gabriele B. Clemens, Prof. Dr. Ralf-Peter Fuchs und Prof. Dr. Wolfgang Behringer, der mir die zwar schmerzliche, aber äußerst nützliche Lektion erteilte, für einen Vortrag immer ein Skript vorzuschreiben.

Ein besonderer Dank gilt Dr. Marion Baschin und vor allem Dr. Pierre Pfütsch vom Institut für die Geschichte der Medizin der Robert Bosch Stiftung für das mir entgegengebrachte Vertrauen und die Aufnahme meiner Arbeit als Beiheft in die Zeitschriftenreihe Medizin, Gesellschaft und Geschichte sowie für die letzte Kritik an der finalen Publikationsfassung, die Ihnen, liebe Leserinnen und Leser, hier vorliegt. In diesem Rahmen verdient einen unermesslichen Dank meinerseits Dr. Margit Erfurt-Freund, die sich die freiwillige Mühe gemacht hat, dieses Buch zu lektorieren.

Schließlich möchte ich mich noch bei meiner Familie und meinen Freunden bedanken, insbesondere auch bei denen, die mich in der frühen Recherchephase davon überzeugt haben, dass dieses Thema ‚doch super zu mir passen würde'. Auch wenn ich sie zwischenzeitlich verflucht habe, muss ich doch zugeben, dass sie in Anbetracht meiner Ausbildung zum Gesundheits- und Krankenpfleger und einer kurzen Berufstätigkeit nicht ganz falsch lagen.

Anderen gilt mein Dank vor allem dafür, mir in den letzten sechs Jahren Kraft gegeben zu haben, und das, obwohl sie sich viel zu oft mein Jammern über den schleppenden Fortgang der Arbeit und die schwierigen Bedingungen und Zukunftsaussichten in der deutschen Universitätslandschaft anhören mussten. Ihr wisst, wer Ihr seid. Mein letzter Dank gehört meinen Eltern, Anna-Maria ‚Marianne' und Georg ‚Schorsch' Hartz, ohne deren ökonomische Unterstützung mein Studium auf dem zweiten Bildungsweg, und so auch diese Dissertation, nur schwer möglich gewesen wäre. Nicht zuletzt deshalb ist ihnen dieses Buch gewidmet.

Inhaltsverzeichnis

Vorwort und Danksagung 5

1   Forschungsstand, Fragestellungen und methodisches Vorgehen 9
    1.1   Forschungsstand 9
    1.2   Fragestellungen und methodisches Vorgehen 24

2   Krankenpflegetätigkeiten und Personal im Corpus Hippocraticum 28
    2.1   Einleitende Anmerkungen zu Krankenpflegepraktiken
          im Corpus Hippocraticum 28
    2.2   Arbeitsumfeld und Personal in den ‚deontologischen' Schriften 33
    2.3   Krankenpflegerische Maßnahmen in den ‚internistischen' Schriften ... 36
    2.3.1 *Baden und Begießung, Massage und Salbung sowie Bewegungsassistenz* 36
    2.3.2 *Beobachtung und Kontrolle* 43
    2.3.3 *Assistenz und Übernahme bei grundlegenden Bedürfnissen* 44
    2.4   Krankenpflegerische Maßnahmen in den ‚epidemischen Krankheiten' 47
    2.5   Krankenpflege und Assistenz im Rahmen chirurgischer
          Behandlungen 51
    2.6   Krankenpflege und Assistenz bei ‚gynäkologischen' Erkrankungen ... 55

3   Krankenpflegetätigkeiten in den Werken von ‚Medizinschriftstellern'
    der römischen Kaiserzeit 58
    3.1   Krankenpflegetätigkeiten in den ‚Acht Büchern über Medizin'
          des Celsus 58
    3.1.1 *Frottieren, Salbung, Schaukeln und Bewegungsassistenz* 62
    3.1.2 *Beobachtung und Kontrolle* 67
    3.1.3 *Assistenz und Übernahme bei grundlegenden Bedürfnissen* 69
    3.1.4 *Krankenpflege und Assistenz im Rahmen chirurgischer Behandlungen* ... 70
    3.1.5 *Betreuung von ‚Geisteskranken'* 73
    3.2   Krankenpflegetätigkeiten im Werk des Aretaios aus Kappadokien ... 76
    3.3   Krankenpflegetätigkeiten im Werk des Rufus von Ephesos 81

3.4 Krankenpflegetätigkeiten im Werk des Soran (bzw. Caelius Aurelianus) 88
3.4.1 *Krankenpflegetätigkeiten in der Schrift über akute Krankheiten* 91
3.4.2 *Krankenpflegetätigkeiten in der Schrift über chronische Krankheiten* 99
3.4.3 *Krankenpflegetätigkeiten in der ‚Gynäkologie' des Soran* 107
3.5 Krankenpflegetätigkeiten in den Werken des Galen 113

4 Lokalitäten und Ausführende der Krankenpflege 129
4.1 Krankenpflege und Akteure in den Haushalten der klassisch-griechischen Zeit 129
4.2 Arzthelfer als Ausführende von Krankenpflege 133
4.3 Private Einrichtungen und Pflegekräfte im Haushalt in der ‚römischen' Welt 138
4.4 Asklepieia und krankenpflegerische Tätigkeiten 149
4.5 Militärische Valetudinarien und ihr krankenpflegerisch-sanitätisches Personal 158

5 Christliche Krankenpflege und Einrichtungen der sozialen Fürsorge 167
5.1 Innergemeindliche Krankenpflege während der römischen Kaiserzeit 167
5.2 Armenfürsorge und Anfang der christlichen Pflegeeinrichtungen 173
5.3 Konkurrenz durch Kaiser Julian 187
5.4 Erste Blüte der christlichen Pflegeeinrichtungen 191
5.5 Klosterleben und Krankenpflege durch Mönche 196
5.6 Einrichtungen von Bischöfen und privaten Stiftern 204
5.7 Weitere Entwicklungen und Ausdifferenzierung 212
5.8 Finanzierung der Einrichtungen und Entwicklung in der ausgehenden Antike 215
5.9 Abschließende Bemerkungen zu den christlichen Institutionen 223

6 Schlussbetrachtung 228

7 Quellen- und Literaturverzeichnis 233
7.1 Quellen 233
7.2 Literatur 246

1 Forschungsstand, Fragestellungen und methodisches Vorgehen

1.1 Forschungsstand

Die moderne Krankenpflege beginnt allgemein gesprochen mit der Britin Florence Nightingale (1820–1910). Aus ihren Erfahrungen im Krimkrieg (1853–1856), der damit verbundenen Öffentlichkeitsarbeit und dem hieraus eingeworbenen Kapital gründete sie eine Krankenpflegeschule und verfasste das Buch ‚Notes on Nursing', das als Grundlage des Schulcurriculums diente. Den Rest ihres beruflichen Lebens verbrachte sie hauptsächlich damit, Krankenpflege als Beruf sowie eine Hygienereform in medizinischen Einrichtungen zu bewerben. Daneben führte sie Methoden der Statistik in die moderne Krankenpflege ein.[1]

Nun ließe sich aus dieser einhelligen Forschungsmeinung schließen, dass es vor dem 19. Jahrhundert zwar eine Krankenpflege, aber keine professionelle, institutionalisierte gab, also nicht zum Zweck des Broterwerbs, sondern eine aus Gottes- bzw. Menschenliebe getätigte. Entsprechend findet sich in der Forschung zur vormodernen Krankenpflege hauptsächlich, aber nicht ausschließlich, die These, dass die Tätigkeit in Europa zwar genuin nicht mit dem Christentum begonnen habe, aber die durch Pagane getragene Aktivität in den Quellen kaum greifbar sei. Die antiken Dokumente identifizierten keine gesonderte Behandlung außerhalb oder neben der Medizin und die potenziellen Akteure seien nicht klar zu identifizieren. Daher wird häufig die Überlegung angestellt, dass Krankenpflege die Aufgabe der nicht erkrankten Familienmitglieder oder der häuslichen Sklaven gewesen sei, weshalb es kein Krankenhaus im heutigen Sinne gegeben habe.[2] Erst mit dem spätantiken Christentum hätten sich

---

[1] Allgemeiner Überblick: Hunt 2017, 67; Kriegserfahrungen: Ward 2016, 22 f.; Hunt 2017, 70; Krankenpflegeschule: Nelson/Rafferty 2010, 3 f.; Ward 2016, 23; Hunt 2017, 71 f.; Hygienereform: Nelson/Rafferty 2010, 4 f. (vor allem in militärische Einrichtungen); zur Statistik: Magnello 2010, 115/129; Ward 2016, 23.
[2] So z. B. Wacht 2006, Sp. 839, der in seinem Artikel zur ‚Krankenfürsorge' aus dem Reallexikon für Antike und Christentum im Abschnitt zur Pflege in Griechenland schreibt, dass sie von der Familie übernommen wurde, weil es Krankenhäuser nicht gegeben habe. Zuständig sei die Hausherrin bis in die Spätantike gewesen. Die römischen Verhältnisse seien analog zu sehen. Aus Gründen der *pietas* war die Krankenpflege Aufgabe der Familie; auch wenn in größeren Haushalten Sklaven die Krankenpflege übernommen hätten,

Vorformen solch einer Einrichtung entwickelt und etabliert; was hauptsächlich daran gelegen habe, dass nun das bis dato vorherrschende ‚utilitaristische' Weltbild durch die christliche Caritas (gr. Agape), also den Liebesdienst am Anderen, am Fremden, aufgesprengt wurde. Jene Weltsicht mit ihrem Imperativ einer aktiven Weltgestaltung habe nicht nur aus den heidnischen Herbergen, den Xenodochien, eine altruistische, allen offenstehende Heil- und somit auch Krankenanstalt geschaffen, sondern zudem Krankenpflegekräfte produziert, die sich über ihren eigenen häuslichen Kontext hinaus um Kranke und Hilfsbedürftige gekümmert hätten, womit der erste Schritt in eine – im ursprünglichen Sinne des Wortes – berufliche Tätigkeit gegangen worden sei. Diese Forschungsmeinung findet sich schon in Baas' Aufsatz zu den Uranfängen der Krankenpflege;[3] und jüngst als vermeintlicher Forschungsstand in Prühlens Ein-

---

wie z. B. im Haushalt der augusteischen Familie (nachgewiesen für Livia). Welchen Stand die von Plutarch erwähnten Krankenpfleger *(noseleuontes)* gehabt hätten, sei nicht klar zu eruieren; er vermutet, dass sie möglicherweise die aus epigraphischen Inschriften belegten Sklaven sein könnten, die dem familiären *valetudinarium* zugeordnet waren. Auch würden sich Krankenpfleger in anderen städtischen Familien und auf Landgütern sowie als Mitarbeiter in privaten Arztpraxen nachweisen lassen. Auf Korpela 1987 (siehe: Fn 18) verweisend, geht er von einem niedrigen sozialen Stand jener Personen aus. Möglicherweise seien die Freien unter ihnen in Collegien organisiert gewesen. Eichholz 1951, 69, schreibt im Rahmen eines Aufsatzes zu Galen und seinem Umfeld, im Kontext des Problems ärztlicher Autorität, in einer Nebenbemerkung, dass es noch keine „trained nurses" gab, die fortlaufend ‚Disziplin' durchgesetzt hätten im Sinne der Umsetzung der vom Arzt verordneten Behandlung. Für die klassisch-griechische Zeit ist King 1991, 14–23, der Meinung, dass Krankenpflege („nursing") nur im Kontext der allgemeinen, sozialen und institutionalisierten Position der Medizin verstanden werden kann, denn Ärzte hätten viele Phasen der Behandlung nicht nur selbst überwacht, sondern die meisten Tätigkeiten, die wir heute als „nursing" bezeichnen würden, auch gleich selbst ausgeführt, um sicherzustellen, dass niemand anderes die Anerkennung für die Heilung bekomme. Außerdem gebe es im Corpus Hippocraticum keinen Fachausdruck für den ‚medical assistant', meistens fänden Begriffe Verwendung, die nur bedeuten würden, dass jemand beisteht oder einen Hilfsdienst tätigt, also ein nicht medizinisch ausgebildetes Mitglied des Haushalts des Patienten gemeint sei. Sie hätten – gerade auch wenn kein Arzt gerufen wurde – über den Patienten gewacht und ihn mit dem Nötigen versorgt.
3 Baas 1914 beschäftigt sich zuerst mit Altruismus, der Nächstenhilfe und der daraus resultierenden Pflege von Hilfsbedürftigen, Alten und Kranken in den vorchristlichen Hochkulturen (149–154). Bezüglich der klassischen Antike sieht er die Motive für eine Krankenpflege außerhalb der Familie durch rationale Überlegungen begründet (155). Die grundlegende Mentalität sei ein kalter und berechnender Egoismus gewesen, der eine Krankenfürsorge und -pflege im heutigen Sinne nicht hätte aufkommen lassen (157). Die Valetudinarien für Sklaven seien zur Wahrung der geschäftlichen bzw. finanziellen Interessen der Sklavenhalter eingerichtet worden; als Krankenhäuser sieht er sie nicht, eher als Erholungs- oder Genesungsheime (161). Die militärischen Valetudinarien bezeichnet er als Lazarette (162), aber auch als Krankenhäuser (163) und Krankenanstalten, die jedoch wie die privaten Sklaveneinrichtungen aus rationalen Interessen entstanden seien. Die griechischen Iatreien sind für ihn bestenfalls Polikliniken, Arztpraxen mit angeschlossenem Krankenzimmer. Die ‚Wohnungen' bei den Asklepieia bezeichnet er als „Unterkunftsstätten vorübergehender Art für die im Tempel Ratsuchenden" (158). Nur im Falle des Asklepiostempels auf der Tiberinsel mag er ein angeschlossenes Krankenhaus erkennen, welches bis zur Zeit des Antoninus Pius zurückverfolgt werden könne, schließlich in ein christliches *nosocomium* verwandelt worden sei und noch ‚heute' als Spital von den Barmherzigen Brüdern betrieben werde. Für ihn ist dies der einzige Fall des Übergangs eines heidnischen in ein frühchristliches Hospital (162). Ansonsten hätten weder der kaiserzeitliche Staat noch die Kommunen oder die heidnischen Kultgemeinschaften für Krankenpflege gesorgt, wie es das Christentum in seiner „nie dagewesene[n] Humanität" getan hätte. Davon zeuge gerade die Aussage Kaiser Julians, der seine Anhänger aufrief, den Christen hierin nachzueifern (164).

leitung und Kommentierung des Kapitels zur Krankenpflege in der Antike in der von Hähner-Rombach herausgegebenen Quellensammlung zur Geschichte der Pflege.[4] Noch deutlicher vertreten wird diese Sichtweise von Harig und Kollesch in ihrem Aufsatz zum Themenkomplex ‚Arzt, Kranker und Krankenpflege' in Antike und Mittelalter.[5]

Neben den Arbeiten, die für den absoluten Primat des Christentums bei der allgemeinen Entwicklung der Krankenpflege argumentieren, gibt es jedoch auch Überblicksdarstellungen und Aufsätze, die die Leistungen der pagan dominierten Antike mehr betonen und hervorheben.[6] Neben solchen Werken finden sich außerdem die antike Krankenpflege nur tangierende Schriften, die, sozusagen als ‚Nebenprodukt', die Frage nach Lokalitäten und personellen Trägern von Krankenpflegepraktiken thematisieren. Bezüglich des ‚topologischen' Themenfeldes beschäftigt sich eine von Harig allein verfasste Abhandlung kritisch mit dem ‚Begriff des Krankenhauses in der Antike', in der er diese Bezeichnung für die paganen Einrichtungen vehement ablehnt und argumentiert, dass erst die christlichen Xenodochien als solche bezeichnet wer-

---

4 Für Prühlen 2013a/b, 19–37, ist eine Krankenpflege in der Antike nur schwer nachzuweisen (19). Entsprechend sieht sie auch keine deutliche Abgrenzung zur Tätigkeit ‚antiker' Arzthelfer (20). Im Asklepioskult sei gleichfalls keine Krankenpflege zu beweisen. Wenn die Krankenpflege sichtbar werde bzw. einen öffentlichen „Wert" erhalte, also aus dem familiären Kontext heraustrete, dann nur in Verbindung mit einem Gebäude, in welchem für den „Werterhalt" eines Sklaven bzw. die Leistungsfähigkeit eines Soldaten gesorgt wurde (22 und 33 f.). Des Weiteren vermutet sie die geschlechtsspezifische Trennung in eine weiblich-häusliche und eine militärisch-männliche Pflege. Eine institutionalisierte Krankenpflege habe es trotz der paganen Einrichtungen nicht gegeben, was sie erstens auf den gesellschaftlichen und kulturellen Wandel [welchen sie nicht näher erläutert] und zweitens auf den damaligen Stand der Medizin zurückführt (34). Die Krankenpflege als eigenständiger Aufgabenkreis und ihre Etablierung als Institution (also einer Loslösung der Pflege Kranker aus dem familiären Kreis) hängt für sie ursächlich mit dem Christentum zusammen. Als Grundlage dieser Entwicklung sieht sie die ‚Botschaften' aus dem Neuen Testament (37). An mehreren Stellen verweist sie auf Harig/Kollesch 1973/74.
5 Harig/Kollesch 1973/74 postulieren, dass es in der griechisch-römischen Antike aufgrund der dominierenden (‚utilitaristischen') Ideologie bzw. der allgemeinen ‚Missachtung' des Menschen als Individuum, keine gesellschaftliche Notwendigkeit gegeben habe, öffentliche Einrichtungen zur Pflege von Kranken zu errichten. Nur zur Wiederherstellung der Leistungsfähigkeit von Sklaven und Soldaten habe man entsprechende Institutionen unterhalten. Auch den Einfluss der stoischen Philosophie, „die „Unterstützung der Bedürfnisse [der Nötigen] durch die Mächtigen als sittliche Forderung" erhoben habe, habe nicht die Vernachlässigung der chronisch und der unheilbar Kranken beendet. Erst das Christentum habe unser heutiges Empfinden hierzu verändert. Als Ort der Wandlung seien die ab dem 4. Jahrhundert entstandenen christlichen Xenodochien anzusehen, die die Vorläufer unserer heutigen Krankenhäuser seien (267 ff.). Dass die Christen ihre eigenen Herbergen gründeten, lag nach Meinung der Autoren daran, dass die heidnischen Herbergen und ihre Wirte einen schlechten Ruf gehabt hätten und es ein vom Klerus wiederholt ausgesprochenes Besuchsverbot für Christen gab, aber eine gesellschaftliche Notwendigkeit für die Einrichtungen existiert habe, da in ihnen unter anderem auch Kranke, wenn sie in der Fremde waren, gepflegt wurden. Wollte die „Staatskirche" bei ihrer Ablehnung bleiben, musste sie für Ersatz sorgen (272 f.). Bei den Überlegungen zur Umwandlung der Xenodochien durch die Christen berufen sie sich überwiegend auf den entsprechenden Artikel von Hiltbrunner 1967; siehe: Fn 9.
6 Solche Arbeiten werden weiter unten – entsprechend ihres komplexen Umfangs – ausführlicher besprochen.

den könnten. Dabei konzentriert er sich auf räumliche und funktionelle Aspekte.[7] In neueren Arbeiten wird jene Meinung zwar grundsätzlich geteilt, doch für Nutton[8], Hiltbrunner[9] und Kislinger[10] ist der entscheidende Unterschied zu den paganen Einrichtungen der, dass die christlichen für jedermann frei zugänglich gewesen seien. Analog hierzu sind für Krug in ihrer Überblicksdarstellung zur antiken Heilkunst die Valetudinarien der erste Schritt zum heutigen Krankenhauswesen, welches jedoch mit den

---

[7] Harig 1971 versucht durchgängig zu zeigen, dass die vorherige Forschung, vor allem Meyer-Steineg 1912, die vorhandenen Quellen fehl- bzw. überinterpretiert hat; schon Wölflin 1943, 93, formuliert, dass öffentliche Krankenhäuser im Abendland eine Errungenschaft des Christentums gewesen seien und erst im 4. Jahrhundert n. Chr. aufkamen.

[8] Nutton 1999, Sp. 789. Das älteste Gebäude, das für ihn eine Art Krankenhaus darstellt, sei 350 vom Bischof Leontinos in Antiochia gegründet worden; im Osten des Römischen Reiches seien nach 400 überall kleinere und größere Krankenhäuser entstanden (Sp. 791f.). Im Westen sei das erste Krankenhaus von Fabiola 397 eröffnet worden, ein Jahr später sei ihr Pammachius in Portus gefolgt (Sp. 791). Bei den paganen Einrichtungen medizinisch-pflegerischer Versorgung benennt er die Asklepieia einfach als Tempel, die privaten Valetudinarien bezeichnet er als Kurhäuser und die militärischen Einrichtungen einerseits als „Einrichtungen für kranke Armeeangehörige" und anderseits als „Militär-Krankenhäuser", die zur Versorgung erkrankter und verletzter Soldaten gedient hätten und weniger der Versorgung schwer verwundeter Soldaten, die wohl schon auf dem Transport, weg vom Schlachtfeld, gestorben seien (Sp. 790).

[9] Hiltbrunner 1967; 2006. Dies führt er erst in seinem Artikel zum ‚Krankenhaus' im Reallexikon für Antike und Christentum von 2006 (Sp. 893) aus, was vielleicht der Grund ist, warum Harig/Kollesch 1973/74 – obwohl sie sich mehrmals auf Hiltbrunners Artikel aus Paulys Realencyclopädie der classischen Altertumswissenschaft von 1967 berufen – das Kriterium der ‚öffentlichen Zugänglichkeit' nicht erwähnen. Hiltbrunner jedenfalls hält 2006 für die militärischen Valetudinarien fest, dass das Einzige, was ihnen zum Krankenhaus im heutigen Sinne gefehlt habe, die unbeschränkte, öffentliche Zugänglichkeit gewesen sei (Sp. 893). Die Einrichtungen seien mit dem Zusammenbruch des Limes vom Ende des 3. bis zum Ende des 4. Jahrhunderts und der Umstrukturierung der nun kleinteiligen Grenzverteidigung ‚abgewickelt' worden. Gleichzeitig entstanden die christlichen, allgemeinen Krankenhäuser (Sp. 892). Die privaten Valetudinarien auf den Landgütern bezeichnet er als Pflegeeinrichtungen, die aus betriebswirtschaftlichen, nicht aus karitativen Gründen eingerichtet worden seien (Sp. 889). Dass es in Rom keine öffentlichen Krankenhäuser gegeben habe, könne einer Stelle bei Tacitus (ann. 4,62) entnommen werden, in der er beschreibt, wie nach dem Einsturz der Holzkonstruktion des überfüllten Amphitheaters in *Fidenae* die vornehmen Bürger der Stadt ihre Häuser zur Versorgung der Verletzten geöffnet haben (Sp. 883). So unterhielt z. B. die kaiserliche Familie ein privates *valetudinarium* (Sp. 889f.). In den Asklepieia sieht er gleichfalls keine Krankenhäuser, wenn auch die Wohnungs- bzw. Herbergszimmer beim Tempelheiligtum räumliche Ähnlichkeiten zu großen Valetudinarien aufwiesen; so habe in diesen Räumen keine Krankenpflege stattgefunden – zumindest gäbe es in den vorhandenen Quellen dafür keine Hinweise (Sp. 885). Ähnliches gelte für die *iatreia*, sie seien Arztpraxen gewesen (Sp. 887). In seinem älteren Artikel zum Xenodochium aus Paulys Realencyclopädie der classischen Altertumswissenschaft (Hiltbrunner 1967) beschäftigt er sich primär mit der philologischen Herleitung und den Ursprüngen der Herberge bzw. des Gasthauses (Sp. 1487–1490) sowie der spätantiken christlichen Entwicklung, der Motivation hierfür und der funktionellen Ausdifferenzierung (Sp. 1490–1494) nebst der regionalen Verbreitung (Sp. 1494–1502) und dem mittelalterlichen Fortleben (Sp. 1502f.).

[10] Kislinger 2005, Sp. 432f., sieht in seinem Artikel zum ‚Hospital' es erst durch das spätantike Christentum aus der Herberge herausgebildet; die gr.-röm. pagane Antike habe „lediglich Vorläufer und Sonderformen" gekannt. Es sei eine öffentliche Anstalt zur Krankenpflege und medizinischen Behandlung gewesen, wobei er vermerkt, dass in den lateinischen Einrichtungen des Westens nur gepflegt worden sei.

mittelalterlichen Hospitälern einen neuen Anfang genommen hätte.[11] Dagegen gibt es eine Reihe von Publikationen, die für die verschiedenen paganen Einrichtungen durchaus den Begriff des Krankenhauses verwenden. So vertritt Schneider im Artikel ‚Valetudinarium'[12] in Paulys Realencyclopädie der classischen Altertumswissenschaft die Meinung, dass sie durchaus Krankenhäuser oder ‚Militärlazarette' waren, gleichfalls Bauer in seinem Handbuch zur Geschichte der Krankenpflege[13] sowie Watermann in seiner Arbeit über Mensch, Medizin, Macht und Militär in der römischen Kaiserzeit.[14] Ähnlich argumentiert das Autorenpaar Wolff in seinen beiden Publikationen zur Geschichte der Krankenpflege für die militärischen Einrichtungen.[15] Schließlich konkludiert Künzl in seinem Aufsatz über die medizinische Versorgung der römischen Armee zur Zeit des Augustus, dass mit dem militärischen *valetudinarium* „das erste richtige Krankenhaus der Geschichte" entstanden sei.[16]

Analog zu den kontroversen Sichtweisen auf die in den Quellen als Valetudinarien bezeichneten Orte finden sich gegenteilige Aussagen über die potenziellen Träger von Krankenpflege in solchen Einrichtungen. Für Bauer zeigt sich in den Schriften des Hippokrates „erstmals eine geschulte Krankenpflege", in den Valetudinarien hätten aber Sklaven die Wundversorgung und Pflege übernommen.[17] Dagegen geht Korpela in seiner Untersuchung über den sozialen Stand des römischen Medizinpersonals

---

11 Krug 1993, 207 f. Für sie ist der funktionelle Hauptgrund der militärischen und landwirtschaftlichen Valetudinarien ebenfalls der Erhalt der Leistungsfähigkeit der Soldaten bzw. Sklaven.
12 Schneider 1955 hält die Asklepieia für Vorläufer solcher ‚Krankenhäuser'; ansonsten kenne er keine Krankenhäuser im antiken Griechenland, denn der Kranke sei zu Hause oder in der Wohnung des Arztes behandelt worden (Sp. 262). Die Valetudinarien seien erst unter Augustus aufgekommen, ob er in den kaiserlichen Privateinrichtungen nun eher Krankenzimmer oder gar ganze Krankenhäuser sieht, ist nicht ersichtlich, da er sie ausschließlich mit dem lateinischen Begriff bezeichnet und hierzu keine deutschen Begriffe verwendet. Jedoch geht er davon aus, dass es in den Latifundien nicht nur Krankenzimmer, sondern auch Krankenhäuser gegeben habe. Die militärischen Einrichtungen bezeichnet er als Militärlazarette (Sp. 263). Die Fremden- und Krankenpflege sowie das Armenwesen habe allmählich das Christentum respektive der Klerus im griechischen Osten übernommen (Sp. 264).
13 Bauer 1965, 49: „Lazarette en miniature".
14 Watermann 1980, 20. Dabei schreibt er im Kapitel über das Christentum, dass es angeleitet durch das Gebot der Nächstenliebe in Kleinasien „erste größere Krankenhäuser" entwickelt habe (154).
15 Wolff/Wolff 1994, 36. Nicht nur aufgrund der räumlichen Quantität, bis zu 200 Patienten hätten Aufnahme finden können, seien die Gebäude als einer der Vorläufer der heutigen Krankenhäuser anzusehen, sondern auch, weil durch die Masse an Patienten eine für die Institution charakteristische Arbeitsteilung zwischen Arzt und Pflegekräften notwendig geworden sei. Aufgrund des militärischen Charakters solle aber lieber von Lazarett gesprochen werden. Entsprechend gehen sie von einem planmäßigen Einsatz von Pflegekräften neben den Militärärzten aus.
16 Künzl 1991, 200; 202. Vor dem spätmittelalterlichen Kreuzhallenspital sei der römische Bau „der erste brauchbare Krankenhaustypus der Geschichte" (200).
17 Bauer 1965, 33 (Hippokrates); 49 (Valetudinarien). In den militärischen Einrichtungen kann er keine gesonderten Pflegekräfte erkennen, wahrscheinlich hätten „Feldscher", also angelernte Heilkundige, die die Verwundungen der Soldaten chirurgisch versorgten, womit er womöglich die *capsarii* meint, zugleich die Krankenbetreuung übernommen (58). Gleichzeitig ist für ihn aber die Ausübung der Heilkunde und der Krankenpflege zu jener Zeit nie scharf voneinander zu trennen (53).

davon aus, dass es grundsätzlich Krankenpfleger gab. Entsprechend sind für ihn die im Militär ihren Dienst absolvierenden *capsarii* ebenfalls als solche zu bezeichnen.[18] Ähnlich äußert sich Wilmanns in ihrer Arbeit über den Sanitätsdienst im Römischen Reich, in der sie postuliert, dass sie primär Sanitätssoldaten gewesen seien, in Friedenszeiten hätten sie jedoch im *valetudinarium* des Legionlagers den Ärzten assistiert und die Krankenpflege übernommen.[19] Dieser Meinung folgt Wesch-Klein in ihrer Arbeit zu den sozialen Aspekten des römischen Heerwesens größtenteils.[20] Ebenso Steger, der in seiner Arbeit zur Asklepiosmedizin der Kaiserzeit, im Rahmen der Auswertung der Patientengeschichten über deren Heilungsprozess, keine Akteure zu identifizieren vermag, die Krankenpflege betrieben hätten.[21] Doch er vertritt in der Einleitung zu seiner Überblicksdarstellung zum Kult des Asklepios die Meinung, dass die *capsarii* als Krankenpfleger anzusehen seien, obwohl Pflegepersonal im allgemeinen in den Quellen schwer zu fassen sei. Die griechischen ὑπηρέται sieht er als Gehilfen, die sich ebenso wie die *capsarii* zu *medici* hätten weiterbilden können.[22] Eine ähnliche

---

18 Korpela 1987, 107; 131. Bei seiner Auswertung vor allem epigraphischen Materials kann er im Vergleich zu den Ärzten zwar nur wenige identifizieren, was vermutlich am niedrigen sozialen Stand der Akteure liege, auf welchen die materiell-bescheidenen Grabinschriften hinweisen würden.
19 Wilmanns 1995a, 180–182. Die *capsarii* hätten dort zuvor eine mehrjährige Ausbildung unter der Supervision der Ärzte zu absolvieren gehabt. Auf einen Arzt kämen zwischen 15 und 20 *capsarii*. Zwar würden die Quellen über die tatsächlichen Tätigkeiten der Gruppe schweigen, dass sie aber sicherlich Sanitäter gewesen seien, gehe einmal aus der namensgebenden *capsa* hervor, also dem Behältnis, in dem sie das Verbandsmaterial bei sich trugen; sowie aus Inschriften, die die Gruppe eindeutig in den medizinisch-sanitätischen Bereich einordnen. Für die Flotten und die Truppen in Rom könne man keine *capsarii* nachweisen. Bei den Flotten womöglich, wegen einer zu geringen Personenstärke pro Schiff; bei den Flussflotillen hätten die Legionsvaletudinarien eine längere Versorgung übernehmen können. Bei den Truppen in Rom vermutet sie Kameradenhilfe bzw. eine Betreuung durch die Familien oder durch das *valetudinarium* des Kaisers. Daneben konkretisiert sie in ihrem im gleichen Jahr erschienenen Aufsatz zum Arzt in der römischen Armee in der frühen und hohen Kaiserzeit (Wilmanns 1995b, 183), dass nicht das Schlachtfeld, sondern die tägliche ambulante und stationäre Krankenversorgung im *valetudinarium* die Hauptaufgabe der Ärzte und der *capsarii* gewesen sei. Ihr hiermit folgend: Risse 1999, 49; 57 mit seiner Überblicksdarstellung. Außerdem hat schon Watermann 1980, 10; 20; 70, die Vermutung geäußert, dass die *capsarii* neben ihrem Sanitätsdienst auch Krankenpflege getätigt haben könnten.
20 Wesch-Klein 1998, 78 f. Darüber hinaus stellt sie die These auf, dass die Sklaven der Offiziere und Soldaten Hilfstätigkeiten bei der Versorgung der Verwundeten und Kranken zu leisten hatten. Inwieweit sich diese ‚Soldaten' nun von den von ihr als Krankenpflegern bezeichneten „qui aegris praesto sunt" unterschieden – welche sie darüber hinaus von den *capsarii*, die sie als Sanitäter bezeichnet, abgrenzt – führt sie nicht näher aus. Für den Fall der spätantiken Lager, bei denen keine Valetudinarien ausgegraben wurden, und unter dem Aspekt, dass das spätantike Heer wesentlich mobiler gewesen sei, folgt sie Hiltbrunner 1967, weshalb sie davon ausgeht, dass auf den Bau solcher Einrichtungen verzichtet wurde und die medizinisch-pflegerische Versorgung – ähnliche wie in republikanischer Zeit – von geeigneten, lokalen Familien übernommen wurde oder die Verletzten zur Pflege in die christlichen Xenodochien gegeben wurden.
21 Steger 2004, 66–71. Für die Darstellung des kaiserzeitlichen Alltags des Medizinmarktes rezipiert er die Meinungen von Korpela, Wilmanns und Wesch-Klein.
22 Steger 2016, 35 f. Hierbei verweist er auf die Arbeiten von Schumacher 2001; Gummerus 1932 und auf Wilmanns 1995.

Meinung vertritt Schumacher in seinem Werk über antike Sklaverei[23] sowie Meyer-Steineg in seiner mit Sudhoff verfassten Geschichte der Medizin (auch als Illustrierte Geschichte der Medizin bekannt).[24] Eine solche Sichtweise findet sich zudem bei Krug, die schreibt, dass die Helfer notwendigerweise „Nebenarbeiten des Arztes", wie Medikamentenzubereitung und Verbände anlegen, übernommen hätten.[25] Passend hierzu sind für sie die *capsarii* gleichfalls nur Arzthelfer, deren einzige Aufgabe die Betreuung der *capsa*, des Verbandskastens, gewesen sei.[26] Dagegen sieht Baas[27] und später genauso Gummerus in seiner Arbeit über den Ärztestand im Römischen Reich in ihnen schlicht Lazarettgehilfen, die das „grobe Handwerk des Berufs vertraten"; auch die zivilen Personen hinter den Termini *ad valetudinarium* und *a valetudinario* bezeichnet er als solche.[28] Eine mittlere Position zur Personalfrage nimmt Hiltbrunner in seinem Artikel zum ‚Krankenhaus' im Reallexikon für Antike und Christentum ein. Bei den *capsarii* folgt er Wilmanns, die Pflegekräfte seien, wie die Patienten, *valetudinarii* genannt worden. In den privatwirtschaftlichen „Pflegestationen" hätten „kurz angelernte eigene Sklaven" die Pflege übernommen.[29] Wiederum die *capsarii* als Sanitäter sehend, vertritt Pfeffer in ihrer Arbeit zu den sozialen Sicherungseinrichtungen der Antike die Sichtweise, dass hinter der Bezeichnung *nosokomoi* das Krankenpflegepersonal zu suchen sei.[30] Hierbei verweist sie auf Schmidt-Ernsthausens Studie über das Feldsani-

---

23 Schumacher 2001, 215–217. Die ὑπηρέται hätten Salben gemischt, Verbände oder Schienen angelegt oder sonstige Handreichungen erledigt. Aus solch einer Berufserfahrung heraus, sei es ihnen möglich gewesen, sollten sie freigelassen worden sein, selbst als Ärzte aufzutreten. Sein Verständnis des *iatraliptes Harpocras*, den Plinius der Jüngere erwähnt, als Homöopath, ist allerdings mit Steger 2016, 35 f., zurückzuweisen. Die beiden Teilbereiche, die das griechische Wort andeutet: *iatros* und *aliptes*, also Einsalber/Masseur/Trainer deutet wohl eher allgemein auf einen ‚Heilpraktiker' hin, bzw. jemanden, der mit Einsalbung und Massage ‚heilen' konnte. Siehe hierzu Kap. 3.5.
24 Meyer-Steineg 1928, 45; 1965, 35, schreibt nicht von Krankenpflegepersonal, auch wenn das Kapitel hierzu „Die Aerzte und die Krankenpflege" heißt, sondern sieht in ihnen „besondere Hilfskräfte", welche die mehr mechanischen Tätigkeiten" ausgeübt hätten, wie das Sammeln und Herstellen der Arzneien, die allgemeine Unterstützung der Mediziner, die Verabreichung von Bädern, Einreibungen, Umschlägen sowie das „Schröpfen und andere Maßnahmen der niederen Chirurgie". Für seine Meinung zur Entwicklung des Berufsstandes und Krankenhauswesens siehe: Fn 45.
25 Krug 1993, 198 f. Auf den römischen Latifundien sieht sie die Gesundheitspflege der Herren und ihrer Sklaven durch die *servi medici* geleistet. Diese Meinung findet sich auch bei Meyer-Steineg 1928, 100; 1965, 68. Sie seien Sklaven gewesen, die zu Medizinern ausgebildet worden seien, und wenn sie freigelassen wurden, hätten sie sich mit einer eigenen Praxis niederlassen können.
26 Krug 1993, 205.
27 Baas 1914, 164, die *qui aegris praesto sunt* übersetzt er mit Krankenwärter, vermutlich Liebenam 1909, Sp. 1668, folgend; sowie Seymer 1932, 19.
28 Gummerus 1930, 14, schreibt nicht über sie, da sie nur „das grobe Handwerk verstanden hätten".
29 Hiltbrunner 2006, Sp. 889–891. Die Aussage über die Krankenpfleger hier ohne Nachweis oder Literaturangabe. Im Fall der urbanen, privaten Valetudinarien schreibt er einerseits von ‚servus', aber auch von „Pfleger u. Pflegerinnen", ohne deren Sozialstand zu thematisieren.
30 Pfeffer 1967/69, 101, bezweifelt allerdings, dass die *capsarii* mit den *qui aegris praesto sunt*, die sie in der Tradition der älteren Forschung als Krankenwärter bezeichnet, gleichzusetzen seien.

tätswesen.³¹ Nutting, Dock und Stewart sehen dies ebenfalls als einzige Bezeichnung für Pflegekräfte.³²

Trotzdem positionieren sie sich in ihren Überblicksdarstellungen zur Geschichte der Krankenpflege zwischen den Meinungspolen, wenn sie einerseits die Wichtigkeit des Christentums für die Entwicklung der Krankenpflege betonen, andererseits genauso von der Existenz einer Krankenpflege in der paganen Antike ausgehen.³³ Tendenziell folgen sie einem dialektisch-prozesshaften Geschichtsbild, wenn sie annehmen, dass Kriege und andere Krisen für die Entwicklung der Pflege als ‚professionelle Berufung' ausschlaggebend waren. Als allgemeine Regel postulieren sie, dass mehr Frauen als Männer die Tätigkeit ausgeübt hätten, da sie Pflege als Ausdruck des weiblichen „original conservation instinct" begreifen.³⁴ Diesem Grundsatz folgend gehen sie davon aus, dass im antiken Griechenland Pflege die Pflicht der streng ans Haus gebundenen Frauen gewesen sei,³⁵ gleichzeitig sehen sie in den medizinischen Schulen der Asklepiaden den Ursprung eines öffentlichen Systems für medizinische Linderung bzw. Versorgung, welches bis zur christlichen Zeit Bestand gehabt habe.³⁶ Bei den Asklepieia gehen sie davon aus, dass es Personal gegeben haben muss, welches pflegerisch oder zumindest ärztlich-assistierend tätig gewesen sei.³⁷ Im Kapitel über die Pflege in

---

31 Schmidt-Ernsthausen 1873, 13, der strenggenommen nichts über ‚Krankenpflegepersonal' schreibt, sondern nur, dass die *nosokomoi* die „Hülfsleistungen niederen Grades besorgten".
32 Nutting/Dock 1907, 88 f.; Dock/Stewart 1920, 36. Obwohl sie über die ‚militärischen Hospitäler' schreiben, die die besten in Rom gewesen seien, erwähnen sie nur die *nosokomoi*, die *capsarii* aber nicht. Vor der Errichtung solcher Einrichtungen seien die kranken Soldaten im familiären Kontext gepflegt worden.
33 Das Werk von Dock/Stewart von 1920, ist eine ‚kurze' Zusammenfassung und Aktualisierung des wesentlich umfangreicheren Werks von Nutting/Dock aus dem Jahre 1907. Aufgrund des zeitlichen Horizonts und ihres Anspruchs, ein Einführungswerk für Studenten der Krankenpflege zu schreiben, arbeiten sie fast nur mit Wiedergabe von (fachlichen) Publikationen. Trotz des Hintergrunds mutet ihre Aussage (Dock/Stewart 1920, 31), es fänden sich für das klassische, vorrömische Griechenland keine medizinischen Aufzeichnungen, recht seltsam an, vor allem da sie zudem schreiben, dass in den hippokratischen Werken zwar keine Krankenpfleger erwähnt würden, aber durchaus Praktiken beschrieben, die zu ihrer Zeit als pflegerische Tätigkeiten verstanden worden seien (1907, 78; 1920, 34). Möglicherweise sehen sie das Corpus Hippocraticum als ein komplett in ‚hellenistischer' Zeit verfasstes und nicht nur editiertes Werk an.
34 Dock/Stewart 1920, 2 u. 5. Dagegen spricht sich King 1991, 14–23, aus. Sie begründet dies mit der ‚dominanten' Ideologie der geschlechtlichen Differenz in der griechischen Antike, die die Pflege eines Mannes durch eine Frau unwahrscheinlich mache, da dies die Frau in eine als unnatürlich empfundene Position der Macht über einen Mann heben würde. Vor allem ‚die Griechen' des 5. und 4. Jahrhunderts v. Chr. hätten Frauen als ‚Patienten' gesehen, die nicht in der Lage gewesen seien, sich selbst zu kontrollieren. In solch einer Ideologie hätten weibliche ‚Heiler' nicht Männer behandeln können, sondern – im Rahmen ihrer begrenzten Fähigkeit zur Selbstkontrolle – höchstens andere, kranke Frauen.
35 Nutting/Dock 1907, 82. Der Meinung genauso Risse 1999, 7 f., in seiner Überblicksdarstellung, der ergänzt, dass jene Frauen womöglich durch die Beratung von Freunden und Nachbarn unterstützt worden seien. Außerdem könne dies, laut Dock/Stewart 1920, 31, zudem aus dem Mythos um Asklepios abgeleitet werden.
36 Nutting/Dock 1907, 70; Dock/Stewart 1920, 33; 36. Des Weiteren hätten ‚Bruderschaften der Gastfreundschaft' Gasthäuser und Rastplätze für Reisende betrieben. Verbände für gegenseitige Hilfe seien verbreitet gewesen, womit sie womöglich die Eranosgesellschaften meinen.
37 Nutting/Dock 1907, 72 f.; Dock/Stewart 1920, 33.

der römischen Gesellschaft postulieren sie eine primär häusliche Pflege durch Angehörige oder Sklaven.[38] Erst mit Antoninus Pius habe es medizinische Hilfe für Arme gegeben; erst ab dem 3. Jahrhundert n. Chr. allgemeine sowie kostenlose Hospitäler.[39] So nehmen sie an – ‚trotz einer dünnen Quellenlage' –, dass es vor allem an Überlieferungslücken liege, dass so wenig über Krankenpflege in den ‚vorchristlichen' Zivilisationen bekannt sei. Das vorhandene Material zeige, dass es auf jeden Fall historisch inkorrekt sei zu behaupten, dass alle nachbarschaftliche ‚kindness' und Nächstenliebe (charity) erst mit dem Christentum begonnen habe.[40] Ähnlich formuliert Seymer in ihrer allgemeinen Überblicksdarstellung zur Geschichte der Pflege. Sie ist zwar der Meinung, dass es in der griechischen und römischen Antike keine professionellen Pflegekräfte im Vergleich zu heute gegeben habe, daher allgemeine Krankenpflege im Privathaushalt durch die Hausherrin und ihre Haushaltssklaven getätigt worden sei, doch hätten die Römer das Krankenhauswesen im militärischen sowie land- und hauswirtschaftlichen Bereich erfunden. In den Valetudinarien hätten vermutlich Sklaven, die in den Quellen als *qui aegris praesto sunt* bezeichnet würden, die Krankenpflege übernommen. Die ersten öffentlich zugänglichen Krankenhäuser seien aber erst durch das Christentum etabliert worden, welches darüber hinaus die Krankenpflege auf eine ‚höhere Ebene' gehoben habe, da durch den Glaubensgrundsatz der Nächstenliebe die vormalige Sklavenarbeit zu einer heiligen Berufung geworden sei, die nun von jedem Christen gleich welchen Geschlechts erwartet worden sei.[41] Ähnlich betont Pavey in ihrem Buch über die Entwicklung der Pflege eine Art ‚Hauptrolle' der Frauen in der antiken Krankenpflege, wobei sie dies für pagane genauso wie für die christliche Pflege sieht. Außerdem bezeichnet sie die paganen Einrichtungen als Krankenhäuser und betont die Wohltätigkeit flavischer und antoninischer Kaiser als Vorläufer christlicher Barmherzigkeit.[42] Genauso benennt auch Robinson in seiner Überblicksdarstellung

---

38 Dock/Stewart 1920, 37. Einzige Ausnahme waren die oben schon erwähnten ‚Militärpfleger'.
39 Nutting/Dock 1907, 90. Die medizinische Einrichtung auf der Tiberinsel sehen sie im Rahmen der Seuche im dritten vorchristlichen Jahrhundert als Asklepieion gegründet; entsprechend bezeichnen sie diese als Hospital, siehe: Nutting/Dock 1907, 84 f.; Dock/Stewart 1920, 36.
40 Nutting/Dock 1907, 91; Dock/Stewart 1920, 37 f. Solch eine Sichtweise würde, laut den Autorinnen, darüber hinaus die grundsätzliche ‚Menschlichkeit' der ganzen humanoiden Spezies ignorieren. Sie gehen davon aus, dass im antiken Griechenland und in Rom medizinische Versorgung von Armen in Form von ‚Nächstenliebe' eine wichtige Pflicht des Staates gewesen sei. Beim frühen Christentum betonen sie besonders die pflegerische Arbeit der ‚roman ladies' (vermutlich meinen sie die Matronen), die dies unter dem alten ‚Regime' nicht getan hätten.
41 Seymer 1932, 14–32. Zu Details, siehe die entsprechenden Kapitel.
42 Pavey 1938, 59; 61; 65; 77; 79; 80; 82; 94–109; 111; 113–115. Konstantin der Große habe [angeblich] 335 per Edikt das Christentum als Staatsreligion eingeführt und entsprechend alle paganen Krankenhäuser schließen lassen (82; 95 f.) und jene Lücke sei dann der Anlass bzw. die Berufung für den Dienst christlicher Frauen am Kranken gewesen (96). [Hierbei ist zu erwähnen, dass es mir nicht ersichtlich ist, auf welches Edikt/Gesetz von 335 sich Pavey bezieht, da sie hierfür weder Quellenstellen noch Literatur angibt.] Die weibliche Krankenpflege durch *matronae* und Diakonissinnen sei dann allmählich durch die Mönchsbewegung und deren Einrichtungen abgelöst worden, auch wenn die Gästezimmer der Klöster zuerst primär für kranke

zur Geschichte („Story") der Pflege sämtliche paganen Einrichtungen, von der Arztpraxis bis zu den militärischen Valetudinarien, als Krankenhäuser („Hospitals"), hält sie also nicht für eine Erfindung des Christentums, betont aber gleichzeitig, dass die Antike noch keine professionelle Krankenpflege im heutigen Sinne gekannt habe. Pflegepraktiken seien von verschiedenen Akteuren getätigt worden, manchmal von den Ärzten selbst, meistens von ihren Schülern oder Assistenten. Die christliche Leistung zur Entwicklung der Krankenpflege sieht er zwiespältig, denn einerseits hätten sich christliche Kräfte sicherlich tröstend um Kranke gekümmert, aber andererseits sei es gleichzeitig eine Pflege gewesen, die nicht an der Wiederherstellung der Gesundheit interessiert gewesen sei, sondern primär daran, die Seele des Kranken auf das Leben nach dem Tod vorzubereiten.[43]

Das Autorenpaar Bullough ist in seiner Monographie über das Aufkommen der modernen Pflege der Meinung, dass in den Schriften des Corpus Hippocraticum zwar Pflegepraktiken beschrieben werden und sich die Erkenntnis der Notwendigkeit von Pflegekräften findet, aber keine konkreten Personen beschrieben würden, weshalb sie annehmen, dass Pflege grundsätzlich von Frauen des Haushalts des Kranken getätigt wurde und nur bei schweren Fällen der Arzt einen Schüler zur Beobachtung zurückließ. In der römischen Welt sei dann in militärischen und privaten Krankenhäusern („hospitals") Pflege von höchstwahrscheinlich dafür ausgebildeten Personen getätigt worden, bei ersteren durch medizinisch-militärisches Personal, bei zweiteren i. d. R. durch Sklaven. In den Asklepieia und größeren *iatreia* seien nicht nur alle sozialen Schichten behandelt worden – Arme sogar ‚entgeltlos' aufgrund der hohen finanziellen Zuwendungen an die Einrichtungen durch wohlhabende Kreise – sondern es fänden sich auch Hinweise auf Personen, die für Pflegetätigkeiten gesondert zuständig gewesen seien. Entsprechend sehen sie die Leistung des Christentums eher darin, dass es in Form von Diakonie und im Xenodochium Wohltätigkeit und Pflege für die ärmsten Gesellschaftsschichten nicht nur weiterführte, sondern ausbaute und damit einhergehend einen festen Personenstand etablierte, dessen primäre Aufgabe die Krankenpflege gewesen sei.[44] Schweikardt und Schulze gehen in ihrem Aufsatz über Facetten antiker Krankenpflege und deren Rezeption – im Gegensatz zur anfänglich teilweise angesprochenen älteren ‚deutschen' Forschung[45] – ebenfalls davon aus, dass

---

Pilger und die Krankenstation(en) für kranke Ordensmitglieder gewesen seien (105–109). Jedoch vermerkt sie, dass aus ihrer Sicht es den Anschein hat, dass (auch im Verlauf des Mittelalters) die Krankenpflege hier primär aus dem Waschen und ‚Füttern' der Kranken, dem Wechsel der Bettwäsche und vor allem dem Beten mit den und für die Patienten bestanden habe (111).

43 Robinson 1946, 10–15; 20–23; 26–29. Zu Details, siehe in den entsprechenden Kapiteln.
44 Bullough 1979, 16–24; 28–35. Zu Details, siehe in den entsprechenden Kapiteln.
45 Neben Baas, Prühlen und Harig/Kollesch, auch: Meyer-Steineg 1928, 45 ff.; 149 f.; 1965, 35; 103 f. Das Christentum habe dem Krankenpflegewesen einen ‚ungeahnten Auftrieb' beschert, obwohl die Krankenpflege in der ausgehenden Antike über die ‚Wartung' innerhalb der Familie „etwas hinausgewachsen war". Die christliche Leistung sei am „Krankenhauswesen in Konstantinopel", der großen Anzahl von „Pflege-

es eine pagane Krankenpflege gegeben habe, der eine christliche gegenüber gestanden habe. Die primären Unterschiede seien einerseits der gewerbliche Charakter der paganen Aktionen gewesen, konträr zum karitativen des Christentums, und andererseits das überwiegend männliche Geschlecht und die tendenziell sozioökonomisch niedrige Stellung bei gleichzeitiger Möglichkeit des beruflichen ‚Aufstiegs' zum Arzt auf heidnischer Seite gegenüber der hohen Sozialstellung der überwiegend weiblichen Akteure im Namen Christi.[46]

Dagegen bewegen sich Seidler und Leven mit ihrer Geschichte der Medizin und Krankenpflege[47] sowie mit ihrem Lexikon-Artikel[48] tendenziell eher innerhalb der Tradition der deutschsprachigen Forschung, die die Wichtigkeit des Christentums für die Entwicklung der Pflege betont. Sie sehen in Barmherzigkeit und Nächstenliebe *(agape/caritas)* ein entscheidendes, religiöses Motiv dem Notleidenden zu helfen. Die Christen hätten primär ihren Glaubensgenossen Hilfe geleistet, aber in Seuchenzeiten seien sie bereit gewesen – ungeachtet der Ansteckungsgefahr und im Gegensatz zu paganen Römern – auch Nichtchristen in ihre Häuser aufzunehmen und zu pflegen. Jener karitative Einsatz habe eine beachtliche missionarische Kraft besessen.[49] Mit der Religionsfreiheit hätten nun die Christen durch die funktionelle Umwandlung der paganen Xenodochien zu öffentlichen Pflegeeinrichtungen die innergemeindliche Krankenpflege allen Menschen zur Verfügung gestellt. Die Idee, Fremde, Kranke und Schwache aufzunehmen, sei zu einer Pflicht geworden, die zusammen mit den Gebäuden die Keimstätte des christlichen Hospitalwesens ergaben, welches für die Antike etwas Neues darstellte.[50]

Daher sehen sie in den römischen Valetudinarien in keiner Weise ein geordnetes Hospitalwesen. Dort habe es zwar ausgebildete Helfer gegeben, aber aus ihnen die Keimzelle eines neuen pflegerischen Standes abzuleiten, lehnen sie ab. Die personelle

---

anstalten aller Arten und Zwecke" und an Kaiser Julian, der seinen Anhängern dieses Verhalten als „nacheiferungswürdiges Beispiel vorhielt", zu erkennen (149 f.; 103 f.). Vor allem in der griechischen Antike habe sich die Behandlung und Krankenpflege im Haus des Patienten abgespielt; nur im Notfall nahmen Ärzte Patienten in ihren „Privatkliniken" auf, die ansonsten auf ambulante Behandlung ausgelegt gewesen seien (45 ff.; 35).
46   Schweikardt/Schulze 2002, 134 f.
47   Seidler/Leven 2003.
48   Leven/Seidler 2005, Sp. 527–530. Pflege sei durch den Arzt oder seine Assistenten, durch Angehörige oder Sklaven getätigt worden, Krankenhäuser habe es für die Allgemeinbevölkerung in der Antike nicht gegeben, aber das christliche Hospital sei primär auch keine medizinische Institution gewesen. Die militärischen Valetudinarien bezeichnen sie als „eine Art Militärlazarett", in dem es für die Krankenpflege eine „Sanitätsdienstgarde" gegeben habe, womit sie womöglich die *capsarii* meinen.
49   Seidler/Leven 2003, 76 ff. Dass die ‚frühchristliche' Krankenpflege vornehmlich eine weibliche Tätigkeit gewesen sei, könne einerseits aus den streng hierarchischen Verfassungen der Christengemeinden, die den Frauen den sogenannten natürlichen Aufgabenbereich der Fürsorge zuschreiben, und anderseits an Beispielen wie der Diakonin Phoebe abgelesen werden.
50   Seidler/Leven 2003, 78 f. Allerdings betonen sie, dass solche Hospitäler noch keine Krankenhäuser im heutigen Sinn gewesen seien, sondern Sozialasyle.

Entwicklung würde nur die Notwendigkeit für den Arzt aufzeigen, dass er bei „einer Erweiterung der Pflegetätigkeit in die Öffentlichkeit hinein geeignetes Personal" heranzuziehen habe.[51] So führe zum Beispiel Soran von Ephesos bei den von ihm beschriebenen diätetischen Pflege- und Heilmaßnahmen stets ein gut unterwiesenes Hilfspersonal an.[52] Überhaupt seien die antike Medizin und ihre Ausführenden von der ‚Krankenpflege' nicht als so streng getrennt anzusehen, wie dies heute der Fall sei.[53] Mit der hippokratischen Diätetik habe die Therapie des Kranken begonnen, sie sei Kern des grundsätzlichen Behandlungsplans gewesen. Hierbei sehen sie in einzelnen Punkten des Aufgabenbereiches der antiken Therapiemethode eine deutliche Parallele zu dem grundsätzlichen Tätigkeitsbereich moderner Krankenpflege. Erst wenn die Diätetik sich als unzureichend erwies, wurden Medikamente verabreicht und schließlich – als ultima ratio – der chirurgische Eingriff praktiziert.[54] Diese Herangehensweise habe bis in die hellenistisch-alexandrinische Zeit hinein keine Veränderung erfahren.[55]

Womöglich korreliert dieser Befund mit der mangelnden Quellenlage für jene Zeit, wie das Autorenpaar Wolff in seinem Überblickswerk zur Geschichte der Krankenpflege überlegt. So stellen sie die unbeweisbare These auf, dass möglicherweise Werke zur antiken Krankenpflege beim Brand der Bibliothek von Alexandria vernichtet worden seien.[56] Neben den Überlegungen zu verlorenen Autoren verstehen sie, auch in ihrem neueren und kürzeren Studienbuch, das medizinische Werk des Celsus als eine Art Handbuch über die „Grundregeln der Behandlung einschließlich der pflegerischen Aspekte", welches detaillierte und konkrete pflegerische Anweisungen beinhal-

---

51 Seidler/Leven 2003, 71 f. Sie seien primär zur Wiederherstellung von Arbeitskraft betrieben worden; das Krankenhaus als öffentliche Einrichtung habe es im klassischen Rom nicht gegeben. Bezüglich der sozialen Stellung der Gruppe der Helfer vermuten sie eine überwiegende Zugehörigkeit zum Sklavenstand; sie halten sie aber nicht einfach für *servi medici*, die sie als Handlanger bezeichnen, denn dies würden die vielen, der antiken Heilkunst zugehörigen, pflegerischen Maßnahmen beweisen. Im Fall der militärischen Valetudinarien schreiben sie von „besonders ausgebildeten" Helfern und Pflegern, die den Militärärzten zur Seite gestanden hätten. Auf die *capsarii* gehen sie nicht gesondert ein, betonen jedoch, dass jeder Soldat Minimalkenntnis von Erster Hilfe hatte, und dass Bandagen und Verbandsmaterial zu ihrer Ausrüstung gezählt haben.
52 Seidler/Leven 2003, 65. Gleichzeitig betonen sie, dass seine Werke auf die Frage nach Trägern und Praktiken der Krankenpflege bisher nicht ausreichend untersucht und ausgewertet worden seien.
53 Seidler/Leven 2003, 58. In der Neuzeit habe die Medizin aus verschiedenen Gründen zugunsten wirksamerer und direkterer Therapien die primäre Sorge um die Grundbedürfnisse des Menschen mehr oder weniger an die Pflege abgetreten; und erst in den letzten 100 Jahren sei es aufgrund standespolitischer Entwicklungen zu einer strikten Trennung zwischen einem ärztlichen und einem pflegerischen Bereich gekommen.
54 Seidler/Leven 2003, 57.
55 Seidler/Leven 2003, 60 f. Entsprechend sehen sie die Krankenpflege in jenem Zeitabschnitt nicht als eigenständige Tätigkeit. Es gebe keine Nachrichten darüber. Nach wie vor sei die Pflege an die unmittelbare Umgebung des Arztes und den Kranken in dessen eigenem Haus gebunden, also „Aufgabe des Personenkreises um den Betroffenen" gewesen. Einrichtungen zur stationären Aufnahme bzw. das Hospitalisieren eines Kranken hätten nicht existiert.
56 Wolff/Wolff 1994, 32.

te, so dass auch pflegende Familienangehörige „in die Lage versetzt wurden, diese Mittel herzustellen und anzuwenden".[57] Grundsätzlich gehen sie ebenfalls davon aus, dass Krankenpflege im häuslichen Kontext stattgefunden und der Arzt seine Lehrlinge nur zwecks Beobachtung und Behandlungspflege beim Patienten zurück gelassen habe.[58] Bei der Motivation zur Krankenpflege durch das Christentum folgen sie tendenziell der communis opinio, denn auch für sie ist der allgemeine Auftrag der christlichen Lehre, der Nächstenliebe und Hilfeleistung, wie er aus dem Neuen Testament als individuelle Handlungsanweisung abgeleitet werden kann, die grundsätzliche Triebfeder. Das Werk der Barmherzigkeit habe sich, nachdem das Christentum Staatsreligion geworden war, zu einer „gemeinsamen Aufgabe von Staat und Kirche" entwickelt.[59]

Zu den sozialpolitischen Entwicklungen in der Spätantike nimmt Pfeffer in ihrer oben schon erwähnten Arbeit zu den sozialen Sicherungssystemen keine konkrete Stellung ein, da sie hauptsächlich den pagan-dominierten Abschnitt griechisch-römischer Geschichte behandelt. Grundsätzlich zeige sich ein Pluralismus von staatlichen Geld- und Naturalleistungen, jedoch sei zuerst einmal die Familie verantwortlich.[60] Zwar hätten Stadt- und Gemeindeärzte alle Kranken, auch arme Bürger und Sklaven, behandelt, doch die allgemeine Pflege sei hauptsächlich im familiären Rahmen getätigt worden.[61] Nur Sklaven und Soldaten hätten außerhalb ihres Familienverbunds

---

57 Wolff/Wolff 1994, 33 (inhaltlich); 2011, 46 (Zitate). Eine solche Überlegung müsse vor dem Hintergrund gesehen werden, dass in republikanischer Zeit das Familienoberhaupt moderate medizinische Kenntnisse gehabt und daher die Therapie der eigenen Familie und der Sklaven durchgeführt habe (hierzu siehe: Kap. 3.1; 4.3). Wer in diesem Fall die Pflege übernahm, dazu äußern sie keine Vermutung, siehe: 1994, 32.
58 Wolff/Wolff 2011, 45. In ihrem ausführlicheren Werk von 1994, 28 f., gehen sie davon aus, dass dem hippokratischen Arzt bei der Behandlung im ἰατρεῖον zwei Gruppen zur Assistenz bereitstanden: die medizinischen Lehrlinge sowie Sklaven, deren Hauptaufgabe die Pflege der Kranken gewesen sei. Dabei betonen sie, dass es sich bei den Sklaven durchaus um medizinisch geschultes Personal gehandelt haben könne, da Sklaven oft als Kriegsbeute in die griechische Polis gekommen seien.
59 Wolff/Wolff 1994, 37–41; 2011, 49–52. In den frühen christlichen Gemeinden sei der Bischof der Verantwortliche für die Organisation der „karitativen Pflichten" gewesen, die praktische Umsetzung aber von den Diakonissen und Diakonen durchgeführt worden. Diese institutionelle Caritas sei primär durch die christlichen Xenodochien umgesetzt worden, die sie – mit Verweis auf Seidler/Leven 2003 – ebenfalls als Ursprung des christlichen Hospitalwesen ansehen. Zwar müsse dies einerseits als großer Fortschritt in der organisierten Armen- und Krankenpflege gewertet werden, andererseits habe es auch dazu geführt, dass es nach Galen keine essentielle Weiterentwicklung der Medizin und der praktischen Therapie mehr gegeben habe, weil die christlichen Träger Glauben über Medizin gestellt hätten, was sich z. B. in der Symbolik ausdrücke, dass die Kirche sich selbst als große Heilanstalt, die Bischöfe als Ärzte und die rituellen Handlungen als Pflege und Heilung verstanden habe.
60 Pfeffer 1967/69, 141. Die collegia seien als Selbsthilfeeinrichtungen zu verstehen.
61 Pfeffer 1967/69, 95. Dagegen Krug 1993, 201, die für die griechischen Poleis allgemein relativierend schreibt (ohne konkret auf Pfeffer einzugehen), dass in jenen Kommunen Gesundheitswesen und Krankenpflege ab einer gewissen Größe zwar kein rein privates Problem mehr gewesen sei, aber speziell die Griechen hätten staatliche Regeln mehr als Ein- und Übergriffe gesehen, denn als Lösungen. Organisierte Selbsthilfe sei vor allem durch die eranoi erfolgt. Die Polis habe den öffentlichen Arzt zwar angemietet, aber es gebe keine Beweise, dass er die Bürger auch kostenlos behandelt habe. Eher das Gegenteil sei der Fall; habe ein Arzt einmal großflächig kostenfrei behandelt, dann sei ihm eine Ehreninschrift gesetzt worden. Kudlien 1988 pass., auch schon mit vereinzelter Zurückweisung und Kritik an den Thesen Pfeffers, beson-

Krankenpflege in den Valetudinarien erhalten.[62] Erst mit sozialen Veränderungen der römischen Gesellschaft während der hohen Kaiserzeit, die zu einem Anstieg des urbanen Proletariats geführt hätten, habe sich die Notwendigkeit ergeben, über die bisherigen Einrichtungen hinaus, Sozialfürsorge zu organisieren. Jene Einrichtungen seien die Grundlage der nachfolgenden frühchristlichen Leistungen gewesen.[63] Eine ähnliche Sichtweise äußert außerdem auch Bauer, der durch die christliche Ethik die ‚soziale Frage' aufgeworfen sieht, die dann eine Hinwendung zur Armenfürsorge und Krankenpflege bewirkt habe.[64]

Eine vergleichbare Sicht findet sich bei Miller, der in seiner Untersuchung zur ‚Geburt des Krankenhauses im byzantinischen Reich' davon ausgeht, dass die frühesten christlichen Einrichtungen am Anfang des vierten Jahrhunderts n. Chr. exklusiv für Arme errichtet wurden, speziell für Migranten aus dem Hinterland. In Antiochia hätten sich Mitte des 4. Jahrhunderts aus diesen ‚Herbergen' die ersten Krankenhäuser entwickelt, getragen vor allem durch das Mönchswesen. Analog zu den Armenhäusern seien aufgrund des starken christlichen Pilgerwesens Herbergen ähnliche Mischanstalten aufgekommen, die all ihren erkrankten Gästen, unabhängig von deren sozioökonomischem Stand, Unterkunft und pflegerische Fürsorge zukommen gelassen hätten. Bezüglich des Personals ist Miller der Meinung, dass schon in den Einrichtungen des Basileios in Caesarea und des Johannes Chrysostomos in Konstantinopel Ärzte erwähnt würden, aber gleichzeitig sieht er keinen Nachweis für ‚professionelle' Pflegekräfte. Diesen Arbeitsbereich hätten Mönche übernommen. Trotz der großen Ausbreitung solcher Einrichtungen im 5. Jahrhundert würden die Quellen so gut wie nichts über das Personal verraten. Erst für das 6. Jahrhundert fänden sich Nachweise über professionelle Ärzte in den *nosokomeia* der größeren Städte. Ihnen zur Seite habe nun ein „support staff" gestanden, der die Mönche größtenteils ersetzt habe. Das Zurückdrängen jener habe primär auch daran gelegen, dass Justinian die *archiatroi* den einzelnen Einrichtungen als Personal zugeordnet habe und sie – in der Tradition

---

ders in Bezug auf deren Konzept einer Art „Krankenversicherung" (98). Grundsätzlich habe in der paganen Antike ‚sozialisierte' Medizin nur in Ansätzen existiert, erst mit dem Christentum sei dies durch sein „volles Gewahrwerden der sozialen Verknüpfung von Armut und Krankheit" geleistet worden (100).

62 Pfeffer 1967/69, 102. Bei Valetudinarien unterscheidet sie – gemäß der communis opinio – private und militärische Einrichtungen. Erstere seien vom Kaiserhaus, begüterten Bürgern in der Stadt oder auf ihren ländlichen Landgütern für ihre Untergebenen und Sklaven eingerichtet worden.

63 Pfeffer 1967/69, 141 ff. In den Kontext setzt sie auch das Asklepieion auf der Tiberinsel, von dem nicht klar sei, wie dort die Hilfesuchenden ausreichend Schutz gefunden hätten. An anderer Stelle (97 f.) vermerkt sie, dass sich auf der Insel ein Tempel des *Jupiter hospitalis'* mit umliegenden, lazarett-ähnlichen Gebäuden befand, in denen der Kult des Asklepios sich befunden haben soll. Hier seien vor allem alte und kranke Sklaven behandelt worden.

64 Bauer 1965, 57. Der Weltstadt Rom habe unter paganer Herrschaft die „soziale Fürsorge für die Armen und Entrechteten" gefehlt. Öffentliche Krankenhäuser für Unbemittelte habe das Imperium nicht gekannt (55). Gleichzeitig postuliert er im Kontext der militärischen Valetudinarien: „Für kranke Zivilisten entstanden die schon erwähnten Valetudinarien" (52), womit er vermutlich nur die vorher schon erwähnten kranken „Knechte und Sklaven" meint (49).

der klassisch-antiken Medizin stehend – hätten wiederum professionelle Assistenten gegenüber ‚übereifrigen (zealous) Freiwilligen' bevorzugt.[65] Bei Risse finden sich in seiner medizinhistorischen Überblicksdarstellung zur Geschichte von Krankenhäusern komprimiert die Aussagen, dass das Christentum seinen Mitgliedern ein hingebungsvolles Netzwerk aus Gläubigen garantiert habe, welches nicht nur Waisen- und Witwenfürsorge, sondern auch Pflege („nursing services") für Bedürftige während Katastrophen angeboten habe. Damit sei die Religion die Basis für eine neue soziale Solidarität geworden, die in der Institutionalisierung von Philanthropie und der Erschaffung von Einrichtungen der sozialen Fürsorge resultiert habe.[66] Schließlich sieht Horden zwar grundsätzlich ebenfalls die Entstehung der christlichen Einrichtungen aus der innergemeindlichen Wohlfahrt, hält die politisch-ideologischen Änderungen in der öffentlichen Diskussion durch die Kirchenväter in der zweiten Hälfte des 4. Jahrhunderts aber für das eigentliche Initial der tatsächlichen Umsetzung. Dabei versteht er die Einrichtungen als etwas genuin Neues, das nicht durch die paganen Valetudinarien der römischen Kaiserzeit inspiriert gewesen sei.[67] Dagegen betont Allen in seinem Aufsatz noch die Kontinuität zwischen paganen und christlichen Einrichtungen bis hin zu denen der arabisch-muslimischen Welt, wobei die Entwicklung vom Armenasyl zum ‚Krankenhaus' durch konstanten Wandel und die Assimilation neuer Ideen, vor dem Hintergrund neuer Erfahrungen, vorangetrieben worden sei.[68]

---

65 Miller 1997, 147 f. (kurzer Abriss der Entwicklung mit Fokus auf die Patienten in solchen Einrichtungen); 152 f. (Personalentwicklung). Zu den Details der einzelnen Entwicklungsstufen, Einrichtungen und namentlichen Akteure, siehe: Kap. 5. Crislip 2005, 15–17; 100–127; 132–142, geht dagegen durchaus von professionellen Pflegekräften in den frühen kenobitischen Klöstern des Pachomios aus (15–17), in denen er außerdem den Ursprung des spätantiken ‚Gesundheitssystems' sowie den ideell-institutionellen Ursprung des Krankenhauses sieht, welches Basileios dadurch erschuf, dass er die internen Gesundheitsleistungen der Mönche der allgemeinen Öffentlichkeit zur Verfügung gestellt habe (100–120; 132–142). Entsprechend steht Crislip gleichfalls in der Tradition, in den paganen Einrichtungen keine Vorbilder oder gar Krankenhäuser zu sehen (120–127).
66 Risse 1999, 73 f.; 82–85. Neben medizinischer Versorgung hätten die Kranken im *nosokomeion* vor allem von einem Regiment aus Ruhe, Nahrung und guter Pflege profitiert; wobei es, laut Risse, nicht so scheint, dass (trotz der Bezeichnungen) eine klare und konsequente Trennung zwischen den Einrichtungen in ihrer Funktionsweise existiert habe.
67 Horden 2012, 48–51 (ideologische Gründe); 43–45; 2005, 71; 76; 83 f. (nicht durch *valetudinaria* beeinflusst, da sie nicht mehr im 4. Jahrhundert n. Chr. existiert hätten, so auch kaum jemand etwas über sie gelesen oder gehört haben konnte; dabei sei die medizinische Versorgung in den christlichen Einrichtungen eine andere, neue, aber ‚einfache' und nicht-theoretische („low-level") gewesen. Die ‚Heiler' hätten keine professionelle Qualifikation gehabt und seien in ihrer Kompetenz sicherlich nicht sehr unterschiedlich von Pflegekräften und anderen ‚Anwesenden' gewesen. Überhaupt sieht er die Einrichtungen weniger der Medizin, denn als einer allgemeinen Wohlfahrt verpflichtet (83 f.), was zudem damit korreliere, dass die meisten Einrichtungen, mit Ausnahme derer in Konstantinopel oder wichtigen Pilgerzentren wie Jerusalem, sehr klein in Bezug auf ihre Bettenanzahlen gewesen seien (76)); 2004, 89–92 (keine Beeinflussung durch vorige Einrichtungen der sozialen Fürsorge, christliche Einrichtungen etwas Neues).
68 Allen 1990 pass. Dabei fokussiert er neben den Institutionen zudem die ärztliche Tradition sowie die Parallelen zwischen den Asklepieia und den christlichen Wunderheilern. Entsprechend findet Pflegerisches nur am Rande Erwähnung.

1.2 Fragestellungen und methodisches Vorgehen

Nun widersprechen sich die Forschungsmeinungen zur Relevanz des Christentums für die Entwicklung der antiken Sozialsysteme im Allgemeinen und der Krankenpflege im Speziellen zwar nicht gänzlich, aber die Bedeutung der christlichen Leistung zu beiden Entwicklungen wird unterschiedlich gewichtet. Ein aus althistorischer Sicht bestehendes Manko, das vor allem viele der längeren Arbeiten betrifft, ist eine nicht ausreichende Beschäftigung mit dem potenziellen Quellenmaterial.[69] Nur kleinere Arbeiten, wie Aufsätze und Lexika-Artikel, einzelne Kapitel, oder Monographien aus mediävistisch-byzantinischer Sicht erfüllen dieses Kriterium. Dabei beschäftigen sie sich jedoch meist mit einem anderen, für die Frage nach der antiken Krankenpflege eher randständigen oder parallelen Thema und/oder haben primär die spätantik-byzantinischen Entwicklungen im Bereich der gesundheitlichen und/oder sozialen Fürsorge, in der Krankenpflege immer nur ein Teilaspekt ist, zum Inhalt.[70] Eine umfangreiche wissenschaftliche Arbeit, die die grundsätzliche Frage nach der Existenz einer ‚beruflichen' Krankenpflege in der klassisch-paganen Antike stellt und vor diesem Hintergrund die Leistung ‚des Christentums' für die Entwicklung der Tätigkeit neu bewertet, existiert nicht. Diese Lücke soll mit Hilfe der hier vorliegenden Schrift zumindest verkleinert werden.

An die grundlegende Problemstellung schließt sich sodann die Frage an, wie in der antiken Sozialstruktur Krankenpflege überhaupt ausgesehen haben könnte. Nun ergibt sich aus dem oben skizzierten Forschungsstand, dass Krankenpflege nicht immer im heimischen, familiären Kreis getätigt werden konnte und dass es anscheinend zumindest im militärischen Kontext ‚berufliche' Akteure gab. Ein Blick auf die Lokalitäten potenzieller krankenpflegerischer Praktiken mag eine solche Frage allerdings nicht ganz zwingend beantworten, denn das elementarste Problem, welches bisher nur von Seidler und Leven in ihrer Überblicksdarstellung angedeutet wurde und welches notwendigerweise gelöst werden muss, um ‚Krankenpflege' in den potenziellen Quellen überhaupt erkennen zu können, ist die strenggenommen bis heute nicht beantwortete Frage nach ‚der Krankenpflege' an sich; also was Krankenpflege überhaupt ist oder sein könnte.

Abhilfe hierfür vermag ein Blick in die Theorien der Pflegewissenschaft geben. So versuchte die Krankenpflegerin Virgina Henderson (1897–1996), Pionierin und ‚Grande Dame' der amerikanischen Pflegewissenschaft, 1960 Krankenpflege wie folgt zu definieren:

---

69 Worauf Seidler/Leven 2003, 65, indirekt hinweisen, siehe auch: Fn 52.
70 Hier bilden Schweikardt/Schulze 2002, 134 f., keine Ausnahme mit ihrem Aufsatz über „Facetten antiker Krankenpflege und ihrer Rezeption", denn primär behandelt er letztere, vor dem Hintergrund der Konkurrenz zwischen christlicher und gewerblicher Krankenpflege im 19. und 20. Jahrhundert.

bei akuten Krankheiten' *(de victu acutorum)* datiert.[7] I. M. Lonie sieht das Werk gar als einen methodisch revolutionären Text an und somit als ersten Höhepunkt der ionischen Medizin, nach dem erstmals eine Unterscheidung zwischen koisch und knidisch sinnhaft werde.[8] Der Entstehungszeitraum der vermutlich mit jenem Werk in einem Zusammenhang stehenden Bücher über die ‚Epidemischen Krankheiten' *(Epidemiorum libri)* wird für den Wechsel vom 5. zum 4. Jahrhundert v. Chr. angenommen. Für das erste und dritte Buch der ‚Epidemien' wird eine Niederschrift um etwa 410 herum vermutet.[9] Das zweite, vierte und sechste Buch datiert man auf den Anfang des 4. Jahrhunderts.[10] Für die Bücher fünf und sieben wird ein Entstehungszeitraum von 360–350 v. Chr. vermutet.[11] Die Niederschrift des Großteils der ‚chirurgischen' Schrif-

---

7 Kapferer 1933–40, IX, 7 f. u. 53, hält das erste Buch der ‚Diät bei akuten Krankheiten' für tatsächlich von Hippokrates selbst als Lehrschrift für seine Schüler verfasst, das zweite Buch sieht er als eine mit dem ersten Buch im Einklang stehende Notizensammlung, aus der womöglich das erste konzipiert worden war, trotzdem formuliert er nur der „Autor" (53). Lonie 1965, 51, sieht beide Teile als das Werk eines Autors (51), welches jedoch nicht fertiggestellt worden war (79), im Text erkennt Lonie zwar keine klare Datierung, aber deutliche Bezüge zu den ‚Epidemischen' Büchern 1–4 u. 6 (78 f.). Kunstmann 1976, 104 ff., ist dagegen der Meinung, dass die beiden Teile nicht vom selben Autor verfasst wurden, da beide Werke sich in Wortwahl, inhaltlicher Ausrichtung und Grundkonzeption zu deutlich unterscheiden würden, als dass ein gemeinsamer Autor angenommen werden könne. Trotzdem seien sie von Autoren verfasst worden, die derselben Ärzteschule entsprungen seien, was sich an weitgehender Übereinstimmung in Therapie und Ätiologie zeige. Das erste Buch sei ein unvollendetes Werk, das zweite bzw. Supplement eine Stoffsammlung, wobei das erste trotzdem das ältere sei, das zweite also nicht als Grundlage für das erste diente. Kunstmann folgt also der Mehrheit der älteren Forschung zur Echtheit und Autorenschaft des Werkes; für einen Überblick hierüber, siehe: Ders. 9 ff. Jouanna 1992, 559 f., vermerkt, dass das Werk traditionell der Schule von Kos zugeordnet wird und dass es vermutlich am Ende des 5. Jahrhunderts entstanden ist. Bezüglich des Appendix bzw. des zweiten Buches schreibt er nur, dass von der Antike bis heute darüber gestritten werde, ob beide Bücher vom selben Autor verfasst wurden; ders. 1977, 308–311, formuliert hier noch, dass es unwahrscheinlich sei, dass beide Teile vom selben Autor sind, während er es für möglich hält, dass Teil 1 vom selben Autor ist wie die Schrift über die Frakturen, die Ähnlichkeiten in Teil 1 und 2 rührten daher, dass sie auf demselben theoretischen Model basieren würden. Golder 2007, 32 ff., geht beim ersten Buch ebenso von einer Entstehung Ende des 5. Jahrhunderts aus, hält aber das zweite Buch für nicht originär und gibt eine Datierung für Mitte des 4. Jahrhunderts an. In meiner Auswertung folge ich trotzdem der Lesart Lonies und zähle Buch 2 als solches und nicht wie Littré 1840 oder Potter 1988 als Appendix.
8 Lonie 1965, 64.
9 Diller 1964, 137 [110]; Grensemann 1969, 72; Deichgräber 1975, 16; Jouanna 1992, 535 f., platziert es in die Schule des Hippokrates, womöglich sei es sogar von diesem selbst notiert worden; daneben kurzer Überblick über die Hinweise zur Möglichkeit der Datierung aus der Schrift selbst; Golder 2007, 36 ff.
10 Diller 1964, 137 [110]; Grensemann 1969, 72, folgt Deichgräber („nämlich 400/399"). Gleiches gelte für die Schrift ‚Über die Säfte', die Deichgräber 1975, 74 ff., zu den Epidemiebücher gruppiert, was schon Littré 1846, 470, getan hat, siehe auch: Diller 1964, 137 [110]. Nikitas 1968, 244 ff., hält zwar eine Gruppierung und die Zugehörigkeit zur ‚koischen Schule' für wahrscheinlich, weist aber darauf hin, dass Buch 4 nicht vom selben Autor wie die anderen beiden Bücher sein könne, da es „an vielen anderen Punkten" vom „sonst beobachteten (hippokratischen) Schema" abweiche, der Autor habe sich vermutlich nur aus derselben Notizensammlung bedient. Jouanna 1992, 536 f., geht von einem einzigen Autor aus, den er für einen Schüler des Hippokrates aus der ‚thessalischen Periode' hält, wobei die Datierung entweder für Ende des 5. oder Anfang des 4. Jahrhunderts vorzunehmen sei; Golder 2007, 49–52.
11 Diller 1964, 137 [110]; Grensemann 1969, 73 f., folgt jener Meinung und geht von einer spät möglichsten Entstehungszeit des siebten Buchs in der Mitte des vierten vorchristlichen Jahrhunderts aus. Deichgräber

Von den im Folgenden für die Frage nach Krankenpflege und ihren Trägern ausgewerteten Schriften des Corpus Hippocraticum wird der ursprüngliche Entstehungszeitraum der ‚knidischen' Bücher zwei und drei über Krankheiten *(de morbis)*² sowie die ebenfalls den Knidern zugeordneten Büchern über Frauenkrankheiten *(de morbis mulierum)* in der Forschung teilweise schon auf etwa 450 v. Chr. datiert.³ Hermann Grensemann vermutet jedoch, dass der Großteil der Schrift über die ‚Natur der Frau' *(de natura muliebri)* die Grundlage der gynäkologischen Schriften bildet und später andere Autoren weitere Teile in Form der uns als ‚Frauenkrankheiten' überlieferten Schrift beisteuerten.⁴ In der zweiten Hälfte oder eher am Ende des 5. Jahrhunderts v. Chr., seien das sogenannte ‚Prognostikon' *(Prognosticum)*⁵ sowie das zweite Buch der Vorhersagungen *(Prorrheticus)*⁶ verfasst worden. In denselben Zeitraum wird die ‚Diät

---

2 Kapferer 1933–40, XVIII, 8, hält Buch 2 nicht für zwingend knidisch, denn das Buch weise ‚auffallende therapeutische Übereinstimmung' mit der als originär hippokratisch geltenden Schrift über die ‚Diät bei akuten Krankheiten' auf. Grensemann 1975b, 145 f. u. 193 f., geht davon aus, dass Buch 2 und 3 sowie die Schrift über die ‚Inneren Krankheiten' in engem Zusammenhang stehen (was allein durch die parallelen Stellen aufgezeigt sei), allerdings würde Buch 3 „einen Synkretismus" verraten, der nicht eindeutig als knidisch bezeichnet werden könne (145 f.). Darüber hinaus hält er das vierte Buch der ‚Krankheiten' und die von ihm als Schicht C bezeichneten Stellen in den ‚Frauenkrankheiten' vom selben Autor verfasst (194); dieser Zusammenhang auch bei Jouanna 1992, 546. Golder 2007, 74 f., datiert das zweite Buch auf die Wende vom 5. zum 4. Jahrhundert und das dritte Buch ins 4. Jahrhundert v. Chr. Demont 1990, 182 f., verweist zumindest für ‚Krankheiten 2' darauf, dass es teilweise dieselbe medizinische Tradition wie die Aphorismen verwende, welche wiederum nicht zur knidischen Denkweise gehöre.
3 Jouanna 1992, 547 f. Das Material mag von Mitte des 5. Jahrhunderts v. Chr. stammen, die überlieferte Bearbeitung möglicherweise aus dem 4. Jahrhundert v. Chr.; mit Verweis auf Grensemann (siehe ein Fn drunter). Golder 2007, 83 f., gibt einen Entstehungszeitraum um die Wende vom 5. zum 4. Jahrhundert v. Chr. an.
4 Grensemann 1975a, 167; 1975b, 193 ff.; 1987, 11–14 u. 66–73. Die neueren Schichten, die jeweils von einem Autor stammen würden, benennt er mit B und C, die ältere mit A (aus welcher die ‚Natur der Frau' fast ausschließlich bestehe), welche jedoch wiederum in zwei Teile zu unterteilen sei. Doch ob die von ihm als jeweils ältesten Schichten (der Gynäkologie) identifizierten Textteile (A1) tatsächlich von knidischen Autoren stammen, darauf mag er sich nicht festlegen (72), für die von ihm als A2-Schicht katalogisierten Textstellen vermutet er dies durchaus (70 f.). Dagegen war Helga Trapp 1967, 24–56, noch der Meinung, dass die ‚Natur der Frau' eine Kompilation von Auszügen aus den beiden ersten Büchern über ‚Frauenkrankheiten' sei; Hanson 1975, 569, folgt ihr hierin.
5 Grensemann 1969, 77, geht beim zur „koischen Ärzteschule" gehörenden ‚Prognostikon' von einem Entstehungszeitraum gegen Ende des 5. Jahrhunderts v. Chr. aus. Lichtenthaeler 1989, 121, meint, dass das Prognostikon nach dem ersten und dritten Epidemiebuch verfasst worden sei, denn der Autor des Prognostikon hätte unzweifelhaft den Inhalt von Buch 1 gekannt und die „Lehre dieser Schrift ein ganzes Stück weiter" geführt. Jouanna 1992, 556, notiert, dass das Prognostikon traditionell auch schon in der Antike Hippokrates zugeschrieben wurde, der Autor zumindest aber der Schule von Kos entstamme; entstanden sei es in der zweiten Hälfte des 5. Jahrhunderts v. Chr. Golder 2007, 31, spricht sich für Ende des 5. Jahrhunderts v. Chr. aus.
6 Für Kapferer 1933–40, XIII, 6, stehen die ‚Vorhersagungen 2' in der Tradition des Hippokrates bzw. in dessen Sinn. Jouanna 1992, 556 f., meint, dass das zweite Buch der Vorhersagungen aufgrund der verwendeten Terminologie vom selben Autor wie das Prognostikon verfasst wurde. Golder 2007, 92, meint, dass nicht sicher sei, dass beide Werke vom selben Autor seien, er selbst geht eher vom 4. Jahrhundert v. Chr. als Entstehungszeitraum aus.

ten wird auf um 400 v. Chr. angesetzt. Hierzu zählen die Werke über die Behandlung von ‚Frakturen' *(de fractis)*, ‚Gelenken' *(de articulis)*, und ‚Kopfverletzungen' *(de capitis vulneribus)*, die Schrift über den ‚Hebel *(Mochlicum)*' sowie die über die ‚ärztliche Werkstatt' *(de officina medici)*.[12] Die Schrift über die ‚Wunden' *(de ulceribus)* wird ins 5. oder 4. Jahrhundert v. Chr. datiert.[13]

Des Weiteren wurden das erste Buch über die ‚Krankheiten'[14], die Bücher über die ‚inneren Krankheiten/Leiden' *(de internis affectionibus)*[15] sowie das Werk über die ‚Leiden' *(de affectionibus)*[16] und das über die ‚Stellen am Menschen' *(de locis in homine)*[17],

---

1975, 144 ff.; Langholf 1977, 272 ff., hält aufgrund seiner Analyse der parallelen Stellen mindestens zwei Autoren für wahrscheinlich (siehe auch: Kap. 2.4). Deichgräber 1982, 24; 32 sowie Jouanna 1992, 537 f., vermuten, dass die Schriften zur Schule des Hippokrates (nach dessen Tod) gehören, manche Fallbeispiele lassen sich aufgrund der Erwähnung historischer Ereignisse auf 358/7 (V,95; VII, 121) und 348 v. Chr. (Zerstörung Olynths durch den Befehl Philipps II.) datieren; Golder 2007, 51 ff.

12 Jouana 1992, 539 f.; 550; 552–554: die ‚chirurgische Gruppe' sei Ende des 5. oder Anfang des 4. Jahrhunderts v. Chr. in der Schule von Kos entstanden. Die Werke über die Behandlung von Fisteln und Hämorriden werden von ihm in das 4. Jahrhundert datiert und damit einem anderen Autor zugeschrieben, siehe: Ders. 1992, 538 f. Golder 2007, 39–46, gibt für die ‚Kopfverletzungen' und die ‚ärztliche Praxis' einen Entstehungszeitraum für das 5./4. Jahrhundert v. Chr., für die Schriften über ‚Knochenbrüche' sowie ‚Gelenke' Ende des 5. Jahrhunderts v. Chr. und für die ‚Hebelkraft' die erste Hälfte des 4. Jahrhunderts v. Chr. an.

13 Jouanna 1992, 553; Golder 2007, 66.

14 Kapferer 1933–40, XVII, 59, formuliert nur allgemein, legt sich aber nicht fest, dass Galen Dioskurides von Thessalos oder Polybos als Autor angebe und ‚andere es für knidisch" hielten. Jouanna 1992, 544, sieht zwar Ähnlichkeiten zu knidischen Schriften, aber ebenfalls deutliche Unterschiede, die untypisch für die Gruppe seien, er datiert auf 380 v. Chr. Golder 2007, 62, hält die Wende vom 5. zum 4. vorchristlichen Jahrhundert für wahrscheinlich.

15 Kapferer 1933–40, XIX, 7 f., nennt Euryphon aus der knidischen Schule als Verfasser, betont aber, dass er „hinsichtlich der Behandlungsweise [...] keine so grundlegenden Unterschiede feststellen" könne. Des Weiteren gebe es deutliche Parallelen zum zweiten und dritten Buch der Schrift über ‚die Krankheiten'. Lonie 1965, 65, hält die Schrift ebenfalls für knidisch, genauso wie das zweite Buch der ‚Krankheiten'; sowie Grensemann 1975b, 145 f. (siehe oben); auch Wittern 1978, 101, hält sie für knidisch; darüber hinaus sei die Schrift das „erste erhaltene umfassende Handbuch" über innere Krankheiten „seit dem Beginn der wissenschaftlichen Medizin" (115). Jouanna 528, datiert auf 400–390 v. Chr., und geht von einem knidischen Ursprung aus, da es neben der für jene Gruppe typischen Sortierung und Unterteilung von Krankheiten auch ‚redaktionelle Parallelen' zum zweiten Buch über die ‚Krankheiten' gebe. Golder 2007, 76, postuliert Anfang des 4. Jahrhunderts v. Chr. als Entstehungszeitraum.

16 Kapferer 1933–40, XVII, 7, folgt Galens Aussage, dass es sich beim Autor um Polybos, den Schwiegersohn des Hippokrates gehandelt habe. Kapferer begründet dies damit, dass der Schlusssatz der Schrift über die ‚gesunde Lebensordnung', die Polybos zugeschrieben werde, fast identisch mit dem ersten Satz ‚der Leiden' sei, weshalb er vermutet, dass sie ursprünglich ein zusammengehöriges Werk gebildet hätten. Entsprechend lehnt er die zu seiner Zeit wohl übliche Zuordnung zur knidischen Schule ab. Jouanna 1992, 527 f., meint hingegen, dass Teil 1 vermutlich knidischen Ursprungs sei, da die Parallelen zum zweiten Buch der ‚Krankheiten' unübersehbar seien. Er datiert das Werk um das Jahr 380 v. Chr. Golder 2007, 63, datiert auf das erste Viertel des 4. Jahrhunderts v. Chr.

17 Kapferer 1933–40, VIII, 25–29, hält die Schrift für hippokratisch inspiriert, aber nicht von Hippokrates selbst, da er nur von dem „Autor" schreibt. Jouanna 1992, 543, datiert das Werk ins 4. Jahrhundert v. Chr.; Golder 2007, 64, auf Ende des 5. Jahrhunderts.

das erste Buch der ‚Vorhersagungen'[18], die ‚Aphorismen' *(Aphorismi)*[19], über das ‚Sehen' *(de videndi acie)*[20] sowie die Schriften über die Behandlung von ‚Hämorrhoiden' *(de haemorrhoïdibus)*[21] ausgewertet. Jene gelten nicht als originär hippokratisch, werden jedoch gleichfalls in das oben genannte ‚klassische' Zeitfenster datiert. Entsprechend können die Schriften, obwohl von verschiedenen Autoren, alle unter dem Label der hippokratischen Medizin subsumiert werden und so auf mögliche Krankenpflegepraktiken im 5. und 4. Jahrhundert v. Chr. untersucht werden. Dass die hippokratische Medizin über jenen Zeitraum hinaus weiterhin Anwendung fand, wenn auch mit Fortschreiten der Zeit in ihrer Praktik weiterentwickelt und modifiziert, davon zeugen nicht nur die Werke des kaiserzeitlichen Galen aus Pergamon,[22] sondern zudem die in das sogenannte Zeitalter des Hellenismus datierten Schriften über den ‚Arzt' *(de medico)* oder das ‚Gesetz' *(Lex)*.[23] Bei den Werken über die ‚Vorschriften' *(Praeceptiones)* sowie den ‚Anstand' *(de decenti habitu)* ist sich die Forschung nicht einig, ob sie nicht sogar in das erste oder zweite nachchristliche Jahrhundert zu datieren sind.[24]

---

18 Kapferer 1933–40, XIII, 5, sieht die ‚Vorhersagungen 1' als originäres Werk des Hippokrates, dagegen datiert Jouanna 1992, 556, das Werk auf Mitte des 4. Jahrhunderts und vermerkt, dass Erotian die Autorenschaft des Hippokrates verneint; Golder 2007, 54 f., ebenso.
19 Jouanna 1992, 531, geht von einer Zusammenstellung nicht vor dem 4. vorchristlichen Jahrhundert aus, auch wenn das Material in der Tradition der ‚Schule von Kos' stehe und die Schrift in der Antike als originär hippokratisch gegolten habe. Golder 2007, 45 f., dagegen datiert auf Ende des 5. Jahrhunderts.
20 Jouanna 1992, 562 f., schreibt, dass die Schrift nicht von Erotian erwähnt werde und die Datierung in der Forschung umstritten sei, manche würden sie als ‚späte' Schrift ansehen, andere vermuteten gar schon eine Entstehung im 5. Jahrhundert v. Chr. Golder 2007, 95, hält eine Datierung ins 4. vorchristliche Jahrhundert für am wahrscheinlichsten.
21 Jouanna 1992, 541; und Golder 2007, 67, datieren auf das 4. Jahrhundert v. Chr.
22 Hierzu siehe: Harig/Kollesch 1972, 257–274, die meinen, dass Galens Interesse ideologisch-historischer Art gewesen sei, während seine Nosologie und Pharmakologie kaum noch etwas mit denen des Corpus Hippocraticum gemeinsam habe. Daneben wirkte hippokratisches Gedankengut bis in die christlich dominierte Spätantike weiter, hierzu siehe: allgemein Temkin 1991, 228–256; und Lanata 1989, 350–354, im Speziellen über den Einfluss (auch vermittelt durch Galen) auf spätantike Juristen.
23 Jouanna 1992, 550: Die Schrift über den ‚Arzt' sei jüngeren Datums, hellenistisch, oder gar erst aus der christlichen Ära, denn sie sei weder Erotian noch Galen bekannt, habe also vermutlich erst später den Weg in die Sammlung gefunden, jedoch sei die Deontologie analog zu den älteren Schriften; 544: Die Schrift über das ‚Gesetz' könne nicht vor dem 4. Jahrhundert verfasst worden sein, da es den Begriff ‚Dogma' verwende (der nicht bei Platon oder Xenophon auftauche). Golder 2007, 48 f. u. 96 f., datiert die Schrift über den ‚Arzt' auf das späte (96), die Schrift über das ‚Gesetz' allgemein ins 4. Jahrhundert v. Chr. (49).
24 Fleischer 1939, 107 f., hält die Schrift über den ‚Anstand' für eine Rede (auf die ärztliche Kunst), die von einem Arzt zu einer Zeit gehalten wurde, in der es wieder auf eine ‚ionische Stilisierung' ankam. Als Autor nimmt er einen uns heute Unbekannten aus den ersten Jahrhunderten der Kaiserzeit an; die ‚Vorschriften' seien im 1. oder 2. Jahrhundert n. Chr. entstanden. Jouanna 1992, 532, folgt ihm beim ersten und tendenziell beim zweiten, denn Erotian kenne sie nicht, wobei Jouanna auf eine in ihrer Glaubwürdigkeit umstrittene Glosse in einer im Vatikan archivierten Handschrift hinweist, in der es heiße, dass der Philosoph Chrysippos aus dem ersten vorchristlichen Jahrhundert die Schrift kommentiert habe, was sie dann mindestens hellenistischen Ursprungs machen würde; entsprechend datiert Golder 2007, 97 f., auf Mitte des 4. Jahrhunderts v. Chr. und das Werk ‚Über den Anstand' ins 4./3. Jahrhundert v. Chr.; daneben erwähnt er zusätzlich auch Fleischers Postulat.

2 Krankenpflegetätigkeiten und Personal im Corpus Hippocraticum

2.1 Einleitende Anmerkungen zu Krankenpflegepraktiken im Corpus Hippocraticum

Das Corpus Hippocraticum ist, entgegen seiner Bezeichnung, nicht das Werk eines einzelnen Autors, sondern eine Sammlung medizinischer Schriften von verschiedenen Autoren. Während die älteren Schriften dem gleichnamigen Arzt aus Kos zugeschrieben werden, gilt in der Forschung der Großteil der Arbeiten als nur in seiner Tradition stehend. Daneben wird die Autorenschaft eines nicht unerheblichen Teils des Corpus Personen zugesprochen, die als knidische Schule bezeichnet werden. Strenggenommen ist allerdings, bis auf wenige Ausnahmen, über die tatsächlichen Verfasser nichts Sicheres bekannt, was sich unter anderem an der frühkaiserzeitlichen Diskussion hierüber zeigt. Als grundsätzlicher Entstehungszeitraum wird die Zeit zwischen 430 und 350 v. Chr. vermutet, während etwa ein Viertel der Schriften in die hellenistische und frühkaiserliche Zeit datiert werden. In der Forschung wird dennoch teilweise eine vorläufige Zusammenstellung der heterogenen Schriften um 300 v. Chr. angenommen. Die bis heute in großen Teilen geltende Editierung als Corpus Hippocraticum wird dagegen in die Kaiserzeit datiert. Trotz aller Unsicherheiten bezüglich der Sammlung gilt es als gesichert, dass keine weiteren medizinischen Schriften der klassischen Zeit erhalten sind und somit der ‚hippokratische Katalog' die medizinische Literatur jener Epoche abbildet.[1]

---

1 Einen kurzen Überblick hierzu gibt: Flashar 2016, 32–35; Nutton 2013, 60–62; Wittern 2005, Sp. 418 f.; oder Krug 1993, 43–47; 53–58; zum Versuch einer genaueren Datierung, siehe: Jouanna 1992, 527–563; bzgl. des vorläufigen Endes um 300 v. Chr., siehe: Grensemann 1987, 11. Grundsätzlich skeptisch gegenüber Hippokrates als tatsächlichem Verfasser einer Schrift äußert sich schon Wilamowitz-Moellendorff 1901, 22: „ein berühmter Name ohne Hintergrund irgendeiner Schrift, während die hippokratischen Schriften sämtlich verfasserlos sind"; auch Edelstein 1931, 116–181 (bes. 178–180), gibt sich skeptisch und meint, dass keine Schrift aus dem Corpus dem historischen Hippokrates, wie er bei Platon (Prot. 311b-f; Phaidr. 270c) und Aristoteles (pol. 1326a) Erwähnung findet, zugewiesen werden könne; sowie diesem folgend: Leven 2019, 18–20, der lapidar meint, dass die ‚hippokratische Frage' nicht zu beantworten bzw. einfach falsch gestellt sei.

Cornelius Celsus mit seinem Werk *de medicina*, Texte der kaiserzeitlichen Mediziner Aretaios von Kappadokien, Rufus von Ephesos, Soran, gleichfalls aus Ephesos, mit seinen Abhandlungen über ‚Gynäkologie' und ‚Akute und Chronische Krankheiten'[83], sowie Galen von Pergamon – auf die eben skizzierten Bereiche krankenpflegerischer Tätigkeiten und die sie durchführenden Akteure zu untersuchen. Dabei wurde auf eine Auswertung medizinischer Autoren nach Galen in dieser Arbeit verzichtet, insoweit es sich nicht um Übersetzungen früherer Autoren handelt, da spätere Autoren i. d. R. als Kompilatoren Galens oder anderer medizinischer Autoren gelten, z. B. Paulos von Aigina[84], also keine genuin neue Erkenntnis einerseits erwartet werden kann und andererseits – wesentlich relevanter – weil mit dem aufstrebenden Christentum Krankenpflege wahrscheinlich existiert hat und darüber hinaus von mir angenommen wird, dass wenn sich pagane Krankenpflege in oben erwähnten medizinischen Schriften finden lässt, sich ein solcher Befund grundsätzlich auf die nachgalenische Zeit extrapolieren lässt.

Des Weiteren erklärt sich der Fokus auf jene überwiegend kaiserzeitlichen Autoren – neben dem Umstand der Überlieferung – aus dem der Arbeit zugrunde liegenden Thema der Leistung des Christentums für die Entwicklung der Krankenpflege.[85] In jenem Zeitabschnitt ist die Genese dieser Religion zu verordnen, weshalb er zum Vergleich für eine Bewertung herangezogen werden muss. Ergänzend hierzu werden diverse Quellen[86] ausgewertet, die außerhalb medizinischer Texte Informationen zu möglicher Krankenpflege in privaten Haushalten, im militärischen Umfeld und in Lokalitäten medizinischer Fürsorge und den dort tätigen Akteuren geben, da für die Beurteilung der christlichen Leistung zuerst die Situation in paganen Familienverbänden und Einrichtungen eruiert werden muss. Anschließend wird in einem abrundenden Kapitel ein kritischer Blick auf das christliche Hospiz- und Pflegewesen geworfen und nach der Motivation innerhalb des Christentums, individuell sowie als Kultgemeinschaft, gefragt.[87]

---

83 Hierbei ist zu erwähnen, dass die letzteren beiden Werke nur in einer spätantiken lateinischen Übersetzung vorliegen; da sie in der Forschung als frei gilt, aber vom Übersetzer Caelius Aurelianus an mehreren Stellen eindeutig als das Werk des Soran gekennzeichnet wurde (hierfür siehe entsprechendes Kapitel), wird sie in dieser Arbeit als Standpunkt methodischer Medizin des 2. Jahrhundert n. Chr. ausgewertet werden.

84 Stellvertretend Nutton 2013, 302 f.; Allen 1990, 450 f. (über Orebasios von Pergamon als Kompilator des Galen).

85 Zum anderen Einfluss des Christentums, also der Krankenfürsorge innerhalb des Frühjudentums, siehe für einen kurzen Überblick (mit Quellen und weiterführender Literatur): Wacht 2006, Sp. 852–857.

86 Es handelt sich überwiegend um kurze Auszüge aus Schriften des Corpus Hippocraticum, klassisch-griechischen Gerichtsreden bzw. rhetorischen Werken, Euripides, Platon, Xenophon, Cato des Älteren, Cicero, Seneca, Tacitus, Columella, Plinius des Älteren und des Jüngeren, Vegetius, Ps.-Hygienus, Pausanias, Sueton, Aelius Aristides, Cassius Dio, epigraphischen Zeugnissen, dem Codex Iuris Civilis sowie um archäologische Zeugnisse, die mithilfe entsprechender Forschungsliteratur erschlossen wurden.

87 Für die hierzu ausgewerteten Quellen, siehe entsprechendes Kapitel.

schen Grundbedürfnisse des Menschen umfassen.[77] Alternativ könnte das von Juchli verwendete, etwas ältere (1976), äußerst ähnliche, primär an Handlungen ausgerichtete Modell der britischen Pflegewissenschaftlerinnen Roper, Logan und Tierney über die zwölf Lebensaktivitäten herangezogen werden.[78] Entscheidend für diese Arbeit ist jedoch, dass beide Modelle einen basalen Arbeitsbereich definieren, der als eine Form von ‚Grundpflege' bzw. als ‚grundständige Krankenpflege' verstanden werden kann.[79]

Nun liegt dem zweiten Unterbereich potenzieller Krankenpflegetätigkeiten die wohl nicht besonders bahnbrechende Feststellung zu Grunde,[80] dass die sogenannte Diätetik für die antike medizinische Therapie grundlegend war.[81] Es können jedoch nicht alle Maßnahmen dieser Form der Medizin, auch wenn die Übergänge teilweise fließend waren, als Assistenz bei der Befriedigung von Grundbedürfnissen gedeutet werden. Die tendenziell therapeutischen Tätigkeiten erforderten sicherlich eine grundlegende medizinisch-pflegerische Erfahrung oder gar Ausbildung und mochten durchaus vom Arzt selbst durchgeführt worden sein, gehören aber in einen Tätigkeitsbereich der zumindest heute als Aufgabe von professioneller Krankenpflege verstanden wird. Dieser Bereich könnte mit dem Wort ‚Behandlungspflege' umschrieben werden. Da jene Tätigkeiten nicht immer von einer Person allein ausgeführt werden können und konnten, kann für die Antike zumindest angenommen werden, dass der Arzt bei der Durchführung solcher Aufgaben eine krankenpflegerische Assistenz bei sich hatte oder aus organisatorischen Gründen die Maßnahme gleich ganz delegierte.[82]

Nun ist grundständige Krankenpflege ein eigener Tätigkeitsbereich, der durchaus von Medizin abzugrenzen und mehr ist als ‚nur' Arztassistenz, jedoch gerade bei der Versorgung von kranken Menschen i. d. R. Kontakt und Austausch mit dem Arbeitsfeld der Medizin und deren Akteuren hat. Es wäre also nachlässig, nicht die medizinischen Autoren und Werke der griechisch-römischen Antike – insbesondere die Schriften des Corpus Hippocraticum, den augusteisch-tiberischen Enzyklopädist Aulus

---

[77] Diese umfassen: Ruhen und schlafen; sich bewegen; sich waschen und kleiden; essen und trinken; ausscheiden; atmen; für Sicherheit sorgen; sich beschäftigen; kommunizieren; Sinn finden; Regulieren der Körpertemperatur; und sich als Mann oder Frau fühlen und verhalten, siehe: Juchli 1983, 66.
[78] Sie definieren die Bereiche wie folgt: Für eine sichere Umgebung sorgen; kommunizieren; atmen; essen und trinken; ausscheiden; sich sauber halten und kleiden; Regulieren der Körpertemperatur; sich bewegen; arbeiten und spielen; seine Geschlechtlichkeit leben; schlafen; sterben, siehe: Roper 2009, 28 ff.
[79] Hier ist noch einmal daran zu erinnern, dass Seidler/Leven 2003, 57, das Modell der ATLs mit der hippokratischen Diätetik vergleichen. Schon in den 1960er Jahren ist Seidler aufgefallen, dass das „Grundsatzprogramm der modernen Krankenpflege" recht große Ähnlichkeit mit der antiken bzw. der hippokratischen Diätetik aufweist, siehe: Seidler 1966, 39/10 f. In der Ausgabe von 2003 werden nun Juchlis ATLs zum Vergleich herangezogen.
[80] Auch hier folge ich der Meinung von Seidler/Leven 2003, 57, wenn auch nicht mit der implizierten Schlussfolgerung, dass der Arzt jene Form von ‚Krankenpflege' immer selbst durchführte.
[81] Klammert man die Chirurgie aus, mag wohl die vereinfachte Aussage stimmen: Antike Medizin ist gleich (griechische) Diätetik.
[82] Solche Tätigkeiten werden in der heutigen Arztpraxis zuerst einmal dem Bereich der Arztassistenz zugeordnet, jedoch sicherlich nicht im Krankenhaus, der Rehabilitationsklinik oder dem Pflegeheim.

The unique function of the nurse is to assist the individual, sick or well, in the performance of those activities contributing to health or its recovery (or to peaceful death) that the person would perform unaided given the necessary strength, will, or knowledge. And to do this in such a way as to help the individual gain independence as rapidly as possible.[71]

Dieser durchaus zuzustimmenden Formulierung ist die neuere Sichtweise innerhalb der Pflegewissenschaft entgegen zu halten, dass es eigentlich keine allgemeingültige Definition geben kann, da die Vorstellung, was Krankenpflege ist bzw. beinhaltet, erstens vom jeweiligen zugrundeliegenden Menschenbild und zweitens vom entsprechenden Verständnis von Krankheit und Gesundheit abhängt.[72] Dies ist jedoch nicht nur ein heutiges Problem, sondern genauso eines, das die klassische Antike betrifft, denn ein homogenes Menschenbild jener Zeit ist keineswegs aus der klassischen Philosophie abzuleiten,[73] noch waren die antiken Mediziner in der Lage, sich auf eine einzige, allgemeingültige Pathologie zu einigen, womit sie strenggenommen dann auch keine einheitliche Definition von Krankheit haben konnten.[74]

Methodisch wäre daher in einem ersten Schritt nach Krankenpflegetätigkeiten zu fragen bzw. einem potenziellen Aufgabenspektrum, welches unabhängig von Philosophie und Menschenbild – im heutigen Sinne – beruflicher Bestandteil einer ‚Krankenpflege' gewesen sein könnte. Um diesen möglichen Tätigkeitsbereich sinnvoll zu strukturieren, mag eine Unterteilung in zwei Unterbereiche hilfreich sein. Der erste ist die komplette Übernahme oder die partielle Assistenz bei den sogenannten Aktivitäten des täglichen Lebens (kurz: ATLs). Hinter jenem Grundbegriff der Gesundheits- und Krankenpflege, der von Juchli (1983) formuliert wurde und auf den bedürfnistheoretischen Überlegungen des amerikanischen Psychologen Maslow (1908–1970) beruht sowie eine ‚Zusammenlegung' der 14 Grundbedürfnisse[75] nach Henderson und der ‚Roperischen Lebensaktivitätenliste' darstellt,[76] finden sich zwölf Kategorien, die wiederkehrende, also tägliche Tätigkeitsfelder zur Erfüllung der physischen und psychi-

---

71 Henderson 1997, 22.
72 Lauber 2001, 9 f.
73 Vgl. Martin 2005, Sp. 58–60.
74 Dies zeigt sich an den verschiedenen ärztlichen Schulen, deren physiologisches und das davon abgeleitete pathologische Verständnis verschieden war. Somit würde höchstens die recht banale Feststellung bleiben: Krankheit ist, wenn der Körper nicht nach Norm, was dann Gesundheit wäre, funktioniert; hierzu und zu einem Überblick der Ätiologien und Pathologien der verschiedenen antiken medizinischen Schulen, siehe kurz und bündig: Gundert 2005, Sp. 530 ff.; auch Kunstmann 1976, 7, vermerkt, dass es schon für die ‚hippokratische Zeit' keine genaue Definition des Begriffs Krankheit gegeben hat. Außerdem zum antiken Krankheitsbegriffs, vor allem für die Entwicklung von Homer und Hesiod ausgehend, über die ionische Naturphilosophie, die platonischen und aristotelischen Beiträge, die Verbindungen zur politischen Terminologie und der Unterschiede im pathologischen Verständnis, gerade Humoral- gegen Solidarpathologie und Allgemeinkrankheitskonzeption gegen ‚ontische Gegebenheiten', siehe: Kudlien 1967, 48–72. Zur antiken Gesundheitslehre bzw. Diätetik wiederum, von Homer bis zu Galen, siehe: Wöhrle 1990 pass.
75 Hierzu siehe: Henderson 1997, 42 f.
76 Juchli 1983, 64 f.

2.2 Arbeitsumfeld und Personal in den ‚deontologischen' Schriften

Die ‚deontologischen Schriften' sind also mindestens zwei Generationen nach dem Tod des Hippokrates verfasst worden, aber offensichtlich vom „hippokratischen Geist erfüllt",[25] und beinhalten darüber hinaus die deutlichsten Aussagen zum Arbeitsumfeld und Tätigkeitsbereich des hippokratisch orientierten Arztes und seiner potenziellen Mitarbeiter. So werden in den Schriften über den ‚Anstand' und den ‚Arzt' verschiedene – aus heutiger Sicht – krankenpflegerische Maßnahmen als Teil der ärztlichen Kunst erwähnt, in denen sich der Arzt zu üben hatte. Hierzu gehörten das Einreiben bzw. Einsalben[26] sowie das Anlegen von Kompressen und Verbänden.[27] Entsprechend war das ‚Abwischen' und die Reinigung von Wunden Aufgabe des Arztes.[28] Letzteres wird in den ‚Vorhersagen' bestätigt.[29] Darüber hinaus sollte dem Kranken trinkbares und klares Wasser dargereicht werden. Allerdings bezieht sich dies nicht auf die Pflege am Krankenbett, sondern auf die Behandlung in der ärztlichen Praxis, bei der sich Arzt und Patient gegenübersaßen.[30]

Bei der Behandlung von Patienten in deren Haus war auf die Lagerung bzw. die Lagerstätte zu achten.[31] Des Weitern propagiert die Schrift das Ideal eines bettseitigen Arztes, der dem Kranken beisaß oder sich sogar der sorgfältigen Krankenpflege und Fürsorge zu widmen hatte.[32] Passend hierzu lehren die ‚Aphorismen', dass der Arzt das vollkommene Schließen der Augen des schlafenden Patienten überprüfen sollte, denn

---

25 Flashar 2016, 184.
26 Hippokr. decent. 8. Außerdem wird das Übergießen oder die Affusion erwähnt, welche als Hydrotherapie heutzutage zum Aufgabenspektrum der Physiotherapie gehört (siehe auch unten Kap. 2.5. Chirurgie bzw. Hippokr. off. 22–24). Die kurze Schrift über die Anwendung von Flüssigkeiten (liqu.) zeigt deutlich, dass jene Form der Therapeutik Bestandteil hippokratischer Medizin war und somit der Arzt als Auszuführender zuerst einmal anzunehmen ist, wobei der ‚Begießende' bezüglich der Wassertemperatur, nach Möglichkeit, mit dem Kranken Rücksprache zu halten hatte (liqu. 1). Für den Autor der Schrift gehörten genauso Salben und Aufschläge zum Kontinuum der Wärme- und Kältetherapie (liqu. 7); Hippokr. medic. 1 (Verwendung von Salben, hier ohne Erwähnung des Frottierens durch den antiken Autor, welches Kapferer 1933–40, I, 53, in seiner Übersetzung, als zugehörig „zur Gesundheitspflege und zum guten Ton" bezeichnet).
27 Hippokr. decent. 8.; medic. 3–4.
28 Hippokr. medic. 2. Wobei es nur heißt, dass das, was man zum Abwischen nimmt, sauber und weich sein soll, und dass für die Augen Leinentücher und für Wunden Schwämme zu nehmen seien.
29 Hippokr. prorrh. 2,12.
30 Hippokr. medic. 2. Die Stelle adressiert allgemein die Beschaffenheit der ärztlichen Werkstatt, die Art der Geräte und die oben schon erwähnten Materialien für die jeweilige Wundbehandlung. In dem Kontext ist es wahrscheinlicher, dass das Trinkgefäß mit Wasser dem Patienten von den normalerweise anwesenden Gehilfen gegeben wurde (vgl. Hippokr. off. 2 u 6).
31 Hippokr. decent. 15: ἀνακλίσεων. Im weiteren Kontext der Stelle geht es tatsächlich eher um die Lagerstätte, wenn auf Jahreszeit sowie γενεά des Patienten geachtet werden sollte, und um die Frage, in welcher Position der Lagerstätte der Kranke normalerweise ruht.
32 Hippokr. decent. 12. προσεδρίης: Zurseitebleiben/Dabeisitzen oder die sorgfältige Pflege eines Kranken; ἐπιμελείης: Sorge, Fürsorge.

sichtbares Augenweiß sei ein tödliches Zeichen.[33] Dies kann wiederum als Indiz für eine Nachtwache durch den Arzt verstanden werden.[34] Zudem heißt es in den ‚Vorschriften' sinngemäß, dass der Kranke ohne die Behandlung durch den Arzt aufgrund seines leidenden Zustands den Lebensmut verlieren würde.[35] Ein solches Ideal wird genauso im zweiten Buch der ‚Vorhersagen' angesprochen, wenn es heißt, dass der Arzt zuverlässig die ganze Zeit über den schwer Erkrankten zu beobachten habe.[36] Die Untersuchung des Patienten durch Beobachtung ist selbstredend bei nicht ans Bett ‚gefesselten' Kranken notwendig und essentieller Bestandteil für Diagnostik und Vorhersagungen gewesen.[37]

Der Arzt verweilte aber nicht permanent am Bett des Kranken oder begleitete ihn auf Spaziergängen, was einerseits aus dem Umstand ersichtlich wird, dass der Autor des zweiten Buchs der ‚Vorhersagungen' erwähnt, dass er sich mit Gehilfen und Schülern über die Genauigkeit solcher Prognosen unterhalten habe. Dies impliziert also, dass sie gleichfalls in die Beobachtung der Entwicklung des Krankheitsverlaufs miteinbezogen wurden.[38] Anderseits ist dies auch durch die Aussage in der Schrift über den ‚Anstand' zuerkennen, in der es heißt, dass der Arzt den Kranken häufig besuchen solle.[39] Entsprechend wird hier vorgeschlagen, für die ständige Betreuung von schwer Erkrankten, einen in der ärztlichen Kunst weit fortgeschrittenen Schüler, der die ihm übertragenen Arbeiten zuverlässig durchführen konnte, zur Aufsicht zurückzulassen. Jedoch gehörte zu den Aufgaben des Schülers auch, dem Arzt Bericht hierüber zu erstatten.[40] Niemals sollte die Aufsicht über den Patienten Laien bzw. Angehörigen übertragen werden, denn dann würden dadurch entstandene Behandlungsfehler negativ auf den Arzt zurückfallen.[41]

---

33 Hippokr. aph. 52. Wenn nicht Durchfall oder Reinigung voranging.
34 Natürlich ist es plausibel, dass die Aufgabe delegiert wurde.
35 Hippokr. praec. 9: ἐγκεχειρισμένος τόν νοσέοντα, also: ‚der den Kranken in seine Hände nimmt'.
36 Hippokr. prorrh. 2,12.
37 Hippokr. prorrh. 2,3: hier auch verordnete Spaziergänge; 2,4: ‚im Auge haben'.
38 Hippokr. prorrh. 2,4. Bei chronischen Krankheiten waren auch andere aus heutiger Sicht Berufsgruppen zuständig, so z. B. bei der ‚heiligen Krankheit', vermutlich Epilepsie, die Erzieher der Kinder, siehe: Prorrh. 2,10.
39 Hippokr. decent. 13: ἐσόδῳ χρέο πυκνῶς.
40 Hippokr. decent. 17. Schweikardt/Schulze 2002, 122 f., möchten in dem Term ὁ ἐφεστώς einen Begriff für einen Krankenpfleger sehen, was vielleicht etwas überinterpretiert ist, da im Kontext des Satzes das Partizip doch eher im Sinne der Funktion des Aufpassens an sich und nicht als Terminus technicus zu verstehen ist. Kritisch hierzu hat sich schon Wacht 2006, Sp. 839 f., geäußert, allerdings mit falscher Quellenangabe (Hippokr. off. 6, anstatt decent. 17). Jedoch ist auch Schweikardt/Schulze ein Tippfehler unterlaufen, wenn sie die zitierte Textstelle mit „De decenti habitu 12 (CMG 1/1)" angeben. Bei weniger schwer Erkrankten jedenfalls sollte der Arzt ‚nur' darauf achten, dass der Patient die verordneten Mittel einnehme und darüber nicht lüge, siehe: Hippokr. decent. 14.
41 Hippokr. decent. 17. ἰδιώτῃσιν: vermutlich als Laien zu verstehen, aber im Kontext der Behandlung des Patienten bei sich zuhause und der grundsätzlichen Bedeutung des Wortes als ‚Privatperson' mag hier genauso von ‚Angehörigen' gesprochen werden. Sie könnten aber ruhig befragt werden, wenn dies der Therapie nützlich sei, siehe: Hippokr. praec. 2.

Dass Personen aus dem privaten Umfeld des Kranken trotzdem in irgendeiner Form in die Therapie mit eingebunden waren, darauf verweisen mehrere Quellenstellen.[42] In den ‚Vorhersagungen' sind sie zugegebenermaßen wenig konkret beschrieben. Im ersten Fall heißt es nur, dass sie sich mit dem Kranken unterhielten, was allerdings als Form der grundständigen Betreuung angesehen werden kann. Entsprechend dürfte eine ähnliche Erwähnung im zweiten Buch der ‚Vorhersagungen' zu verstehen sein.[43] Doch ob nun die Familienangehörigen oder ihre Sklaven den Kranken reinigten, wenn jener bisweilen nachts ins Bett uriniert hatte, oder dies noch zum Aufgabenbereich des Schülers gehörte, wird nicht verraten.[44] Analog hierzu gibt der Autor der ‚Aphorismen' gleichfalls keine genauere Erklärung, welchen Personenkreis er bei dem von ihm als ‚Externe' Beschriebenen im Sinn hatte, geschweige denn, was dessen Aufgabe genau gewesen war.[45]

Es mag also vermutet werden, dass aufgrund der Betreuung durch die Familienangehörigen, die anscheinend zur Entstehungszeit der drei Schriften Standard war, zu oft eine falsche Umsetzung bzw. Kontrolle der ärztlich angeordneten Therapie durch jene passiert war, was sie dann aber dem Arzt ankreideten. Vor diesem Hintergrund dürfte die Empfehlung des Autors der vermutlich hellenistischen Schrift ‚Über den Anstand' an seine Kollegen zu verstehen sein, nach Möglichkeit immer einen Schüler zur Aufsicht zurückzulassen.[46] Entsprechend sind nun die anderen hippokratischen Schriften, vor allem die, die Beschreibungen von medizinischer Therapie zum hauptsächlichen

---

42 Neben den Stellen in den hippokratischen Schriften bezeugen dies auch indirekt Beispiele aus Reden des Isokrates (XIX, 24–29) und des Apollodor (= Demosth. or. 59,55–59). Zur Diskussion der Stellen, siehe: Kap. 4.1.
43 Hippokr. aph. 1.; prorrh 1,128; 2,1.
44 Hippokr. prorrh, 1,101.
45 Hippokr. aph. 1: τὰ ἔξωθεν.
46 Hippokr. decent. 17. Es dürfte also eher die Angst vor dem schlechten Ruf gewesen sein, die solche Inhalte motiviert hat. Insoweit ist vermutlich dann auch der Satz zu verstehen, dass der Arzt gegenüber den Angehörigen keinen Zweifel lassen soll, welche Aspekte oder Punkte den Erfolg der Therapie bzw. des Behandlungsplans garantieren, denn dies würde sich nicht als Schande an ihn heften, sondern ihm nur ‚Ruhm' (γάνος) bringen. King 1991, 15–19, interpretiert den Satz jedoch so, dass Ärzte möglichst viel in der Therapie selbst übernahmen, also auch Pflegetätigkeiten (‚nursing' tasks), um damit sicherzustellen, dass ihnen die Heilung zugeschrieben wurde. Zwischen den Zeilen dürfte es hier aber eher darum gegangen sein, die Familienangehörigen für die essenziellen und kritischen Aspekte der Therapie zu sensibilisieren. So darf dann die positive Werbung für den Arzt bei einer korrekten Voraussage des Heilungsverlaufs eher als Bonus für den Aufbau bzw. den Erhalt des Rufs als erfolgreicher Arzt angesehen werden. Denn gerade der Aspekt der ‚Mantik', der in einem medizinischen Verlaufsplan steckt, kombiniert mit der permanenten Möglichkeit des Scheiterns, ließ vermutlich einige Kollegen die erwähnte Angst vor Schande stärker gewichten als das mögliche γάνος, was dann wiederum zu einer mangelnden Kommunikation von Seiten mancher Ärzte gegenüber den Angehörigen geführt haben dürfte und zu oben skizzierter Situation führen konnte. Neben der genauen Erklärung, was Angehörige tun sollten und was nicht, war es also eine gute Strategie, einen Assistenten bzw. Schüler zurückzulassen, vor allem wenn man mehrere Patienten zu behandeln hatte, was wiederum bei Erfolg für Verdienst und Ansehen wichtiger gewesen sein dürfte als die häufige Übernahme von pflegerischen Tätigkeiten. Ganz abgesehen davon, dass hier die Wichtigkeit der richtigen Kommunikation gegenüber den Angehörigen betont wird und nicht, dass man als Arzt möglichst viel selbst umsetzen sollte.

Inhalt haben, darauf zu untersuchen, ob sie im Detail darüber Auskunft geben, wer idealerweise in der hippokratischen Medizin wofür zuständig war.[47]

2.3 Krankenpflegerische Maßnahmen in den ‚internistischen' Schriften

2.3.1 Baden und Begießung, Massage und Salbung sowie Bewegungsassistenz

Im Idealfall waren die in der Einleitung als Behandlungspflege bezeichneten Maßnahmen also Aufgabenbereich des Arztes. So werden im Rahmen der Wärme- bzw. Kältetherapie, im Corpus Hippocraticum verteilt, recht häufig die Anwendung von Begießungen und Salben erwähnt, dagegen recht selten die Massage bzw. das Frottieren.[48] In der Schrift über die ‚Diät bei akuten Krankheiten' finden sich mehrere Erwähnungen der Wärmetherapie, unter anderem durch Einreibung und warme Aufschläge, sowie der Wassertherapie durch Baden und/oder Übergießungen, bei deren Beschreibung

---

47 Seymer 1932, 16 f., gesteht zwar zu, dass Hippokrates über heutige Pflegepraktiken schrieb, meint aber auch, dass er uns kein Essay über Krankenpflege hinterlassen habe, während er gleichzeitig zu erkennen gebe, dass er die Notwendigkeit von ‚ausgebildeter Pflege' bzw. Sorge gegenüber Kranken erkannt und amateurhafter Krankenpflege nicht getraut habe, weshalb er einem „medical student" die Verantwortung hierfür übertragen habe. Trotzdem seien die männlichen Assistenten der Ärzte im klassischen Griechenland in keiner Weise vergleichbar mit modernen Pflegekräften gewesen. Professionelle „nurses", mit Ausnahme der Hebammen, habe es im klassischen Griechenland nicht gegeben (basierend auf Jones 1909, 124 f.). Pavey 1938, 65, schreibt hierzu, dass im antiken Griechenland von den Frauen die Übernahme der Pflege der kranken Angehörigen des Haushalts erwartet wurde und dass die antiken Autoren, diesen Umstand für selbstverständlich hielten und ihn entsprechend nicht aufgezeichnet hätten. Robinson 1946, 20 ff., meint, dass sich zu Pflegekräften im Corpus Hippocraticum kein Hinweis findet, wobei er sich gleichzeitig die Frage stellt, wie der hippokratische Arzt die Zeit gefunden habe, all die erwähnten Pflegepraktiken selbst auszuführen. Auf der Basis der Schrift *decorum* geht er entsprechend davon aus, dass der Arzt einen Schüler am Bett des Patienten zurückließ, wenn die Arbeit einer Pflegekraft von Nöten war. So sei die klassisch-griechische „nurse" auch noch keine Krankenpflegekraft im heutigen Sinne gewesen, sondern eine Hebamme oder ein Kindermädchen, oft im Status einer Sklavin. Die untergeordnete Stellung, die Frauen im klassischen Griechenland allgemein eingenommen haben, erkläre weiterhin, weshalb sie nicht in Medizin oder Krankenpflege ausgebildet worden seien. Boullough 1979, 16 f., sind der Meinung, dass im Corpus Hippocraticum nur sehr wenige spezifische Informationen über Pflegekräfte oder Pflege zu finden seien. Aus diesem ‚Schweigen' hätten ‚viele' geschlossen, dass Pflege eine Aufgabe der Frauen im Haushalt gewesen sei. Eine solche Annahme sei durch mehrere Referenzen in der griechischen Literatur unterstützt. Im C. H. seien jedoch keine weiblichen Pflegekräfte erwähnt, obwohl es einige Hinweise auf bettseitige Pflege gäbe, was andeute, dass die Kranken womöglich Pflege bekommen haben. Aus den detaillierten Beschreibungen der klinischen Studien in den ‚Epidemien' könne zudem erkannt werden, dass eine ausgebildete oder halbprofessionelle Person eine enge Beobachtung der Kranken vorzunehmen hatte, wobei sie davon ausgehen, dass dies nicht immer der Arzt selbst gewesen sein kann, weil er die dafür nötige Zeit bei mehreren Patienten nicht gehabt haben dürfte. Da keine ausgebildeten Pflegekräfte bekannt seien, gehen sie auf Basis von *decorum* davon aus, dass der Arzt bei schweren Fällen seinen Schüler zurückließ, bei weniger dramatischen Fällen haben dann vermutlich Mitglieder aus dem Haushalt des Kranken, vermutlich Frauen, die Pflege übernommen.

48 Dies mag daran liegen, dass sie schon in der klassischen Zeit womöglich nicht direkt als Teil medizinischer Therapie bzw. als ärztliche Kunst angesehen wurden. Zumindest bezeichnet Celsus in der frühen Kaiserzeit sie explizit nicht als ärztliche Tätigkeit, siehe: Cel. 2,14,3 und Kap. 3.1.1.

die ausführende Person nicht klar benannt ist. Hier darf davon ausgegangen werden, dass dies ein Arzt tätigen sollte.[49] Allerdings deutet der ‚hippokratische' Autor an, dass solche Wasseranwendungen vom Patienten selbst angewandt wurden, wenn sie die nötigen Vorrichtungen zuhause besaßen, was aber bei den wenigsten der Fall war. Unterstützung hatten sie hierbei von ‚Therapeuten' zu bekommen, da der Kranke beim Baden das Übergießen und Abreiben nicht selbst ausführen durfte. Waren keine ‚Therapeuten' anwesend, dann führte der Arzt dies vermutlich selbst durch. Entscheidend war hier vermutlich nur, dass der Patient ruhig und passiv in der Wanne lag.[50] Dagegen wurde das Zutragen des warmen Wassers wahrscheinlich durch Hilfskräfte erledigt. Zumindest waren sie für die Vorbereitungen zuständig. Doch ob jemand den Kranken während des kurzen Weges vom Bett zur Badewanne unterstützte, das verrät der Autor nicht.[51] Bei der Behandlung eines Krampfs (τέτανος) der Lendenwirbelsäule wurde der Kranke, nach der Wärmetherapie durch Wachssalbe und Begießungen von warmem Wasser in der Wanne, durch den Arzt an den Beinen gewickelt, insgesamt in ein Tuch gehüllt und zum Bett begleitet.[52] Bei der Behandlung der sogenannten ‚trockenen Cholera' führte der Arzt offenbar die Mobilisation zur Badewanne sowie die Hydrotherapie selbst aus.[53]

In der Schrift über die ‚Leiden' werden ebenfalls aus heutiger Sicht krankenpflegerische Maßnahmen als medizinische Anwendung beschrieben. Dabei wird der Grundsatz formuliert, dass bei allen Schmerzen, die plötzlich und ohne Fieber auftraten, der Patient in warmem Wasser zu baden hatte und die betroffenen Stellen zu erwärmen waren.[54] Gleiches galt für alle Schmerzen, die zur Sommerzeit auftraten. Hielten die

---

49 Hippokr. acut. 1,16; 1,21; 2,9; 2,37; 2,51; 2,57.
50 Hippokr. acut. 1,65: οἱ θεραπεύσοντες. Also diejenigen, die bedienen, sorgfältig behandeln, pflegen oder heilen. Jones 1959, II,120, übersetzt durchaus korrekt mit „attendants", also jemand, der einen Dienst anbietet bzw. eine Begleitperson ist. Bullough 1979, 16, sehen dies ebenfalls so. Dagegen findet King 1991, 17 f., die Übersetzung nicht gelungen, da in Verbindung mit dem Kontext der Therapie es einen motivieren könnte, die Personen als „medical attendants" in einer spezifischen Rolle zu sehen, was sie ablehnt, da das Wort grundsätzlich „to do service to" bedeuten würde, sie also eine Übersetzung als „household members" für besser hält. Dagegen ist einzuwenden, dass das Wort zwar tatsächlich einen solchen Ursprung hat, aber z. B. im religiösen Kontext einen Diener des Gottes meint, es also plausibel ist, anzunehmen, dass in einem medizinischen Kontext wie diesem – schließlich führen die Personen eindeutig eine medizinische Maßnahme durch – durchaus von ‚Dienstleistern' gesprochen werden kann; wobei es für die Interpretation des Wortes zweitrangig ist, ob die Personen nun Haushaltsmitglieder oder mitgebrachten Assistenten des Arztes waren, da deren ‚Tätigkeit' im Vordergrund steht. Insoweit finde ich Jones Übersetzung im Sinne des griechischen Wortes, wie auch im Kontext der Quellenstelle, hinreichend neutral und außerdem durchaus gelungen.
51 Hippokr. acut. 1,65. (Zutragen); 1,67 (Vorbereitung): προπαρασκευασθέν ὑπό τῶν ὑπουργῶν. Ob sich hinter dem allgemeinen Begriff für Hilfeleistung wirklich der Gehilfe des Arztes (meistens: ὑπηρέτης) versteckt oder doch eher die leibeigenen Diener des Kranken (δοῦλοι), darüber kann nur spekuliert werden.
52 Hippokr. acut, 2,37.
53 Hippokr. acut. 2,51.
54 Hippokr. aff. 16. Dass Hydrotherapie zur Schmerzbehandlung im Corpus Hippocraticum regelmäßig zur Anwendung kommt, dass Schmerzen jedoch regelmäßig divers behandelt werden sollten, siehe einerseits dieses Kapitel, andererseits allgemein bei Byl 1992, 207–213, der aufgrund jenes Befundes, zusammen mit der Feststellung, dass die Autoren selten Schlafmohn verschrieben, die Überlegung anstellt, ob die hippokratischen Ärzte überhaupt um die schmerzstillende Wirkung der Pflanze wussten (212); allgemein

Schmerzen an, sollten zusätzlich heiße Aufschläge gemacht werden.[55] Bei Ischiasschmerzen waren warme Umschläge, Dampf- und normale Bäder angezeigt. Wer dem Patienten bei der Mobilisation Hilfestellung gewährte, was bei starken Schmerzen des Bewegungsapparates anzunehmen ist, wird hier nicht erwähnt.[56] Bei Kopf- sowie Ohrenschmerzen war der Kopf des Betreffenden mit viel warmem Wasser zu durchwärmen.[57] Dagegen war bei ‚Stuhldrang' (Tenesmus) der ganze Körper mit Ausnahme des Kopfes zu waschen.[58] Im Falle einer sogenannten Dysenterie, die mit Schmerzen im ganzen Körper sowie der Entleerung von Stuhl, Galle, Schleim und Blut einherging, sollten, neben dem Abführen des Darminhalts mithilfe von Medikamenten, die unter dem Nabel gelegenen Körperteile mit reichlich warmem Wasser behandelt werden.[59] Bei Brechdurchfall war unter anderem ein Bad zu nehmen, der Kopf aber war auszusparen.[60] Doch auch beim gegenteiligen Darmverschluss soll es dem Patienten geholfen haben, wenn er neben darmanregenden Getränken und Klistieren eine Waschung mit viel warmem Wasser bekam.[61] Darüber hinaus empfiehlt der Autor des dritten Buches über die ‚Krankheiten', dass der Patient ständig eingerieben werden sollte sowie feuchte und warme Umschläge aufzulegen seien.[62] In all jenen Fällen waren die

---

zum Schmerzverständnis der ‚hippokratischen' Medizin, siehe: Horden 1999, pass. Die Aussage Hordens (310), dass die hippokratischen Ärzte kein allzu großes Interesse an Ursache und Linderung des Schmerzes hatten, möchte ich tendenziell – gerade auch im Rahmen meiner Untersuchung in diesem Kapitel – zurückweisen, denn vor allem wärme- und hydro-therapeutische Maßnahmen dienen häufig der Schmerzbehandlung. Außerdem sollte das durch ein festgefahrenes Glaubenssystem wie das humoral-pathologisch angebliche Desinteresse an der ursächlichen Entstehung von Schmerzen, weil sie für den Hippokratiker schließlich aus einem falschen Mischverhältnis der Säfte herrühren müssen, und die daher fehlende wissenschaftliche Diskussion darüber, nicht als Begründung genommen werden, dass sie im Alltag nicht an der Linderung von Schmerzen Interesse gehabt hätten. Im Gegenteil war es in solch einem kommerziell-privatwirtschaftlichen System, wie es die antike Medizin gewesen ist, in dem der Arzt absolut von seinem guten Ruf abhing, absolut unerlässlich, dem Patienten so gut wie möglich eine angenehme Therapie anzubieten, was in den meisten Fällen also auch bedeutete, Schmerzen zu reduzieren.
55 Hippokr. aff. 15. Darüber hinaus war der Patient zum Erbrechen zu bringen und ihm ein Klistier zu verabreichen. Die Medikamenteneingabe mag vom Arzt durchgeführt worden sein, aber die womöglich notwendige Hilfestellung bei den Ausscheidungsvorgängen ist üblicherweise krankenpflegerische Arbeit.
56 Hippokr. aff. 29. Dass hier sicherlich Hilfe bei der Mobilisation notwendig war, verrät der Autor der Schrift über die ‚inneren Leiden', siehe: Hippokr. int. 51. Außerdem deutet er an, dass bei vielen die Krankheit chronisch wurde bzw. diese ‚lahm' wurden.
57 Hippokr. aff. 2; 4.
58 Hippokr. aff. 26.
59 Hippokr. aff. 23. Wer nun die ‚verordneten' Nahrungsmittel dem Patienten an- oder dargeboten hat, geht hieraus nicht hervor. Möglicherweise ist das verwendete Verb προσφέρειν weniger als tatsächliches Anbieten oder Beitragen bzw. bringen zu verstehen, sondern im Sinn einer ärztlichen Verschreibung, wie z. B. von Kapferer 1933–40, XVII, 37 übersetzt. Dagegen übersetzt Potter 1988, 43, im wörtlichen Sinne: „administer".
60 Hippokr. aff. 27.
61 Hippokr. aff. 21.
62 Hippokr. morb. 3,14,2. Außerdem beschreibt der Autor der Schrift das Ausräumen des Enddarms mit Hilfe eines Suppositoriums. Das Einführen eines ‚Zäpfchens' oder eine digitale Ausräumung ist heute Aufgabe von Krankenpflege, im Kontext der Stelle aber sicherlich vom Arzt durchgeführt worden.

Kranken nicht oder eher selten ans Bett gebunden, also bis zu einem gewissen Grad selbstständig, weshalb Hilfestellungen durch Dritte nicht zwangsläufig notwendig waren. Beim Brechdurchfall mag der Betreffende im Fall einer zu starken Dehydrierung so schwach gewesen sein, dass er Bettruhe zu halten hatte und zumindest partiell Hilfe benötigte – zumindest beim Auswechseln des Gefäßes für den oralen Auswurf.[63]

Dagegen mussten Kranke, die unter ‚akuten Krankheiten'[64] litten, recht sicher das Bett hüten, da sie bezüglich Mortalität und Schmerzen als stark gefährdet galten. Entsprechend war eine größtmögliche ‚Bewachung' und präzise Behandlung notwendig.[65] Aus Sicht der hippokratischen Medizin waren bei ihnen ebenfalls teilweise Wärmeanwendungen vorzunehmen. So gehörte zur Behandlung des Phrenitiserkrankten,[66] ihn vom Kopf abwärts mit warmem Wasser zu waschen.[67] Hörten das Drittag- und Vierttagfieber nicht nach der eigentlichen Therapie auf, sollte der Patient mit einer großen Menge warmen Wassers abgewaschen werden.[68] Bei einer Lungenentzündung schließlich war laut dem Autor der ‚inneren Leiden' ein Warmwasserbad bei nachlassendem Fieber durchzuführen.[69] Ein solches sollte genauso bei quälenden Schmerzen aufgrund einer Nierenkolik bzw. einer akuten Nephritis helfen. Zusätzlich waren lau-

---

63 Doch ob hier zudem eine Reinigung des Patienten vom flüssigen Stuhlgang im Bett notwendig war und wer in solch einem Fall diese durchführte, darüber kann nur spekuliert werden.
64 Für den Autor der Schrift über die ‚Leiden' zählten zu den ‚akuten Krankheiten': Brustfellentzündung, Lungenentzündung, Brennfieber und die sogenannte Phrenitis, siehe: Hippokr. aff. 6; vgl. auch: acut 1,5.
65 Hippokr. aff. 13. Dass die hier notwendige intensive Betreuung nicht permanent vom Arzt übernommen wurde, sondern viel eher an den Schüler oder an Familienangehörige delegiert wurde, ist aus Hippokr. decent. 17 ersichtlich. Für eine Diskussion hierzu, siehe: Kap. 2.2.
66 Kapferer 1933–40, IX, 20, vermutet hinter dem Krankheitsbild eine Meningitis oder allgemein eine Gehirnentzündung. Leven/Stamatu 2005, Sp. 700 f., legen sich nicht fest, sondern verweisen auf die Wortbedeutung, die aus hippokratischer Sicht eine Zwerchfellentzündung meint. Diese Erkrankung wurde zu den ‚Geisteskrankheiten' gezählt. Eine plastische Beschreibung der psychischen Aspekte der Krankheit gibt Galen, loc. aff. 4,2 [Kühn 8,226], außerdem siehe: Kap. 3.5.
67 Hippokr. aff. 10. Dies sollte die Schweißproduktion anregen sowie den Abgang von Stuhl und Urin, was zusammen dem Kranken helfen sollte, die Kontrolle über sich zurückzugewinnen, also aus dem sogenannten Fieberdelirium in einen geistig klaren Zustand zu wechseln. Eine solche Lesart auch bei Kapferer 1933–40, XVII, 27. Was bedeuten würde, dass der Phrenitiserkrankte neben der medizinischen Therapie eine intensivere Betreuung bei seinem Krankenlager benötigte. Gleichfalls zu erkennen in den Beschreibungen des Krankheitsverlaufs im ersten Buch über ‚die Krankheiten', siehe: Hippokr. morb. 1,34. Dagegen meint der Autor des dritten Buchs über die ‚Krankheiten', dass der Patient mit feuchten, warmen Umschlägen zu behandeln sei; ein Warmwasserbad erwähnt er nicht. Allerdings spricht er den mentalen Zustand des Deliriums an, siehe: Morb. 3,9.
68 Hippokr. aff. 18. Die Therapie beinhaltete unter anderem das Abführen des Darms. Da ein ‚Fieber'-Patient Bettruhe zu halten hatte, muss jemand den Nachttopf oder eine Stuhlpfanne untergelegt sowie anschließend den Kranken gereinigt haben.
69 Hippokr. int. 3. Der durch das Fieber bzw. den Krankheitsverlauf höchstwahrscheinlich geschwächte Patient wird vermutlich hierbei Unterstützung benötigt haben und auch die Reinigung vom blutigen Auswurf und dessen Entsorgung während der offensichtlichen Bettruhe wird der Betreuende übernommen haben. Außerdem mag der Kranke unter einem delirierenden Zustand gelitten haben, siehe: Hippokr. morb. 3,15,1.

warme Aufschläge zu applizieren.⁷⁰ Die Anwendungen könnten durchaus vom Arzt selbst durchgeführt worden sein. Die Hilfe zur Mobilisation in und aus dem Bad im Rahmen der Diagnostik bei der ‚Wassersucht der Lungen'⁷¹ oder bei der ‚blutigen' Rippenfellentzündung⁷² mag gleichfalls vom Arzt ausgeführt worden sein, da er nach dem Bad den Patienten schütteln sollte, um ihn anschließend abzuhören. Die Mobilisation und das ‚Schütteln' könnte aber ebenso von einem Gehilfen übernommen worden sein. Allerdings ist hier keiner erwähnt und die zeitliche Komponente des Satzes scheint klarzumachen, dass das ‚Schütteln' vor dem Abhören passieren sollte. Ein Teil der Patienten konnte jedoch, entsprechend der Schwere des Krankheitsverlaufs, nicht aufstehen, weshalb sie ans Bett gebunden waren, was wiederum eine pflegerische Betreuung notwendig machte.⁷³ Außerdem ist im Folgeabschnitt der ‚blutigen Rippenfellentzündung' erwähnt, dass das nun nötige Einreiben von vielen Personen gleichzeitig getätigt werden musste, was ein Indiz für die Anwesenheit von Hilfskräften ist.⁷⁴

Bei anhaltenden Schmerzen, bedingt durch eine ‚Lebererkrankung', die durch ‚schwarze Galle' verursacht wurde, waren heiße Aufschläge indiziert und anschließend, bei nachlassendem Schmerz, ein Warmwasserbad.⁷⁵ Bei manchen der vom Autor des zweiten Buchs über ‚Krankheiten' als sogenannte ‚Gehirn-Krankheiten' bezeichneten Fälle waren warme Aufschläge, Bäder, in heißes Wasser getauchte Schwämme sowie Salbungen mit reichlich Öl angeordnet.⁷⁶ Darüber hinaus sollten warme Bäder ebenso bei Gelbsucht,⁷⁷ Brustfell- sowie Lungenentzündung,⁷⁸ den verschiedenen Ar-

---

70 Hippokr. int. 14 u. 16. Nierenkolik, siehe: Kapferer 1933–40, XIX, 43 (Fn 43); Nephritis acuta: Ders. XIX, 45 (Fn 47).
71 Hippokr. int. 23.
72 Hippokr. morb. 3,16,20. Darüber hinaus waren am Ende der ersten 15 Tage Mobilisationsübungen in Form von Aufstehen mit dem Patienten angeordnet, bevor er zu sehr ausgezehrt war.
73 Dazu kommt noch der Umstand, dass diese Patienten aus Sicht des Autors unheilbar waren, was wiederum die Frage nach einer Form von Palliativpflege stellt, deren Ausführung leider nicht erläutert wird, siehe vgl.: int. 22.
74 Hippokr. morb. 3,16,21. Ein weiteres Indiz ist das mögliche Festhalten durch eine dritte Person, wenn der Arzt den Kranken zu brennen oder zu schneiden anfing, da der Kranke sich dabei nicht bewegen sollte, was ohne Fixierung bei dem hierbei verursachten Schmerz doch recht unwahrscheinlich gewesen sein dürfte.
75 Hippokr. int. 27.
76 Hippokr. morb. 2,20; 2,22; 2,25.
77 Hippokr. morb. 2,39: Hier litt der Patient unter körperlicher Kraftlosigkeit, benötigte also Unterstützung. Die körperliche Einschränkung in den Beschreibungen bei morb. 3,11., ist nicht klar ersichtlich, aber eine Erwähnung warmer Bäder findet statt.
78 Lungenentzündung: Hippokr. morb. 2,46; 2,47; Brustfellentzündung: morb. 2,45: Hier noch zusätzlich mit heißen Aufschlägen, die bei der Brustfellentzündung, die in 2,44 beschrieben wird, anscheinend ausreichend waren; bei morb. 3,16 das volle Programm aus Warmwasserbädern, feuchtwarmen Umschlägen und Einreibungen mit Öl (3,16,11/13), daneben wird hier die Bettruhe deutlich (3,16,7) und eine Betreuung, da der Patient einerseits regelmäßig Auswurf abgab (3,16,1/5/9/13), der zu entsorgen war und andererseits der Kranke durch Schlückchen aus einem kleinen Pokal mit enger Öffnung (‚Proto-Schnabelbecher'?) zu stimulieren war (3,16,13). Der Becher musste also auch regelmäßig aufgefüllt werden. Des Weiteren sollte den ganzen Tag und die ganze Nacht über eine flüssige Medikation aus Granatapfel, Ziegenmilch und Honig dem Kranken angereichert werden, die er in kleinen Schlücken zu trinken hatte. Außerdem sei hier eine Tag-

ten von Fieber,[79] der Zerrung des Lungenlappens[80] und dem sogenannten Rückenleiden[81] Linderung verschaffen. Bei dem Kranken, der an einem Abszess in der Lunge litt, war aufgrund seines Sehverlusts eine Hilfestellung beim Warmwasserbad und beim Einnehmen der angeordneten Medizin notwendig.[82]

Beim ‚Brennfieber'[83] waren dagegen kühlende Mittel anzuwenden.[84] Hierbei war von der den Kranken betreuenden Person darauf zu achten, dass er nicht fröstelte.[85] Neben dem Fieber[86] sollten zudem die entzündeten Stellen von Verwundeten mit kühlenden Aufschlägen versorgt werden, da sie aber nur nützlich waren, solange sie kälter als die Wunden waren, mussten sie regelmäßig kontrolliert werden. Wer dies vornahm, geht aus der Quelle nicht hervor.[87] Das Auflegen kühlender Tücher sowie von Aufschlägen bei Anschwellung der Lunge aufgrund eines Erysipels war laut dem Autor der Schrift über die ‚inneren Leiden' eine wichtige Maßnahme.[88] Erst nach sieben Tagen – sollte der Patient weiterhin Schmerzen haben – seien die schmerzenden Körperstellen mit Öl einzureiben und lauwarme Aufschläge anzulegen.[89] Bei Patienten, die unter einer Schleimansammlung in der Lunge litten, waren kühlende Getränke und Suppen anzureichen, die schmerzenden Körperstellen mit leichten, feuchten und warmen Umschlägen zu belegen, der restliche Körper aber mit kühlenden Mitteln, die regelmäßig gewechselt werden mussten.[90]

---

und Nachtwache (aus dann mindestens zwei Personen) notwendig, da der Patient nicht schlafen sollte, um die ‚Reinigung' schneller und ausgiebiger voranzutreiben (3,16,13).
79 Hippokr. morb. 2,41; 2,42–43: Hier sollte zusätzlich darauf geachtet werden, dass der Patient mit so vielen Decken belegt wurde, dass er schwitzte.
80 Hippokr. morb. 2,54. Auch hier ist aus der Beschreibung die körperliche Schwäche des Patienten deutlich herauszulesen. Neben der Wärmebehandlung waren aber genauso kühlende Tücher aufzulegen, wenn der Patient aufgrund der Hitze Beschwerden bekam. Ähnlich verhielt es sich bei Kranken mit einer ‚angefüllten Lunge', siehe: morb. 2,58.
81 Hippokr. morb. 2,56.
82 Hippokr. morb. 2,57. Zur medizinischen Bestimmung, siehe: Kapferer 1933–40, XVIII, 69 (Fn 108).
83 Laut Kapferer 1933–40, XVII, 28 (Fn 22), möglicherweise Typhus exanthematicus.
84 Dagegen empfiehlt der Autor des dritten Buchs über die ‚Krankheiten' zwei- bis dreimal täglich ein warmes Bad, siehe: Hippokr. morb. 3,6,2.
85 Hippokr. aff. 11. Die betreuende Person verabreichte dann vermutlich zudem die Getränke und Schleimsuppen, die oft, aber in geringen Mengen (und so kalt wie möglich), zu geben waren.
86 Siehe auch: Hippokr. aff. 14.
87 Hippokr. aff. 38. Auch hier sollte der Darminhalt abgeführt werden; ob der Patient nun Hilfestellung bei der Ausscheidung benötigte, war von der Art der Verletzung abhängig, also wie viel er sich selbst (ohne Schmerzen) bewegen konnte und ob der Arzt Bettruhe verschrieben hatte.
88 Hippokr. int. 7. Dass hier eine intensive Betreuung nötig war, zeigt sich unter anderem daran, dass der Patient sich vor Schmerzen hin und her warf, trotzdem aber Bettruhe halten musste. Außerdem führe die Erkrankung unbehandelt zu einem schnellen Tod.
89 Hippokr. int. 7. Am nächsten Tag konnte der Kranke sodann ein Warmwasserbad nehmen, aber ohne mit dem Kopf einzutauchen. Ob er dabei noch Hilfe benötigte, ist hier nicht erläutert.
90 Hippokr. morb. 3,7. Aufgrund der Beschreibung des körperlichen Zustandes des Patienten ist eine Betreuung im Bett anzunehmen.

In der nachhippokratischen Schrift über die ‚Stellen am Menschen' finden sich gleichfalls solche krankenpflegerische Tätigkeiten, die bei Abgeschlagenheit, Fieber oder Völlegefühl angewandt werden sollten. Als erstes war der Kranke häufig zu waschen oder zu baden, feucht einzureiben und so stark wie möglich zu erwärmen. Ähnlich wie beim bisherigen Befund ist die Formulierung über den Ausführenden nicht eindeutig, da es schlicht heißt, dass die Maßnahmen umgesetzt werden sollen.[91] Solch eine allgemein formulierte Anweisung findet sich zudem bei der Kühlung von Wunden durch Einsalben.[92] Als deutliches Gegenbeispiel mag die Beschreibung der Behandlung von steinartigen Körnchen im Auge dienen. Hier ergibt die Erwähnung einer speziellen therapeutischen Salbe den klaren Eindruck, dass sie während der Behandlung vom Arzt verabreicht wurde.[93] Grundsätzlich sollten Patienten, die Bäder nicht vertrugen, laut dem Autor der Schrift über die ‚Leiden', mit Wein und warmem Öl abgerieben und jeden dritten Tag massiert bzw. frottiert werden.[94]

Bezüglich des Frottierens, oder der Massage, sind die Aussagen im Rahmen der ‚Diät bei akuten Krankheiten' nicht ganz eindeutig. Der Autor empfiehlt bei verschiedenen Krankheitsbildern unter anderem eine sanfte Abreibung. Für den Fall, dass der Patient bettlägerig war, sollten ‚Andere' ihn frottieren.[95] Wer mit den ‚Anderen' gemeint ist, wird nicht erklärt, weshalb nicht klar zu beantworten ist, ob es sich hier um Hilfskräfte, Masseure oder den behandelnden Arzt handelte. Sicher dürfte nur sein, dass ein solch immobiler Patient sich nicht selbst frottieren konnte, während im Rahmen der Nachtherapie bzw. Rehabilitation dies vom Patienten durchaus selbst übernommen werden konnte.[96] Die Beschreibung der Situation, in der der Kranke, der Schmerzen im Brustkorb oberhalb des Zwerchfells hatte, versuchen sollte, aufrecht zu sitzen, ohne sich dabei anzulehnen, während er lange Zeit mit viel Wärme abzureiben war, gibt ebenfalls keine sichere Auskunft.[97] Genauso wie im Fall von Schmerzen im Unterleib, bei dem der Kranke optimalerweise ohne Bewegung im Bett zu liegen hatte und als einzige An-

---

91 Hippokr. loc. hom. 27: λούειν χρή πολλῷ, καί χρίειν ὑγρῷ, καί θερμαίνειν ὡς μάλιστα.
92 Hippokr. loc. hom. 29: καί τἄλλα δέ ἕλκεα ψύχουσι περιχρίειν.
93 Hippokr. loc. hom. 13.
94 Hippokr. aff. 42.
95 Hippokr. acut. 2,57; 2,55 (Krankheitsbilder).
96 Beispiel für Selbstmassage nach morgendlichen Leibesübungen im Rahmen der Nachsorge: Hippokr. acut. 2,62.
97 Hippokr. acut. 2,57 [Littré, 2,25]: So interpretiert Potter 1988, 319, bei seiner Übersetzung, dass Hilfskräfte (attendants) anwesend seien. Dagegen lesen Kapferer 1933–40, IX, 90, und Fuchs 1900, III, 56, nach der Textedition von Littré 1840, 511, αὐτόν ἀνακαθίζειν ὡς πλειστάκις, καί ὡς ἥκιστα προσκλινέσθωσαν ἐς ὅτι δυνατοί εἰσι, die Pluralformen nicht als ‚Hilfskräfte', sondern beziehen es als Ausdrucksvariation auf ‚die Kranken' im Allgemeinen: „und die Kranken sollen sich möglichst wenig niederlegen (zu Bette liegen), soweit sie das (irgendwie) können" (Varianz n. Fuchs). Littré selbst versteht es eher als allgemeine Arbeitsanweisung an die oder den Betreuenden: „on mettra souvent le malade sur son séant, on le laissera couché aussi peu de temps qu'on le pourra". Anzumerken ist hierbei noch, dass προσκλινέσθωσαν ansonsten nicht mit ‚nieder- oder zu Bette liegen' übersetzt wird, sondern eigentlich ‚anlehnen' meint. An wen oder was der Patient sich möglichst wenig anlehnen sollte, geht jedoch nicht klar aus dem Text hervor.

wendung ein Frottieren vorzunehmen war, wird der Ausführende nicht klar benannt.⁹⁸ Bei der Behandlung der verschiedenen ‚Typhus'-Erkrankungen durfte, laut dem Autor der Schrift über die ‚inneren Leiden', der Patient zumindest während er ersten Tage nicht baden. Dafür war er mit Wein und Olivenöl einzureiben sowie zu frottieren.⁹⁹

2.3.2   Beobachtung und Kontrolle

Nun wurde schon festgestellt, dass das Ideal vom bettseitigen Arzt nicht immer einzuhalten war und – zumindest in hellenistischer Zeit – an einen Schüler delegiert wurde.¹⁰⁰ Bei bestimmten Krankheitsverläufen ist grundsätzlich eine enge Betreuung des Patienten, inklusive Beobachtung und Kontrolle, notwendig. In hippokratischer Zeit war dies vor allem bei Patienten nötig, die unter Fieber litten, welches mit Brechneigung und Unruhe (beim Liegen) verbunden war. Solche Kranke benötigten große Fürsorge sowie ‚Bewachung', gerade weil sie in einem abgedunkelten Raum möglichst ruhig liegen und sich so wenig wie möglich hin und her werfen sollten.¹⁰¹ Ähnlich verhielt es sich mit jenen, bei denen das Fieber von Anfang an mit Schwindel, Hämmern im Kopf und dünnem Urin einherging. Das zu erwartende Delirium zur Zeit der Krisis machte nicht nur die Verordnung von Bettruhe, sondern sicherlich auch eine intensive Betreuung nötig – gerade, weil diese Art Fieber langwierig zu sein pflegte.¹⁰²

Eine intensive Betreuung war sicherlich genauso bei depressiven Patienten notwendig, vor allem falls sie suizidale Tendenzen hatten. Doch verrät uns der Autor der Schrift über die ‚Stellen am Menschen' nicht, wer eine solche übernahm, sondern nur, dass die Kranken am Morgen einen Saft aus Mandragorawurzel (Alraunen) trinken sollten, jedoch nicht so viel, dass sie ‚von Sinnen' kämen.¹⁰³ Laut dem Autor der ‚Kritischen Tage' war ein Kranker ‚von Sinnen', bei dem sich die Leber gegen das Zwerchfell ausgebreitet hatte. Er sehe Reptilien und verschiedene Sorten wilder Tiere sowie kämpfende Hopliten, mit denen er sich selbst im Kampf imaginiere. Außerdem litt er

---

98   Hippokr. acut. 2,57. In der Situation muss bedacht werden, dass ein solch strenger Bettruhe unterworfener Patient eine entsprechende Grundbetreuung und -pflege benötigte.
99   Hippokr. int. 39 (ohne Frottieren, dafür mit Baden, sollte der Patient sich wieder aus dem Bett erheben können; bei Hitzewallungen waren kühlende Tücher indiziert); 40; 41 (hier noch mit zusätzlichen warmen Aufschlägen).
100 Siehe Kap. 2.2.
101 Hippokr. acut 2,18.
102 Hippokr. acut. 2,17. Wer nun die Salbung und das gleichmäßige Einhüllen des Patienten, das Anreichen der Getränke und des Gerstenschleimsafts übernahm, wird auch hier nicht klar beschrieben. Das Klistier zur Abführung wird der Arzt verabreicht haben, die anschließende hygienische Reinigung des zur Bettruhe verordneten Patienten wohl eher nicht.
103 Hippokr. loc. hom. 39. Die Patienten waren zwar wörtlich nur voll Sorge oder Angst bzw. überdrüssig sowie krank (ἀνιωμένους καί νοσέοντας), aber dass sie sich erhängen möchten (καί ἀπάγχεσθαι βουλομένους), weist doch stark auf eine Depression hin.

unter Fluchttendenz und wurde aggressiv, falls versucht wurde, ihn zurückzuhalten. Dabei konnte er die Beine nicht anheben und stürzte entsprechend hin. Wenn er aus dem Schlaf aufschreckte, berichtete er von Furcht erregenden Träumen.[104] Auch hier verrät der Autor nicht, wer dem Kranken in solch einer Situation die offensichtlich notwendige Betreuung zukommen ließ. Die Beschreibung der Symptomatik ist jedenfalls nicht zwangsläufig ein Indiz für eine intensive Betreuung durch den Arzt, da die Aussagen und Handlungen des Patienten während des ‚Deliriums' genauso vom Schüler, einem Gehilfen oder von den Familienangehörigen an den behandelnden Arzt weitergegeben worden sein könnten.

Patienten, die unter einem entzündlichen Geschwür in der Brustseite litten, waren überwiegend diätisch zu behandeln, aber laut dem Autor der Schrift über die ‚inneren Leiden' elf (!) Tage lang am Schlafen zu hindern.[105] Beim Abheilen von Wunden am Unterschenkel war eine mehrtägige Bettruhe indiziert, aber ob jemand den Patienten in solch einem Fall überwachte, geht aus der Quelle nicht hervor. Dies mag auch nicht zwangsläufig nötig gewesen sein, da durch die potenziellen Schmerzen beim Aufstehen und anschließender Bewegung der Kranke womöglich einsichtig gewesen ist. Auf jeden Fall sind hier Betreuung und Unterstützung in den Grundbedürfnissen offensichtlich.[106]

2.3.3 Assistenz und Übernahme bei grundlegenden Bedürfnissen

Krankenpflegerische Tätigkeiten, die aus dem Kontext der Behandlung oder der Beschreibung des Krankheitsbildes abgeleitet werden können und höchstwahrscheinlich nicht vom Arzt durchgeführt wurden, also in den basalen Bereich der Grundpflege fallen, finden sich ebenfalls im Corpus Hippocraticum. Im zweiten Buch über die ‚Diät bei akuten Krankheiten' heißt es zwar, dass der Arzt die Darmausscheidungen des Patienten zwecks Diagnostik zu begutachten sowie darauf Acht zugeben habe, ob dem Kranken beim Defäkieren übel werde,[107] dass der Arzt jedoch auch die Ausscheidungen von Bettlägerigen mit Durchfall entsorgte und den Kranken sowie dessen Bett reinigte, darf bezweifelt werden. So mag der Arzt die Wärmeanwendung an den mit Wachspflastern umhüllten Füßen bei Fieberkranken, die unter ständigem Durchfall

---

104 Hippokr. dieb. iudic. 3. Dieselbe Textstelle findet sich schon in der Schrift über die ‚inneren Leiden', siehe: Hippokr. int. 48.
105 Hippokr. int. 9. Kapferer 1933–40, XIX, 35 (Fn 23), meint, dass dies die allzu große Ansammlung von Sekreten während des Schlafes verhindern sollte.
106 Hippokr. acut 1,46. Die ausführliche Beschreibung, warum Bettruhe für die Ausheilung wichtig war, deutet an, dass mancher Patient sich nur ungern an sie hielt.
107 Hippokr. acut 2,22. Heutzutage ist beides Aufgabe von Krankenpflege, also die Überwachung (bzw. Unterstützung) von Patienten beim Stuhlgang sowie die Begutachtung der Ausscheidung bei anschließender Dokumentation bzw. Weitergabe an den Arzt und eventueller Entnahme von Proben, falls dies angeordnet ist.

litten, durchaus selbst angelegt haben,[108] dass er aber jene zudem vom Kot reinigte, darf gleichfalls bezweifelt werden – auch weil diese krankenpflegerische Tätigkeit kein einziges Mal im ganzen Corpus Hippocraticum erwähnt wird, was wohl ein deutliches Indiz dafür ist, dass sie nicht zum Aufgabenfeld der hippokratischen Medizin gehörte. Bei Durchfall hat sich die ärztliche Tätigkeit offensichtlich auf das Verordnen von stopfenden Mitteln oder die Anordnung von Flüssigkeitsreduktion, wenn nicht kontraindiziert, beschränkt.[109] Dagegen war das Zubereiten und Anbieten oder Vorsetzen von Abführmitteln anscheinend Aufgabe des Arztes.[110]

Bei den verschiedenen Erkrankungen der Lunge war laut dem Autor der ‚inneren Leiden' häufig Bettruhe indiziert. Die Bildung einer ‚Krampfader' in der Lunge ließ den Patienten unter Atemnot und Kopfschmerzen leiden, was bedeutet, dass er sicherlich bei der Einnahme der verordneten Nahrungsmittel und Getränke Hilfe benötigte – wenn dies auch nicht explizit erwähnt wird.[111] Im Falle einer Lungenentzündung war ebenfalls Bettruhe verordnet. Entsprechend musste jemand sich um die Entsorgung des erbrochenen, sauren Schleims kümmern und eventuell um die Reinigung des Patienten von diesem.[112] Grundsätzlich erforderte die Erkrankung so viel ‚Sorge' wie möglich, also vermutlich eine intensive Betreuung.[113] Ähnliches galt für den Fall, dass sich die ‚hohlen Äderchen' mit Blut oder schwarzer Galle füllten.[114] Aufgrund der hohen Mortalität der Erkrankung war jedoch nicht alleine ‚Sorge', sondern auch sehr viel ‚Aufmerksamkeit' notwendig.[115] Bei Schwindsuchterkrankungen wiederum musste der Patient so gut wie möglich ‚behandelt' werden, wobei die hochgradige Schwäche und Abmagerung des Körpers sowie die mögliche Dauer von bis zu einem Jahr bei ebenso erhöhter Mortalität einen hohen alltäglichen Unterstützungsbedarf impliziert, z. B. bei angeordneten Dampfbädern oder Spaziergängen, für die der Patient alleine zu

---

108 Hippokr. acut. 2,15.
109 Hippokr. loc. hom. 20 und wohl auch 17 (Obstipation); loc. hom. 17 (Flüssigkeitsreduktion).
110 Hippokr. loc. hom. 17. Das im Text verwendete προσφέρειν deutet recht eindeutig an, dass der Arzt das Mittel (oft ein Gerstenschleimsaft, siehe loc. hom. 20) nur darreichte, aber nicht zwangsläufig auch eingab. Bzgl. des Anbietens, siehe auch: Hippokr. acut. 1,24: ἐπιρρυφεῖν αὐτίκα χρή διδόναι.
111 Hippokr. int. 4. Nachdem ein Aderlass durchgeführt wurde, war eine Waschung mit warmem Wasser empfohlen.
112 Hippokr. int. 6. Bei Besserung des Krankheitsverlaufs seien zusätzlich leichte gymnastische Übungen und ein Warmwasserbad hilfreich. Es darf wohl davon ausgegangen werden, dass der noch partiell körperlich schwache Patient hierbei Unterstützung gebrauchen konnte.
113 Hippokr. int. 6: ἀλλά χρή μελεδώνης μάλιστα. Hier ist wohl ‚Sorge' oder ‚Kummer' (μελέδημα) gemeint und nicht ‚Behandlung'. Flashar 2016, 143, übersetzt „[...] bedarf so vieler Pflege wie möglich" und liest ebenfalls eine Lungenentzündung aus dem Text heraus.
114 Laut Kapferer 1933–40, XIX, 31 (Fn 16), handelte es sich hier vielleicht um Zyanose und Emphysem der Lunge.
115 Hippokr. int. 5: θεραπεία kann allgemein ‚Pflege', und im medizinischen Sinne ‚Behandlung' bedeuten, siehe: LSJ, 792 f. So auch bei Verletzung der Lungenarterie, siehe: Hippokr. int. 1.

schwach sein konnte.¹¹⁶ Unterstützungsbedarf hatten außerdem die bettlägerigen Patienten bei den verschiedenen ‚Typhus'-Varianten¹¹⁷ sowie die unter körperlicher Schwäche leidenden Kranken, die die diversen sogenannten ‚Gelbsucht'-Erkrankungen zu ertragen hatten. Sie mussten bei der Selbstmobilisation und beim Baden unterstützt werden.¹¹⁸ Schlimmer traf es die unter Starrkrampf (Tetanus) Leidenden. Ihr Rücken war steif und sie konnten weder den Mund öffnen noch Schenkel oder Hände beugen. Der also bettlägerige Patient hatte ein lauwarmes Honiggetränk, soweit er konnte, durch den Mund einzunehmen. War dies nicht möglich, musste es ihm durch die Nase eingegossen werden.¹¹⁹ Wer dies nun tat, ob der Arzt oder die bei der anderen Form des Starrkrampfes¹²⁰ anwesenden ‚Gehilfen', die den Patienten kaum festzuhalten vermochten, wenn er krampfte,¹²¹ verrät der Autor der Schrift über die ‚inneren Leiden' nicht.

Gleichfalls erfahren wir, wer nun die nötige Grundpflege bei der womöglich ‚eitrigen Meningitis'¹²² übernahm, vom Autor des zweiten Buches ‚über die Krankheiten' nicht. Bedingt durch den Umstand, dass den Kranken aber heftiger Schmerz bei der kleinsten Bewegung befiel, war eine Bettruhe unumgänglich. Dies bedeutet, dass ihn jemand von der erbrochenen ‚Galle' reinigen sowie in manchen Fällen in der Urinentleerung unterstützen oder gar anschließend davon reinigen musste. Ein möglicherweise nicht leichtes Unterfangen, da der Patient ‚von Sinnen' war.¹²³ Ähnlich verhielt es sich bei einer anderen ‚Gehirnerkrankung', bei der der Kranke geistig nicht voll anwesend war und, ohne etwas zu merken, viel Urin abließ. Aufgrund seines mentalen Zustandstands brauchte er also sicherlich Unterstützung beim angeordneten Bad in warmem Wasser. Außerdem war ihm ein warmer Honigtrank einzugeben.¹²⁴ Unter sol-

---

116 Hippokr. int. 10: μελετᾶν meint im Kontext der Stelle zuerst einmal wohl eher ‚behandeln', da medizinische Therapie, vor allem in Form von Diät, erwähnt wird. Nur im erweiterten Kontext der Betreuung des Patienten mag es als ‚kümmern' oder ‚pflegen' zu verstehen sein, aber ob die alltägliche ‚Kümmerei' zudem Aufgabe des Arztes war, mag bezweifelt werden, denn hierfür waren vermutlich eher die Familienangehörigen zuständig.
117 Hippokr. int. 39 u. 41. Hier gab es die Gefahr einer chronischen Entwicklung, da die Krankheit die meisten bis zu ihrem Lebensende begleite.
118 Hippokr. int. 36–37.
119 Hippokr. int. 52. Ansonsten waren als Therapie Dampfbäder, heiße Aufschläge, das Einreiben mit Fett sowie erwärmende Salben angesagt. Eine ähnliche Beschreibung und Therapie findet sich auch bei: Hippokr. morb. 3,12; hier allerdings mit der Eingabe von Flüssigkeit durch die Nase.
120 Der sogenannte Opisthotonus sei, ebenso wie der ‚klassische' Tetanus, durch das vom Bakterium Clostridium tetani erzeugte Gift verursacht, siehe: Potter 1980, 114.
121 Hippokr. int. 53–54. παρεόντες: die Untergebenen; im medizinischen Kontext aber auch als Gehilfen oder Pfleger zu verstehen, siehe: LSJ, 1333 (s. v. πάρειμι); bzw. Hippokr. aph. 1. Hippokr. morb. 3,13 beinhaltet eine ähnliche Beschreibung, aber ohne Erwähnung der Gehilfen, dafür von Patienten mit potenziell auftretender Melancholie oder einer Art von Manie, was natürlich eine Betreuung notwendig machen würde.
122 Laut Kapferer, 1933–40, XVIII, 32 (Fn 30), im Text heißt es nur: ἑτέρη νοῦσος.
123 Hippokr. morb. 2,14. Auch hier wurden Wärmeanwendungen zur Linderung der (Kopf-)Schmerzen angewandt. Bei einer anderen ‚Gehirnkrankheit' sollten dagegen Kühlmittel angewandt werden, allerdings war der Patient gleichfalls unruhig und ‚von Sinnen', siehe: morb. 2,16.
124 Hippokr. morb. 2,21.

chen mentalen Einschränkungen litten zumindest temporär auch Kranke, die mit den anderen sogenannten ‚Gehirnkrankheiten' zu kämpfen hatten.[125] Manche von ihnen litten an Schwindel, wenn sie aufstanden, benötigten hierbei sowie beim Gehen also offensichtlich Unterstützung.[126] In einem anderen Fall war eine der Nebenwirkungen, dass der Kranke nur noch undeutlich sehen konnte. Auch hier ist leicht vorstellbar, dass er eventuell Hilfestellung bei den alltäglichen Bedürfnissen benötigt haben könnte.[127] Eine solche musste dem Erkrankten einer wiederum anderen ‚Gehirnkrankheit' ganz sicher zugutekommen, denn er konnte nicht mehr sehen, wurde schläfrig und verlor die Kontrolle über seinen Körper, weshalb er beim angeordneten Bad sowie bei der Einnahme des Gerstenschleimsafts und Wassers offensichtlich Hilfe benötigte.[128]

2.4 Krankenpflegerische Maßnahmen in den ‚epidemischen Krankheiten'

Die elementare Notwendigkeit von Grundpflege wird darüber hinaus sehr deutlich in den sieben Büchern über die sogenannten ‚epidemischen Krankheiten' illustriert. Problematisch ist hierbei, dass die überwiegend aus Einzelfällen bestehenden Schriften keine Beschreibung von Therapie beinhalten,[129] was ihren Aussagewert für die Frage nach Krankenpflege und die sie durchführenden Personen fast negiert. Denn die beschriebene Symptomatik ist insoweit universell, dass noch aus heutiger Sicht ein Arzt hier Bettruhe verordnen dürfte. Interessant für die in dieser Arbeit behandelte Fragestellung sind nur die eigentlich ‚epidemischen' Beschreibungen aus dem ersten und dritten Buch. Dort wird zwar das hippokratische Ideal des bettseitigen Arztes postuliert, wenn es heißt, dass bei der Heilkunst drei Dinge zusammen wirken würden: die Krankheit, der Kranke sowie der Arzt, was wiederum das im Corpus indirekt erwähnte Umfeld des Patienten sowie die Assistenten und Schüler der Ärzte negiert, aber im gesamten Kontext der Schrift ad absurdum geführt wird, wenn die große Menge der mehr oder weniger gleichzeitig Erkrankten mitgedacht wird.[130] So berichtet der Autor des ersten Buchs von seiner Zeit als Arzt auf Thasos, wie zur Winterzeit ‚Schlagflüsse'

---

125 Hippokr. morb. 2,16; 2,17 (toben und ein hin und her werfen vor Schmerz); 2,22 (potenzielles ‚Irreden').
126 Hippokr. morb. 2,18.
127 Hippokr. morb. 2,19.
128 Hippokr. morb. 2,25 (fast identisch mit morb. 3,3). Die warmen Aufschläge mag der Arzt getätigt haben. Sicherlich ausgeführt hat er den Einschnitt am Vorderkopf und den anschließenden Verband.
129 Hippokr. epid. pass.
130 Hippokr. epid. 1,11. Lane Fox 2021, 251 u. 253, geht davon aus, dass der Autor der ‚Epidemien' sicher Helfer hatte, auf deren Berichte er sich bei seiner Sammlung der Dokumentation der Krankheitsfälle verließ, oder auf die der Familienmitglieder bzw. deren Sklaven, was z. B. deutlich an der Stelle epid. 1,27,5: ὡς ἔλεγον, zu erkennen sei. Schon Bullough 1979, 16 f., meinen, dass der Kontext offensichtlich mache, da der Arzt einfach mit den vielen Patienten zu beschäftigt gewesen sei, die er gleichzeitig behandelt habe, dass er eine ausgebildete Pflegekraft („trained nurse") angestellt habe. Jedoch verweisen sie bei ihren Überlegungen auf Decorum (Kap. 17) und gehen entsprechend vom Arztschüler als einer Mischung von Pflegekraft

(paraplegia) und zur Sommerzeit eine ‚Durchfallerkrankung' viele Menschen befielen bzw. sich die Krankheit ungewöhnlicherweise über die Bevölkerung ausbreitete – also epidemisch war.[131] Zwei Jahre zuvor waren schon ‚viele' an Schwindsucht erkrankt und dabei ans Bett gebunden gewesen.[132] Hier ist kaum vorstellbar, dass der Arzt allein permanent alle thasischen Erkrankten zusätzlich grundlegend krankenpflegerisch versorgt hat. Dies dürfte durch die Angehörigen bzw. deren Sklaven passiert sein.[133] Ähnlich verhält es sich mit der epidemischen Ausbreitung des ‚Brennfiebers' in Perinthos, von dem der Autor des zweiten und vielleicht vierten Buches berichtet, durch das viele Kranke in komatöser Betäubung und/oder mit Verwirrung im Bett lagen.[134]

Dagegen ist bei der Fülle an Einzelstudien nicht klar zu erkennen, wer im konkreten Fall die Krankenpflege übernahm, nur dass sie aufgrund der beschriebenen Symptomatik offensichtlich notwendig gewesen war. Die Darstellung der individuellen Krankengeschichten ist meistens derart gestaltet, dass beim Lesen der Eindruck entsteht, der Arzt sei die ganze Zeit bettseitig anwesend gewesen, aber strenggenommen können die physisch-psychischen Zustände der Patienten genauso von den zumindest

---

und Medizinstudent aus. Die grundlegende Pflege hätten aber vermutlich die Mitglieder des Haushalts, wahrscheinlich die Frauen, übernommen.

131 Hippokr. epid. 1,14 (Schwindsucht); 1,15 (Durchfallerkrankung). Darüber hinaus gab es in jenem Sommer anscheinend eine hohe Mortalitätsrate bei Schwangeren, siehe: epid. 1,16. Dagegen sind die Krankheitsbilder im ‚seuchenhaften Jahrgang' im dritten Buch der ‚Epidemik' so verschieden, dass nicht unbedingt von einer gleichzeitigen Erkrankung der Bevölkerung ausgegangen werden muss, siehe: epid. 3,3; und die in 3,9 erwähnte Regelung der Trinkmenge mancher Patienten durch den Arzt heißt nicht, dass er auch die Getränke angereicht oder eingegeben hat.

132 Hippokr. epid. 1,2. Dass der Autor hier beschreibt, wie die Kranken immerfort Nahrung ablehnten und nicht zu trinken vermochten sowie delirten, heißt nicht, dass der Arzt permanent am Krankenlager wachte, sondern kann auch bedeuten, dass dies während der Hausbesuche der Fall war, bzw. dass die den Kranken Betreuenden diesen Zustand dem Arzt berichteten.

133 Deichgräber 1982, 15–20/38, vermerkt, dass viele Fallbeispiele darauf hinweisen würden, dass Hippokrates bzw. die Autoren der Epidemien – für die ursprünglichen Bücher geht Deichgräber von einer Autorenschaft des Hippokrates aus – in vornehmen und teilweise gutsituierten Familien praktizierten, da sie hier einerseits ein angemessenes Honorar erhielten und andererseits in diesen „aufgeklärten Kreisen für Therapie und Prognose" Verständnis fanden (38). Dies gelte vermutlich zudem für Handwerker wie die Walker Skymnos und Gnathon (epid. 1,21), die womöglich eigene, größere Betriebe besäßen und Sklaven beschäftigt haben könnten (15). Jouanna 1992, 163–168, betont, auch mit Verweis auf Xen. oec. VII,37–39, dass ‚rücksichtsvolle' Besitzer ihre Sklaven durchaus von Ärzten behandeln ließen und dass es genügend Beispiele aus den Quellen gebe, dass auch nachhippokratische Ärzte Personen aus allen sozialen Schichten behandelt hätten. Ähnlich Flashar 2016, 86–98 u. 184 f., der schreibt, dass „der Arzt sich unterschiedslos allen Schichten und Gruppen" (87), also „ohne Unterschied an Männer, Frauen, Kindern und Sklaven" (86), wandte. Die ‚Epidemien' würden zeigen, dass Hippokrates und seine Schüler Humanität praktiziert hätten, als es noch keine philosophisch begründete Ethik oder das Wort ‚Philanthropia' gab (88 f.). Die nur praktisch greifbare „Menschenliebe" sei dann später in den deontologischen Schriften als Standesethik formuliert worden. So auch bei Wacht 2006, 856 f., zu finden.

134 Hippokr. epid. 2,3,1; 4,45. In dem Fall war der Arzt zwar offensichtlich nicht allein, jedoch wird der dokumentierende Arzt sich und seinen Schüler gemeint haben.

vereinzelt erwähnten ‚Umstehenden' dem Arzt berichtet worden sein.[135] Insoweit sind die Beschreibungen von ‚mühseligen' Nachtwachen kein Beweis für die dauerhafte Anwesenheit des Arztes, sondern nur dafür, dass hier jemand den Patienten aufgrund dessen Zustands zu betreuen hatte und dies anscheinend auch durchgeführt wurde.[136] Hierfür spricht z. B. eine Stelle im fünften Buch der ‚epidemischen Krankheiten', in der es heißt, dass denen, die dem Patienten beistanden, es so schien, als würde er im Schlaf nicht atmen.[137] Das heißt, der Arzt, der den Kranken behandelte und seine Krankheitsgeschichte in Form jener Fallstudie überliefert hat, hatte während der Nachtwache diesen Eindruck offensichtlich nicht selbst erlebt, sondern nur berichtet bekommen.

Unabhängig davon waren solche Betreuungen ebenso tagsüber angebracht, vor allem in den Fällen, in denen die Patientinnen und Patienten unter heftigem Fieber[138] sowie schmerzhaften Krämpfen litten und ‚verwirrt' waren.[139] In manchen der beschriebenen Fälle ist sogar die Betreuung durch mehrere Personen vorstellbar. So war einer der erwähnten Patienten äußerst verwirrt und wurde sehr aggressiv, nachdem er zuvor nur ein wenig verwirrt gewesen war.[140] Gleiches passierte bei einer zuvor sogar äußerst verwirrten Patientin.[141] Eine andere Patientin, die zuerst schweigsam gewesen sein soll, wurde auto-aggressiv und hatte womöglich manisch-depressive Episoden.[142]

---

135 Hippokr. epid. 1,27,4; u. 5,95 (= 7,121): Erwähnung von Arzt und ‚anderen' Anwesenden, die aber offensichtlich keine Ärzte waren; 6,2,24 (Anwesende); 7,11 (irgendjemand, der die Patientin ‚niederhält' und Erwähnung von mehreren Personen); 7,25 (Erwähnung von ‚Anwesenden', die von einer Patientin beschimpft werden).
136 Erwähnung von Nachtwachen bei: Hippokr. epid. 1,27,1 (νύκτα ἐπιπόνως); 1,27,2; 1,27,3; 1,27,4; 1,27,7; 1,27,12; 1,27,13; und aus dem Kontext ersichtlich: 1,27,5.
137 Hippokr. epid. 5,2. Dabei ist es irrelevant, ob Buch 5 der ‚epidemischen Krankheiten' von einem anderen Autor als Buch 1 und 3 geschrieben wurde, denn die Stelle ist ganz grundsätzlich ein starkes Indiz dafür, wie die oben schon angeführten Beispiele, dass das hippokratische Ideal vom bettseitigen Arzt zumindest schon kurz nach Hippokrates selbst, so er denn wirklich der Autor von Buch 1 und 3 war, nicht der ‚medizinischen' Realität entsprach.
138 Das „Phänomen Fieber" ist laut Potter 1989, 16, in den Epidemiebüchern 1 und 3 eine Art Leitmotiv, das vom Verfasser der Bücher als „Kern der Krankheit gewählt und zum Gerüst gemacht" wurde und auf das sämtliche andere Symptome bezogen wurden.
139 Hippokr. epid. 1,27,4 (hier ist die Kranke immerhin noch so mobil, dass sie für Ausscheidungen anscheinend aufstehen konnte, außerdem waren ‚Umstehende' anwesend); 1,27,11 (die Patientin fiel in Ohnmacht, nachdem sie versucht hatte aufzustehen); epid. 3,1,4 (hier mit ‚galligem Erbrechen, das zu entsorgen war, sowie Darmabgängen); 3,1,5 (hier sogar mit ständigen ‚galligen Abgängen' während der ganzen Zeit. Da der Patient offensichtlich Bettruhe hielt und mehrmals verwirrt war, stellt sich die Frage, inwieweit er Hilfe beim Toilettengang benötigte oder sogar im Bett (inklusive Reinigung) dabei unterstützt werden musste, und ob und von wem er vom (vielen) Schweiß am ganzen Körper befreit wurde); 3,17,4 (auch hier Verwirrtheit mit wenig Schlaf, dafür mit Erbrechen, Fieberhitze, Schweiß am ganzen Körper, häufiger Ausscheidung von Kot in großer Quantität); 3,17,7 (Taubheit, Fieberhitze, Schlaflosigkeit, Frostschauer, teilweise verwirrt); 3,17,8 (Fieber, Schmerzen in der Rippengegend, schlaflos, am sechsten Tag verwirrt, Atemnot, keine Linderung durch warme Aufschläge).
140 Hippokr. epid. 3,17,13 (hier ebenso von häufigen Darmabgängen begleitet).
141 Hippokr. epid. 3,17,14 (gleichfalls mit häufigen dünnflüssigen Darmabgängen).
142 Hippokr. epid. 3,17,15.

Darüber hinaus finden sich in den anderen Büchern der ‚epidemischen Krankheiten' Beschreibungen von Krankheitsverläufen, die offensichtlich eine bettseitige Betreuung, Krankenpflege und teilweise auch Kontrolle des Patienten erforderten. Dabei bilden vermutlich die Bücher fünf und sieben[143] den Erfahrungshorizont eines Autors[144] und die Bücher zwei, vier und sechs[145] den eines anderen Arztes.[146] Daneben werden in jenen fünf ‚epidemischen' Werken behandlungspflegerische Tätigkeiten im Rahmen der medizinischen Therapie beschrieben, bei denen der Eindruck entsteht, dass sie vom Arzt getätigt wurden.[147] Gleichzeitig wird vom Autor des sechsten Buchs

---

143 Hippokr. epid. 5,10 (Patient konnte sich nicht vom Bett erheben, Erbrechen und Durchfall waren zu entsorgen, Hilfe beim Baden der unteren Extremitäten); 5,31 (Hüftschmerzen und lange Zeit bettlägerig); 5,40 (Fieber und geistige Verwirrung, Kotabgang); 5,50 (temporäre(?) Blindheit nach einem Schlag auf den Kopf, Fieber, Atemprobleme und Krämpfe); 5,55 = 7,77 (Unruhe, Erbrechen von Blut, Fieber); 5,60 = 7,32 (starke Unruhe, Verwirrtheit); 5,61 (Komplikationen nach Speerwunde, Unruhe, Erbrechen); 5,80 = 7,85 (bettlägerig, verwirrt); 5,84 = 7,89 (depressive Episoden, nächtliche Unruhe, Ablehnung von angebotenen Getränken); 5,85 (starke Unruhe, die letzten zehn Tage mit Krämpfen); 5,96 = 7,34 (stark blutende Rückenwunde, also Bettruhe, Verband vermutlich durch Arzt angelegt, siehe auch: Gruber 1993, 134, die mit Verweis auf Goltz 1974, 207, das Anlegen eines Verbands grundsätzlich als ‚pflegerische ärztliche Tätigkeit' bezeichnet; 5,97 = 7,35 (mehrere Fälle: Fieber, Lähmungen, Krampfanfälle, Unruhe); 7,5 (Fieber, Frostschauer, Kopfschmerzen, bettlägerig, Eiter aus Wunde, der beständig abgewaschen werden musste); 7,8 (völlige Lähmung und Steifheit des Körpers); 7,10 (Ohnmacht, anschließend körperliche Unruhe, Anbieten von Essen); 7,11 (große körperliche Unruhe und verbale Gewaltausbrüche); 7,25 (Bettruhe, Unruhe, großer Durst, Erwähnung von Anwesenden); 7,26 (partielle Erblindung, dann eine komplette, sieben Tage vor dem Tod); 7,41 (Fieber, Fehlgeburt, komatöser Schlaf); 7,46 (Krämpfe und Bewusstseinsverlust); 7,47 (bettlägerig, kein Aufstehen zum Toilettengang); 7,52 (Selbstverletzung, Fieberanfälle, flüssige und blutige Darmentleerungen); 7,53 (phrenitisch, verwirrt, Selbstverletzung); 7,84 (regungslos im Bett, gallige Massen nach Darmzäpfen, permanente Spülung des Mundes mit sehr kaltem Wasser); 7,108 (Fieber, Ohnmacht, häufige Darmentleerung, Eingabe von Gerstenschleimsaft, dies vermutlich durch den Arzt selbst, siehe: Gruber 1993, 139); 7,118 (hohes Fieber, Lethargie, Darmeinlauf wohl durch Arzt, aber wer entsorgt den Kot?).
144 Die regelmäßige Doppelung von Abschnitten in beiden Büchern spricht möglicherweise für einen einzigen Autor oder eine Autorengruppe. Potter 1994, 7 f., beschreibt die Ähnlichkeit der beiden Werke, ohne sie zwangsläufig einem einzigen Autor zuzusprechen. Langholf 1977, 272 ff., geht davon aus, dass die doppelten Stellen aus epid. 5 und 7 daher rühren, dass die überlieferten Bücher (5 und 7) auf „Archivunterlagen oder Akten" der koischen Ärzteschule, die zur Forschung und Lehre verwendet worden waren, basieren und als Materialgrundlage verschiedenen Autoren dienten; außerdem siehe: Kap. 2.1 die entsprechende Fußnote zu den Büchern 5 und 7.
145 Hippokr. epid. 2,2,24 (Unterstützung aufgrund von temporären Lähmungserscheinungen); 2,3,1, ähnlich bei 4,45 (komatöser Schlaf, Verwirrung); 4,14 (14 Tage Fieber, Verwirrtheit); 4,15 (Delirium, Fieber, Darmentleerung, körperliche Unruhe, Vulgarismus); 4,20 (heftiges Nasenbluten, Verwirrtheit, körperliche Unruhe und Geschrei); 4,25 (nach Fehlgeburt, Fieber, starke Fußschmerzen: bettlägerig); 4,26 (Atemnot, Fieber, Brechdurchfall); 4,31 (verwirrt, körperliche Unruhe, leichte Krämpfe); 4,51 (Stupor mit Fieber).
146 Die regelmäßige Doppelung von Abschnitten in den drei Büchern spricht möglicherweise für einen Autor (oder eine Autorengruppe). Potter 1994, 8 f., beschreibt die Ähnlichkeit der Werke, ohne sie zwangsläufig einem einzigen Autor zuzusprechen: außerdem siehe: Kap. 2.1 die entsprechende Fußnote zu den Büchern 2, 4 und 6.
147 Hippokr. epid. 2,5,4 (Übergießungen des Kopfes bei Verwirrtheit); 2,5,10 (warme Anwendungen nach Ohnmacht); 2,6,6 (warme Wassergüsse als Therapie von Kehlkopferkrankungen); Gruber 1993, 125 ff. geht davon aus, dass Güsse vom Arzt verordnet wurden; 5,68 = 7,65 (warme Aufschläge); 5,52 = 7,71 (Salbungen und Massage); 7,8 (warme Umschläge); 7,25 (heiße Umschläge). Bei Umschlägen schreibt Gruber

jedoch klar gesagt, dass bestimmte krankenpflegerische Maßnahmen, z. B. eine Lagerung, vom Arzt angeordnet wurden, was zumindest den Verdacht bestätigt, dass sie nicht zwangsläufig von ihm selbst durchgeführt wurden.[148]

Dass nicht immer ein Arzt anwesend war, sondern Patienten oder Angehörige sich selbst behalfen, zeigen andere Beispiele aus den ‚epidemischen Krankheiten'. So nahm die Frau eines Gärtners in Elis, die mit konstantem Fieber das Bett hütete, anscheinend einen Abführtrank selbst ein und anschließend – als er nicht half – wurde eine ‚Pressung' von jemandem oder vielleicht ihr selbst vorgenommen, was dann zur Abfuhr von viel Blut führte und womöglich hilfreich war, denn der Autor berichtet nicht, dass sie gestorben sei.[149] Nachdem in Larissa die Dienerin der Dyseris nach Geburtswehen mit ähnlichen Schmerzen in Ohnmacht gefallen war, führte eine andere Frau die Hand in den Muttermund ein und zog einen Stein so groß wie ein Spinnwirtel heraus.[150] Auch hier scheint der dies überliefernde Arzt nicht anwesend gewesen zu sein. Ein anderer Patient, der unter der ‚Darmruhr' litt, musste, wenn er zum Stuhlgang saß, daran erinnert werden, da er dies nach kurzer Zeit vergaß. Nach 30 Tagen verschlechterte sich sein Zustand so sehr, dass er sich nicht mehr selbst im Bett drehen konnte, weil seine Schmerzen zu groß geworden waren. Dies bedeutet, dass er bei den immer noch reichlichen Darmabgängen Hilfe bei der Mobilisation benötigte und vermutlich zudem gereinigt werden musste. Darüber hinaus hatten ‚Andere' ihm das Essen einzugeben.[151]

2.5 Krankenpflege und Assistenz im Rahmen chirurgischer Behandlungen

Die vermutlich originär hippokratischen Schriften über die chirurgische Medizin, die ‚Werkstatt des Arztes', die ‚Einrenkung der Gelenke', die ‚Hebelwirkungen', die Behandlung von ‚Knochenbrüchen' und ‚Kopfverletzungen' geben zwar weniger Hinweise auf krankenpflegerische Praktiken als die ‚internistischen' Schriften, zeigen dafür aber deutlicher auf, dass hippokratische Ärzte nicht allein bzw. mit Unterstützung eines einzigen Schülers praktizierten, sondern vermehrt von Hilfskräften unterstützt wurden. So werden am Anfang der Schrift über die ‚Werkstatt', bei der Aufzählung der notwen-

---

1993, 134, von ‚ärztlichen Anweisungen', dagegen geht sie bei Salben eher davon aus, dass der Arzt sie selbst „verwendete" (130). Die Gabe von Klistieren und Zäpfen, heute Aufgabe von Krankenpflege, wurde wohl durch den hippokratischen Arzt selbst getätigt, siehe Gruber 1993, 138 u. 142 f.

148 Hippokr. epid. 6,7,3. Gruber 1993, 74, versteht es als „Rat des hippokratischen Arztes". Wer den Patienten in solch einem Fall umlagern sollte, wird von ihr nicht kommentiert. Aus ihrer Formulierung ist allerdings abzuleiten, dass jemand, der einen Rat gab, ihn i. d. R. nicht selbst umsetzte. In der Analyse (dies. 1993, 20) von epid. 6,4,7, geht sie davon aus, dass der Arzt entweder selbst ‚pflegerisch tätig' wurde oder die entsprechenden Tätigkeiten angeordnet hat.

149 Hippokr. epid. 5,1. Potter 1994, 153, meint, die Patientin habe sich selbst massiert. Im griechischen Text heißt es jedoch nur allgemein: τοῦτο ἐβλιμάσθη τῇσι σὺν ἐλαίῳ χερσί.

150 Hippokr. epid. 5,25.

151 Hippokr. epid. 7,3.

digen Dinge, Gehilfen erwähnt.¹⁵² Zu ihren Aufgaben gehörte im Bedarfsfall die Instrumente anzureichen und den Körperteil des Patienten, der operiert werden musste, dem Arzt hierfür optimal hinzuhalten sowie den Patienten so zu fixieren, dass er sich nicht mehr bewegen konnte.¹⁵³ Dass Gehilfen für die Durchführung der chirurgischen Kunst unabdingbar waren, davon zeugen außerdem die Schrift über die ‚Einrichtung der Gelenke'¹⁵⁴ und die über ‚Knochenbrüche'¹⁵⁵. Darüber hinaus werden Gehilfen in der Schrift über die ‚Hebel' *(mochlikon)* erwähnt.¹⁵⁶ Schließlich ist auch aus der nicht originär hippokratischen, aber vermutlich zeitgenössischen Schrift über die Behandlung von ‚Hämorrhoiden' und der wahrscheinlich hellenistischen Schrift über das ‚Sehen' zu erkennen, dass der Arzt teilweise von Gehilfen Unterstützung bekommen hat.¹⁵⁷

Dagegen wurde das Anlegen von Verbänden und Binden¹⁵⁸ sowie das Management von Wunden, die Reinigung jener und das Auftragen von Wundpflastern bzw. -pasten zur klassisch-griechischen Zeit offenbar vom Arzt ausgeführt.¹⁵⁹ Trotz solch einer

---

152   Hippokr. off. 2: οἱ ὑπηρέται. Also gleich mehrere!
153   Hippokr. off. 5–6.
154   Hippokr. art. 2 (eigentlich nur: ἄλλος); 3; 4 (hier mag ein Gehilfe den Vorgang durchgeführt haben, falls der Arzt kleiner als der Patient war, zusätzlich wird ein Kind als beschwerendes Gewicht erwähnt, für den Fall, dass der Durchführende zu leicht war); 5; 26 (= mochl. 16); 30 (hier ist aus der Beschreibung offensichtlich, dass jemand den Arzt unterstützen musste); 37 (eventuelle Unterstützung durch eine Frau oder ein Kind, da für den hier beschriebenen Vorgang die ‚Hände weich sein sollten'); 43 (die, die den Patienten anheben/strecken, während der Arzt die ‚Schüttelung' durchführt); 47; 70; 74; 75 (sogar zwei Gehilfen aus der Beschreibung ersichtlich).
155   Hippokr. fract. 8 (falls keine Gewichte vorhanden waren); 13; 15 (‚starke Männer').
156   Hippokr. mochl. 5; 16 (= art. 26); 25; 31 (keine direkte Erwähnung, aber gleiche Behandlung wie bei mochl. 16 = art. 26); 38; 41.
157   Hippokr. haem. 2.; vid. ac. 3.
158   Hippokr. off. 10. Zwar ist an dieser Stelle allgemein formuliert, dass man sich darin üben solle, mit beiden Händen die Binde anzulegen, und der Adressat des ‚man' dürften andere Ärzte, aber vor allem Schüler der Medizin gewesen sein. Die Kritik an denen, die einen eigentlich kontraindizierten Nasenverband anlegten, bezieht sich wahrscheinlich auf andere Ärzte, auch wenn einzig von den ‚Ausführenden' (ἐπιτηδεύοντες) gesprochen wird, siehe: Hippokr. art. 35; und Hippokr. fract. 5, ist ebenso kein zwingender Beweis. Die Frage des Arztes bzw. des Lesers der Schrift, die er dem Patienten stellen sollte, nämlich wie der Verband anlag, um beurteilen zu können, ob der Druck des Verbandes richtig war, impliziert zudem, dass der Arzt ihn gerade zuvor selbst angelegt hatte, ist strenggenommen jedoch kein Beweis für eine Ausführung. Eindeutiger sind die Erwähnungen in fract. 25, obwohl hier strenggenommen einerseits andere Ärzte kritisiert werden und andererseits nur von der Abnahme von Verbänden gesprochen wird, und fract. 16, in der die Leser, also andere Ärzte oder Schüler, aufgefordert werden, nach dem Anlegen der Binde, das Bein auf einem ebenen und weichen Gegenstand zu lagern – eine andere, heutige Aufgabe von Krankenpflege. Angesprochen wird der Leser ebenso in ulc. 26; haem. 2. Dass es sich bei den Lesern ‚durchgängig' um Ärzte gehandelt haben dürfte, siehe: Diller 1964, 133 [106].
159   Hippokr. ulc. 4 (allgemeine Beschreibung); 10; 15; 17 (direkte Ansprache an den Leser: ὅταν δὲ βούλῃ ἀφιστάναι τὸ φάρμακον); 18 (Abtupfen der Wunde mit einem Schwamm); 22 (Brandwunden: Erläuterung der Herstellung verschiedener Mittel, die anzuwenden sind); haem. 2; VC. (capt. vul.) 14 (direkte Ansprache an den Leser), mochl. 33; 42; art. 9 (Wachspflaster); 11; 13; 14; 32; 34; 49 (bei allen: Wachspflaster, Kompressen, Binden); 63 (lauwarmes Wachspflaster mit Umschlag); fract. 24 (Kritik an falschem Wundmanagement durch andere (Ärzte)); 26 (Wachssalbe, Kompressen, Binden); 27; 29 (Wachssalbe (teilweise mit Pech versetzt) u. Kompressen).

Zuordnung sind viele Beschreibungen des Anlegens von Verbänden und Binden als allgemeine Erklärung der idealen Umsetzung formuliert.[160] So mag vermutet werden, dass die Durchführung womöglich zudem von Helfern und/oder Schülern des Arztes getätigt wurde. Zumindest ist die Umsetzung des Wundmanagements, nach der Behandlungsanordnung durch den Arzt, heutzutage durchaus Aufgabenbereich von Krankenpflege.[161] Weitere Tätigkeiten im Rahmen chirurgischer Behandlungen, die heutzutage zur Arbeit von Physiotherapeuten gehören,[162] Übergießungen und Massage, waren anscheinend noch zu hippokratischer Zeit therapeutische Mittel, die von Ärzten womöglich selbst ausgeführt wurden, worauf die Schriften über die ‚ärztliche Werkstatt'[163], über die Einrichtung der ‚Gelenke'[164] sowie über die Behandlung von ‚Frakturen'[165] und ‚Hämorriden'[166] Informationen geben.

In den chirurgischen Schriften finden sich darüber hinaus Hinweise auf grundständige Krankenpflege. So hatten Patienten, deren untere Wirbelsäule nach einem Unfall verletzt war, falls sie nicht verstarben, mit kraftlosen bis tauben Beinen und Inkontinenz zu kämpfen. Bei einer Verletzung an der oberen Wirbelsäule waren sie am ganzen Körper ‚kraftlos und wie betäubt', also gelähmt. Eine Heilung von solch einem Zustand war dem Autor der hippokratischen Schrift über die Einrichtung der ‚Gelenke' nicht bekannt.[167] Dies bedeutet – wenn auch die Schrift hierüber keine Auskunft gibt – dass der Kranke, solange er jenen Zustand überlebte, der Assistenz oder gar einer kompletten Übernahme bei den Aktivitäten des täglichen Lebens bedurfte. Besser erging es denjenigen, die sich die Beinknochen ausgerenkt hatten. Sie sollten zwar eine strenge Bettruhe[168] befolgen, da das betroffene Bein nach Behandlung und Lagerung nicht mehr bewegt werden durfte, aber die meisten Patienten kamen anscheinend mit

---

160 Hippokr. fract. 4; 9; 14; 26; 28; 33; art. 9; 13; 22 (= mochl. 12); art. 26–27 (= mochl. 16–17): bei art. 27 (17) zusätzlich mit Anlegen einer Schiene; art. 80; mochl. 4 (aus dem Kontext ersichtlich, dass der Kopf mit einer Binde fixiert werden musste); mochl. 42; VC. (capt. vul.) 13; ulc. 3; 4; 10; 15; 17; fist. 10.
161 Wundmanagement gehört heutzutage zu den Aufgaben der Krankenpflege, wovon allein folgende Lehrbücher für Pflegeberufe zeugen: Daumann 2009; Käser 2014.
162 Rhode 2008, 282–285 (Massage); 308–312; 314–315.
163 Hippokr. off. 22–24. Allerdings heißt es in off. 23 strenggenommen nur, dass Massage und Übergießungen Bestandteil jener Art von Behandlung sind. In off. 22 heißt es, dass ‚man' in dem Fall Übergießungen zu machen hatte und in off. 24, dort zu massieren, wo es nötig war, was nicht zwangsläufig bedeutet, dass der Arzt dies selbst getätigt haben muss, da er es auch delegiert haben konnte, indem er auf die zu massierende Stelle gezeigt hat. In off. 17 werden nur allgemein die Ergebnisse der verschiedenen Anwendungsarten erklärt.
164 Hippokr. art. 9: Der Arzt soll viel Erfahrung haben, vor allem bei der Massage; 67: Übergießungen (jedoch als allgemeine Anweisung formuliert, wie zu behandeln war).
165 Hippokr. fract. 10; 11 (hier mit Wachssalbe, Kompressen und Binden); 31 (in Öl und Wein getauchte Wolle bei voriger Bestreichung mit Wachssalbe zur Reduktion von Schwellungen in Kniekehle oder am Fuß).
166 Hippokr. haem. 3; 7; 9 (im Rahmen der Behandlung durch den Arzt).
167 Hippokr. art. 48.
168 Dies wirkte sich grundsätzlich positiv auf den Heilungsprozess bei Verletzungen der Beine aus, siehe auch: Hippokr. fract. 14.

dem ‚Leben davon'.¹⁶⁹ Doch auch hier war für den Zeitraum des Heilungsprozesses die Unterstützung bei den Grundbedürfnissen notwendig sowie die Kontrolle der Einhaltung der Bettruhe.¹⁷⁰ An eine solche hatten sich gleichfalls die Patienten zu halten, deren Fuß eingerichtet worden war.¹⁷¹ Ragten Knochen heraus, sollte der Arzt mit der Einrichtung zehn Tage warten und das entsprechende Glied nur ‚richtig' lagern,¹⁷² weshalb hier ebenso Bettruhe und Assistenz für den Patienten angesagt waren.

Kam es nach der Einrichtung von Gelenken an Finger oder Fuß zur Spastik, musste der Arzt dies sofort rückgängig machen. Es waren dann häufige Übergießungen mit heißem Wasser indiziert und der ganze Körper sollte warm gehalten sowie weich und bequem gelagert werden.¹⁷³ Inwieweit der Arzt hierbei unterstützt wurde, darüber gibt der ‚hippokratische' Autor keine Auskunft; dass aber der Patient für die Zeit der Bettruhe eine Unterstützung benötigt hat, ist leicht vorstellbar.¹⁷⁴ Unter Spastik litten zudem die meisten Patienten, die unheilbar am Kopf verletzt waren. Außerdem waren sie apoplektisch und starben nach sieben bis 14 Tagen.¹⁷⁵ Zwar wird keine Palliativpflege beschrieben, aber dass eine solche durchgeführt werden musste, ist bei einem Befund dieser Art offensichtlich.

Betreuung und Krankenpflege benötigten anscheinend zudem die Patienten, deren Ferse nach falscher Lagerung nekrotisch wurde, da sie oft unter Zittern, akutem Fieber und einer damit einhergehenden emotional instabilen geistigen ‚Verwirrung' litten.¹⁷⁶ Es war also schon Hippokratikern bewusst, dass darauf zu achten war, dass die Kranken nicht permanent dieselbe Lage einnahmen, da sich sonst ein Dekubitus entwickelt.¹⁷⁷ Bezüglich der Hilfsmittel zur Lagerung hält der Autor der Schrift über die ‚Frakturen' nicht viel von der sogenannten ‚Rinne' (Hohlschiene), die das Bein nicht ausreichend fixieren würde. Dennoch war sie gut geeignet, um das Bettzeug zu wechseln.¹⁷⁸ Dass es sich dabei höchstwahrscheinlich um das eigene Bett des Patienten bei

---

169 Hippokr. art. 63. Die richtige Lagerung des Beines wurde anscheinend vom Arzt durchgeführt.
170 War es bei den Brüchen zu Quetschungen mit Blutungen gekommen, primär, wenn Oberschenkel oder Oberarm betroffen waren, trat als mögliche Komplikation Durchfall auf. Wer nun den Patienten hiervon säuberte, dass verrät der Autor der Schrift über den ‚Hebel' leider nicht, siehe: Hippokr. mochl. 35.
171 Hippokr. art. 87 (= mochl. 31)
172 Hippokr. mochl. 33.
173 Hippokr. art. 67.
174 Bettruhe wird zudem im Rahmen der Behandlungen in Hippokr. art. 69 u. 70 angedeutet.
175 Hippokr. VC (capt. vul.) 19.
176 Hippokr. fract. 11 (verkürzte Fassung bei: art. 86 = mochl. 30).
177 Hippokr. fract. 29. Hier zwar im Kontext vom ‚Loslösen' größerer Knochen erwähnt, aber als allgemeine Regel formuliert.
178 Hippokr. fract. 16. Allerdings wird nicht verraten, wie dies vonstatten ging und wer das Wechseln ausführte. Durfte und konnte der Patient mit angelegter Schiene kurz aufstehen und sich auf einen Stuhl setzen – die andere brauchbare Einsatzmöglichkeit der Hohlschiene – mag eine Person ausgereicht haben. Musste er im Bett liegen bleiben, mag die Schiene geholfen haben, das Bein ein wenig zu fixieren, während der Patient von einer auf die andere Seite gedreht wurde, damit die zwei anwesenden Personen das Laken wechseln konnten.

ihm zu Hause gehandelt hat, wird indirekt vom Autor der Schrift über die Einrichtung der ‚Gelenke' bestätigt.[179]

2.6 Krankenpflege und Assistenz bei ‚gynäkologischen' Erkrankungen

In den Schriften über die ‚Frauenkrankheiten' und über die ‚Natur der Frau' finden sich ebenfalls krankenpflegerische Interventionen. In vielen Fällen beschränkten sie sich auf das Waschen oder Baden der Patientin sowie das Auflegen warmer Umschläge. Dabei sind die Maßnahmen im Rahmen der medizinischen Therapie[180] teilweise von einer anscheinend mobilen Kranken selbst durchgeführt worden.[181] In den meisten Fällen führten ‚Andere'[182] sie durch bzw. benötigte die Patientin höchstwahrscheinlich Hilfe bei der Mobilisation in die Badewanne.[183] Außerdem finden kühlende Aufschläge und/oder kalte bzw. warme Übergießungen[184] sowie Einreibungen[185] Erwähnung.

---

179 Hippokr. art. 78. Der Arzt solle zur Streckung des Körpers das nehmen, was an ‚Brauchbarem' im Haus des Patienten vorgefunden wurde.
180 Schick 1990, 55; 67; 118 f., schreibt über die Wasseranwendungen, dass der Arzt vorschrieb, ob sie mit warmem oder kaltem Wasser durchgeführt werden sollten, d. h. er geht wohl davon aus, dass der Arzt sie nicht selbst durchführte, sondern anordnete. Dagegen ist er der Meinung, dass das Einreiben des Kopfes mit Öl durch den Arzt geschah (119), ebenso wie das Einlegen von Pharmaka in die Scheide (118). Außerdem sieht Schick Lagerung als Teil medizinischer Therapie, vor allem bei Gebärmutterverlagerungen. Basierend auf seiner Übersetzung tat die Patientin dies anscheinend in vielen Fällen selbst, was aber zumindest im Fall von Hipp. mul. 2,49 (158 L.) zwar theoretisch aus der Beschreibung gelesen werden kann, aber nicht spezifisch aus dem griechischen Text hervorgeht, da der Autor einen Infinitiv des entsprechenden Verbs (παρατιθέναι) benutzt und nicht die 3. P. Sg., also eher Potter 2018, 373, zu folgen und allgemein mit: ‚man lege …' zu übersetzten ist. Darüber hinaus gibt Littré 1853 (Band 8), 334 f., (den Schick 1990, 3, als Textgrundlage verwendet hat) keine alternative (grammatische) Lesart des Verbs an.
181 Hippokr. mul. 1,44; 1,45; 1,65; 1,66 (‚Geschwüre'); 2,12; steril. 7 (und selbst frottieren); 2,18 (eigentlich: Übergießungen, ‚reinigen' und Wachssalbe auf die Gebärmutter streichen); nat. mul. 2 (Eingießungen); 6 (Bedampfung der Vagina); 8 (Einreibung).
182 Hippokr. mul. 1,59; 1,60; 1,63 (bei allen warme Aufschläge bei Schmerzen); 1,64 (genauso, aber zusätzlich mit Reinigung der Geschlechtsteile und Geschwüre mit Hilfe eines Schwamms und weicher Wolle; mehrmals täglich (auch während der Nacht) bestreichen der Stellen mit einer Salbe aus Harz und Schweinefett); 1,65 (ebenfalls mit warmen Aufschlägen; sowie Spülungen vermutlich durch den Arzt); 1,66; 1,68; 2,14 (hier sollte die Patientin sich wohl selbst mit Rosenöl einsalben); 2,20 (zusätzlich warme Aufschläge); 2,25; 2,47 (baden); 2,48 (und warme Aufschläge); 2,53; 2,54 (baden [bei beiden]); 2,66 (und warme Aufschläge); steril. 5; nat. mul. 2 (Abwaschen, warme Umschläge; Abführmittel); 13 (warme Umschläge und Zäpfen); 18 (warme Umschläge); 35 (warme Umschläge und Einlagen); 38 (Übergießungen mit warmem Wasser und Wachsalbe); 45; 52 (warme Umschläge); 54 (Abwaschen mit warmem Wasser); 80 (warme Umschläge); 81 (Abwaschen der Gebärmutter mit lauwarmem Wasser sowie Einreiben mit Olivenöl und Wein).
183 Hippokr. mul. 1,52 (hier sollte die Patientin ein Bad nehmen, allerdings war körperliche Schwäche eines der Symptome); 2,28 (warme Auflagen); 2,30; 2,32; 2,41 (und Einreibung mit Salbe); 2,45 (Atembeschwerden bei der Patientin, neben warmem Bad auch Sitzbäder); steril. 9 (mit Ausspülung der Gebärmutter); 16; nat. mul. 6.; 8; 35 (sowie anschließend warme Umschläge und Einlagen); 45; 52 (anschließend warmer Umschlag).
184 Hippokr. mul. 1,50; 2,4 (und Übergießungen); 2,42 (nur Übergießungen); 2,29 (warme Übergießung der Gebärmutter und der umgebenden Stellen, vermutlich durch Arzt).
185 Hippokr. mul. 1,58 (und Umwicklung der Beine mit Schafsfell); 2,92.

Daneben werden körperliche und geistige Zustände von Kranken beschrieben, deren Ursache die Autoren der knidisch-koischen[186] Gynäkologie auf die weiblichen Geschlechtsteile zurückführten, die eine krankenpflegerische Betreuung der Patientin notwendig machten. Ein erstes Beispiel ist der Fall, in dem der Wochenfluss nicht durch den Gebärmuttermund abging, sondern, in der ‚hippokratischen' Vorstellung, sich zur Kopfhöhle hinwandte, was die Konsequenz hatte, dass die Patientin manchmal bewusstlos wurde, aber auch verwirrt bzw. manisch war und unter Erbrechen litt.[187] Die Erkrankung, die als Symptom einen Ausfluss an schlüpfriger, gelblicher Masse hatte, führte bei der Patientin zu Fieber, Schmerzen, körperlicher Unruhe, Kälte- und Ohnmachtsanfällen.[188] Hatte der Ausfluss die Farbe wie von gebratenem Fleisch, wurde die Kranke von Schüttelfrost und starkem Fieber gepackt.[189] Eine Patientin, deren Gebärmutter nicht am Platz blieb und sich hin und her bewegte, litt nicht nur unter Schmerzen, sie sollte zudem soviel wie möglich Ruhe halten bzw. regungslos und ohne Bewegung im Bett liegen bleiben.[190] Ähnliches galt, wenn die Gebärmutter vollständig herausgefallen war.[191]

Im Fall der Erkrankung, die der Autor des zweiten Buches der ‚Frauenkrankheiten' dadurch verursacht sah, dass die Gebärmutter zur Leber ‚aufgestiegen' sei, bekam die Patientin Erstickungsanfälle, litt unter temporärer Blind- und Taubheit sowie ‚Verwirrung'. Als Therapie sollte der Körper geschüttelt und die zusammengepressten Zähne mit Hilfe eines Holznagels geöffnet werden. Anschließend war lauwarmer und unvermischter Wein einzuflößen. Dies mag ein Arzt durchgeführt haben.[192] Eine Assistenz hierbei ist aber aufgrund der Umstände durchaus möglich. Die Therapie für den Fall, dass der Muttermund aus dem Geschlechtsteil heraus gefallen war und der Monatsfluss gleichzeitig abging, bestand aus Waschen, der Einreibung mit Olivenöl und Wein, dem Zurückführen der Gebärmutter und dem – dann vermutlich in einer Wanne – Übergießen von warmem Wasser. Auch dies mag der Arzt oder eine Hebamme vorge-

---

186 Zur historischen Bestimmung der vermutlichen Herkunft der einzelnen textlichen Anteile, siehe: Grensemann 1987, 66–73; bzw. Kap. 2.1. Für die Frage nach möglichen krankenpflegerischen Interventionen und wer sie getätigt haben mag, ist die genaue Differenzierung, welche Textstellen von welcher medizinischen Schule bzw. welcher Lehre der entsprechende Autor primär anhing, nicht relevant.
187 Hippokr. mul. 1,41.
188 Hippokr. mul. 2,11.
189 Hippokr. mul. 2,12.
190 Hippokr. mul. 2,40 ≈ nat. mul. 44.
191 Hippokr. nat. mul. 5. Wenn die Gebärmutter sich nicht zurückzog, war sie zuerst zu erwärmen, zu waschen und mit Salbe zu bestreichen. Des Weiteren gab es die Möglichkeit, die betreffende Frau an einer Leiter kopfüber festzubinden und sie dann zu schütteln. Bei dem Vorgang ist vorstellbar, dass der Arzt einen Gehilfen zur Unterstützung hatte. Die oben schon erwähnte anschließende Bettruhe dauerte nach einem wohl unangenehmen ersten Tag – die Schenkel der Patientin wurden kreuzweise zusammengebunden und sie durfte sich gar nicht bewegen – weitere 14 Tagen, da sie nur im Liegen Stuhlgang abführen durfte, also eine Bettpfanne benutzen musste, was wiederum offensichtlich eine Hilfestellung nötig machte.
192 Hippokr. mul. 2,94 ≈ nat. mul. 3.

nommen haben.¹⁹³ Wer die ansonsten notwendige Betreuung einer solchen Patientin, die das Bett zu hüten hatte, übernahm, darüber gibt der ‚hippokratische' Autor keine Informationen. Dass Hebammen grundsätzlich mit-therapeutisch tätig waren und nicht nur bei ‚unkomplizierten' oder ‚gesunden' Geburten anwesend, darauf verweist zumindest eine Stelle im ersten Buch über die ‚Frauenkrankheiten'.¹⁹⁴ Neben Hebammen kamen auch ‚Gehilfen' zum Einsatz, wenn der Arzt bei einer bettlägerigen Frau ‚Erschütterung' als positiven therapeutischen Reiz anordnete.¹⁹⁵

Drängte sich die Gebärmutter aus Sicht der Hippokratiker zwischen die Lenden, so konnte es passieren, dass beim Stuhlgang die Kranke heftige Schmerzen bekam und in Ohnmacht fiel.¹⁹⁶ Bei der ‚kopfwärtigen' Bewegung der Gebärmutter befielen die Patientin Schmerzen durch eine Trigeminusneuralgie und einen komatösen Zustand.¹⁹⁷ Ein solcher Zustand konnte zudem bei einer ‚Entzündung' der Gebärmutter auftreten.¹⁹⁸ Trat ein ‚Erysipel' in der Gebärmutter auf, hatte die Kranke starkes Fieber, Schwäche- und Ohnmachtsanfälle, im ganzen Körper Schmerzen sowie womöglich eine depressive Episode.¹⁹⁹ Bei einer Physometra wurde die Patientin überall von Schmerzen und Erstickungsängsten sowie suizidalen Gedanken geplagt.²⁰⁰ In all jenen Fällen ist ein Bedarf an krankenpflegerischer Assistenz offensichtlich, auch wenn der ‚hippokratische' Autor – wie so oft – hierüber keine Worte verliert.

---

193 Hippokr. mul. 2,36.
194 Hippokr. mul. 1,68. Außerdem schreibt Soranos in seiner Gynäkologie, dass – zumindest für die Kaiserzeit – Hebammen bei gynäkologischen Erkrankungen anstatt eines Arztes konsultiert wurden, siehe: Sor. Gyn. 3,3 und: Kap. 3.4.3.
195 Hippokr. mul. 1,68.
196 Hippokr. mul. 2,22 ≈ nat. mul. 14.
197 Hippokr. mul. 2,14 ≈ nat. mul. 48. Trigeminusneuralgie, siehe: Kapferer 1933–40, XXIV, 31 (Fn 15).
198 Hippokr. mul. 2,62 (inklusive voriger Kopfschmerzen).
199 Hippokr. mul. 2,65 ≈ nat. mul. 12. Physometra, siehe: Kapferer 1933–40, XXIV/77 (Fn 54).
200 Hippokr. mul. 2,68.

3 Krankenpflegetätigkeiten in den Werken von ‚Medizinschriftstellern' der römischen Kaiserzeit

3.1 Krankenpflegetätigkeiten in den ‚Acht Büchern über Medizin' des Celsus

Zur Regierungszeit des Tiberius lebte der Enzyklopädist Aulus Cornelius Celsus;[1] ob er tatsächlich selbst als Arzt praktizierte[2] oder nur die medizinischen Schriften seiner Zeit studierte und zu einem eigenen Werk kompilierte,[3] ist in der Forschung umstritten.[4] Unabhängig davon, welcher Position in dem Punkt gefolgt wird, entsteht über

---

1 Wellmann 1900, Sp. 1273; Meyer-Steineg 1928, 106; 1965, 72; Sallmann, 1997, Sp. 1051; Spencer 1960, vii; Schulze 2001, 11; Oser-Grote 2005, Sp. 189; Lederer 2016a, vii; Golder 2019, 15 (Entstehungszeitraum: größtenteils unter Tiberius).
2 Schulze 2001, 39; 78–83, stellt die primären Argumente für die Sichtweise vor, in Celsus einen medizinischen Laien zu sehen, argumentiert gegen sie und vertritt die Meinung, dass es sich bei ihm um einen ausgebildeten Mediziner gehandelt habe (82f.), was er aus dem Lehrbuchcharakter des Werkes ableitet, denn als Fachmann habe er für angehende Ärzte geschrieben, was sich zudem daran erkennen lasse, dass er regelmäßig die Ansichten der rezipierten Ärzte als „Beurteilungsinstanz" (39) kritisch kommentierte. Lederer 2016a, ixff., geht gleichfalls davon aus, dass Celsus höchstwahrscheinlich als Arzt praktiziert hat und als Fachmann für ein Fachpublikum geschrieben habe. Die „ältere" Meinung, es handle sich um ein Handbuch für den *pater familias*, weist er mit Hilfe verschiedener Quellen zurück, da alle gängigen Hausmittel fehlen würden. Wer also nach Celsus praktizieren wollte, habe ein vollständiges ärztliches Instrumentarium sowie eine gut ausgestattete Apotheke benötigt. Außerdem sei das Proömium mit seinen wissenschaftstheoretischen Überlegungen oder der Einführung in die Chirurgie – in der es um den optimalen Kandidaten für den Beruf gehe – für das römische Familienoberhaupt irrelevant, und die Empfehlungen zur Diätetik würden auf den Lebenswandel von Wohlhabenden und nicht von Sklaven hindeuten.
3 Wellmann, 1900, Sp. 1273f., hält ihn für einen Enzyklopädisten, der kein berufsmäßiger Arzt gewesen sei, sondern die Überzeugung vertreten habe, dass die Kenntnis der Medizin zur Allgemeinbildung gehöre, entsprechend habe das Werk keinen eigenen medizinischen Standpunkt, sondern sei nur eine „eklektische Compilation". Wobei hier anzumerken ist, dass Wellmann eine Spalte weiter (Sp. 1275), schreibt, dass (an der Stelle 12,32) Celsus seine eigene Meinung zur Diätetik vertritt. Meyer-Steineg 1928, 106; 1965, 72, sieht in Celsus gleichfalls keinen Arzt, sondern einen gebildeten Laien. Golder 2019, 12; 37; 40, vertritt die Position, „dass die Frage, ob Celsus als Arzt gearbeitet habe, sich wohl nie gestellt hätte, wenn sein ganzes enzyklopädisches Opus überliefert worden wäre" (12), und ist davon überzeugt, obwohl er Celsus Selbstaussage nicht anzweifelt, Patienten über längere Zeit betreut zu haben, dass die „praktische Medizin nicht seine Profession" (40) bzw. nicht sein „Hauptberuf" (37) gewesen sei.
4 Spencer 1960, viii–xii, stellt den Forschungsdisput sowie Argumente für beide Sichtweisen vor, ohne dabei Position zu beziehen. Sallmann, 1997, Sp. 1051, schreibt in seinem Artikel im Neuen Pauly nur, dass Celsus ein Enzyklopädist gewesen sei, äußert sich aber nicht zur Frage, ob Celsus medizinisch tätig war.

weite Strecken der Lektüre ein sehr plastischer Eindruck vom therapeutischen Alltag eines Mediziners im frühkaiserzeitlichen Rom. Insoweit ist die Annahme, dass es sich um ein Lehrbuch für angehende Ärzte handelte, plausibel.[5] Möglicherweise ist es auch aus der römischen Tradition, dass der *pater familias* für die Heilung seiner Angehörigen zuständig war,[6] zumindest teilweise als Selbsthilferatgeber zu verstehen,[7] denn zur Zeit des Tiberius waren griechische Ärzte in Rom etabliert, wurden aber teilweise immer noch von konservativen Römern kritisch gesehen.[8] Im Vorwort des Werkes gibt Celsus seine Motivation nicht direkt zu erkennen. Nur seine medizintheoretische Position im Streit der verschiedenen ‚Schulen' über die beste Medizin macht er mehr oder weniger deutlich. Er selbst hält eine individuelle Therapie und intensive Betreuung des Kranken für den richtigen Weg und eine nur aus allgemeinen Erkenntnissen abgeleitete Therapie für problematisch.[9] Bei der Behandlung von Zug- und Nutztieren

---

Oser-Grote 2005, Sp. 191, schreibt, dass die Frage strittig sei, tendiert aber dazu, in Celsus keinen medizinischen „Fachautor" zusehen.

5   Schulze 2001, 82 f., meint, dass der Lehrbuchcharakter sich vor allem aus der Detailtiefe verschiedener Beschreibungen wie der Versorgung von Schwerstverwundeten, anspruchsvollen chirurgischen Operationen, Problemen der Pharmazeutik sowie der didaktischen Konzeption vieler Darstellungen speise. Lederer 2016a, xff., begründet dies, neben den oben genannten Anhaltspunkten für ein fachliches Werk anstatt eines Handbuchs, primär mit der Struktur des Werkes, welches „mitunter mehr assoziativ als strukturiert" verfasst sei und „eher den Eindruck einer Vorlesung als den eines Nachschlagewerkes" erwecke. Golder 2019, 39, liest das Werk gleichfalls als ein umfassendes Lehrbuch.

6   Spencer 1960, viii; Wolff/Wolff 1994, 32.

7   Dies zwar nicht genau so formuliert, aber angedeutet bei Wellmann, 1900, Sp. 1274. Meyer-Steineg 1928, 106 f.; 1965, 72, sieht im Werk des Celsus ein praktisch verwertbares Handbuch (der Heilkunde), das für die Besitzer von „Sklavenkrankenhäuser[n]", aber „freilich auch wohl für wirkliche Ärzte" (1928, 106) geschrieben wurde. Gegen den Handbuchcharakter äußert sich vor allem Lederer 2016a ix–xii, der leider nur von der „(älteren) Literatur" schreibt, aber nicht auf eine Arbeit verweist, die die These auf diese Weise postuliert. Außerdem schreibt Golder 2019, 39, dass es „kein Handbuch der Hausmedizin" sei.

8   Meyer-Steineg 1928, 112 f.; 1965, 76, schreibt vom „laienhaften" Misstrauen „wirklichen" Ärzten gegenüber und einer Vorliebe für „mystisch-abergläubische Dinge, die bei Plinius (dem Älteren) ihren deutlichsten Ausdruck" fänden. Der aber wohl größte Kritiker griechisch geprägter Medizin und Wissenschaft sei Cato der Ältere gewesen (Plut. Cato maior 23,3; Plin. nat. hist. 29,7). Golder 2019, 12 ff., schreibt, dass Catos Ansichten in der späten Republik und frühen Kaiserzeit teilweise nicht immer wohlwollend rezipiert wurden, lasse sich einerseits aus dem Werk des älteren Plinius (nat. hist. 29,6) [wobei hierbei anzumerken ist, dass Plinius im erweiterten Kontext allerdings ganz anders schreibt] und andererseits bei Varro entnehmen, der zwar gegenüber der griechischen Medizin aufgeschlossener gewesen sei, aber den älteren Cato nach wie vor als Autorität adressiert habe. Des Weiteren schadeten anscheinend manche griechischen Ärzte durch negative Verhaltensweisen (Brutalität, Geldgier, Aufdringlichkeit) der allgemeinen Wahrnehmung der Zunft durch die römische Bevölkerung. Entsprechend war im augusteischen Rom Humanmedizin weder eine etablierte noch beliebte Profession, auch wenn römische ‚Diktatoren' in Rom praktizierenden Ärzten das Bürgerrecht verliehen (Suet. Caes. 42) oder aus Dankbarkeit für ihre Heilung ihre medizinisch geschulten Sklaven in die Freiheit entließen und mit Vergünstigungen bedachten (Suet. Aug. 59). Schulze 2001, 83, ergänzt hierzu, dass ein Arzt in frühkaiserlicher Zeit grundsätzlich genauso ein Handwerker, wie z. B. ein Bäcker oder ein Steinmetz, gewesen war.

9   Meyer-Steineg 1928, 107, hält Celsus für einen stark von den Methodikern beeinflussten Autor, der deren „wichtigste und charakteristischste Behandlungsweisen" übernommen habe, auch wenn er sie energisch bekämpft habe. Für Celsus sei der Mittelweg zwischen Empirie und Dogmatismus mit dem Ziel eines ‚praktischen Endzwecks' entscheidend gewesen. In der von Herrlinger und Kudlien (1965) herausgegebenen

mag er dies noch akzeptieren – schließlich könne der Veterinär nicht die Tiere befragen. Für Celsus ist also die Kommunikation mit dem Patienten entscheidend. Als negatives Beispiel führt er die *gentes exterae* an, die – dargestellt als homogene und barbarische Gruppe – angeblich nicht die Feinheiten der ‚Medizin' kennen und daher nur auf allgemeine Dinge achten würden. Ihnen gleich seien – zumindest in jenem Punkt – die, die in den weitläufigen Valetudinarien aufgrund der großen Patientenanzahl nicht die Behandlung des Einzelnen auf sich nehmen könnten.[10]

Ausgabe fehlt diese direkte Einschätzung. Celsus wird nun nur noch im Kapitel über Themison von Laodikeia und die Methodiker eingeordnet. Temkin 1935, 262, hält Celsus Werk für stark an Themison orientiert, also an der Verbindung zwischen dem ‚asklepiadeischen' und dem methodischen System, wobei er Celsus eine kritische Eigenständigkeit zugesteht, was insgesamt die vermeintlich inhaltlich-theoretischen Widersprüche, wie die offensichtliche Einarbeitung methodischer Medizin, bei gleichzeitiger Kritik jener im Proömium, erkläre. Spencer 1960, viii–xii, vertritt die Meinung, dass Celsus als Autor einen Mittelweg zwischen Dogmatikern und Empiristen gewählt habe; Mudry 1993, 817 f., vermutet unter Vorbehalt aufgrund der mangelnden Quellenlage eine Verbindung zur methodischen Lehre, da Celsus sich in dem Teil seiner Enzyklopädie über Philosophie stark an der eklektischen Schule der Sextii orientiert habe, welche Mudry personell wiederum mit den Methodikern in Verbindung zu bringen vermag. Oser-Grote 2005, Sp. 191, meint, Celsus habe alexandrinisch-hellenistische Medizin mit hippokratischen Schriften „angereichert", sich aber nicht auf eine bestimmte Ärzteschule festgelegt. Golder 2019, 34; 40, hält ihn dagegen für einen Enzyklopädisten und nicht primär für einen Mediziner, der sich ‚geschickt eine kritische Autarkie' gegenüber den griechischen Medizinschulen bewahrt und einen ‚anspruchsvollsten Mittelweg' gewählt habe, um „das Beste" für seine Leser leisten zu können (40).
10 Cel. Proöm. 65: *et qui ampla valetudinaria nutriunt, quia singulis summa cura consulere non sustinent, ad communia ista confugiunt*. Celsus schreibt also, dass jene, die weitläufige Einrichtungen warten bzw. neudeutsch ‚managen', weil sie es nicht auf sich nehmen, den Einzelnen mit der höchsten Fürsorge zu beraten, Zuflucht in allgemeinen Dingen nehmen. In seiner primären Bedeutung steht *nutrire* jedoch im Kontext der Hebamme bzw. der Aufzucht der Nachkommen. Aus diesem Tätigkeitsbereich abgeleitet, findet sich auch die Bedeutung des Pflegens (siehe: Georges 2013, Sp. 3317). Wenn Celsus hier also für die Organisation medizinischer Behandlung ein eindeutig der weiblichen Sphäre von Fürsorge zugeordnetes Wort verwendet, dann versucht er nicht nur auf der angedeuteten inhaltlichen Ebene (‚viele Patienten – wenig Personal') die ärztlichen Leistungen zu kritisieren, sondern sie auch rein sprachlich zu delegitimieren, denn ‚pflegen oder heilen' (*curare*; siehe: Georges 2013, Sp. 1419 u. 1412: *curatio*), dies vollbrächten die Mitarbeiter in solchen Einrichtungen nicht oder nur unzureichend. Möglicherweise trägt er mit seiner Wortwahl auch dem Umstand Rechnung, dass in den Einrichtungen vor allem Pflegekräfte tätig gewesen waren und nur wenige Ärzte oder sogar nur ein einziger Mediziner. Gegen die Interpretation spricht nicht unbedingt eine andere Stelle (3,9,4), an der Celsus ebenfalls *nutrire* verwendet, denn auch hier kritisiert er zu Anfang des Abschnitts eine Behandlungsmethode als abenteuerlich sowie partiell tödlich und meint, dass die Mediziner sich besser um fremde als um ihre eigenen Patienten kümmern (*nutriunt*) würden. Möglicherweise bezieht sich das Wort aber einfach auf den Kontext, in dem es um chronische und kräftezehrende Fiebererkrankungen geht, bei denen das ‚Nähren' und ‚hegen und pflegen' des Patienten im Fokus steht und damit letztendlich die Krankenpflege. In der Forschung werden zudem folgende Meinungen zu den Einrichtungen vertreten: Mudry 1982, 184 f., geht davon aus, dass es sich um die militärischen Valetudinarien bzw. um solche für Arbeitssklaven gehandelt hat, und dass Celsus den Massenbehandlungsansatz als schlecht kritisiert, indem er ihn mit Veterinärmedizin und der Schule der Methodiker vergleicht. Hier muss jedoch zumindest eingewandt werden, dass Celsus streng genommen nur den Behandlungsansatz in den Einrichtungen als zu allgemein kritisiert und als positives Beispiel Hippokrates angibt, der das Allgemeine wie das Individuelle einer Krankheit berücksichtigt habe, womit er zudem Platons (nom. 720a-d) Kritik aufgreift, der in einem Vergleich die ‚freie' individuell-fragend-wissenschaftliche (also hippokratische) Medizin lobend einer rein empirisch-pragmatischen von ‚Unfreien' für ihresgleichen als schlechter gegenüberstellte. Zum moralisie-

Trotz der individualistischen Tendenz beim Behandlungsanspruch des Celsus ist das Werk systematisch aufgebaut und seine acht Bücher sind thematisch sortiert.[11] Innerhalb der Vorschläge und Anleitungen zur medizinischen Therapie finden sich aus heutiger Sicht krankenpflegerische Interventionen bzw. nimmt Celsus Beschreibungen krankenpflegerischer Tätigkeiten vor,[12] aus denen ersichtlich ist, dass die vorgeschlagenen Maßnahmen als Teil der Therapie nicht vom Arzt selbst, sondern von jemand anderem übernommen werden mussten. Denn einerseits erklärt er, welche Tätigkeiten nicht zu den Aufgaben des Arztes gehörten,[13] und anderseits gibt er ganz offen zu, dass der Arzt – obwohl dies dem Ideal entspräche – nicht permanent am Bett des Kranken sein konnte.[14] Leider klärt Celsus nicht darüber auf, wer bzw. welche Berufsgruppe die nichtärztlichen Tätigkeiten ausführte. In der Regel dürfte dies durch Arzthelfer *(minister)* oder andere Personen geschehen sein, die ganz allgemein, unabhängig von ihrem sozialen Status, als Pflegekräfte bezeichnet werden können, auch wenn sie zum Familienverband des Kranken gehörten.[15] Häufig mag es sich hierbei um Sklaven gehandelt haben, was mit dem Eindruck korreliert, dass die folgenden Beschreibungen des Celsus i. d. R. das Bild einer medizinischen Therapie zeichnen, die in Häusern mit privaten Badeanlagen stattfand, also denen wohlhabender Römer bzw. Mitgliedern der damaligen Oberschicht. Nur an wenigen Stellen ist klar erkennbar, dass der Patient die krankenpflegerischen Anteile der Therapie ohne nötige Hilfestellung selbst übernehmen konnte.[16]

---

renden Kontext jener Platon-Stelle, siehe: Kap. 4.2. Danach erst folgt Celsus Kritik an den Methodikern, die sich darauf beschränkt, ihnen vorzuwerfen, sie seien in ihrer eigenen pathologischen Theorie inkonsistent. Krug 1993, 199; 207, schreibt womöglich in diesem Sinn nur, dass es sich bei den Einrichtungen um die Krankenstationen der Latifundien gehandelt habe und hier hauptsächlich *servi medici* Dienst getan hätten. Serbat 1995, 132, zählt mehrere Möglichkeiten auf, was Celsus mit den *ampla valetudinaria* gemeint haben könnte: Einrichtungen auf den Latifundien, in Gladiatorenschulen oder kommunale Einrichtungen, die in Zeiten von Epidemien leicht überfüllt gewesen sein könnten und in denen vielleicht lokale Privatpersonen arbeiteten [die dann wohl aus fachkundiger Sicht schlechte Medizin praktiziert hätten]. Golder 2019 legt sich ebenso nicht wirklich fest, wenn er formuliert, dass es sich ‚wohl' mehr um eine Ambulanz oder ein Lazarett gehandelt habe als um einen Klinikbetrieb, wobei er hier als Vergleich auf Columella verweist, was indirekt die Sichtweise Krugs affirmiert.
11 Einen Überblick und eine Einführung hierzu bieten die Werke von: Meyer-Steineg 1928, 107–111; 1965, 72–76; Schulze 2001, 28–31 (Überblick/Aufbau); 31–73 (Erläuterung); Lederer 2016 viii; Golder 2019, 15 f.
12 So schon Wolff/Wolff 1994, 33, 2011, 46, für Details hierzu: siehe Einleitung.
13 Cel. 2,14,3.
14 Cel. 3,4,9.
15 Ein Indiz, dass es zumindest angelernte Pflegekräfte in der Antike vor dem Christentum gegeben haben muss, ist Celsus recht fatalistisch klingende Äußerung, dass ein kluger Arzt sich davor hüten sollte, einen Patienten zu behandeln, der nicht zu retten sei – allein um sich nicht der üblen Nachrede auszusetzen, er sei für den Tod des Kranken verantwortlich (Cel. 5,26,1c). Hieraus lässt sich schlussfolgern, dass in solch einem Fall die dann palliative Krankenpflege nicht unbedingt von überforderten Angehörigen durchgeführt wurde, sondern zumindest im Falle der Oberschicht von medizinisch-pflegerisch ausgebildeten Haussklaven. Ein solcher Ratschlag für Ärzte findet sich zudem im Corpus Hippocraticum, siehe: Hippokr. decent. 17.
16 Hierzu zählen die selbstpflegerischen Maßnahmen bei einer nicht invasiven Behandlung von Blasensteinen (Cel. 4,27B), bei einem schweren Schnupfen (*gravedo*: Cel. 4,5,4) oder einer anschwellenden

3.1.1 Frottieren, Salbung, Schaukeln und Bewegungsassistenz

Ein in Celsus Werk häufig auftretender Therapiebestandteil,[17] den er explizit nicht als ärztliche Tätigkeit ausweist, ist die *frictio* – allgemein gesprochen, die Massage.[18] Er spezifiziert zwar nicht, um welche Massagetechnik es sich genau handelt, aber aufgrund der eigentlichen Wortbedeutung des Abreibens und Frottierens[19] und seiner Beschreibung, dass es bei jener Form der Massage immer darum geht, Stoff zu entziehen,[20] also letztendlich eine stärkere Durchblutung der behandelten Stelle(n) herbeizuführen,[21] dürfte es sich um die sogenannte Friktion gehandelt haben, also eine (ab)reibende Massagetechnik, die heutzutage als Bestandteil der klassischen Massage gilt.[22] Nun mag eingewandt werden, dass Massage nicht zum klassischen Repertoire der Krankenpflege gehört, sondern der Masseur ein auch schon in der Antike eigenständiger Beruf war.[23] Jedoch sollte hier bedacht werden, dass das Frottieren, z. B. mit einem rauen Waschlappen, und leichte Abreibungen zur Förderung der Durchblutung durchaus Teil des Aufgabenspektrums einer heutigen Krankenpflegekraft ist,[24] und dass Celsus keine spezielle Bezeichnung für einen Masseur erwähnt, sondern immer nur von ‚dem, der abreibt oder massiert' schreibt.[25] So empfiehlt er denen, deren Au-

---

Entzündung des Penis (Cel. 6,18,2a-b). Bei der Behandlung des Hydrokephalon (Cel. 4,2,6) ist es dagegen nicht eindeutig, wer die krankenpflegerischen Tätigkeiten übernahm; möglich ist hier eine Selbstpflege, aber genauso eine Übernahme durch den Arzt oder seinen Assistenten. Zum Hydrokephalon sei erwähnt, dass Celsus hiermit ein Ödem in der Kopfhaut meint und nicht wie heute verstanden eine krankhafte Erweiterung der Ventrikel im Gehirn, siehe: Lederer 2016b, 277.

17   Celsus erwähnt sie in seinem Werk an weiteren Stellen: 3,9,1; 3,11,2; 3,12,6; 3,14,3; 3,15,4; 3,18,7; 3,18,14; 3,18,22; 3,21,10–11; 3,22,5; 3,22,12; 3,23,6; 3,27,3b; 4,2,8; 4,4,1; 4,6,4; 4,12,9; 4,14,2; 4,16,1; 4,27,1b-c; 4,31,3; 6,6,8c; 6,6,34b; 8,10,2d; 8,11,8.
18   Cel. 2,14,3.
19   Georges 2013, Sp. 2191 (*frico/frictio*). Ein illustratives Gegenbeispiel für eine wohl ‚klassischere Massage' im heutigen Sinn gibt Seneca in einem seiner Briefe (ep. 56,1) an Lucilius. Hierin beschreibt er die störenden Geräusche aus einer öffentlichen Badeanstalt in Baiae, über der er eine Wohnung bezogen hatte. Unter anderem musste er mitanhören, wie die Hand des Ausübenden auf den ‚Eingesalbten' einschlug. Es handelte sich hier also nicht bloß um eine reine Einsalbung/-reibung (*unctio*), sondern – wenn vielleicht auch eine in Senecas Ohren ‚inkompetente' Ausführung vorlag – um ein heftiges ‚Abklatschen' und nicht um eine (eher stille) Abreibung oder Frottation.
20   Cel. 2,14,3.
21   Kolster 2010, 98.
22   Kolster 2010, IX, 80; 98.
23   Der Meinung ist zumindest: Weber 1996, 61, die im *aliptes* daneben einen Diätassistenten und Physiotherapeuten sieht („der gleichzeitig Diäten und Leibesübungen verordnete"); der *iatraliptes* verfügte darüber hinaus zusätzlich über medizinische Kenntnisse. In letzterem sieht Nutton 1998, Sp. 872, primär einen Masseur, dessen Arbeit aber als umstrittener Teilbereich der Medizin galt, so hielt Plinius (nat. 29,4–5) diese Methodik noch für Quacksalberei, sein Neffe dagegen schwor auf die heilende Wirkung und ersuchte bei Kaiser Trajan für die Person, die ihn ‚geheilt' hatte, eine Verleihung des Bürgerrechts (Plin. ep. 10,5–7,10).
24   Plescher-Kramer 2003, 300; Eißing 2004, 105.
25   Cel. 2,18,14. Die Stelle kann nicht als Nachweis eines professionellen Masseurs dienen, da es bei Celsus nur heißt, dass derjenige, der tüchtig rieb, die Hand nicht zu stark andrücken sollte. Die Übersetzung als ‚Masseur' von Lederer 2016a, 199, ist hier leicht irreführend.

gen trüb wurden, die Badeanstalt häufig aufzusuchen und sich den ganzen Körper abreiben oder frottieren, anschließend einsalben und einhüllen zu lassen und sich erst der Hüllen zu entledigen, wenn die Hitze zu Hause abgeklungen war.[26] Es darf davon ausgegangen werden, dass Massage und Einreibung in solch einem Fall vom Bäderpersonal vorgenommen wurde, aber eine Berufsbezeichnung mag Celsus hier ebenfalls nicht geben. Bei den meisten Erwähnungen scheint die ‚Massage' im Haus des Patienten durchgeführt worden zu sein – oft in Kombination mit anderen Krankenpflegetätigkeiten.

Eine solche Kombination krankenpflegerischer Maßnahmen sind z. B. die Empfehlungen des Celsus gegen das Kältegefühl, welches dem Fieber vorangehe. Hierfür sollte der Patient mit vielen Decken eingehüllt werden. Die besonders kalten Körperteile waren mit trocknen und heißen Umschlägen zu umwickeln. Als nächstes mussten die Körperteile abgerieben werden und zwar mit Öl, welchem man Stoffe beizugeben hatte, die dafür bekannt waren, dass sie Wärme erzeugen würden.[27] Dagegen sieht Celsus die Massage bei Schüttelfrost eher als ultima ratio, wenn die vorigen Maßnahmen nicht ausreichend waren.[28] Davor sollte – falls eine Brechreiz-Trinkkur mit leicht gesalzenem und lauwarmen Wasser nicht erfolgreich war – der Patient ins Bad gebracht und gezwungen werden, solange in der Badewanne sitzen zu bleiben, bis der Schüttelfrost abgeklungen war.[29] Die Wegbegleitung, Hilfestellung beim Baden und die Kontrolle der Durchführung dürften eher als krankenpflegerische Tätigkeiten anzusehen sein, die anscheinend im Haus des Kranken stattgefunden haben;[30] genauso wie das anschließende Einhüllen des Körpers mit Umschlägen und Wickeln, die mit heißen Ziegelsteinen und Glut erwärmt worden waren. Trat keine ausreichende Linderung ein, musste der Patient zusätzlich mit erwärmtem Öl übergossen werden und optional – falls er dies aushalten konnte – massiert werden. Im Falle seines Erbrechens war es am besten, wenn die betreuende Person mit lauwarmem Wasser für weiteren Brechreiz sorgte.[31] Die Anwendungen und Maßnahmen nach dem Fieberanfall müssen nicht zwangsläufig von Pflegekräften durchgeführt worden sein, da in diesem Fall die

---

26 Cel. 6,6,34b.
27 Cel. 3,11,1–2. Die von Celsus kritisierten Ärzte, die sich mit einer Abreibung und einem beliebigen Öl zufriedengaben, sind kein Beweis, dass Ärzte solche Maßnahmen selbst durchführten, da Celsus selbst schreibt (2,14,3), dass die Massage keine ärztliche Aufgabe war. Betrachtet man den Kontext der Stelle, ergibt sich der Eindruck, dass Celsus das ganze Paket an Maßnahmen, inklusive vorsichtiger Kritik an anderen Lehrmeinungen bezüglich der Nahrungsaufnahme in diesem Fall, empfiehlt.
28 Cel. 3,12,5–6.
29 Cel. 3,12,3.
30 Dies wird nicht explizit gesagt, aber es erscheint unwahrscheinlich, dass jemand mit Schüttelfrost in ein öffentliches Bad ging und dort eine Trinkkur vornahm, die zum Ziel hatte, seinen Mageninhalt zu erbrechen.
31 Cel. 3,12,4–6.

Salbung und die kraftvolle *frictio* sicherlich auch von einem Masseur vorgenommen werden konnten.[32]

Bei der Behandlung von ‚Geisteskranken' fand die *frictio* – neben anderen krankenpflegerischen Maßnahmen[33] – laut Celsus ebenfalls Anwendung. Bei einem schweren Tobsuchtsanfall empfindet er sie allerdings als kontraproduktiv, da sie den Patienten eher wach halte, anstatt den Schlaf zu fördern.[34] In anderen Fällen, vor allem bei innerer Unruhe, sei eine leichte Massage durchaus förderlich.[35] Bei Schwermut und Tristesse empfiehlt Celsus zweimal am Tag eine sanfte, aber ausführliche Massage sowie anschließend kalte Wassergüsse über den Kopf und das Eintauchen des gesamten Körpers in Wasser und Öl.[36] Bei Lethargie sollte der Körper mit viel Öl eingesalbt und anschließend dem Patienten drei bis vier Amphoren Wasser über den Kopf geschüttet werden.[37]

Ähnliches verordnet Celsus bei Epileptikern, wobei hier wiederum eine ausgiebige *frictio* mit nicht weniger als 200 Handstrichen morgens und abends mit Spaziergängen ergänzt werden sollte. Aus den Beschreibungen des sonstigen Tagesablaufes geht hervor, dass der Patient so selbstständig zu sein schien, dass die therapeutischen Maßnahmen auch außerhalb des Hauses durch Bäderpersonal möglich waren. Eine Begleitperson zur Hilfestellung beim akuten Anfall scheint ausreichend gewesen zu sein.[38] Bei Muskelzittern hatte der Betroffene sich selbst zu massieren und zu salben nebst Fußmärschen, Ballspiel, der Abwesenheit von Sorgen und reduziertem Sexualverkehr. Nur wenn er einen Anfall erlitt, war die leichte, aber längere Öl-Massage von Anderen durchzuführen – allerdings von Kindern, also vermutlich Sklaven, und nicht

---

32 Cel. 3,15,4. Ansonsten durfte der Patient kräftiges Essen zu sich nehmen und so viel Wein trinken, wie er mochte. Am nächsten Tag sollte er sogar spazieren gehen, Leibesübungen absolvieren und sich wieder salben und kräftig massieren lassen, das Essen diesmal aber ohne Wein verzehren. Am dritten Tag hatte er zu fasten.
33 Dazu siehe weiter unten: Kap. 3.1.5.
34 Cel. 3,18,7.
35 Cel. 3,18,11; 14.
36 Cel. 3,18,22.
37 Cel. 3,20,3.
38 Cel. 3,23,6. Dass die ebenfalls angewandte Salbung nicht vom Patienten selbst durchgeführt wurde bzw. dies nur schwer möglich war, geht aus dem Umstand hervor, dass der ganze Körper außer dem Bauch mit Öl behandelt werden sollte. Das anscheinend von manchen Menschen erfolgreich praktizierte Trinken von warmem Blut gerade erstochener Gladiatoren lehnt Celsus offensichtlich ab, wenn er meint, die extremste Therapie für Epilepsie sei ein kleiner Aderlass an den Beinen, Schröpfköpfe mit Einschnitten am Hinterkopf, an dem zusätzlich sowie am Übergang zwischen Nacken und diesem ein Brandeisen angelegt werden könne. Half die ärztliche Maßnahme nicht, dann sei die Krankheit unheilbar. Laut Lederer 2016a, 245, findet sich die von ihm als „einigermaßen schauerromantische Behandlungsmethode charakterisierte Maßnahme" auch bei Plin. nat. hist. 28,2, der sie wiederum gleichfalls ablehnt. Doch ob Plinius der Ältere die Information aus dem Werk des Celsus hatte oder ob es sich tatsächlich um eine allgemein verbreitete Geschichte oder um ein vielleicht auch singuläres Kuriosum gehandelt haben könnte, dazu nimmt Lederer keine Stellung.

von Männern.³⁹ Bei Leukophlegmatia, einer Form der Wassersucht, sei es gleichfalls besser, wenn die sanfteren Kinder- oder Frauenhände die Massage der betroffenen Körperstellen übernähmen.⁴⁰

Beide Aussagen dürften ein Indiz dafür sein, dass normalerweise eine *frictio* oder Massage von Männern durchgeführt wurde, was jedoch kein Argument dafür ist, dass sie nicht zum krankenpflegerischen Tätigkeitsfeld gehörte. Vielmehr muss jeweils im Kontext berücksichtigt werden, ob sie Teil medizinisch-pflegerischer Therapie war oder eine relativ alleinstehende Maßnahme, die im Privaten oder in öffentlichen Badeanstalten von ‚Masseuren' vorgenommen wurde. Ein weiteres Beispiel für Ersteres sind die Empfehlungen des Celsus bei Erkrankungen des Halses. So könnten das Schütten von großen Mengen heißen Wassers über den Nacken des Patienten sowie das – von Celsus bevorzugte – Einreiben mit flüssigem Wachs und das Einmassieren von Öl eine in der Badeanstalt durchgeführte Therapeutik gewesen sein, doch die vor der Massage anzuwendenden Pflaster und Mischungen von wärmenden Substanzen fallen eindeutig in den Bereich der Pharmazeutik. Spätestens wenn berücksichtigt wird, dass die Massagen mit Unterbrechungen am Tag sowie in der Nacht angewandt und in den Pausen zwischen den Anwendungen Umschläge mit wärmenden Substanzen angelegt werden sollten, wird ersichtlich, dass die Therapie in einem häuslichen Umfeld durchgeführt wurde. Dafür spricht auch, dass die betreuende Person darauf achten sollte, dass im Ruheraum des Kranken beständig ein Feuer brannte, besonders in der Zeit vor dem Morgengrauen, wenn die Kälte der Nacht am spürbarsten ist. Außerdem spricht der anzuwendende Einlauf für eine medizinisch-pflegerische Intervention im Haus des Kranken.⁴¹ Die heftige, aber kurze Massage von Waden und Unterarmen bei Magenkranken war zudem eingebettet in andere Maßnahmen wie dem erzwungenen und wiederholten Erbrechen mit Hilfe von Wasser, bis der Patient wieder Essen bei sich behalten konnte.⁴² Gerade dies wird wohl kaum in öffentlichen Bädern geduldet worden sein.⁴³ Bei Lungenerkrankungen wiederum ist aus dem Kontext ersichtlich, dass die zweimal tägliche *frictio* an Armen, Füßen, Waden und besonders lange an den Schulterblättern – wobei die Lunge nur leicht zu bearbeiten sei – im Haus des Patienten stattfand, gerade wenn er zu schwach war, es zu verlassen.⁴⁴

---

39 Cel. 3,27,3a-b.
40 Cel. 3,21,11.
41 Cel. 4,6,3–5. Zudem deutet das Anwenden von Schröpfköpfen oder das Verbrennen der Haut mit Brandeisen und Senf durch den Arzt, auf den häuslichen Kontext hin.
42 Cel. 4,12,8–9.
43 Auch bei einem unter Durchfall leidenden Fieberkranken (Cel. 3,6,16) wird die Salbung und das ‚Herablassen' des Patienten in eine Badewanne kaum in einem öffentlichen Bad stattgefunden haben. *In balineum* meint hier eher das private Badezimmer. Inwieweit dabei jemand dem anscheinend selbst aktiven Kranken *(venit)* beim Einsteigen in die Wanne helfen musste *(demittendus est)*, wird vom tatsächlichen Zustand der Körperkraft des Fieberkranken abhängig gewesen sein.
44 Cel. 4,14,2. Für den Fall könnte ein ‚Masseur' nach Hause gekommen sein, wenn nicht sowieso ein Sklave für solch eine Tätigkeit vorhanden war.

Neben solchen Beispielen gibt es weitere Erkrankungen, bei denen die Massage durchaus in öffentlichen Einrichtungen durchgeführt worden sein könnte.[45] Im Falle der Erkrankung der Gebärmutter mag die grundsätzliche Ganzkörpermassage mit Schwerpunkt an Bauch und Kniekehlen, die Celsus vorschlägt, möglicherweise in einer Badeanstalt vorgenommen worden sein,[46] die *frictio* der Hüften und Kniekehlen, die gleichzeitig mit der Anwendung von Heilpflastern auf den äußeren Geschlechtsorganen stattfinden sollte, dürfte aber eher im Privaten stattgefunden haben. Überhaupt wirkt die Beschreibung der Anwendungen so, als sei die Patientin somatisch zu schwach, um außerhalb Therapeutik zu empfangen.[47]

Bei der Salbung verhielt es sich ähnlich wie bei der Massage. Grundsätzlich gab es Personen, die jene Tätigkeit als Profession ausübten.[48] Dass Celsus die Maßnahmen aber genauso im privat-pflegerischen Kontext in Kombination mit der *frictio* als Therapie vorschlägt, wurde oben schon gezeigt. Bei der Frage, ob der Patient vor oder nach dem Bad gesalbt werden sollte, drückt sich Celsus bezüglich des Ortes und der durchführenden Personen uneindeutig aus, da primär der Grad der Genesung entscheidend war. Grundsätzlich sollte der Körper von oben bis unten eingeölt werden, bevor er in warmes Wasser eingetaucht wurde. Entscheidend ist hier, dass die betreuende bzw. pflegende Person die Körperkräfte des Kranken genau beobachtete, um ihn rechtzeitig aus dem Wasser zu ‚entfernen', also heraus zu mobilisieren und anschließend sorgsam in warme Decken einzuwickeln.[49]

---

45 Celsus Empfehlung der Salbung, Massage und Schwitzkuren bei Milzkranken konnte der Kranke – sollte er nicht über eine private Sauna verfügt haben – selbstredend in öffentlichen Badeanstalten durchführen lassen (4,16,1). Hierzu gehören die Vorschläge bei Gelenkleiden in Händen und Füßen. Neben dem ‚Schaukeln' *(gestari)* sollte sich der Patient zu einer Wandelhalle tragen lassen, um dort eine Bewegungstherapie zu absolvieren und sich anschließend an einem warmen Ort leicht massieren zu lassen sowie ein Schwitz- und dann Sturzbad zu nehmen (4,31,3); auch hier mag ein Sklave als Assistenz oder Träger ausreichend gewesen sein. Anzumerken ist, dass *gestari* eigentlich nur ‚sich tragen lassen' (Passiv von *gesto*, siehe: Georges 2013, Sp. 2258 f.) bedeutet. Lederer interpretiert den Begriff in dem ‚therapeutischen Kontext' als ‚Schaukeln', vermutlich weil das Tragen hierbei in einer Sänfte, die offensichtlich ‚schaukelt', getätigt wurde. Litt der Patient unter *tabes* (laut Lederer 2016a, 244, sei damit nicht etwa „verwesende Flüssigkeit" noch „Auszehrung" im heutigen klinischen Sinn zu verstehen, sondern es dürfte sich um einen Sammelbegriff für ‚zehrende' Krankheiten handeln, wie z. B. Tuberkulose und Mangelkrankheiten sowie lebensbedrohliche Abmagerung), dann empfiehlt Celsus – neben der obligatorischen Diätetik – gleichfalls die Massage, Salbung und das ‚Schaukeln' sowie Spaziergänge, wobei der Kranke davon so viel selbst wie möglich machen sollte (3,22,4–5).
46 Cel. 4,27,1c.
47 Cel. 4,27,1b.
48 Cel. 2,17,6. u. Sor. gyn. 3,15. Bei Celsus ist es ersichtlich, dass der Kranke sich an jener Stelle in einer Badeanstalt befand und das Salben dort vorgenommen wurde, bevor er sich nach Hause tragen lassen sollte.
49 Cel. 2,17,7–8.

3.1.2 Beobachtung und Kontrolle

Wer nun die Beobachtung des Kranken vornahm, geht nicht klar aus der Quelle hervor. Es mochte der Einsalber oder Masseur einer Badeanstalt gewesen sein oder ein Sklave des Patienten. Offensichtlich ist jedoch, dass solch eine Aufgabe auch heute noch einer gewissen Erfahrung bedarf und Krankenbeobachtung Teil krankenpflegerischer Tätigkeitsfelder ist. Denn obwohl es zum celsischen wie hippokratischen Ideal gehört, nicht von der Seite des Kranken zu weichen, wenn er intensive Betreuung benötigt,[50] gibt Celsus ganz unumwunden zu, dass dies nicht immer möglich war – also nicht der Realität entsprach.[51] Doch hieraus ist nicht nur theoretisch-logisch abzuleiten, dass Ärzte Assistenten oder Sklaven mit solchen Aufgaben beschäftigt haben, sondern dies wird zudem in der hippokratischen Schrift ‚über den Anstand' deutlich angesprochen.[52]

Eng verbunden mit der Beobachtung des Patienten war und ist die Kontrolle desselben bzw. die Umsetzung der vom Arzt verordneten Therapie. So betont Celsus, dass die Begleitperson des unter Schüttelfrost Leidenden darauf zu achten hatte, dass der Kranke beim Baden, solange die Symptome andauerten, in der Wanne sitzen blieb.[53] Neben der durch die begleitende Person stattfindenden Kontrolle war eine Beobachtung des Kranken und seiner Symptome notwendig. Überhaupt zeigt die Beschreibung der celsischen Therapie bei Schüttelfrost recht deutlich, wie begleitungs- und zeitintensiv der Kranke behandelt werden musste und nicht nur, weil Schüttelfrost das ebenso eine intensive Betreuung nötig machende Fieber ankündigte.[54] Außerdem verdeutlichen die vielen Variablen der Entwicklung von Schüttelfrostsymptomen und wie die betreuende Person entsprechend zu reagieren hatte, dass für eine solche Aufgabe eine medizinisch-pflegerische Vorbildung sinnvoll war.[55]

Bei der Nachversorgung von Patienten mit entferntem Blasenstein musste ebenfalls kontrolliert werden, dass er beim Sitzbad im heißen Wasser keinen Schwächeanfall erlitt. Damit dies nicht passierte, sollten die Teile des Körpers, die nicht ins Wasser eintauchten, mit Decken verhüllt werden. Aufgrund der Schweißbildung war dem Patienten ab und zu mit einem Schwamm Mund und Gesicht abzuwischen. Als Endzeitpunkt für das Bad gibt Celsus den Moment an, wenn der Patient trotz der Maßnahmen zu geschwächt und offensichtlich davon zu belastet war. Aus der Wanne mobilisiert,

---

50 Cel. 3,4,10. Laut Celsus müsste der Arzt eigentlich die ganze Zeit am Bett des Kranken sitzen bleiben (*adsideat necesse est*).
51 Cel. 3,4,9. Auch diese Stelle ist eine Kritik, wie schon im Proömium (65), an den Ärzten, die zu viele Patienten gleichzeitig behandelten, weil sie sich auf die Weise nicht ausreichend bzw. gut um jene kümmern könnten.
52 Hippokr. decent. 17.
53 Cel. 3,12,3.
54 Cel. 3,12,1.
55 Cel. 3,12,1–6.

sollte dieser mit viel Öl eingesalbt werden. Dazu war ihm ein Wickel aus weicher, in Öl getränkter Wolle um den Bereich von Scham, Hüfte und Leisten zu legen.[56]

Eine engmaschige Kontrolle war zudem bei Kranken notwendig, die unter der ‚Ruhr' bzw. ‚Dysenterie' litten. Da jede Bewegung des Kranken innere ‚Geschwüre' auslösen konnte,[57] ergab sich eine sehr eingeschränkte Mobilität des Patienten. Einerseits erforderte dies natürlich, dass die betreuende Person die nötige Bettruhe zum Wohl des Kranken kontrollierte, andererseits ergibt sich hieraus, dass er eine Hilfestellung oder zumindest teilweise Übernahme bei der Durchführung der ATLs benötigte. Gerade dann, wenn er Stuhlgang hatte – was bei jener Erkrankung recht häufig zutraf – sollte der Patient mit warmem Wasser gewaschen werden. Selbstredend hätte er sich selbst abwaschen können, doch der ganze Bewegungsablauf eines Stuhlgangs inklusive Selbstreinigung war laut Celsus schließlich kontraproduktiv. Außerdem dürfte der Patient durchfallstillende Nahrung im Bett zu sich genommen haben.[58]

Dagegen werden Menschen, die unter ‚Cholera'[59] litten, aufgrund des Durchfalls und Erbrechens ihr Essen nicht bei sich behalten haben können. Gefährlich wurde es für den Kranken, wenn zu den Symptomen noch Verkrampfungen von Waden und Händen sowie quälender Durst und Bewusstlosigkeit hinzukamen, denn dann sei der Tod recht wahrscheinlich gewesen. Als einzige Notfallmedikation hierfür weiß Celsus nur das wiederholte Trinken von lauwarmem Wasser, bis der Patient sich übergab. Hörte der Brechreiz auf, war der Patient auf dem Weg der Besserung.[60] Durch das Verkrampfen der Hände und den etwaigen Widerwillen, Unmengen an lauwarmem Wasser trinken zu müssen, um einen unangenehmen Brechreiz und schließlich ein erzwungenes Erbrechen zu erreichen, ist hier sicherlich evident, dass nicht nur eine Hilfestellung beim Trinken, sondern eine engmaschige Betreuung und Kontrolle, möglicherweise sogar körperlicher Zwang, notwendig waren. Selbstredend könnte die Trinktherapie von einem Arzt betreut worden sein, doch die Reinigung des Patienten vom Erbrochenen und vom Durchfall sind recht eindeutig krankenpflegerische Auf-

---

56 Cel. 7,26,5c. Celsus spricht zwar nicht davon, dass der Patient aus dem Sitzbad mobilisiert werden sollte, ein geschwächter Mensch braucht aber durchaus Hilfe beim Aufstehen aus diesem. Doch ob das Mull, welches unter den Binden auf die Wunde gelegt wurde, nun in Essig getaucht war oder nicht (siehe: Lederer 2016c, 204), ist für die Frage nach den Pflegetätigkeiten hier nebensächlich.
57 Cel. 4,22,2.
58 Cel. 4,22,2. Dagegen übersetzt Lederer 2016b, 59, *quotiensque desidit subluere aqua calida* mit „Sooft er Stuhlgang hat, soll er sich mit warmem Wasser [...] abwaschen." Dies ist zwar möglich, widerspricht aber dem vorhergehenden Ruhegebot des Celsus, weshalb der Satz wohl allgemeiner zu verstehen ist, in dem Sinn, dass er empfiehlt, das Verbenen-Wasser zur den Anus beruhigenden Reinigung zu benutzen.
59 Laut Lederer 2016b, 279, ist hier nicht „die epidemisch auftretende bakterielle Erkrankung, die im frühen 19. Jahrhundert aus Indien nach Europa eingeschleppt wurde, [...] sondern verschiedene Erkrankungen des Verdauungstrakts, wie etwa Lebensmittelvergiftung sowie Infektionen mit Salmonellen und Escherichia coli" gemeint.
60 Cel. 4,18,2.

gaben, weshalb es nahe liegt, dass auch die restliche Betreuung durch eine Pflegekraft oder einen Arzthelfer getätigt wurde.

Hatte der Patient die kritische Phase überstanden, musste er weiterhin kontrolliert werden. Nun durfte er nichts mehr trinken. Litt er unter Bauchgrimmen, sollte der Bauch mit feuchten Umschlägen gepflegt werden und bei Bauchschmerzen mit lauwarmen.[61] In jener nüchternen Phase konnte es weiterhin vorkommen, dass seine Waden sich verkrampften. Hier halfen, laut Celsus, neben einem Trank aus Absinth, eine Einsalbung mit warmem Öl unter Beigabe von Wachs sowie warme Umschläge, vor allem wenn die Extremitäten zusätzlich kalt waren.[62] Litt der Kranke erneut unter Durchfall, Erbrechen von Halbverdautem und Durst, durfte er wieder lauwarmes Wasser erhalten, kombiniert mit einer Geruchskur durch Flohkraut in Essig, Rollgerste in Wein oder Minze. Nachdem der Patient seine Verdauungsstörungen überwunden hatte, musste er weiterhin überwacht werden, da die Möglichkeit bestand, dass er das Bewusstsein verlor. Hierbei half nun Wein oder kaltes Wasser mit Weinzugabe. Eventuell konnte die alleinige Aufnahme von Brot hilfreich sein, damit der Kranke wieder zu Kräften kam.[63] Doch ob in dem Fall – ähnlich wie bei der Ruhrerkrankung – ein Anreichen des Essens durch eine Pflegekraft oder einen Haussklaven notwendig war, hing grundsätzlich vom Grad der körperlichen Kraft des Kranken ab.

3.1.3 Assistenz und Übernahme bei grundlegenden Bedürfnissen

Überhaupt war und ist die körperliche Eigenleistung des Patienten ausschlaggebend dafür, wie nötig er eine Assistenz bei den grundlegenden Bedürfnissen des Menschen wie Essen, Ausscheidungen, Reinigen/Waschen und Bewegen hat. Dies konnte schon bei Patienten mit Verwundungen und/oder Verrenkungen von Gliedmaßen nötig werden, da neben deren optimaler Lagerung, welche nach dem Schmerzempfinden des Kranken auszurichten war, darauf geachtet werden musste, dass die verletzten Glieder nicht herabhingen und sich nicht bewegen konnten, was bedeutet, dass sie fixiert werden mussten.[64] Abhängig davon welche Körperteile oder wie viele davon betroffen waren, konnte der Verletze erheblich in seiner Selbstständigkeit eingeschränkt sein und benötigte daher mehr oder weniger umfangreiche Hilfe bei seinen alltäglichen Bedürfnissen.

Ein wegen Fieber ans Bett sinnbildlich gefesselter Patient hatte offensichtlich Bedarf nach Hilfestellung bei den grundlegenden Bedürfnissen. Daher dürften die krankenpflegerischen Aspekte der celsischen Therapieanordnungen wie das Abwischen des

---

61 Cel. 4,18,3.
62 Cel. 4,18,5.
63 Cel. 4,18,3–4.
64 Cel. 8,25,4.

schwitzenden Körpers mit einem erwärmten Leinentuch, das Salben unter der Bettdecke und das Überreichen von Nahrung im bzw. am Bett des Kranken durchgeführt worden sein.[65] Litt der Fieberkranke zusätzlich an Verstopfung, sollte er nach einem Einlauf und vehementem ‚Schaukeln' ins Bad gebracht werden, wo er in eine Wanne eintauchen, dann gesalbt und schließlich wieder in die Wanne mit Öl und heißem Wasser mobilisiert werden musste.[66]

Inwieweit Patienten, denen der Arzt nach inneren Verletzungen Bettruhe verordnet hatte, in ihren ATLs durch Pflegekräfte oder Hausklaven unterstützt werden mussten, darüber gibt uns Celsus keine Auskunft.[67] Handelte es sich um eine strenge Bettruhe, was bei Verletzungen der inneren Organe wahrscheinlich ist, dann war und ist der Patient auf Hilfe bei seinen hygienischen Grundbedürfnissen angewiesen. Für Celsus war es jedoch wichtiger, dass die sich um den Kranken kümmernden Personen den körperlichen Zustand erkennen konnten, also ob er leichte Nahrung zur Stärkung benötigte, oder sogar Wein, weil aufgrund von Blutverlust eine Synkope drohte.[68]

3.1.4 Krankenpflege und Assistenz im Rahmen chirurgischer Behandlungen

Entsprechend propagiert Celsus eine engmaschige Kontrolle von Patienten, die unter Verletzungen mit Blutverlust zu leiden hatten, denn gerade wenn die Blutung sich nicht oder nur schwer stillen ließ, war eine medizinisch-pflegerische Erfahrung vonnöten, um aufgrund der Körperposition der Wunde und des quantitativen Blutverlusts die Lebensgefahr für den Patienten erkennen zu können und den richtigen Verband anzulegen. Die Wunde sollte mit trockenem Mull gefüllt und anschließend ein in kaltes Wasser getauchter und ausgedrückter Schwamm aufgelegt werden, auf den wiederum mit der Hand Druck ausgeübt werden musste.[69] Interessant erscheint hier zudem der Umstand, dass Celsus den physikalischen Druck als blutstillendes Mittel kannte, aber keinen Druckverband beschreibt, also das Zuschnüren des Schwamms und eines kleinen Objektes für zusätzlichen Druck mit Binden oder Tüchern. Dies würde das intensive und ständige Druckausüben durch eine Person unnötig werden lassen. Möglicherweise hängt dies damit zusammen, dass er von Wunden ausging, die nur schwer zu stillen waren und bei denen oft oder regelmäßig der Mullverband ausgewechselt werden musste.[70] In einer solchen Situation ist es evident, dass die betreuende Person sich intensiv um den Verwundeten zu kümmern hatte – bis sie sicher sein konnte, dass

---

65 Cel. 3,6,9.
66 Cel. 3,6,13–14. Anschließend sollte er einfache, leichte und weiche Speisen bekommen.
67 Cel. 5,26,25a.
68 Cel. 5,26,25b.
69 Cel. 5,26,21a.
70 Cel. 5,25,21b. In solch einem Fall empfiehlt er den Verband zusätzlich mit Essig zu befeuchten.

er nicht mehr verbluten würde. Nun wird ein Arzt vermutlich den Verband initiativ angelegt haben, aber jenes permanente Druckausüben wurde sicherlich von einer Hilfskraft übernommen.

Ähnlich lebensgefährlich verhielt es sich bei Verrenkungen der Wirbelsäule, womit Celsus das Verrutschen oder Entweichen *(excidere)* der einzelnen Wirbel meint. Wenn dies oberhalb des Zwerchfells passierte, trat eine Lähmung der Hände auf und der Patient musste sich übergeben. Dann litt er unter einem beeinträchtigten Gehör sowie Schmerzen und Atemschwierigkeiten.[71] Noch schlimmer traf es denjenigen, dessen Wirbel unterhalb des Zwerchfells ihrer Position entwichen waren, da hier die Lähmung oder Entkräftung der Schenkel *(femina)* eintrat und die Unterdrückung des Urins oder das unwillentliche Ablassen desselben. Der Kranke benötigte also eine krankenpflegerische Betreuung sowie Hilfestellung bei den Aktivitäten des täglichen Lebens. Dass Celsus hier keine Therapie oder Abhilfe leistende Krankenpflege vorschlägt, mag damit zusammenhängen, dass Menschen mit solchen Verletzungen spätestens innerhalb von drei Tagen sterben würden. Die von Hippokrates praktizierte Therapie könne nur helfen, wenn die Wirbel nur ein wenig verrutscht gewesen seien.[72] Bei Knochenverrenkungen schlägt Celsus dagegen eine Therapie vor. Krankenpflegerische Aufgaben hierbei umfassten, nach dem Einrenken durch den Arzt, am fünften Tag das Entfernen der in Essig getränkten Wolle von der behandelten Gliedmaße und deren Pflege mit heißem Wasser sowie das Auflegen einer Wachssalbe aus Henna und Natron. Anschließend war die Stelle zu frottieren oder zu massieren.[73]

Eine ähnliche krankenpflegerische Tätigkeit beschreibt Celsus bei der Behandlung von Brüchen. So sollten die Riemen, die die Schiene fixierten, alle drei Tage nachgezogen werden, weil sie sich offensichtlich von selbst lockerten. Wenn die Schiene sodann nicht mehr nötig war, wurde die entsprechende Körperregion vorsichtig mit heißem Wasser gepflegt und mit einer flüssigen Wachssalbe eingerieben. Anschließend sollte die oberste Hautschicht frottiert und ein Verband locker angelegt werden. Alle drei Tage musste er ohne Waschungen gewechselt werden, wobei jeweils eine Schicht weniger angelegt wurde.[74] Weniger aufwendig gestaltete sich die Nachsorge beim Bruch des Unterkiefers. Das erste Abnehmen des Verbandes erfolgte am dritten Tag, eine Pflege mit Schwamm und warmem bzw. heißem Wasserdampf war ausreichend. Die Prozedur sollte am fünften, siebten und neunten Tag wieder erfolgen.[75] Aufgrund der

---

[71] Cel. 8,14,1–2. Doch ob die Beeinträchtigung einzig das Hörvermögen oder zudem den Gleichgewichtssinn betraf, dazu schreibt Celsus nichts. Letzteres wäre ein weiterer Hinweis auf die Notwendigkeit einer Betreuung und Krankenpflege des Kranken.

[72] Cel. 8,14,2–3.

[73] Cel. 8,11,8 (Essigwolle als Entzündungshemmer bei 8,11,7 beschrieben). Nach gutem Essen und moderatem Weinkonsum folgte eine Bewegungstherapie, um die Gliedmaße langsam wieder ihrem früheren Bewegungsumfang zu zuführen.

[74] Cel. 8,10,1k-l.

[75] Cel. 8,7,4.

zeitlichen Abstände ist es in jenen Beispielen plausibel anzunehmen, dass die Maßnahmen größtenteils durch den Arzt selbst ausgeführt oder auch nur supervisiert wurden.

Bei der Wundversorgung kann die gleiche personelle Zuständigkeit angenommen werden. Bei Knochenbrüchen musste die Wunde jeden Tag mit heißem Wasser gepflegt und ein neuer Verband angelegt werden. Die Binden waren, neben zusätzlich den Eiterfluss anregenden Arzneien, immer wieder in Wein und warmes Öl zu tunken. Wenn bei der Versorgung der Wunde aus ihr ein kleiner und stumpfer Knochensplitter hervorstand, sollte er zurück hineingedrückt werden. War er hingegen spitz, musste er wahlweise abgeschnitten oder abgefeilt und schließlich mit dem Meißel abgerundet werden. Erst dann konnte er ebenso hineingedrückt werden.[76] In solch einem Fall wird der behandelnde Arzt dies Alles ausgeführt haben. Es ist aber genauso möglich, dass er die Wunde nur kontrollierte und anschließend seinen Assistenten mit der Waschung, der Applikation des Medikaments und dem Anlegen des Verbands beauftragte.

Bei der Versorgung der Schnittwunde im Rahmen einer Blasensteinbehandlung ist es ebenfalls nicht eindeutig, wer die Wunde mit heißem Wasser pflegte, damit der reizende Harn abgewaschen wurde, die Reinigung (*purgare*) entweder mit Honig oder Rosenöl durchführte oder das Ennepharmakon-Heilpflaster zur Wundbehandlung auflegte und fixierte.[77] Dass dies ebenfalls vom Arzt delegiert wurde, ist zumindest nicht unwahrscheinlich, da bei der vorausgegangen Operation gleich mehrere Assistenten anwesend sein mussten.[78] Bei der Leukophlegmatia verhält es ähnlich uneindeutig. So seien zwar Massagen und Umschläge hilfreich, aber der chirurgische Einschnitt, durch den die Flüssigkeit mehrere Tage lang abfließen sollte, sowie das Herausschneiden der Geschwülste zu Wunden, war eindeutig Aufgabe des Arztes.[79] Wer die Wundversorgung oder nur Beobachtung der offenen Wunde kontrollierte, wird von Celsus – wie an den meisten Stellen seines Werkes – nicht erwähnt. Dass der Arzt jene eher krankenpflegerischen Aufgaben nicht auch noch übernehmen konnte, darauf weist Celsus jedoch indirekt hin, wenn er einerseits *ministri*, die dem Arzt bei der Behandlung assistierten, also Arzthelfer,[80] erwähnt und anderseits allgemeinere Assistenten, die nicht mit diesem Terminus technicus benannt werden, deren Aufgabe und Tätigkeiten aber klar als die einer Hilfsperson beschrieben sind.[81] Die meisten jener Fälle beschreiben die klassische Assistenz bei chirurgischen Behandlungen wie dem Fixieren des Patienten oder eines Körperteils und dem Halten eines oder mehre-

---

76 Cel. 8,10,7e-f.
77 Cel. 7,26,5 g.
78 Cel. 7,26,2c-e. Zumindest einer davon sollte geschickt und erfahren sein: *praevalens et peritus* (7,26,2c); allerdings findet sich hier keine dezidierte Erwähnung eines Arzthelfers (*minister*).
79 Cel. 3,21,11–12: *tumores incidere altis plagis oportet*. Möglicherweise ist ein Auf- oder Einschneiden gemeint; dies würde eine Wunde ergeben. Die ‚öffnende' Variante bevorzugt Lederer 2016a, 215.
80 Cel. 7,7,4b; 7,7,14c; 7,20,5; 7,29,9; 8,10,2b; 8,12,2; 8,15,6; 8,20,8.
81 Cel. 7,26,2c-e; 7,29,8; 8,10,1d; 7,31,2–3 (hier zwar keine Erwähnung, aber aus der Beschreibung ist es recht evident, dass mehr als zwei Hände benötigt wurden, um den Eingriff durchzuführen).

rer Wundhaken. Bei mehreren Gelegenheiten werden allerdings krankenpflegerische Tätigkeiten unmittelbar während oder nach der medizinischen Therapie erwähnt, bei denen nicht explizit von Celsus erwähnt wird, dass sie vom *minister* getätigt wurden, aber aufgrund des dafür benötigten medizinisch-pflegerischen Wissens darf dies zumindest vermutet werden.

3.1.5   Betreuung von ‚Geisteskranken'

Weniger blutig und lebensbedrohlich geht es in einem anderen Bereich medizinisch-pflegerischer Tätigkeit zu, in der die Patienten jedoch eine vergleichbar intensive Betreuung benötigten, nämlich die Versorgung von sogenannten ‚Geisteskranken'. Ausgehend vom Fieberdelirium behandelt Celsus kurz die verschiedenen Erscheinungsformen von *insania*, welche als Verstandestrübung *(dementia)* zu jenem auftreten könnten. Grundsätzlich differenziert er drei Arten von ‚Wahnsinn': Tobsucht, Depression und Halluzination.[82] Dabei unterteilt unser Autor die geistigen Beeinträchtigungen zusätzlich nach Gemütszuständen, wie Niedergeschlagenheit oder Heiterkeit, die Beschreibung von Patienten als gewalttätig oder ruhig, aber hintertrieben sowie ihre Zugänglichkeit, also ob sie sich leicht oder nur schwer beruhigen ließen.[83] Dabei stellt Celsus fest, dass diejenigen, die ihren ‚Irrsinn' nur in Worte kleideten oder mit ihren Händen nur geringfügig Schaden anrichteten, nicht gequält werden sollten, indem man sie unnötigen Einschränkungen unterwarf.[84] Anderseits musste ein unbesonnener Tatendrang eingeschränkt werden – notfalls mit Prügeln.[85] Diejenigen Kranken aber, die zu Gewalt neigen würden oder solch eine Neigung bewiesen hätten, sollten gefesselt werden. Hierbei sei es wichtig, darauf zu achten, weder aus Mitleid die Fixierung des Kranken zu lockern, noch weil er auf einmal wieder vernünftig erschien.[86]

Bei allen Fällen ist ersichtlich, dass es eine betreuende Person geben musste, die sich kümmerte. Bei letzterem zumindest als Kontrollinstanz, damit der Kranke sich nicht selbst befreien konnte. Beim ersten war sogar eine intensive Betreuung notwendig, so dass er keinen größeren Schaden anrichtete – weder gegen andere noch gegen sich selbst. Denn sollten die ‚ruhigen' Fälle von Raserei *(furor)* bzw. einem Tobsuchtsanfall[87] ‚gepackt' werden, dann half nur, sie festzuhalten.[88] Anschließend war bei Patien-

---

82   So auch Lederer 2016a, 243, der zusätzlich vermerkt, dass Wahnsinn als dem Fieber artverwandt, als eine Art ‚Entzündung des Verstands', begriffen wurde.
83   Cel. 3,18,3.
84   Cel. 3,18,4.
85   Cel. 3,18,10.
86   Cel. 3,18,4.
87   So auch übersetzt bei Lederer 2016a, 243.
88   Cel. 3,18,6–7. Hier helfe kein Aderlass oder eine Massage mehr, außer das Fieber sei mittlerweile abgeklungen.

ten, die noch ein wenig Kraft besaßen, der Kopf zu rasieren und mit Verbenen-Wasser zu erwärmen sowie Rosenöl auf ihn und in die Nasenlöcher zu geben. Zum Schluss sei er mit geeigneten Medikamenten zum Niesen zu bringen. Bei kraftlosen Patienten half es, den Kopf nur mit Rosenöl und Thymian einzusalben. Wenn das Fieber auf jene Weise zurück ging, konnte eine Massage zusätzlich Abhilfe leisten, wobei darauf zu achten war, dass sie bei den Heiteren weniger intensiv durchgeführt wurde als bei den Niedergeschlagenen.[89] Also auch hier musste der Kranke beobachtet und sein Zustand eingeschätzt werden, bevor die von Celsus vorgeschlagene Therapie umgesetzt werden konnte, was gleichfalls eine medizinisch-pflegerische Erfahrung voraussetzte.[90]

Doch die den Kranken pflegende Person hatte zudem individuell auf dessen Wesensart und Geisteszustand einzugehen. Neben den oben schon erwähnten Vorgehensweisen bei Hyperaktiven oder Gewalttätigen mussten bei manchen nur unbegründete Ängste zerstreut werden, bei den Hysterischen die unangebrachte Heiterkeit durch Schimpfen und Drohen beendet, und bei den Trübsinnigen deren dunkle Gedanken mit Saitenspiel, Zimbelschlägen und Gerassel vertrieben werden.[91] Bei der Kommunikation mit dem Patienten war öfter Zustimmung als Widerspruch zu geben und dabei den Versuch zu unternehmen, ihn langsam und unmerklich von seinen törichten Aussagen zu schöneren oder besseren Gedanken hinzuführen. Hierbei hält es Celsus für hilfreich, ihre Aufmerksamkeit oder Interesse zu aktivieren, indem die Pflegekraft ihnen etwas vorlas und zwar entsprechend ihrer Art: richtig, wenn sie sich darüber freuten und vergnügten, und absichtlich falsch, wenn sie daran Anstoß nahmen, da sie dann den Vorleser zu verbessern suchten, was sie auf andere Gedanken bringen würde. Für andere wiederum sei es besser, wenn sie gezwungen würden, Auswendiggelerntes aufzusagen.[92]

Während in der Wachphase des Patienten die betreuende Pflege wichtig war, wurde für die Erlangung des für die Kranken so schwer zu erreichenden, aber heilsamen Schlafs vor allem Medizin in Form von Pharmazie und Diätetik angewandt.[93] Zusätzlich konnte eine leichte *frictio* helfen, doch der, der massierte, durfte nicht zu stark andrücken, da dies dazu führen konnte, dass der Patient lethargisch wurde. Wiegebewegungen nach dem Essen sowie in der Nacht oder das Schaukeln in einer Hängematte waren ebenfalls hilfreich, um den Schlaf des Patienten herbeizurufen.[94] Bei solchen

---

89 Cel. 3,18,8–9.
90 Wobei hier zuzugeben ist, dass der den Patienten besuchende Arzt das Urteil fällte, ob nun diese oder jene Therapie anzuwenden sei und die Umsetzung womöglich selbst durchführte, oder zumindest supervisierte bzw. überwachte. Jedoch sollte nicht davon ausgegangen werden, dass der Arzt die ganze Zeit am Bett des Kranken anwesend war sowie ihm allein die nötige und intensive Betreuung und Krankenpflege zukommen ließ, wie oben im Allgemeinen schon gezeigt wurde.
91 Cel. 3,18,10.
92 Cel. 3,18,11.
93 Cel. 3,18,12–14.
94 Cel. 3,18,14–15.

Mobilisationen gilt es zu bedenken, dass der Patient wegen des Fiebers geschwächt war und entsprechend Hilfestellung benötigte.

Neben den durch Fieber verursachten ‚Geisteserkrankungen' schreibt Celsus noch über andere Erkrankungen des Geistes. So hätte die Trübseligkeit *(tristitia)*, die nicht durch Fieber, sondern angeblich durch die schwarze Galle hervorgerufen wurde, oft einen langwierigen Verlauf. Zur Vorbeugung empfiehlt er das Fasten, die Reinigung der Eingeweide mit weißem Nieswurz sowie durch Erbrechen, wozu der Patient vermutlich gezwungen, dabei kontrolliert und auch versorgt werden musste. Nach dem Aderlass durch den Arzt seien zweimal täglich eine Massage sowie Leibesübungen sinnvoll, wenn der Kranke kräftig genug war.[95] Ergänzend zu der vor allem medizinischen Therapie war zudem die betreuende (‚psychiatrische') Pflege wichtig. So sollte auf einen weichen Stuhl geachtet werden – womöglich damit der Arzt die Diätetik anpassen konnte. Vielleicht sah Celsus Verstopfung als Mitverursacher[96] für Tristesse an. Im Umgang und der Kommunikation mit dem Patienten waren grundsätzlich dessen Ängste zu beseitigen, weshalb ihm positive Dinge angeboten werden sollten wie Geschichten und Spiele, die er als gesunde Person schon liebgewonnen hatte. Für erbrachte Leistungen war er zu loben, aber ein wenig zu tadeln, wenn er unbegründet niedergeschlagen erschien. Überhaupt musste er überzeugt werden, dass die Dinge, die ihm Sorge bereiteten, viel eher ein Grund zur Freude seien.[97]

Die dritte ‚Geisteskrankheit' stellte laut Celsus keine unmittelbare Lebensgefahr dar, dafür ging sie mit Trugbildern, also vermutlich Halluzinationen, einher, von denen zu klären war, ob sie den Kranken bedrückten oder erheiterten. Hierzu vermerkt unser Autor, dass die Krankheit milder/leichter war, wenn sie mit Heiterkeit einherging anstatt mit ernstem ‚Wahnsinn'. Auch hier empfiehlt Celsus zuerst Diätetik und Pharmaka.[98] Erst wenn die Einsicht des Patienten vollends dem Wahnsinn zum Opfer gefallen war und er unaufrichtig sprach und handelte, wurde nicht nur eine intensive Betreuung nötig, sondern auch physische Gewalt, indem der Kranke mit Hungern, Fesseln und Schlägen gezüchtigt wurde. Daneben sei es zwingend gewesen, dass der Kranke seine Aufmerksamkeit darauf richtete, etwas gründlich zu lernen und sich daran zu erinnern, er also dazu genötigt wurde, zu bedenken, was er getan habe.[99] Bei den laut Celsus allgemeinen Vorschriften bei jener Form der ‚Geisteskrankheit' ist ebenfalls evident, dass eine betreuende Person notwendig war. Denn einerseits durfte der Kranke nie allein sein, nicht unter Unbekannten oder bei solchen, die ihn verspotteten, verachteten sowie verschmähten oder sich nicht um ihn kümmerten. Anderseits

---

95 Cel. 3,18,17.
96 Ob jedoch eine schwergängige oder langsame Peristaltik eher eine Koinzidenz mit einer depressiven Stimmungslage ist, kann hier nicht entschieden werden.
97 Cel. 3,18,18.
98 Cel. 3,18,19–20.
99 Cel. 3,18,21.

musste der Betreuter kontrollieren, dass die restlichen Regeln eingehalten wurden, also überwachen, dass der Patient die ausgiebigen Leibesübungen durchführte und dass die vorgeschriebene Diätetik – kein fettes Fleisch, kein Wein! – von ihm eingehalten wurde.[100] Sollte die Tristesse bzw. Schwermut des Kranken zu groß werden, war eine sanfte, aber ausgiebige Massage zweimal am Tag durchzuführen, sodann kalte Wassergüsse über den Kopf zu gießen und anschließend hatte er ein Ganzkörperbad in Wasser und Öl zu nehmen.[101] Da der Kranke sich nicht unter fremde Menschen begeben durfte, fanden die Maßnahmen vermutlich nicht in einer öffentlichen Badeanstalt statt; aber auch wenn dies der Fall gewesen sein sollte, musste offensichtlich eine Begleitperson anwesend sein.

3.2 Krankenpflegetätigkeiten im Werk des Aretaios aus Kappadokien

Aretaios aus Kappadokien lebte und praktizierte vermutlich in der zweiten Hälfte des ersten nachchristlichen Jahrhunderts. Strenggenommen ist wenig bis nichts Persönliches über ihn bekannt.[102] Der Forschung gilt er weitgehend als Pneumatiker.[103]

---

100 Cel. 3,18,23.
101 Cel. 3,18,22.
102 Wellmann 1895, Sp. 669, geht noch von einer Lebensspanne in der zweiten Hälfte des 2. Jahrhunderts n. Chr. aus und hält ihn entsprechend für einen Zeitgenossen des Galen. Kudlien 1964, 1157–1176, dagegen findet Wellmanns Argumente der Datierung, Aretaios müsse vom berühmten Archigenes inhaltlich abhängig gewesen sein, das Aretaios-Zitat in der Dioskorides-Schrift περὶ ἁπλῶν φαρμάκων sei eine Glosse, nicht überzeugend (1157–1161), gibt weitere Gegenargumente sowie neue Indizien zur Datierung (1162–1176) und postuliert, dass Aretaios ein Zeitgenosse des Dioskorides und des Erotian, also älter als Archigenes gewesen sei und daher vermutlich in der ersten Hälfte des 1. Jahrhunderts n. Chr. gelebt habe (1166/8). Für die Argumente der frühen Datierung im Kontext der pneumatischen Ärzteschule, siehe: Ders. 1962, 421–429 (und die folgende Fußnote). Deichgräber 1971, 5, legt sich weniger konkret fest und vermutet allgemein als Zeitraum die frühe Kaiserzeit. Oberhelman 1994, 941–959, hält weder Wellmanns noch Kudliens philologische Argumente für überzeugend, Aretaios jedoch ebenso für einen ‚vollwertigen', also voreklektischen Pneumatiker, weshalb er ihn in die zweite Hälfte des 1. Jahrhunderts n. Chr. datiert und Überlegungen postuliert, warum Aretaios nicht vor dem 4. Jahrhundert von anderen Medizinautoren zitiert wurde. Nutton 1996, 1051, gibt aufgrund des medizinischen Hintergrunds als Lebenszeitraum Mitte des 1. Jahrhunderts n. Chr. an, hält aber aufgrund der Selbstbehauptung des Galen, in seiner Jugend eine Episode mit einem Leprösen erlebt zu haben, die wiederum als Aretaios-Zitat kenntlich sei, es für möglich, dass Aretaios vielleicht doch ein Zeitgenosse des Galen gewesen ist.
103 Wellmann 1895, Sp. 669, sieht in ihm noch einen Vertreter der eklektischen Schule, der die Lehren des pneumatischen Systems aber nicht vernachlässigt habe. Kudlien 1962, 419, hält ihn für den einzig vollständig erhaltenen Pneumatiker und verweist auf die Verbindung des hellenistischen Philosophen Poseidonios aus Apameia mit jener „Ärzteschule", was wiederum eine Vordatierung um rund 100 Jahre wahrscheinlich mache (zu den detaillierten Argumenten, siehe: 421–429); ders. 1964, 1176–1185, konkretisiert ihn als einen ‚orthodoxen' Pneumatiker im Sinne des Schulgründers Athenaios von Attalia, der sich in der Tradition der Dogmatiker sah, die sich auf Hippokrates als Schulgründer beriefen, also zur „vorgalenischen Hippokratesrenaissance" gehörte (1177). Deichgräber 1971, 42 f., findet Wellmanns These, Aretaios Medizin „bis ins Detail auf Archigenes von Apamea zurückzuführen" (43), ebenfalls für nicht überzeugend, sondern sieht ihn gleichfalls in hippokratischer Tradition, was er vor allem an der Imitation und Aufnahme hippokrati-

Sprachlich imitierte er die Autoren des Corpus Hippocraticum, indem er entgegen dem Trend seiner Zeit nicht in klassischem Attisch, sondern im hierzu zeitlich parallelen ionischen Dialekt schrieb.[104] Bis auf ein größtenteils erhaltenes Werk über akute und chronische Krankheiten ist sein Schriftgut verloren.[105] Von den acht Büchern des überlieferten Werks erläutern die letzten vier medizinische Therapien analog zu den jeweiligen Krankheiten, deren Symptomatik in den ersten vier aitiologischen Bänden beschrieben wird.[106] Ähnlich wie in den bisher behandelten medizinischen Schriften werden krankenpflegerische Praktiken sowie ärztliche Hilfskräfte erwähnt.

So ergibt sich aus den Behandlungsempfehlungen des Aretaios bei Blutauswurf ein offensichtlicher Bedarf an Grundpflege, da die Extremitäten des Kranken auf eine Art zusammengebunden werden sollten, dass er sich nur wenig bis gar nicht bewegen konnte. Auf die blutende Stelle war Schafswolle zu legen oder bei starker Blutung Schwämme.[107] Der Kopf sollte dabei erhöht gelagert werden und passend zur ‚absoluten' körperlichen Ruhe war durch Patient und Umgebung ein verbale einzuhalten.[108] Einen erhöhten Betreuungsbedarf hatten ebenfalls die an ‚Phrenitis' Erkrankten, da sie durch Geräusche schnell erregt waren oder gar zum ‚Rasen' gebracht werden konnten.[109] Entsprechend sollte der Patient selbst still sein, aber genauso alle Personen in seinem Haushalt,[110] was wohl bedeutet, dass die Mitglieder desselben den Kranken pflegerisch betreuten und zu verhindern hatten, dass der Kranke aus dem Bett sprang.[111] Für die Linderung der inneren Unruhe, die sich zudem im Hin-und-her-Werfen äußerte, emp-

---

scher Terminologie, Wendungen und Sätzen zu zeigen sucht. Oberhelman 1994, 959–966, postuliert eigene, aus der medizinischen Theorie des Aretaios begründete Argumente und eine partielle Zurückweisung der Sichtweise Wellmanns sowie einiger Argumente Kudliens, wenn auch mit grundlegender Übereinstimmung („orthodoxer Pneumatiker"). Nutton 1996, 1051, sieht ihn als Hippokratiker, der von pneumatischen Lehren beeinflusst gewesen sei.

104 Wellmann 1895, Sp. 669; hierin folgend: Kudlien 1964, 1151 u. 1174f. (aufgrund der offensichtlichen Hippokratesimitation); Deichgräber 1971, 28 u. 42, zur detaillierten Diskussion von Aretaios Orientierung an Homer und Hippokrates, siehe auch: 8–27; Oberhelman 1994, 944f. (mit der Betonung, dass der ionische Dialekt des Aretaios ein ‚höchst artifizieller Stil' sei, der nicht zur Datierung verwendet werden könne); Nutton 1996, 1051 („hochstilisiertes hippokratisches Griech." sowie häufige Anspielungen auf das Corpus Hippocraticum).

105 Oberhelman 1994, 959f. (inklusive Quellenstellen aus Aretaios überliefertem Werk, an denen er auf die weiteren eigenen Werke hinweist).

106 In Buch I,1 beschreibt Aretaios aitiologisch die Phrenitis, in Buch V,1 die Therapie dieser, in Buch I,2 die Lethargie, in Buch V,2 die Therapie dieser, usw. Dabei handeln die Bücher I, II, V und VI von den sogenannten akuten Krankheiten und die Bücher III, IV, VII und VIII von chronischen Erkrankungen in der Edition von 1923 durch K. Hude. Die originale Zählweise bzw. Publikation bestand anscheinend aus vier Titeln (Zeichen und Ursachen akuter bzw. chronischer Krankheiten sowie Therapie akuter bzw. chronischer Krankheiten) mit jeweils zwei Büchern (Alpha und Beta).

107 Aret. VI,2,5.

108 Aret. VI,2,2.

109 Aret. V,1,1; V,1,12–13.

110 Aret. V,1,1.

111 Selbstredend könnte es gleichfalls sein, dass sich dies auf die Gesamtlautstärke im Haus bezog, wofür zumindest spricht, dass Aretaios hier nicht von den παρόντες am Bett des Patienten schreibt.

fiehlt Aretaios eine Einreibung des Kopfes mit Rosenöl oder einer anderen Mischung beruhigender Substanzen.[112] Ferner waren die Füße sanft mit Fett einzureiben.[113] War die Unruhe des Patienten jedoch so groß, dass von einem ‚rasenden' Zustand gesprochen werden konnte, dann halfen am besten kalte Übergießungen.[114] Doch auch wenn der Arzt die Hydrotherapie durchführte, darf davon ausgegangen werden, dass zumindest eine oder zwei Personen den Patienten unterstützend festhielten.[115]

Neben solchen Symptomen delirierte der Kranke anscheinend temporär, was wiederum eine krankenpflegerische Betreuung nötig machte. Als Linderung des Zustands sollte jemand einschließlich Nase und Ohren das Gesicht mit einem Schwamm, der in ein Essiggemisch getaucht wurde, abwaschen und es anschließend mit Weinblüten- oder Krokusöl einreiben.[116] Bei der Flüssigkeitsaufnahme musste darüber hinaus kontrolliert werden, dass der Kranke nicht zu viel kaltes Wasser trank. Wenn er welches verlangte, um seinen Durst zu stillen, sollten nur kleine Mengen angereicht werden.[117] Hatte die Krankheit einen chronischen Zustand erreicht und waren die Delire in ‚Blödsinn' übergegangen, war der Kranke häufig zu baden und der Kopf oft zu übergießen.[118]

Übergießungen waren zudem bei Patienten angeordnet, die unter der ansonsten symptomatisch entgegengesetzten[119] ‚Lethargie' litten, da in beiden Fällen die ‚Sinne vernebelt' seien,[120] was dann bedeutet, dass der Patient einerseits bei der Nahrungsaufnahme[121] und anderseits bei der Fäkalienausscheidung[122] unterstützt werden musste. Eine solche Hilfestellung war gleichfalls bei an Apoplexie Leidenden notwendig. Ihnen musste mit einem langen Löffel dünner Brei oder ein Honiggemisch über die Trachea hinweg zum Ösophagus geführt werden, weil bei ihnen der Rachen partiell gelähmt

---

112 Aret. V,1,13.
113 Aret. V,1,14.
114 V,1,12 (und bei V,1,21). Sie sollten der Jahreszeit angepasst sein. Im Winter waren sie eher mit lauwarmem Wasser, im Sommer dafür mit sehr kaltem durchzuführen. Überhaupt war Abkühlung das oberste Gebot, da der ‚Phrenetiker' nach Aretaios Sichtweise unter großer Hitze litt bzw. die Wärme in seinem Körper nicht vertrug. Abhilfe konnte hier z. B. auch eine Abkühlung des Kopfes durch das Übergießen mit kaltem Olivenöl schaffen, siehe: V,1,10.
115 Es ist wohl offensichtlich, dass solch ein Prozedere nicht im Bett, sondern in einer Badewanne oder einem ähnlichen Gefäß stattgefunden haben wird, und dass eine rasende Person grundsätzlich festgehalten werden musste, damit die Maßnahme ordnungsgemäß durchgeführt werden konnte – auch weil die wenigsten Menschen stillhaltend Übergüsse aus kaltem Wasser ertragen dürften.
116 Aret. V,1,12.
117 Aret. V,1,27.
118 Aret. V,1,29.
119 Dies zeigt sich vor allem daran, dass solche Patienten nicht beruhigt, sondern ‚aktiviert' und wachgehalten werden mussten, durch das Kitzeln der Füße, Kneifen und Kratzen der Glieder und dem Anschreien mit zornigen und angsterregenden Worten, siehe: V,2,1.
120 Aret. V,2,5.
121 Aret. V,2,3-4 (auch wenn dies hier nicht explizit erwähnt ist).
122 Aret. V,2,2. Das Klistier wird vermutlich der Arzt selbst appliziert haben, die Entsorgung des ‚angesammelten Kots' und die Reinigung des ‚vernebelten' Patienten von womöglich recht flüssigen Resten dürften aber Andere getätigt haben.

war.[123] Teilweise wirkte sich die Lähmung offensichtlich auf den unteren Rumpfbereich aus, so dass die Ausscheidungen von Urin und Kot nicht vom Kranken zurückgehalten werden konnten und unwillkürlich abflossen.[124] Während die Lähmungen am besten mit einem Sitzbad aus Öl zu therapieren waren,[125] konnte die ‚Vernebelung' bei der Lethargie durch kalte und zusammenziehende Mittel behoben werden.[126] Solche Güsse über den Kopf seien außerdem, laut Aretaios, bei der Behandlung der akuten Krankheit der Rückenarterie und - vene,[127] der Kephalaea,[128] des ‚Diabetes'[129] und des Schwindels[130] geeignet.[131] War nun der lethargisch Kranke wieder bei Sinnen, waren dagegen erwärmende Maßnahmen angebracht, wie das Abwaschen des rasierten Kopfes mit Schwämmen oder ein Bad. Des Weiteren sollte der Kranke durch „Schaukeln" oder Reiben angenehme Bewegungen erfahren.[132] Außerdem seien bei der eben schon erwähnten Apoplexie solche Maßnahmen angebracht.[133]

Einreibungen und Salbungen sowie teilweise das ‚Schaukeln' waren wiederum unter anderem Teil bei der Therapie des Tetanus,[134] der Pleuritis,[135] der Peripneumonie[136], eines zu starken Blutverlustes,[137] der Cholera,[138] der akuten Erkrankung der Leber[139] und des Herzens.[140] Die Herzkranken sollten sich nicht zu sehr anstrengen, wie aus dem Umstand und der Begründung für die Gabe eines Klistiers hervorgeht.[141] Bei

---

123 Aret. V,4,14.
124 Aret. V,4,16.
125 Aret. V,4,17.
126 Aret. V,2,5.
127 Aret. VI,7,5. Die unteren Extremitäten waren dagegen zu erwärmen, weil sie ansonsten zu kalt seien (V,7,3). Außerdem sollte der Kranke ‚geschaukelt' oder in ein Bad begleitet werden (V,7,5).
128 Aret. VII,2,7 (inklusive Waschung des Kopfes).
129 Aret. VIII,2,3 (auch hier kein kaltes Wasser, sondern eine Mischung aus Quittensaft, Narden- und Rosenöl).
130 Aret. VII,3,6 (hier mit einer Mischung aus Rosenöl und Essig).
131 Bei der Therapie der Arthritis und des Ischias (VIII,12,1) waren Güsse nicht über den Kopf zu schütten, sondern die Gelenke sollten mit Schafswolle umwickelt und dann mit einem Gemisch aus Rosensalbe und Wein übergossen werden.
132 Aret. V,2,16. Rasiert werden sollte der Kopf primär, um die ‚Ausdünstung' zu befördern.
133 Aret. V,4,7 (sanftes Schaukeln in einer Sänfte durch Träger (höchstwahrscheinlich Sklaven)); V,4,8 (Salbung mit Einwicklung in Wolle); V,4,9; V,4,14 (Einreibungen).
134 Aret. V,6,7 (Wundmanagement, Einreibung mit wärmenden Substanzen und anschließend ein Kataplasma, vermutlich durch den Arzt oder einen Schüler durchgeführt).
135 Aret. V,10,3. Aufgrund der Beschreibung der Heftigkeit der Symptome (in V,10,1) darf hier gleichfalls von einem körperlich stark geschwächten Patienten und einer entsprechenden Notwendigkeit von Betreuung und Krankenpflege ausgegangen werden.
136 Aret. VI,1,7.
137 Aret. VI,2,6; V,2,21 (hier schon mit Bewegungstherapie gekoppelt).
138 Aret. VI,4,7 (hier um verkrampfte Muskulatur zu lösen bzw. kalte Füße zu erwärmen). Traten außerdem Kolikschmerzen auf und waren die Füße kalt, war der Bauch mit warmem Öl zu übergießen.
139 Aret. VI,6,2.
140 Aret, VI,3,19 (auch hier mit Bewegungstherapie gekoppelt).
141 Aret. VI,3,6. Im Gegensatz zur Therapie der Phrenitis sowie der bei starker Blutung, waren die Anwesenden dazu aufgefordert, mit dem Patienten zu reden, allerdings in einer positiven Art und Weise, da-

akuten Nierenerkrankungen war dagegen das Schaukeln und Schütteln des Patienten notwendig, um die Steine in Bewegung zu bringen, damit sie ausgeschieden werden konnten.[142] Analog zu den Therapiebeschreibungen des Rufus von Ephesos[143] darf hier von mehreren Personen ausgegangen werden. Bei der Behandlung der sogenannten ‚hysterischen' Erstickungsanfälle war sicherlich zumindest eine Person als Hilfskraft des Arztes anwesend.[144] Dagegen verrät Aretaios nicht, in welcher ‚beruflichen' Position die Person war, die den Kopf des an chronischem Schwindel Leidenden zu frottieren hatte – nur, dass sie größer als der Patient sein sollte.[145]

Grundsätzlich war bei solch therapeutisch hilfreichen, aktiven wie passiven, Bewegungen der Patient selbst gefordert, denn bevor man ihm den Kopf frottierte, sollte er sich selbst sanft Hände und Kopf reiben, nachdem er Spaziergänge absolviert hatte.[146] Des Weiteren hatte er sich in körperlichen Übungen zu betätigen[147] und später, nach einem kalten Bad, sich selbst zu salben.[148] Trotz des Fokus der Therapie auf die Selbstständigkeit des Patienten darf beim klinischen Bild des ‚Schwindels' davon ausgegangen werden, dass eine betreuende Person anwesend war.[149] Gleiches gilt für die Therapie der Epilepsie,[150] wobei hier darauf zu achten war, dass die Einsalbung nicht zu dick aufgetragen wurde. Weiterhin sollte das Reiben langsam, aber nachdrücklich sein.[151] Neben dem Umstand, dass dies beides Hinweise auf eine erfahrene oder pro-

---

mit der Kranke selbst ruhig und heiter war (VI,3,7) und der ‚Lebensfunke angefacht und ernährt' wurde (VI,3,19). Dass der Kranke trotzdem seine Kräfte zu schonen hatte, zeigt der Umstand, dass mit Hilfe eines Klistiers die ‚alten Kotmassen' abgeführt werden sollten (VI,3,6). Doch ob nun die Anwesenden den Patienten von den Kotmassen reinigten – er selbst sollte sich schließlich nicht überanstrengen – schreibt Aretaios nicht. Wer das Klistier applizierte, verrät er ebenso wenig, nur dass es zu geben war, wenn auch vermutlich vom Arzt. Übermäßiger Schweiß wiederum wurde durch einen in kaltes Wasser getauchten Schwamm abgewaschen (VI,3,16). Darüber hinaus ist hier zudem interessant, dass entsprechend des sozialen Standes die Therapie angepasst werden sollte: Ermöglichte die ‚Armut' des Patienten kein Haus mit Zimmer, dessen Öffnungen nach Norden ausgerichtet waren, damit der ‚kalte Hauch' des Boreas ihn beleben konnte, bei gleichzeitigem Ausblick auf Wiesen, Quellen und rieselnde Bäche, sollten auf künstliche Weise durch Fächeln die Luft gekühlt und mit Blättern und Blüten auf dem Boden Frühling im Krankenzimmer simuliert werden. Außerdem war auf eine leichte und alte Bettdecke zu achten, damit sie die frische Luft aufnehme und gleichzeitig die körperliche Hitze durchlasse (VI,3,14–15).
142 Aret. VI,8,6. Zuvor hatte der Patient bei fieberfreiem Zustand ein Bad zu nehmen, bei Fieber sollte er nur in einem Kräutersud sitzen, der ihm bis zum Bauchnabel reichte (VI,8,4).
143 Siehe: Kap. 3.3.
144 Aret. VI,10,5.
145 Aret. VII,3,10.
146 Aret. VII,3,9 (das Herumfahrenlassen wird vermutlich durch Sklaven geschehen sein); VII,3 (nur Herumgehen).
147 Aret. VII,3,10–11.
148 Aret. VII,3,13.
149 Bei den Spaziergängen war vielleicht ‚nur' ein Sklave oder ein sonstiger Familienangehöriger anwesend, bei den gymnastischen Übungen kann ein Trainer oder *aliptes* erwartet werden – wenn er bezahlt werden konnte.
150 Aret. VII,4,9–10 (Spaziergänge, Herumtragenlassen, anschließend: langsamer Spaziergang); VII,4,11 (gymnastische Übungen, Reiben der Extremitäten mit Leinen).
151 Aret. VII,4,11.

fessionelle Person sind, erwähnt Aretaios im Rahmen der Therapie, dass sie nicht nur vom Patienten selbst angewandt werden sollte, sondern auch ‚fremde' Unterstützung denkbar sei.[152]

Dies wird z. B. bei an ‚Melancholie' Erkrankten sichtbar, denn sie litten zusätzlich an Halluzinationen.[153] Inwieweit die Kranken beim Baden oder sich Einreiben und Salben doch Hilfe benötigten, mag von der Situation abhängig gewesen sein.[154] Die gymnastischen Übungen, die ein an der sogenannten Kephalaea Leidender absolvieren sollte, dürften womöglich von einem *aliptes* oder Trainer beaufsichtigt worden sein.[155] Doch ob der Mensch, der unter der sogenannten Elephantiasis litt, welcher gleichfalls gymnastische Übungen zu unternehmen hatte, einen Trainer fand, mag bezweifelt werden, da sich ‚Alle' vor solchen Kranken fürchteten. Anscheinend glaubte man, dass die visuellen Deformierungen durch den Atem übertragen wurden.[156] Daher stellt sich zudem die Frage, wer die Geschwülste am Körper mit diversen Mitteln im Bad glatt- bzw. eingerieben hat.[157]

3.3 Krankenpflegetätigkeiten im Werk des Rufus von Ephesos

Ein potenzieller Zeitgenosse des Aretaios war der Arzt Rufus von Ephesos. Er soll in der zweiten Hälfte des 1. Jahrhunderts n. Chr. in Ephesos geboren sein. Dort habe er Medizin studiert und praktiziert.[158] Zudem habe er womöglich in Alexandria stu-

---

152 Aret. VII,4,8. Ich bezweifele, ob er hiermit tatsächlich nur die Sklaven des Kranken meinte. Viel eher muss zumindest an einen *aliptes* und/oder gymnastischen Trainer gedacht werden.
153 Aret. VII,5,5. Doch ob hier das Trinken von Wermutsaft als Mittel gegen die in dem Fall unerwünschte Gallenproduktion hilfreich war oder eher dazu führte, mag hier nicht entschieden werden.
154 Aret. VII,5,3; VII,5,12 (baden); V,5,13 (reiben und salben). In der Genesungsphase (VII,5,16) ist das Einsalben und ein Spaziergang ohne Hilfe vorstellbar.
155 Aret. VII,2,13. Das Scheren der Haare vom Kopf (VII,2,11) sowie das Einreiben mit Pech (VII,2,13) könnten durch einen *aliptes* getätigt worden sein. Das notwendige Klistier (VII,2,8) wird vermutlich vom Arzt appliziert worden sein, ebenso wie die vielen in dem Behandlungskontext erwähnten Skarifikationsmethoden, um das überschüssige Blut aus dem kranken Kopf abzulassen (VII,2,9–10). Interessant ist in dem Kontext, dass Aretaios den Hinweis gibt, dass der Aderlass zumindest im 2. Jahrhundert n. Chr. nicht zwangsläufig vom Arzt durchgeführt werden musste, wenn er schreibt, dass in der ‚einfachen' Bevölkerung (δημότῃσι) viele andere Skarifikationsmethoden zu finden seien (VII,2,10).
156 Aret. VIII,13,1; Aret. VIII,13,10 (gymnastische Übungen).
157 Aret. VIII,13,7–8. Dass die Krankheit zusammen mit Lepra noch in der Spätantike als infektiös bei Körperkontakt galt, zeigen die Bemühungen der Kirchenväter diesen Irrglauben zu beenden sowie ihr aktives Kümmern, gerade auch um jene Gruppen, in der Anfangszeit der christlichen Fürsorgeeinrichtungen, siehe: Miller/Nesbitt 2014, 52 f.; 68; 74 f.; 94; sowie Kap. 5.2.
158 Gossen 1914, 1207 f., meint, dass mittelalterliche Schriftsteller „ganz abenteuerliche Ansichten" über Rufus verfasst hätten (z. B. Leibarzt Kleopatras VII.), dass aber aufgrund der Aussagen Galens Rufus nicht vor der zweiten Hälfte des 1. Jahrhunderts n. Chr. gelebt haben könne, dazu käme noch ein Eintrag in der Suda, der ihn in die Zeit Trajans datiere. Ilberg 1931, 2 f., schreibt, dass sich über das Leben des Rufus nicht viel feststellen lasse. Die Sudanotiz, dass Rufus ein Bekannter und Zeitgenosse von Trajans Hofarzt Kriton gewesen sei, hält Ilberg für nicht zwingend überzeugend und lehnt einen Rom-

diert.¹⁵⁹ In seinen Schriften beruft er sich i. d. R. auf die Aussagen und ‚Autorität' des Corpus Hippocraticum, obwohl er teilweise davon abweicht und eigene Überlegungen postuliert.¹⁶⁰ Von den überlieferten Werken seines wahrscheinlich recht großen Katalogs, über die sich Galen voller Anerkennung äußert,¹⁶¹ sind für diese Arbeit vor allem die Abhandlungen über urologische Erkrankungen *(de renum et vesicae morbis)*, die Schrift über die Fragestellungen des Arztes an seine Patienten *(quaestiones*

---

aufenthalt des Rufus ab. Auch die Annahme, dass man wissen könne, wo Rufus nach seiner Studienzeit praktiziert habe, lehnt er ab. Kudlien 1975, 601 f., hält die Aussage zur Lebenszeit unter Trajan für eine zu späte Datierung. Ihm erscheint es möglich, da kein überzeugender *terminus ante quem* existiere, dass Rufus sogar schon im 1. Jahrhundert v. Chr. gelebt haben oder zumindest geboren sein könnte, aber ob er auch in Rom oder gar Italien gewesen war, sei nicht bekannt. Aufgrund des Namens, der lateinisch für ‚rot-blond' stehe und schon für die republikanische Periode dokumentiert sei, müsse es irgendeine Verbindung geben. Sicher sei jedoch, dass er in Ephesos studiert und praktiziert habe. Sideras 1994, 1085 ff., betont ebenfalls, dass wir über das Leben des Rufus nur wenige gesicherte Informationen haben. Während der Geburtsort relativ sicher aus dem vorhandenen Quellenmaterial wie den Handschriften der direkt überlieferten Schriften und Aussagen Galens geschlossen werden könne, können die Lebensdaten nur vermutet werden. Die früheste Erwähnung findet sich bei Galen, der ihn zu den ‚Jüngern' zählt. Die Information in der Suda ist für Sideras nicht zwingend unbrauchbar. Außerdem könne man annehmen, dass Rufus in seiner vermutlichen Heimatstadt auch praktiziert habe, was sich aus seinen Schriften schließen lasse (z. B. Quest. med. 5,29; 5,32; für weitere Nachweise, siehe: Ders. 1994, 1086). Nutton 2008, 140 f., ist der Meinung, dass das Geburtsdatum kontrovers sei, zusätzlich zu dem Eintrag in der Suda verweist er auf zwei namensgleiche, als Pharmakologen bekannte Individuen, aber auch darauf, dass der Name Rufus nicht ungewöhnlich für jene Zeit gewesen sei; bzw., ders. 2001, 1156, dass die Identifizierung nicht sicher sei.
159 Gossen 1914, 1208, schreibt nur, dass Rufus sich nach eigenen Angaben länger in Ägypten aufgehalten haben muss. Ilberg 1931, 2, geht davon aus, dass Rufus sicherlich in Alexandria studiert und praktiziert habe. Aufgrund des regen Verkehrs zwischen beiden Städten, sei dies anzunehmen. Kudlien 1975, 602, erwähnt nur, dass Rufus längere Zeit in Ägypten, vor allem in Alexandria, gelebt habe. Sideras 1994, 1087, vermutet bezüglich des Studiums, dass Rufus zu Fortbildungszwecken, aber eher nicht zur regulären Praxis in Ägypten gewesen sei; gesichert sei dies jedoch nicht, nur der Umstand, dass Rufus sich dort aufgehalten habe, wie aus einer Selbstauskunft hervorgehe (Quest. Med. 12,65–69). Thomssen/ Probst 1994, 1290, schreiben von „seiner Ausbildung zum Arzt in der Weltstadt Alexandria". Nutton 2008, 144, hält Studium und Praxis dort für möglich, aber die Beweise für nicht zwingend, nur dass Rufus offensichtlich Ägypten besucht habe, sei aus seinen eigenen Aussagen klar ersichtlich, ähnlich ders. 2001, 1156, ansonsten würden Aussagen zu Patienten bzw. ärztlicher Erfahrung auf das südliche Kleinasien hinweisen.
160 Gossen 1914, 1208, sieht Rufus als hervorragenden Theoretiker und Praktiker, der seinen Hippokrates genau gekannt habe und dessen Exaktheit diesem entspreche. Ilberg 1931, 4, sieht ihn in der Tradition des Hippokrates: ‚eklektischer Dogmatiker'. Kudlien 1975, 602, hält ihn für keiner Schule zugehörig, betont werden sollte nur sein ‚Hippokratismus', der aber nicht unkritisch gewesen sei, sowie sein Eklektizismus. Sideras 1994, 1207 ff., postuliert gleichfalls einen Bezug zu Hippokrates sowie einen eigenen Standpunkt (1217–1226). Thomssen/Probst 1994, 1291, vermerken seine Bewunderung für Hippokrates, ihnen gilt er aber als ein unabhängiger und kritischer Arzt sowie Eklektiker, der von den medizinischen Schulen seiner Zeit profitiert habe. Nutton 2001, 1157; ders. 2008, 146 f., bezeichnet ihn als ‚Hippokratiker' und Anhänger der Vier-Säfte-Lehre, was jedoch nicht bedeute, dass er nicht Kritik an der hippokratischen Lehre geäußert habe und teilweise darüber hinaus gegangen sei (2001). Des Weiteren siehe allgemein zur Medizin des Rufus: Thomssen 1989 pass.; speziell zur Therapie: 79–116.
161 Hierzu siehe: Sideras 1994, 1088; 1234 f.

medicinales) und die nur in arabischer Übersetzung erhaltenen Krankenjournale von Interesse.[162]

In den Journalen beschreibt Rufus die Durchführung medizinischer Therapie anhand konkreter Fallbeispiele. Hierbei erwähnt er indirekt eine krankenpflegerische Unterstützung durch andere Personen. Im Fall eines Patienten, der unter ‚Schlafsucht' litt, wurden diesem im Laufe der Therapie Hände und Füße festgebunden und Rufus befahl einem ‚Menschen', dass er den Kranken ständig wachhalten solle, damit jener nicht in den Schlaf sinke.[163] Daneben werden mehrmals Einreibungen, Massagen, das Nachjustieren der Fesseln und erneutes Wachhalten erwähnt.[164] Interessant ist hierbei noch der Umstand, dass in diesem Kontext, beim Fesseln und dem vorangehenden Einsalben durch Öl sowie beim späteren Applizieren eines Klistiers, aber genauso beim Massieren und Einreiben, Rufus mehrmals die 1. Person Plural verwendet.[165] Natürlich könnten mit dem ‚Wir' auch andere Ärzte gemeint sein; schließlich war es zu jener Zeit nicht unüblich, dass sich mehrere Ärzte therapeutisch im Wettstreit um einen Kranken kümmerten, wovon unter anderem Galen und vor allem dessen Schrift *de praecognitione* zeugt.[166] Hierbei standen aber meistens die Diskussion über die richtige Diagnose und somit den richtigen therapeutischen Ansatz im Mittelpunkt, und nicht die gemeinsame Umsetzung von Therapie. Im Fallbeispiel des Schlafsüchtigen ist klar ersichtlich, dass die verschiedenen Ärzte unterschiedliche Therapievorschläge äußerten, die von Rufus allesamt als falsch abgelehnt werden.[167] Im Fall eines Paralyse-Patienten waren die erwähnten Ärzte offensichtlich gleichfalls mit ihren unterschiedlichen therapeutischen Ansätzen gescheitert.[168] In beiden Fällen sind sie jedenfalls eindeutig die erfolglosen Konkurrenten und nicht Kollegen des Rufus. Daher mögen hier – zumindest im Kontext des Delegierens der Aufsicht des Kranken an eine andere Person – vermutlich Gehilfen des Rufus gemeint sein. Immerhin ist es für Rufus nicht ungewöhnlich, in der 1. Person Plural zu formulieren, wenn er höchstwahrscheinlich Unterstützung in der Umsetzung der Therapie hatte, so wie z. B. in einem Fall in den *quaestiones medicinales* bei der Durchführung einer Kopfoperation: ἰώμεθα.[169]

---

162   Daneben verfasste Rufus außerdem Abhandlungen über die Benennung von Körperteilen, über Satyriasmus und Gonorrhöe, Gelenkkrankheiten (nur mittellat. Übers.), und über die Gelbsucht (nur arab. Übers.); die restlichen Werke sind nur als Fragmente erhalten. Für einen kompletten Überblick des überlieferten Werks, siehe: Daremberg/Ruelle 1963; Sideras 1994, 1089–1212.
163   Ruf. Krankj. IX,19.
164   Ruf. Krankj. IX,26; 28.
165   Ruf. Krankj. IX, 16–22; 24–28. Nun ist das griechische Original zwar verloren, doch vertraue ich der deutschen Übersetzung durch Ullmann 1978, 86; 88, dass er die Personalpronomina aus dem Arabischen richtig wiedergibt/interpretiert, und dass der arabische Übersetzer das griechische Original richtig wiedergegeben hat.
166   Siehe hierzu: Kap. 3.5.
167   Ruf. Krankj. IX,5–6.
168   Ruf. Krankj. XVII,2.
169   Ruf. quaest. med. 11 (Abs. 58) [nach Gärtner 1962].

Allerdings formuliert er in den Krankenjournalen an einigen Stellen auch in einer Art von ‚wissenschaftlichem' Pluralis Auctoris.[170] Hierbei handelt es sich jedoch um theoretisch-systematische Überlegungen – in welchem Fall was zu tun oder zu unterlassen ist – und nicht, wie bei den oben angeführten Stellen, um die Beschreibung der Durchführung konkreter therapeutischer Maßnahmen, bei denen er i. d. R. zurück in die 1. Person Singular wechselt.[171] Die einzige mir bekannte Stelle bei Rufus, die auf eine ärztliche Kooperation hinweist, befindet sich in seiner Schrift *de renum et vesicae morbis*. Im Rahmen der Behandlung von Nierensteinen beschreibt er kurz ein Fallbeispiel, bei dem er im Plural der 1. Person formuliert. So sind zwar beim ‚gemeinsamen' Herausziehen des Steines mit einer Pinzette Gehilfen denkbar, aber die ‚gemeinsame' Überlegung, ob es nicht möglich gewesen wäre, einen länglichen Schnitt zwecks Herausnahme zu tätigen, deutet womöglich eher auf eine medizinische Diskussion zwischen Ärzten hin als auf einen Pluralis Auctoris.[172]

Dass Rufus aber durchaus auch therapeutische Maßnahmen delegierte, zeigt die Fallbeschreibung einer Frau, bei der sich eine Paralyse ereignet hatte. So spricht er davon, dass er das Medikament, nachdem er es zusammen gemischt hatte, selbst, zusammen mit einem kühlen Lappen, vor allem auf die Halswirbel aufgetragen und diesen, sobald er zu warm wurde, gewechselt hat. Zur Nacht hin wies Rufus jedoch eine nicht näher beschriebene Person an, dies zu übernehmen.[173] Das Medikament wirkte anscheinend so gut, dass die Patientin am nächsten Tag das verordnete Bad selbstständig nehmen konnte und keine Hilfe zur Mobilisation mehr benötigte.[174] Wer nun die Personen waren, die in beiden Fällen die Nachtwache übernahmen, verrät uns Rufus nicht. Da er nicht explizit von Gehilfen (ὑπηρέται) spricht, darf davon ausgegangen werden, dass es sich vermutlich um Familienangehörige oder die Sklaven der Kranken gehandelt hat. In seinen *quaestiones medicinales* erwähnt er zumindest mehrmals Personen, die um die Patienten ‚herumstanden' (παρόντας).[175] Es wird zwar an keiner der betreffenden Stellen konkret beschrieben, was die Personen krankenpflegerisch taten,[176] aber die möglichen Übersetzungen als ‚Anwesende' oder ‚zur Hilfe Bereitstehenden'[177] macht eine Aufgabe der grundständigen Krankenpflege wahrscheinlich.

---

170 Ruf. Krankenj. IX,7; 10, evtl. 11.
171 Ruf. Krankenj. IX,12.
172 Ruf. ren. ves. 3,20.
173 Ruf. Krankenj. XVII, 13–16.
174 Ruf. Krankenj. XVII, 17.
175 Ruf. quaest. med. 1 (Abs. 3; 9); 3 (Abs. 21); 2 (Abs. 63).
176 Nur bei quaest. med. 1 (Abs. 3) erwähnt Rufus, dass die παρόντας über den akuten Zustand bzw. den ‚normalen Zustand oder Charakter' des Patienten durch den Arzt befragt werden sollten, um eine vollständige Anamnese zu erhalten. Dies bedeutet wiederum, dass sie sich zumindest grundpflegerisch um den Kranken gekümmert haben mussten. An anderer Stelle, quaest. med. 7 (Abs. 40), ergänzt er, dass, wenn möglich, ein anderer Arzt gefragt werden sollte, aber notfalls auch ein medizinischer Laie (hier: ἰδιώτης), was dann ein Familienangehöriger gewesen sein dürfte.
177 Siehe: LSJ, s. v. παρόντας A.4.

In einem familiären Kontext ist eine Übersetzung als ‚Angehörige' jedoch gleichfalls richtig.[178]

Allgemein darf davon ausgegangen werden, dass Rufus durchaus ὑπηρέται beschäftigt hat. Ein Beispiel hierfür ist die Erzählung über einen Mann aus Samos, der bei einem Volksbrauch von einem Stein am Kopf getroffen wurde und deshalb operiert werden musste. Rufus erwähnt bei seinem Bericht zwar nicht explizit Gehilfen, formuliert allerdings in der 1. Person Plural (ἰώμεθα).[179] Selbstredend ist es möglich, dass er mit anderen Ärzten die Operation durchgeführt hat, doch erwähnt er andere Ärzte, z. B. in seinen ‚Krankenjournalen', meistens als zu kritisierende Konkurrenten.[180] Außerdem empfiehlt Hippokrates, den Rufus grundsätzlich als medizinische Autorität ansieht,[181] in *de officina medici* ausdrücklich die Anwesenheit von ὑπηρέται bei chirurgischen Eingriffen.[182] Zu welcher sozialen Schicht nun der Mann aus Samos gehörte, ob zur lokalen Oberschicht oder zur ‚einfachen' Bevölkerung, verrät Rufus nicht, aber dass er wohl auch δημοτικοί behandelt hat, deutet er zumindest an anderer Stelle in seinen *quaestiones medicinales* an.[183]

An konkreten, im weitesten Sinne krankenpflegerischen Maßnahmen nennt Rufus in diesem Anamnese-Lehrbuch als Teil der Behandlungsempfehlung bei Erschöpfungszuständen durch zu große Anstrengung nur leichte Massagen und warme Bäder. Jedoch erwähnt er auch hier nicht, wer sie umsetzte bzw. wer den körperlich geschwächten Patienten beim Ein- und Aussteigen aus der Badewanne unterstützte.[184] Solch eine Information gibt Rufus in seinem Werk *de renum et vesicae morbis* ebenfalls nicht. So gehöre zu den therapeutischen Maßnahmen bei einer Nierenentzündung unter anderem das Erwärmen mit Schwämmen und durch ein warmes Bad.[185] Aufgrund des Umstands, dass die Patienten unter solchen Schmerzen litten, die es ihnen laut Rufus unmöglich machten, sich aufzurichten oder zu gehen,[186] ist es offensichtlich, dass

---

178 Wie von Gärtner 1962 vorgenommen.
179 Ruf. quaest. med. 11 (Abs. 58). Gärtner 1962, 96, äußert sich hierzu nicht, meint aber, dass es Rufus nicht um die eigentliche Behandlung und das Ergebnis gegangen sei, da sie in einem kurzen Satz abgehandelt werden, sondern darum, die „Berechtigung und Notwendigkeit der Anamnesetechnik" zu beweisen. Zudem ist nicht klar, um welches samische Fest es sich handelt, da es an einer Nebenüberlieferung fehlt, siehe: Ders., 95.
180 Siehe weiter oben im Text.
181 Auch wenn er bestehendes ‚Wissen' um seine praktische Erfahrung erweiterte, siehe: Ruf. quaest. med. 13 (Abs. 72). Aufgrund von sprachlichen Analysen kann zusätzlich gezeigt werden, dass Rufus „in seinem Denken und Vorgehen als Arzt weitgehend auf den Schriften des C. H. fußt", siehe Gärtner 1962, 102 und oben im Text.
182 Hippokr. Off. 2 u 6.
183 Ruf. quaest. med. 7 (Abs. 37). Allerdings äußert er sich kritisch über die ‚Leute aus dem Volk', denen Fragen zur Nahrungsaufnahme anscheinend „zu banal" waren, was Rufus wiederum als ärgerliche Unwissenheit bezeichnet, siehe: Gärtner 1962, 80.
184 Ruf. quaest. med. 4 (Abs. 25).
185 Ruf. ren. ves. 1,13.
186 Ruf. ren. ves. 1,1.

sie bei der Mobilisation in die und aus der Badewanne Hilfe benötigten. Gleichfalls Unterstützungsbedarf hatten Kranke, die unter sogenannten Verhärtungen in der Niere zu leiden hatten. Sie hätten zwar keine Schmerzen gehabt, aber ein taubes Gefühl in den Lenden und keine Kontrolle mehr über ihre Beine.[187]

Hilfe bei der Mobilisation in ein Behältnis mit warmem Wasser benötigten zudem Patienten, die unter einer Blasenentzündung litten, da sie hohes Fieber zeigten, delirierten und die Schamgegend von heftigen Schmerzen befallen war.[188] Im Fall einer solchen Symptomatik ist eine engmaschige Betreuung offensichtlich.[189] Dies zeigt sich außerdem daran, dass die Kranken unaufhörlich mit feuchten Umschlägen behandelt werden sollten.[190] Welchen Status nun die Person hatte, die auf den Unterleib des Patienten drückte, wenn jener in der Wanne mit warmem Wasser saß, um somit den Abgang von Urin zu unterstützen, verrät Rufus nicht. Aufgrund des Umstands, dass hierbei der richtige Druck wichtig war, damit den Patienten keine zusätzlichen Schmerzen plagten,[191] ist es durchaus möglich, eine Person mit Erfahrung, also z. B. einen ärztlichen Gehilfen, anzunehmen. Wer den Patienten anschließend mit Öl einrieb und die Wachssalbe auftrug, ist nicht klar ersichtlich. Dagegen dürfte die Einführung eines kleinen Katheters bei einer Frau durch den Arzt getätigt worden sein.[192]

Ein Katheter war außerdem bei einem Blutsturz aus der Blase bei beiden Geschlechtern einzuführen.[193] Zusätzlich sollten kühlende Pflaster und Umschläge angewandt werden, die häufig zu wechseln waren.[194] Das thermische Gegenteil war bei Nierensteinen angebracht, denn hier mussten warme Umschläge ständig gewechselt werden, noch bevor sie kalt geworden waren.[195] Bei Nierenvereiterungen sollten die Patienten zudem unablässig mit warmen Schwämmen und Umschlägen ‚erhitzt' werden.[196] Das bei solch einem Leiden zusätzlich zu applizierende Klistier wird wiederum der Arzt gegeben haben,[197] so wie vermutlich den Einlauf aus Gerstenschleim und Milch. Die aber zu vermutende Hilfe zur Mobilisation in ein warmes Bad mag eher von anderen

---

187 Ruf. ren. ves. 3,34. Abhilfe haben Wachsalben geschaffen, erweichende sowie harntreibende Mittel und Klistiere, Schwitzbäder und Massagen (3,35). Außerdem sollte der Kranke mit Öl eingerieben werden (3,32).
188 Ruf. ren. ves. 6,6.
189 Ruf. ren. ves. 6,1–2. Des Weiteren litten sie unter Schlaflosigkeit und Erbrechen. Als eher selbstständige und mobile Kranke können diejenigen gelten, die unter ‚Gelbsucht' litten, auch wenn der Arzt diese täglich ebenso visitieren sollte, vgl. Rufus, Gelbsucht, 41; 46–47; 68–69 (ed. Ullmann).
190 Ruf. ren. ves. 6,3.
191 Ruf. ren. ves. 6,6–7.
192 Ruf. ren. ves. 6,9. Bei einem Penis lehnt Rufus das Einführen ab, da es die Schmerzen eher verstärken würde, als Nutzen brächte.
193 Ruf. ren. ves. 7,7.
194 Ruf. ren. ves. 7,2 (Pflaster); 7,7 (Umschläge).
195 Ruf. ren. ves. 3,16. Alternativ konnten sie mit einer wärmenden Vorrichtung zugedeckt werden, damit sie nicht so schnell auskühlten.
196 Ruf. ren. ves. 2,10 (und 2,14).
197 Ruf. ren. ves. 2,13.

Personen übernommen worden sein.[198] Hinsichtlich der Bewegung und Lebensführung war bei solchen Kranken darauf zu achten, dass sie sich nicht zu schnell bewegten, da dies dem Heilungsprozess abträglich war. Am besten sei es, dass der Patient sich gar nicht bewege, was natürlich eine bettseitige Grundpflege notwendig machte. Des Weiteren sollte er mit möglichst sanften Einreibungen, Bädern und Decken der Genesung zugeführt werden.[199]

Eine intensivere grundpflegerische Betreuung ist darüber hinaus bei an Blasengeschwüren Erkrankten anzunehmen, denn sie litten unter ständigen Schmerzen, Unruhe, Fieber, Schlaflosigkeit sowie körperlicher Auszehrung.[200] Für Linderung sorgten Wachssalben,[201] ein Sitzbad in warmem Wasser, das allgemeine Einreiben mit Salben und die Gabe eines Klistiers, bei der der Patient sich hinknien musste.[202] Inwieweit hierbei Unterstützung durch eine andere Person notwendig war, darüber gibt Rufus keine Information. Werden die starken Schmerzen des Kranken bedacht, mag eine Hilfestellung aber nicht unwahrscheinlich gewesen sein.

Im Fall von Blasensteinen ist es zumindest offensichtlich, dass jemand dem Arzt im Rahmen der Therapie assistierte. Bei der Untersuchung mit der Sonde, während der Arzt mit den linken Fingern möglichst tief im Anus des auf dem Rücken liegenden Kranken steckte und mit der rechten Hand die Blase abtastete, hatte jemand anderes, vielleicht ein Gehilfe, den Patienten in den Unterleib zu drücken, bis der Arzt auf den Stein traf.[203] Während der Einführung eines Katheters in die Harnröhre, um die festsitzenden Steine wegzustoßen, sowie beim anschließenden, stoßweisen Schütteln oder Hin- und Herdrehen kann ein Gehilfe vermutet werden.[204] Vor allem bei der zweiten Methode dürften mindestens zwei Personen notwendig gewesen sein, um einen ‚Schüttel-Effekt' zu erreichen. Darüber hinaus sollten die Kranken nicht im Stehen urinieren, da ansonsten ein Stein die Harnröhre verschließen konnte,[205] was wiederum deutlich einen ‚horizontalen' Ausscheidungsvorgang mit Hilfe einer Bettpfanne oder Urinflasche impliziert. Dagegen war der Kranke bei Blasenlähmung trotz Schmerzen im Bereich des Unterleibs tendenziell selbstständig und mobil, was sich einerseits an

---

198 Ruf. ren. ves. 2,20.
199 Ruf. ren. ves. 2,29. Das erzwungene Erbrechen, als zusätzliche Therapie (2,31), war vermutlich gleichfalls im Bett durchzuführen. Das Wechseln bzw. Anreichen des Brechbehältnisses und der zumindest für das Gesicht notwendigen Reinigungsutensilien dürfte also von einer den Kranken betreuenden Person vorgenommen worden sein. Bezüglich der Massagen lesen auch Thomssen/Probst 1994, 1284, bzw. Thomssen 1989, 93, dass sie teilweise von „anderen", wenn nicht vom Patienten selbst, durchgeführt wurden.
200 Ruf. ren. ves. 8,9–11. Des Weiteren spricht die anscheinend hohe Mortalität für eine intensive Betreuung.
201 Ruf. ren. ves. 8,13.
202 Ruf. ren. ves. 8,14–15.
203 Ruf. ren. ves. 9,7.
204 Ruf. ren. ves. 9,3.
205 Ebd. (Ruf. ren. ves. 9,3).

den verordneten Leibesübungen und Spaziergängen zeigt, und anderseits daran, dass zumindest manche Kranke sich selbst einreiben konnten.[206]

3.4 Krankenpflegetätigkeiten im Werk des Soran (bzw. Caelius Aurelianus)

Über das Leben des Soran von Ephesos ist wenig bekannt, auch beide Einträge unter ‚seinem' Namen in der byzantinischen Suda verraten wenig.[207] Als Arzt orientierte er sich an der methodischen ‚Schule' und praktizierte in Antiochia sowie Rom unter der Herrschaft der Kaiser Trajan und Hadrian.[208] Als Galen um etwa 178 n. Chr. sein Werk *de methodo medendi* schrieb, war er schon verstorben.[209] Soran verfasste mehrere griechischsprachige Werke über Medizin,[210] welche nur teilweise überliefert sind.[211] Ein Werk über Frakturen und Verbände ist ausschließlich fragmentarisch erhalten. Die Überreste enthalten keine direkten Informationen zu Tätigkeiten der Krankenpflege und die Beschreibung der Verbandstechniken ist zwar sehr detailliert, aber personenneutral formuliert,[212] so dass nicht zu erfahren ist, wer bei Behandlungen den Verband tatsächlich anlegte.[213] Daneben verfasste er Biographien über berühmte Mediziner,[214]

---

206 Ruf. ren. ves. 11,4–5; 11,11.
207 Suda, s. v. Σωρανός (Sp. 850). Für beide Personen ist die vermutete Identität nicht sicher nachzuweisen, siehe: Reus 2001, Sp. 739.
208 Kind 1927, Sp. 1113 f.; Meyer-Steineg 1928, 115; 119; 1965, 77 f., erwähnt nur Rom, denn ausgebildet worden sei er hauptsächlich in Alexandria. So auch: Ihm 2005, Sp. 822; Althoff 2014, 581.
209 Gal. meth. med. 1,7,5.
210 Meyer-Steineg 1928, 120; 1965, 80, meint, dass das Besondere an seinen Werken sei, dass er eine bis dahin nicht vorhandene „Exaktheit in der Trennung der einzelnen Krankheitsbilder" erreicht habe und daher „als erster Schöpfer einer brauchbaren Differentialdiagnostik" gelten könne. Daneben gehe er in der Krankenuntersuchung außerordentlich systematisch vor. Die Beurteilung durch die neuere Forschung ist gleichfalls positiv, wenn es dort heißt, dass die Bandbreite der behandelten Phänomene, bei geringer Zahl offensichtlicher Fehler, beachtlich sei und die Beschreibung der Therapie von hoher fachlicher Qualität und großer Humanität zeuge, siehe: Althoff 2014; und auch: Nutton 2013, 204 f.; 583. Außerdem sei Soran einer der besten Stilisten unter den (spät-)antiken Medizinern gewesen, siehe: Ihm 2005, Sp. 822.
211 Reus 2001, Sp. 739 f.: Keines der etwa 30 Werke sei frei von Fragmentierung oder Kontamination erhalten geblieben. Für einen kleinen Überblick hierzu, siehe: Ders. Sp. 740; ausführlich und inklusive der Überlieferungsgeschichte bei: Kind 1927, Sp. 1113–1130.
212 Sor. sign. Fract. 1–24; Sor. Fasc. 1–60.
213 Hier sollte Erwähnung finden, dass dies heutzutage in der Regel von Pflegekräften, Arzthelfern oder Sanitätern übernommen wird, in der Antike aber wahrscheinlich zur Grundausbildung des Arztes gehörte (siehe: Ali ibn Ridwan. Comm. Gal. Hipp. off. Med. S. 101 und vgl. Kap. 3.5) und von diesem zumindest manchmal selbst angelegt wurde. Hierzu vgl: Cael. Aur. chron. 3,127 (wobei es sich hierbei um das ‚simple' Abbinden nach einem Aderlass handelt). Laut dem von Kind 1927b, 237; 275, erstellten Index des CMG 4, werden Schüler (μαθηταί) nur in der ‚soranischen' Hippokrates-Biographie erwähnt (237), Hilfskräfte (ὑπηρέται) ausschließlich in der Gynäkologie (275).
214 Laut Kind 1927, Sp. 1115, war die „zehnbändige Geschichte der Medizin in Biographien der Ärzte, Darstellung der Sekten und Zusammenstellungen" sein „literarhistorisches Hauptwerk". So galt er zudem als Verfasser der für die Antike maßgeblichen Vita des Hippokrates, die dem Corpus Hippocraticum

laut Galen ein Werk über Pharmazie,[215] ein Werk über therapeutische Maßnahmen[216] und ein Buch über die Seele, in dem er ihre Unsterblichkeit bestreitet.[217] Sorans Werk über akute und chronische Krankheiten ist als lateinische Übersetzung im Werk des numidischen Autors Caelius Aurelianus überliefert.[218] Als Entstehungszeit der Übersetzung wird die erste Hälfte des 5. Jahrhunderts n. Chr. angenommen.[219] In der Forschung wird es mehrheitlich als eine lateinische Übersetzung des gleichnamigen Werks des Soran angesehen.[220] Dabei handelt es sich möglicherweise um eine eher ‚freie' Übertragung,[221] was sich formal schon daran zeigt, dass der Autor an mehreren Stellen sinngemäß informiert, dass es sich um das Werk des Soran handelt, des-

---

vorangestellt war, aber vermutlich irgendwann zwischen dem 2. und 6. Jahrhundert n. Chr. verfasst und ihm „vermutlich fälschlich" (Ihm 2005, Sp. 822) bzw. sekundär zugeschrieben wurde (Althoff 2014, 581).
215   Reus 2001, Sp. 740; Kind 1927, Sp. 1130, bewertet hierzu, dass Galen, der für die Methodiker „fast nur Spott" übrighabe, den „Meister" der Schule, also Soran, ernst nehme und aus dessen Pharmakologie zitiere.
216   Kind 1927, Sp. 1128, meint, dass das Buch „eine systematische Darstellung der Hilfsmittel der Krankenpflege" gegeben habe. Jedoch wird an den von ihm bei Caelius Aurelianus angegebenen Stellen nur der Titel des Werkes angegeben, aber nicht beschrieben, wer die Durchführung jener therapeutischen Hilfsmittel umsetzte: Cael. Aur. acut. 1,70; 3,13; chron. 1,141 (Aderlass); acut. 1,122 (Lagerung/räumliche Bedingungen); acut. 2,157 (nur Erwähnung, dass es aus Sorans Werk sei); acut. 2,25 (‚lockernde' Mittel); acut. 3,39 (Luftröhrenschnitt, aber ablehnend); acut. 3,81 (Öl-Bad); chron. 1,91 (Bad); 1,120 (‚zusammenziehende' Mittel); chron. 2,40 (Klistier); folgende Stellen werden von Kind angegeben, enthalten strenggenommen aber keine konkrete Erwähnung des Werkes: chron. 3,127 (Verband/Blutstillung); chron. 4,8 (Kritik/Erwähnung eines womöglich weiteren Werkes: *libris Responsionum*). Grundsätzlich stellt sich auch die Frage, ob alle hier erwähnten ‚Hilfsmittel', gerade Aderlass und Luftröhrenschnitt, wirklich zum ‚pflegerischen' Aufgabenbereich in der Antike gehörten und Kinds Wertung nicht eher den Status quo seiner Zeit widerspiegelt. Leider ist die vermutliche Übersetzung durch Muscio nicht erhalten, so dass hier nicht überprüft werden kann, ob die Maßnahmen vom Arzt selbst durchgeführt worden waren, oder ob er sie eher delegiert hat.
217   Tert. de anima, 6,6–7 (Ablehnung der Unsterblichkeit); 8,3 (Zitat); 15,3; 25,5; 44,2 (Erwähnung); was jedoch seiner medizinischen Autorität im Meinungsbild des Tertullian keinen Schaden zufügte: Tert. de anima 6,6: *Methodicae Medicinae instructissimus auctor*; Reus 2001, Sp. 740; Kind 1927, Sp. 1115, weist daraufhin, dass Sorans philosophische Schrift über die Seele eine der Hauptquellen für Tertullians *de anima* bildete, so auch: Ihm 2005, Sp. 822.
218   Kind 1927, Sp. 1126; Meyer-Steineg 1928, 115; 1965, 77; Reus 2001, Sp. 740; Ihm 2005, Sp. 822; Althoff 2014, 581.
219   Wellmann 1897, Sp. 1256; Fischer 2005, Sp. 182; Meyer-Steineg 1928, 164; 1965, 112 (am Ende des 5. Jahrhunderts).
220   Kind 1927, Sp. 1126; Meyer-Steineg 1928, 115; 164; 1965, 77; Reus 2001, Sp. 740; Ihm 2005, Sp. 822; Althoff 2014, 581; Wellmann 1897, Sp. 1257, meint darüber hinaus, dass seine Leistung bzw. literarische Tätigkeit darin bestehe, die „gesamten Werke des Soran, des berühmten Vertreters der methodischen Schule, den Lateinern zugänglich" gemacht zu haben. Außerdem sei von den Erstdrucken (1529 u. 1533) bis zum Ende des 18. Jahrhunderts das Werk von den frühneuzeitlichen Medizinern aufgrund seiner ‚wissenschaftlichen' Ausführlichkeit hochgeschätzt worden, siehe auch: Fischer 2005, Sp. 182 f.
221   Kollesch meint im Vorwort zur Quellenedition von Pape 1990, 5, dass die lateinische Übersetzung dem griechischen Original weitgehend entspreche; eine Meinung, die sie 1997 in einem Aufsatz verfestigt und genauer ausführt, siehe: Kollesch 1997, 19–25; Althoff 2014, 581, schreibt von „Bearbeitung/Übersetzung"; Nutton 2013, 199 f., hält das Werk hingegen für eine ‚redaction' und nicht für eine Übersetzung; wie eng sich Caelius Aurelianus an Sorans Original anlehne, sei umstritten.

sen Übertragung er ins Lateinische unternommen habe.[222] Doch ob die Passagen, die fast jedes Kapitel beschließen und eine Kritik an den ‚falschen' Therapievorschlägen der medizinischen Vorgänger des Soran beinhalten, schon von ihm verfasst wurden,[223] oder ob es sich um eine genuine Leistung des spätantiken Übersetzers handelt,[224] ist – da das griechische Original verloren ist – nicht mehr sicher festzustellen.[225]

Davon unabhängig werden in dieser Arbeit die dem Soran attestierten Passagen als repräsentativ für die methodische Medizin und ihre Hilfsmittel im 2. Jahrhundert n. Chr. angesehen.[226] Hierbei wurde von den methodischen Medizinern die Behandlung der akuten von der der chronischen Erkrankungen unterschieden. Laut Caelius Aurelianus oder Soran hat erst Themison von Laodikeia, der Begründer der methodischen Schule,[227] im 1. Jahrhundert v. Chr. die Behandlungsmethoden für chronische Krankheiten grundlegend niedergeschrieben. Das vorhergehende Schweigen begründet Caelius Aurelianus damit, dass die meisten Ärzte entweder die Behandlung der langwierigen Erkrankungen für aussichtslos bzw. für unheilbar hielten oder sie der Meinung waren, dass solch eine Therapie in den Zuständigkeitsbereich eines *aliptes* gehöre.[228] Dieser Trainer oder Masseur, wohl am ehesten mit dem heutigen Physiotherapeuten zu vergleichen, wird in den soranisch-aurelianischen Büchern über die chronischen Krankheiten häufig als Therapeut erwähnt. Bedenkt man den langfristig rehabilitierenden Charakter, den auch noch heute eine solche Therapie bei chronischem Leiden hat, ist dies keine Überraschung. Bei akuten Fällen war, ganz allgemein gesprochen, die Bewegungstherapie jedoch meist kontraindiziert. In vielen Fällen war eher Bettruhe oder gar eine Fixierung notwendig. Die Unterstützung von menschlichen Grundbedürfnissen bei ersterer oder die Umsetzung der zweiten sowie die Assistenz bei medizinischer Therapie oblag bei akuten Krankheiten also eher nicht einem *aliptes,* sondern vermutlich den Medizinschülern, den Arzthelfern und den meist nicht erwähnten Pflegekräften. Aus diesem Grund werden im Folgenden die krankenpflegerischen Handlungen – obwohl sie sich bei beiden ‚diametralen' Krankheitsbildern teilweise gleichen – getrennt behandelt.

---

222   Cael. Aur. acut. 2,8: *Soranus uero, cuius haec sunt, quae latinizanda suscepimus.*
223   Dieser Meinung: Wellmann 1897, Sp. 1257. Hierauf mag des Weiteren folgende Passage hinweisen: Cael. Aur. acut. 2,121.
224   Folgende Passage mag dafür Zeuge sein: Cael. Aur. acut. 3,171.
225   Vgl. Kollesch 1997, 20.
226   Hiermit ist die ‚Methodische Schule' im Verständnis des Soran gemeint. Dass es noch andere Methodiker gab, wie z. B. Themison, an dem sich Soran oder Caelius Aurelianus mehrmals in dem Werk ‚abarbeitet', siehe z. B.: acut. 2,44; 2,232; 3,173/174 (nicht wirklich Kritik, aber Nachweis, dass Themison ein Methodiker war); chron. 1,140; 2,215.
227   Cel. proöm. 1; Ihm 2005b, Sp. 849; Nutton 2013, 193.
228   Cael. Aur. chron. Praef. 3. Zum Aspekt der fehlenden Therapieansätze für chronische Krankheiten in der ‚althippokratischen' Medizin, siehe Kudlien 1967, 122 ff.

3.4.1 Krankenpflegetätigkeiten in der Schrift über akute Krankheiten

3.4.1.1 Beobachtung und Kontrolle

Der erste große Block potenziell krankenpflegerischer Aufgaben, der bei der Behandlung von chronischen Krankheiten eine relativ untergeordnete, dafür aber eine um so wichtigere Rolle bei akut verlaufenden Erkrankungen spielte, ist das elementare Feld der Kontrolle und Beobachtung des Patienten, wenn der Arzt nicht anwesend war. Besonders wichtig war dies bei Patienten, die sich durch sogenannte ‚geistige Verwirrung' kontraindiziert zum Prozess ihrer Genesung verhielten. Eine erste durchaus kurios anmutende Erkrankung, die bei Caelius Aurelianus erwähnt wird, bei der die Kontrolle der Kranken als wohl wichtigste krankenpflegerische Aufgabe anzusehen ist, war die Satyriasis, also eine heftige Begierde nach Geschlechtsverkehr. Als Ursache für solch eine ‚abnorme' Libido sieht er primär eine Überdosierung von pharmakologischen Getränken, die die sexuelle Lust anregen sollten.[229] Die Kranken wurden nun aber von einer dauerhaften Lust gequält und die Ejakulation bzw. der Orgasmus, Frauen seien in gleicher Weise betroffen gewesen,[230] brachte nur eine kurzzeitige Linderung und führte im Gegenteil recht schnell wieder zu starken Erregungen.[231] Entsprechend musste die betreuende Person durch das Festhalten der Glieder den oder die Kranke(n) daran hindern, sich an den Sexualorganen anzufassen.[232] Bei weiblichen Patienten war zusätzlich ein mit warmem Öl übergossenes Zäpfchen von einer weiblichen Hand in die Vagina einzuführen.[233] Daneben hatten die Patienten wach und still in einem warmen Raum zu liegen. Die betreuende Person sollte außerdem dafür Sorge tragen, dass niemand den Raum unnötig betrat, vor allem nicht junge Frauen und Knaben, da sonst die sexuelle Begierde der Kranken wieder geweckt werden könnte.[234]

Ein weiterer Zustand, der aus Menschen temporär Verwirrte und ‚Geisteskranke' machte, war das Fieberdelirium. Analog zu den weiter oben bereits behandelten Be-

---

229 Cael. Aur. acut. 3,175/176.
230 Cael. Aur. acut. 3,178. Die Beschreibung der öffentlichen, prostitutionsgleichen Selbstdarbietung der erkrankten Frauen hat durchaus eine moralisierende Komponente und kann als misogyn interpretiert werden.
231 Cael. Aur. acut. 3,177.
232 Cael. Aur. acut. 3,180/181. Auf sie sollte dazu noch in warmem Öl ausgedrückte Wolle aufgebracht werden.
233 Cael. Aur. acut. 3,184. Dies mag ein Hinweis auf die als Gynäkologinnen arbeitenden Hebammen sein (vgl. Sor. gyn. 3,3; bzw. in diesem Text: Anfang des Kap. 3.4.3); vielleicht wurde hiermit aber auch nur eine ‚einfache' Pflegerin oder Haushaltssklavin beauftragt.
234 Cael. Aur. acut. 3,180/181. Ein Aderlass durch den Arzt vermochte ebenfalls zu helfen, anschließend war der Körper einzusalben und das Gesicht zu waschen (acut. 3,182). Hierbei muss bedacht werden, dass während der Salbung und Waschung, um den Patienten an der Selbstbefriedigung zu hindern, zumindest zwei Personen anwesend sein sollten. Klang das Leiden sodann ab, sei das Herumtragen und ein Vollbad in Öl oder warmem Wasser dienlich gewesen (acut. 3,184/185).

schreibungen des Celsus[235] waren hier ebenfalls Kontrolle und Beobachtung die wichtigsten medizinisch-pflegerischen Aufgaben. Ein solch anhaltendes Fieberdelirium war laut Caelius Aurelianus die Phrenitis.[236] Die Notwendigkeit einer engmaschigen Kontrolle der hieran Erkrankten ergibt sich aus dem Umstand, dass sie sich oft ‚im Verborgenen' aus dem Fenster gestürzt hätten. Der Suizidgefahr sollte damit begegnet werden, dass der Patient in einem Raum mit hoch liegenden Fenstern untergebracht wurde.[237] Zusätzlich zu den räumlichen Vorschriften[238] war eine engmaschige Kontrolle des Patienten ebenso unerlässlich, die sich unter anderem durch kommunikative Betreuung zeigt, wenn die ‚Wahnvorstellungen' des Patienten durch ‚Diener' mit Hilfe von geschickter verbaler Interaktion abgemildert wurden.[239]

Schlug die verbale Strategie fehl und sprang der Patient voller Wut vom Bett auf, mussten sehr viele Helfer den Patienten möglichst sanft zurückhalten.[240] Waren sie nicht verfügbar, musste der Patient fixiert bzw. mit Binden gefesselt werden.[241] Dass der Arzt die Fixierung nicht alleine vornehmen konnte, ist offensichtlich, da aus der akuten Situation abgeleitet werden kann, dass während jemand die Fesseln vorbereitete und anlegte, zumindest eine bis zwei Personen den erregten Patienten mit körperlicher Kraft festhalten mussten. Aus der Fixierung wiederum ergibt sich, dass jemand den Kranken währenddessen in seinen Grundbedürfnissen zu unterstützen hatte. Wenn er krankheitsbedingt einen trockenen Mund aufwies, was eine geschulte Beobachtung voraussetzt, sollten mit einem in warmes Wasser getauchten Schwamm nach und nach die ausgetrockneten Partien angefeuchtet werden.[242] Außerdem war es wichtig, dass der Betreuende den äußeren Zustand des Patienten erkennen konnte,

---

235 Siehe: Kap. 3.1.2 (Beobachtung und Kontrolle).
236 Die mit Fieber, Schüttelfrost, Irrreden und Angst einhergehende Erkrankung gehörte den Symptomen nach zu den ‚Geisteskrankheiten', obwohl sich das Wort vom Zwerchfell ableitet, siehe: Leven/Stamatu 2005, Sp. 700 f.
237 Cael. Aur. acut. 1,58.
238 Cael. Aur. acut. 1,58/59.
239 Cael. Aur. acut. 1,64. Ähnlich verhält es sich mit den ministri, die bei einer durch Phrenitis verursachten Geistesverwirrung durch eine Waschung mithelfen sollten, so dass der Patient sich beruhigte; siehe: acut. 1,72.
240 Cael. Aur. acut. 1,65. Auch hier ist nicht klar ersichtlich, ob es die Diener des Patienten waren oder ob das ad remedium ministris andeutet, dass es sich um die vom Arzt mitgebrachten Helfer handelte, die in den Quellen gleichfalls als ministri bezeichnet werden. Wenn nun die Lesart von alternierenden Bezeichnungen für dieselbe Personengruppe aus literarisch-ästhetischen Gründen des Autors ausgeschlossen wird, dann mag die Lesart, es handele sich bei den servientes tatsächlich um die Sklaven des Patienten und bei den ministri um Arzthelfer, plausibel sein. Dass es sich jedoch um dieselbe Personengruppe handelt, dafür spricht nicht die akute Situation, denn wenn der betreuende Diener verbal erfolglos war, konnten natürlich anwesende Arzthelfer unterstützen, aber auch herbeieilende Haushaltssklaven.
241 Cael. Aur. acut. 1,65. Wobei darauf zu achten war, dass die Stellen der Umschnürung vorher mit Wolle oder Kleidungsstücken umwickelt wurden, um eine Schwellung und zu großen Druck zu verhindern.
242 Cael. Aur. acut. 1,66. Dies musste mit Vorsicht getan werden, da die Kranken den Behandelnden in ihrer Verwirrung oftmals in die um den Schwamm gelegten Finger bissen.

also ob die weiteren Maßnahmen der Wärmetherapie[243] zum erwünschten Abbau der körperlichen ‚Straffung' bzw. ‚Zusammenschnürung' beitrugen oder gar Gegenteiliges bewirkten.[244] Von entscheidender Bedeutung war, dass der Arzt zeitnah darüber informiert wurde. Hatte sich der körperliche Zustand nämlich ins Gegenteil verkehrt, kam es zu Durchfall und Schweißausbrüchen, weshalb dann die mittleren Partien des Körpers mit frischem, kaltem Öl einzureiben waren. Der bei der Behandlung entstehende Schweiß war mit einem weichen Schwamm abzuwischen.[245] Des Weiteren hatte ein Patient, der unter der ‚Straffung' litt, viel zu trinken und wenig, wenn die Lockerung zu groß war.[246] Hier muss bedacht werden, dass jemand dem Kranken, vor allem falls er während des Anfalls fixiert war, die Flüssigkeit anreichen oder gar eingeben musste sowie die Reste des Durchfalls zu entsorgen und den Patienten zu reinigen hatte.

3.4.1.2 Betreuung und Hilfestellung

Die Hilfestellung bei der Nahrungsaufnahme ist zudem bei an Symanche[247] Erkrankten, die unter regelmäßigen Schluckbeschwerden litten, notwendig gewesen. Damit der Patient bei Kräften blieb – die ersten drei Tage sollte er nämlich fasten und Bettruhe einhalten[248] – musste tröpfchenweise Met in seinen Rachen eingeflößt werden.[249] Dass dies grundsätzlich ein mühsames Unterfangen voller Unterbrechungen war, bestätigt Caelius Aurelianus bei der Beschreibung der Therapie eines an Lethargie[250] Erkrankten.[251] Hier musste sogar beim Schluckvorgang teilweise nachgeholfen[252] oder mit einem Löffel ein wenig flüssige Nahrung eingegeben werden, wobei gleichzeitig aufgrund der Kiefererschlaffung das Kinn mit einer Hand hochzuhalten war, damit

---

243 Cael. Aur. acut. 1,66/67. Als Bedingung hierfür gibt er eine Pulsentwicklung beim Patienten an, bei der die Amplitude des Herzschlags von dicht, aber schwach zu einer niedrigen Zahl wechselte. Doch um dies bewerten zu können, brauchte der Ausführende die nötige medizinisch-pflegerische Erfahrung oder jemanden, der solch eine Entwicklung beurteilen konnte, zumindest um den Arzt über die Pulsentwicklung unterrichten zu können. Die tatsächliche Diagnose und Therapieanordnung wurden dann freilich vom Arzt getroffen.
244 Cael. Aur. acut. 1,69.
245 Cael. Aur. acut. 1,68.
246 Cael. Aur. acut. 1,69.
247 Entzündung des Rachens ohne Schwellung, die trotzdem Erstickungsanfälle verursacht hätte, siehe: Konradi 1831, 207.
248 Cael. Aur. acut. 3,12. Daneben waren eine sanfte Gliedermassage, Wärmebehandlung mit Öl, also vermutlich eine Einreibung, und das Auflegen von mit warmem Öl gefüllten Blasen angesagt, also Tätigkeiten, die in den Aufgabenbereich von Pflegekräften fallen könnten: 3,11/12.
249 Cael. Aur. acut. 3,14.
250 Die ‚Betäubung' oder Niederdrückung (‚pressuram', siehe: Georges 2013, Sp. 3831 f.) des Körpers, wurde von Fieber begleitet (acut. 2,4) und war für ihn eine Komplikation der Phrenitis (acut. 2,2).
251 Cael. Aur. acut. 2,18.
252 Cael. Aur. acut. 2,28/29.

das Eingeflößte nicht aus dem Mund zurücklief, bevor es vom Patienten heruntergeschluckt werden konnte.[253] Auch bei der Behandlung der mit der Lethargie verwandten Starrsucht *(katalepsis)*[254] sollte langsam Flüssigkeit oder Met eingegeben werden.[255]

Ähnlich verhielt es sich mit Menschen, die unter einem Schlaganfall litten. In solch einem Fall musste eine Met-Wasser-Mischung behutsam in den Rachen geträufelt werden. Außerdem waren ebenfalls Überwachung und Beobachtung des Kranken notwendig – wenn vielleicht auch weniger intensiv als bei einem geistig Verwirrten. Oft ging die Kontrolle mit einer engmaschigen Betreuung einher, die gleichzeitig medizinisch-pflegerische Therapie enthielt. So sollten die Glieder von Schlaganfallpatienten mit sanfter Berührung umschlossen gehalten werden. Dies stellt einerseits eine Form der Fixierung dar, musste anderseits von mehreren Personen gleichzeitig durchgeführt werden, gerade wenn eine andere Person, nachdem der Körper des Patienten mit gereinigter Wolle belegt worden war, eine Wärmebehandlung mit Öl durchführte. Schließlich war das Gesicht mit einem in warmem Wasser ausgedrückten Schwamm zu behandeln.[256] Wenn der Anfall abklang, sollte der Patient in ein Bad aus warmem Öl oder in ein Wasser-Öl-Gemisch eintauchen.[257] Zudem ist es hier möglich, dass beim Ein- und Aussteigen eine Hilfestellung durch mehrere Personen notwendig sein konnte. Speziell für den Fall, dass der Patient Lähmungen des Bewegungsapparates zurückbehalten hatte, war eine Unterstützung sehr wahrscheinlich erforderlich. Die Nachsorge der Folgeschäden zählt für Caelius Aurelianus zu den chronischen Krankheiten.[258]

Beim Auftreten eines Spasmos, des Krampfanfalls, hielten sich ebenfalls mehrere Personen im Raum auf, die sich zusammen um den Patienten zu kümmern hatten. Ähnlich wie beim Schlaganfall waren die Glieder durch das Umschließen mit Händen zu erwärmen, während der austretende Schweiß mit warmen Tüchern regelmäßig abgewischt werden musste, weil sonst der Körper abzukühlen drohte.[259] Bei der Nahrungsaufnahme war Flüssigkeit zu bevorzugen, jedoch medizinisch-pflegerische Erfahrung notwendig, da das durch die Spastik verursachte ‚Verklemmen' der Zähne mit den Fingern leicht geöffnet werden musste. Nun verbietet Caelius Aurelianus jedoch die angeblich ansonsten von vielen Ärzten verwendeten Holzkeile, weshalb es wahrscheinlich war, dass zumindest zwei Personen mit der Nahrungsaufnahme beschäftigt

---

253 Cael. Aur. acut. 2,31.
254 Cael. Aur. acut. 2,56.
255 Cael. Aur. acut. 2,79.
256 Cael. Aur. acut. 3,58. Nach drei Tagen war die Wärmebehandlung so ähnlich zu wiederholen: 3,59.
257 Cael. Aur. acut. 3,60.
258 Cael. Aur. acut. 3,60. Was ein Hinweis auf die Bewegungstherapie durch einen *aliptes* sein kann, wenn das Proömium zur Schrift über die chronischen Krankheiten (chron. 1,3.) mitgedacht wird.
259 Cael. Aur. acut. 3,76. Dies würde sonst die permanente Wärmebehandlung aus aufgelegten warmen Tüchern oder Säckchen mit gerösteten Samen oder mit warmem Öl gefüllten Blasen konterkarieren. Daneben war absolute Ruhe zu halten sowie mit warmem Öl übergossene Wolle aufzulegen und die anscheinend verkrampften Hals- und Wangenmuskeln, der Nacken sowie die Gesäßmuskeln mit warmem Öl zu übergießen.

waren, nämlich eine, die eingab und eine, die die Zähne auseinander hielt.[260] Es konnte vorkommen, wie bei den verwandten Erkrankungen Phrenitis und Starrsucht, dass in dem Moment, in dem die Patienten die Zähne wieder aufbekamen, sie verdickte Flüssigkeit aus dem Mund beförderten.[261] In dem Zusammenhang litten manche Patienten wiederum unter Blähungen und Diarrhö.[262] Die Hilfestellungen bei solch einem pathologischen Ausscheidungsverhalten,[263] genauso wie jene beim für das Abklingen des Anfalls förderlichen Bades, sind deutlich als krankenpflegerische Tätigkeit zu erkennen.[264]

Aus den Beschreibungen zur Behandlung eines an Tollwut Erkrankten ist gleichfalls eine permanente Betreuung ersichtlich, da zuerst einmal der Patient, bis Linderung eintrat, wachgehalten werden sollte. Wie dies zu erreichen war, darüber schweigt Caelius Aurelianus, aber er verordnet als erste Maßnahme eine Gliedermassage und – wenn der Patient krampfte – eine Wärmebehandlung.[265] Da Tollwutpatienten seiner Ansicht nach unter Hydrophobie leiden konnten, schlägt er vor, die Tränkung der Wolle nicht im Krankenzimmer, sondern außerhalb durchzuführen; was – wird die notwendige ständige Betreuung bedacht – ein Hinweis auf mehrere anwesende Personen ist.[266] Damit der richtige Zeitpunkt für die Flüssigkeits- und Nahrungsaufnahme bestimmt werden konnte, war mit Hilfe eines unverbindlichen Gespräches der Patient auf Hydrophobie zu überprüfen. Wurde er wütend und aggressiv, sei die Aufnahme entsprechend zu unterlassen.[267] Doch ob der Arzt dies nun selbst unternahm oder es

---

260 Cael. Aur. acut. 3,77.
261 Beim Brechdurchfall empfiehlt Caelius Aurelianus (acut. 3,198/199) allgemein eine sanfte aber eindrückende Massage der Glieder, welche anschließend so bandagiert werden sollten, dass ein moderater Druck auf sie ausgeübt wurde. Damit aber keine Gefahr von zu hohem und dauerhaftem Druck ausging, mussten die Bandagen öfters gewechselt werden. Daneben waren auf den Bereich des Magens ununterbrochen Schwämme aufzulegen. Falls die betreuende Person starke Schmerzen und Krämpfe beim Patienten wahrnahm (acut. 3,200), sollte anstatt der kalten Schwämme ein Linderungsmittel und reine Wolle aufgelegt werden oder die Magengegend mit warmem Öl übergossen. Die Glieder waren sodann mit Wolle und warmen Tüchern zu umwickeln.
262 Cael. Aur. acut. 2,74 (und 2,73: Verwandtschaft der verschiedenen Erkrankungen).
263 An anderer Stelle gibt Caelius Aurelianus (acut. 3,222) detaillierte Informationen darüber, was bei Durchfall grundsätzlich zu tun war: Der Kranke sollte ins Bett gebracht werden, um dort Ruhe zu halten und zu fasten. Zusätzlich waren zusammenziehende Packungen auf die Gesäßbacken, den Bauch und die Schamregion anzubringen. Wer die Ausscheidungen entsorgte bzw. dem Patienten half sich zu reinigen und sich um das Auswechseln des Nachttopfes zu kümmern hatte, falls das Haus keinen eigenen Abort besaß, dazu wird leider nichts verraten.
264 Cael. Aur. acut. 3,81/82. Neben den obligatorischen Speisen sollte der Patient mit einer Wachssalbe und einem weiteren Bad behandelt werden.
265 Cael. Aur. acut. 3,126. Sie bestand aus Wolle oder Tüchern, auf dem Höhepunkt des Anfalls mit dem Zusatz von warmem Öl sowie dem Herumtragen in einer hängenden Liege oder einem Tragesessel, siehe auch: 3,130.
266 Cael. Aur. acut. 3,126.
267 Cael. Aur. acut. 3,128. Hier vermochte ein kleiner Trick Abhilfe zu verschaffen, indem der Patient durch einen angebohrten Tonkrug nur so langsam Flüssigkeit abbekam, dass er dabei den Inhalt des Bechers optisch nicht wahrnam. Notfalls sollten sogar die Fensterläden geschlossen werden.

Aufgabe der *ministri* war, ist aus der Quelle nicht sicher zu eruieren. Die Helfer mussten in dem Kontext für ihre (nicht weiter spezifizierte) Aufgabe allerdings sehr gut geeignet sein, was für Caelius Aurelianus vor allem bedeutet, dass sie schweigsam und nicht schwatzhaft waren, da Erregung und Wut für die Linderung des Leidens kontraindiziert waren. Trotzdem gehörte die Kommunikation mit dem Kranken zu ihren Aufgaben. Durch Gesprächsführung sollten sie ihn von seinen Wahnvorstellungen abbringen.[268] Für den Fall, dass der Anfall nachließ und eine Erholungskur für den Patienten anstand, war eine Betreuung oder gar Kontrolle sinnvoll, denn damit es nicht zu einem Rückfall kam, musste der Kranke daran gehindert werden zu baden oder Wein zu trinken.[269]

Eine weitere Erkrankung, bei deren Therapie permanente Betreuung und Kontrolle notwendig waren und der behandelnde Arzt Assistenten benötigte, war der Darmverschluss. So hatte sich der Patient bei Ruhe und Stillschweigen drei Tage der Speisen und des Schlafes zu enthalten bis der Anfall nachließ. Während jener Phase war zusätzlich mit den Händen eine sanfte Erwärmung der Glieder durchzuführen und die schmerzenden Stellen waren zusätzlich mit wärmenden Mitteln, wie erwärmten Leinentüchern oder Wolle, zu belegen. Auf dem Höhepunkt sollte sodann eine Wärmebehandlung mit Öl erfolgen.[270] Dass das Öl maximal leicht verrieben,[271] aber nicht mit einer Massage kombiniert werden durfte, ist aus der Passage ersichtlich, in der Caelius Aurelianus die Therapieansätze seiner Vorgänger kritisiert. So hatte wohl Asklepiades persönlich eine lange und intensive Öl-Massage der erkrankten Partien verordnet,[272] was für eine akute Krankheit nach dem Theoriekonzept des Soran jedoch unpassend war, denn er betrachtet die Massage als ein Heilmittel für chronische Krankheiten.[273]

---

[268] Cael. Aur. acut. 3,129. Dass sie in dem Rahmen zudem die Klärung der Hydrophobie übernehmen könnten – vor allem, falls sie in der Kommunikation mit geistig Verwirrten geschult waren – erscheint durchaus plausibel.
[269] Cael. Aur. acut. 3,132.
[270] Cael. Aur. acut. 3,146/147. Der Körper sei ununterbrochen mit warmem Öl zu behandeln. Dies erforderte eine gewisse Erfahrung und Geschick, denn sobald das Öl eingezogen war, sollte gleich wieder neues aufgegossen werden.
[271] Cael. Aur. acut. 3,147: *iugiter foueri oleo*, also: erwärmen, hegen, pflegen. Eventuell war das Öl aber tatsächlich einfach nur einziehen zu lassen, ohne dass es pflegend verrieben wurde.
[272] Cael. Aur. acut. 3,167.
[273] Cael. Aur. acut. 3,168/169. Weiterhin wird Asklepiades von Caelius Aurelianus dafür kritisiert, dass er ein Öl-Bad ohne genaue Zeitangabe als Maßnahme anordnete, obwohl ein Bad nur beim Abklingen des Anfalls das Auflösen der Krankheit förderte. Inwieweit der Patient beim Baden Hilfestellung benötigte, dazu schreibt er nichts, siehe: acut. 3,152.

3.4.1.3 Frottieren und Salbung, Mobilisation und Lagerung

Nun war Soran, nach Caelius Aurelianus Übersetzung, auf den ersten Blick selbst nicht ganz konsequent bei seinen Empfehlungen für die Anwendung ‚der Massage'. Dies mag möglicherweise daran liegen, dass er bei dieser mechanischen Therapiemethode vermutlich verschiedene Varianten oder Schweregrade unterschied, was sich aus dem Umstand ergibt, dass er nicht nur bei chronischen Erkrankungen, sondern recht häufig, ähnlich wie Celsus, die Massage auch bei akuten Verläufen empfiehlt. Ein deutliches Beispiel ist hier der oben schon kurz angesprochene Zustand der ‚Lethargie'. In dem Kontext erwähnt er die Maßnahme dreimal als eine sinnvolle Therapieanwendung in Kombination mit einer Wärmebehandlung.[274] Entscheidend hierbei dürften allerdings zwei Punkte sein, nämlich einerseits die Umsetzung und anderseits der verwendete Terminus. So war bei der Durchführung auf die Intensität der Massage zu achten, da sie jedes Mal ‚leicht' *(blandus)* sein sollte. Passend zum Aspekt der Umsetzung ist der feine Unterschied in der verwendeten Bezeichnung. Entsprechend schreibt Caelius Aurelianus bei den drei Beispielen immer von *frictio*, also dem Reiben oder Frottieren. Die Massage, welche bei chronischen Krankheiten angewandt werden sollte, bezeichnet er hingegen als *defricato*.[275] Unter dieser versteht er möglicherweise ein stärkeres Abreiben im Sinne einer klassischen Massage,[276] welche wahrscheinlich i. d. R. die Aufgabe eines *aliptes* war.[277]

Dagegen sei die weiter oben ebenfalls schon erwähnte, mit der Lethargie verwandte Starrsucht[278] nicht mit leichten Massagen zu behandeln. Hierbei setzte er auf Wärmetherapie mit Hilfe von Öl und Wachssalben, Schwämmen und Umschlägen sowie einem Ganzkörperbad.[279] Dass die Wärmebehandlungen mit Umschlägen, Ölguss und Einreibung bzw. Salbung durchaus genauso von hinzugezogenen Helfern durchgeführt wurden, bestätigt er im Kontext der oben schon aufgezeigten personalintensiven Behandlung des Fieberdeliriums.[280]

---

274 Cael. Aur. acut. 2,27; 2,29; 2,30. Damit keine kontraindizierte Abkühlung stattfand, mussten zudem die zum Schwitzen gebrachten Partien abgewischt werden.
275 Cael. Aur. acut. 3,168. Hier darf nicht verschwiegen werden, dass er eine solche Unterscheidung nicht konsequent durchführt, da er bei der Lungenentzündung (acut. 2,149) von *defricatione* schreibt, wenn auch von einer ‚milden oder ruhigen'.
276 Zugegebenermaßen kann *fricare* natürlich auch ‚abreiben' bedeuten, doch die Vorsilbe *de-* verstärkt den Abrieb nochmals. Dass es ihm vermutlich tatsächlich um einen Unterschied in der Intensität ging, wird zudem durch das schon erwähnte Betonen der ‚leichten Massage' bestärkt, was außerdem durch das nicht konsequente Einhalten des vermuteten feinen terminologischen Unterschieds angezeigt ist, siehe: vorangehende Fußnote.
277 Das Herumtragen des Kranken in einer weichen und hängenden Liege dürfte von den Hausklaven durchgeführt worden sein, siehe: Cael. Aur. acut. 2,31.
278 Cael. Aur. acut. 2,56.
279 Cael. Aur. acut. 2,79–81.
280 Cael. Aur. acut. 1,91.

Bei pneumologischen Erkrankungen wurde ebenfalls primär Wärme als Therapeutikum eingesetzt. Im Fall einer Entzündung der Pleura finden sich die obligatorischen warmen, aber dieses Mal auch feuchten Umschläge sowie die in warmem Öl ausgedrückte Wolle, die auf dem Höhepunkt des Anfalls aufgelegt werden sollte,[281] und – falls eine Blutabnahme nötig war – eine Einsalbung.[282] Sie wird vermutlich aufgrund des Kontexts im Haus des Patienten durchgeführt worden sein, ob man hierfür jedoch extra einen professionellen Einsalber *(aliptes)* beauftragte, mag bezweifelt werden, gerade da solch lockere Einsalbungen zum Aufgabenbereich des Krankenpflegepersonals gehört haben könnten. Dagegen mochte die Ganzkörpersalbung[283] beim Abklingen der Krankheit von einem *aliptes* ausgeführt worden sein.[284] Im Falle einer Lungenentzündung war die Erwärmung mit Tüchern und das Auflegen von in warmem Öl getauchter Wolle auf den Brustkorb sowie zwischen den Schulterblättern angebracht, doch zudem eine ‚milde' Gliedermassage indiziert. Daneben musste bei solchen Patienten als klassisch-krankenpflegerische Aufgabe auf die Lagerung mit leicht zurück geneigtem Brustkorb geachtet werden und darauf, dass sie bei einem Anfall wachzuhalten waren.[285] Erst wenn er nachließ, durfte der Kranke schlafen. Zuvor war ihm der Mund auszuspülen und anschließend warmes Wasser zu trinken zu geben.[286]

Solch grundlegenden Aufgabenbereiche finden sich darüber hinaus gehäuft bei der Behandlung der sogenannten ‚Herzkranken'.[287] So beginnt Caelius Aurelianus seine Therapieanweisungen mit detaillierten Beschreibungen, wie der Patient zu lagern war. Die Bettunterlage sollte weder zu hart, weil dies zu Schlaflosigkeit führe, aber auch nicht zu weich sein, da sonst der Körper zu sehr einsinken würde, was schlecht für die erwünschte Abgabe der Körperwärme sei.[288] Damit die Hitze gut abfloss bzw. der Patient auf einem kühlen Platz im Bett gelagert werden konnte, war er regelmäßig von einer auf die andere Seite zu bewegen, wobei gleichzeitig die nicht benutzte Seite des Lakens glattgestrichen werden konnte. Denn durch eine Mobilisation in ein anderes Bett bekämen solche Kranke Ohnmachtsanfälle, da schon geringe Bewegung die

---

281 Cael. Aur. acut. 2,103. Dagegen scheint Hippokrates in solch einem Fall lieber mit einem großen, in heißem Wasser ausgedrückten und eingewickelten Schwamm im Sinne einer lokalen Wasserdampftherapie gearbeitet zu haben, siehe: acut. 2,113.
282 Cael. Aur. acut. 2,105.
283 Cael. Aur. acut. 2,124.
284 Cael. Aur. acut. 1,91. Dass beim Abklingen des Deliriums im Rahmen der Nachsorge alle krankenpflegerischen Aufgaben, also Herumtragen, Einsalben und Baden, im Verbund ausgeführt werden konnten, spricht weder für noch gegen eine der oben erwähnten Gruppen. Entscheidend ist für den Autor, dass eine enge Begleitung und Betreuung sichergestellt waren, damit den Nachwirkungen der Geistesverwirrung weiterhin mit ‚Gesprächstherapie' begegnet wurde, siehe: acut. 1,97/98.
285 Cael. Aur. acut. 2,149. Wer beim Anfall die Schröpfköpfe setzte und die wärmenden Packungen oder Schwämme in kurzen Intervallen immer wieder auflegte und abnahm, berichtet Caelius Aurelianus nicht, siehe: acut. 2,151/152.
286 Cael. Aur. acut. 2,150.
287 Cael. Aur. acut. 2,180.
288 Cael. Aur. acut. 2,193/194.

Schwere des Leidens steigern würde. Für den Fall, dass der Kranke das Bett komplett wechseln musste, war er auf eine Bahre zu mobilisieren.[289] Bei all diesen Tätigkeiten muss der Umstand mitgedacht werden, dass die Bewegungen des Patienten optimalerweise von mehreren Personen durchgeführt wurden.

Die zusätzlich erwähnten krankenpflegerischen Maßnahmen zielten gleichfalls auf eine Reduktion der Hitze im Körper des Patienten. So waren in kaltem Wasser ausgedrückte Schwämme auf Gesicht und Hals zu legen und – was eine regelmäßige Kontrolle und Betreuung beinhaltete – regelmäßig zu erneuern, da sie ansonsten durch die Annahme der Körpertemperatur ihre kühlende Wirkung verloren.[290] Dass zumindest einer der Betreuenden medizinisch-pflegerisch gebildet zu sein hatte, ergibt sich aus dem Umstand, dass er den Zeitpunkt erkennen musste, wann der Anfall abklang. Zuerst sollte der Kranke mit kaltem Öl gesalbt und das Gesicht mit kaltem Wasser erfrischt werden. Anschließend war eine Mundspülung angebracht, um Zahnbelag zu entfernen. Erst dann waren einfache, feste und kühle Speisen anzubieten.[291]

3.4.2 Krankenpflegetätigkeiten in der Schrift über chronische Krankheiten

3.4.2.1 Frottieren, Salbung, Mobilisation

Neben den krankenpflegerischen Aufgabenbereichen bei akut verlaufenden Krankheiten beschreibt Caelius Aurelianus in seiner Abhandlung über chronische Leiden potenzielle Tätigkeiten von Pflegekräften, welche sich nicht fundamental von den Arbeitsbereichen bei akuten Situationen unterscheiden. So gehörten zu den krankenpflegerischen Tätigkeiten bei chronischen Krankheiten Massagen, Salbungen und Anwendungen der Wärmetherapie. Entscheidend ist aber, dass sie nicht immer vom „bettseitigen' Betreuungspersonal ausgeführt wurden, sondern häufig durch einen *aliptes*. Dies zeigt sich einerseits an der medizinhistorischen Behauptung des Caelius Aurelianus oder des Soran, dass manche Ärzte die Therapie solcher langwierigen Leiden gleich den Einsalbern, Masseuren und Trainern überlassen hätten,[292] ergibt sich andererseits aber genauso aus seinen eigenen Beschreibungen. Nur spricht Caelius Aurelianus selten deutlich an, dass die Maßnahme von einem *aliptes* übernommen werden sollte. Die einzigen sicheren Beispiele finden sich während der Nachsorge bei

---

289 Cael. Aur. acut. 2,194/195. Dies ergibt jedoch nur dann einen Sinn, wenn ein Raumwechsel indiziert war, da ein Laken auch gewechselt werden kann, wenn der Patient im Bett liegt, vor allem wenn er regelmäßig von der einen auf die andere Seite des Bettes bewegt werden soll.
290 Cael. Aur. acut. 2,196.
291 Cael. Aur. acut. 2,207. Das sicherste Indiz, um den Höhepunkt des Anfalls zu erkennen, sei ein trockener und vom Schweiß nicht benetzter Körper, da am Anfang oder während des Höhepunkts des Anfalls die meisten Patienten stark schwitzen würden.
292 Cael. Aur. chron. 1,3.

einer Blutung. Hier hatte der Patient unter Aufsicht eines *aliptes* ruhige Übungen zu absolvieren sowie unter der Aufsicht des Musiklehrers Stimmübungen.[293] Des Weitern wird bei der Behandlung des ‚wechselnden Wahnsinns', der *mania* genannt worden sei,[294] die Betreuung durch einen *aliptes* erwähnt, jedoch nicht konkret formuliert, was er mit dem Patienten unternahm, da es nur heißt, dass er sich unter der Anleitung eines *aliptes* wieder erholen sollte.[295]

Neben diese klaren Benennungen gibt es Stellen, aus deren Kontext heraus vermutet werden kann, dass hier ein *aliptes* tätig war. Zumeist sind dies Phasen, in denen der Patient mobil erschien oder sich in der Rekonvaleszenz befand. So sollte in der Beruhigungsphase des Katharr, dem krankhaften Nasenausfluss,[296] der Patient spazieren gehen, leichte Stimmübungen absolvieren und hiernach eine milde Einreibung und Massage bekommen.[297] Die Erwähnung einer Säulenhalle im Rahmen der Therapie bei Schwindsucht ist ein Indiz, dass die Bewegungstherapie unter Einsalbung durch einen *aliptes* durchgeführt wurde.[298] Nach einer Ruhephase und einem Spaziergang bekam der unter *mania* leidende Patient eine gründliche Salbung und eine einfache Abreibung vielleicht ebenfalls von einem *aliptes*. Die abwärts gerichteten Striche unter starkem Reiben über Schultern und Nacken und die anschließende Kopfmassage mit darauffolgendem Bad könnten gleichfalls von einem *aliptes* ausgeführt worden sein.[299]

Ein weniger unklarer Fall findet sich bei der Therapie von Kopfschmerzen, die *kephalaia* genannt wurden.[300] Hier bekam der Patient unter anderem Leibesübungen verordnet sowie Einreibungen und einsalbende Massagen (*defricatio*). Zusätzlich sollte er im Beisein eines Lehrmeisters (*doctor*) die Arme mit schwingenden Bewegungen trainieren oder sogar einen Ringkampf ausführen.[301] Doch ob jener *doctor* nun als ein *aliptes* angesehen werden kann, darüber ließe sich wohl streiten.[302] Erbrach der Patient,

---

293 Cael. Aur. chron. 2,179. Dagegen ist am Beginn des Erholungszyklus das leichte und langsame Bewegen des Patienten mit Hilfe eines Tragesessels oder einer Liege (chron. 2,161) personell nicht klar gekennzeichnet.
294 Cael. Aur. chron. 1,144.
295 Cael. Aur. chron. 1,169.
296 Cael. Aur. chron. 2,94.
297 Cael. Aur. chron. 2,106. Die spezielle Massage bzw. Abreibung mit Natronpulver mochte ebenfalls zum Aufgabenbereich eines *aliptes* gezählt haben, siehe: Cael. Aur. chron. 2,108.
298 Cael. Aur. chron. 2,209. Dagegen stand in der Hochphase der Therapie (chron. 2,202) die Anwendung von Hitze durch Schwämme und Einsalben des gesamten Körpers eher im Kontext der klar als medizinisch gekennzeichneten Anwendungen, was auf eine Durchführung durch den Arzt selbst oder seine Helfer hindeutet.
299 Cael. Aur. chron. 1,165/166. So ist plausibel, dass der Patient unter Betreuung nach dem Spaziergang für die Therapie in eine Badeanstalt einkehrte.
300 Cael. Aur. chron. 1,4.
301 Cael. Aur. chron. 1,19/20. Wer nun die anschließende Waschung des Gesichtes und Erwärmung der Glieder getätigt hat bzw. wo dies geschah, ist nicht klar ersichtlich.
302 Dass *aliptae* zudem ein eher ‚trainierendes' Aufgabenspektrum hatten, gibt Caelius Aurelianus an, wenn er sie im Kontext der Therapie von ‚Fettleibigen' erwähnt, siehe: chron. 5,130–133.

war die dadurch bedingte körperliche ‚Starre' mithilfe einer Salbung und von Glied zu Glied herabführenden ‚Abreibungen' zu lösen. Anschließend musste der Patient bis auf die Einnahme von warmem Wasser fasten und unter völliger Entspannung des Geistes und Körpers Bettruhe halten.[303] Später war noch ein Pechpflaster im Hals- und Gesichtsbereich aufzulegen, dem unmittelbar eine Einsalbung und leichte Abreibung bzw. Massage durch zwei Diener oder Assistenten zu folgen hatte.[304] In der zeitlich früheren Phase der Behandlung von Kopfschmerzen werden von Caelius Aurelianus die Ausführenden zwar nicht benannt, doch der häusliche Kontext der Behandlung, wie beim oben schon erwähnten späteren Zeitpunkt der Therapie, lässt eher an Pflegekräfte, Arzthelfer oder -schüler denken, da der Patient unter Fasten Ruhe für Körper und Geist, also wohl eine Bettruhe, einhalten sollte.[305] Hielten die Kopfschmerzen drei Tage an, hatte der Arzt einen Aderlass durchzuführen. Anschließend war eine Einreibung mit warmem Öl und eine Gesichtserwärmung mit Wasser empfohlen.[306]

Wärmetherapie, Massage, Einreibungen[307] und Bewegungsübungen[308] fanden auch bei der langwierigen Therapie von Menschen mit Lähmungen Anwendung. Der therapeutische und häusliche Kontext deutet auch hier eher auf eine Ausführung durch Pflege- oder Hilfskräfte hin. Im klassischen Arbeitsbereich der heutigen Physiothera-

---

303 Cael. Aur. chron. 1,31. Im Text heißt es zwar *defricandus*, aber hier ist wohl die Reibrichtung für die Wortwahl entscheidend. Aufgrund des häuslichen Kontexts mag an eine Pflegekraft gedacht werden. Eine weitere krankenpflegerische Maßnahme bei Kopfschmerzen, die heutzutage einen physiotherapeutischen Charakter besitzt, wurde auf Grund des Kontexts vermutlich eher nicht von einem *aliptes* durchgeführt, nämlich das Anlegen von heißen Umschlägen, die darüber hinaus regelmäßig gewechselt werden mussten, da sie nicht wirklich lange ‚heiß' bleiben. Dagegen ist die Anwendung von heftigen Wassergüssen, erst heiß, dann kalt, durchaus im Kontext einer Badeanstalt denkbar, siehe: Cael. Aur. chron. 1,42.
304 Cael. Aur. chron. 1,36/37.
305 Cael. Aur. chron. 1,8–10. Dabei bekam er eine leichte Gliedermassage *(leuis fricatio)* und einen Umschlag aus kaltem Öl auf den Kopf (1,8). Wenn die Schmerzen heftiger wurden, war eine Wärmebehandlung auf den entsprechenden Stellen mit aufgelegter und ständig durch warmes Öl feucht gehaltener Wolle durchzuführen. Bei starken Beschwerden mochten die Betreuenden zusätzlich im Wechsel in Öl getauchte Wolltücher auflegen. Zusätzlich sei eine sanfte Berührung der schmerzenden Punkte unter völliger Ruhe und Schweigen hilfreich gewesen (1,9/10).
306 Cael. Aur. chron. 1,11. Wenn die Krankheit andauerte (chron. 1,13) konnten Skarifikation, leichtes Schröpfen oder Blutegel helfen, anschließend ‚Dampfbäder' mit in warmem Wasser oder einem Wasser-Öl-Gemisch ausgedrückten Schwämmen. Vorher war eine Rasur des Kopfes angebracht, was durchaus Aufgabe von ‚Pflegekräften' gewesen sein konnte. Das Herumtragen des Kranken in einer Bahre oder einem Sessel (chron. 1,18), wurde wohl von Dienern ausgeführt.
307 Cael. Aur. chron. 2,18/19 (in dem Kontext zudem der Hinweis auf die Wichtigkeit der Beobachtung der Zeitpunkte des Anfalls und des Nachlassens, was den therapeutischen Kontext unterstreicht); 2,25 (Wachsalbe); 2,26 (Bad mit warmem Öl oder Wasser-Öl-Gemisch); 2,35 (wärmende Umschläge aus Salz- oder Seewasser oder gar welche mit Senf).
308 Cael. Aur. chron. 2,26 (Herumtragen im Tragesessel oder einer Liege); 2,27: Nach einem Bad, Lockerung des Patienten mit Hilfe von Bewegungen, dann wieder ein Bad und wieder Übungen der Partien, die betroffen waren, dabei sollte kontrolliert werden, ob im Körper irgendein anderes Leiden aufgetreten war, was offensichtlich eine medizinische Vorbildung erforderte. Das heißt, dass der Arzt oder ein Schüler die Übungen vielleicht sogar selbst durchführte bzw. bei ihnen anwesend war, was wiederum eher für eine Durchführung durch Assistenten oder Diener sprechen würde.

pie, der Einübung des Aufstehens und des Gehens mit Hilfe eines mit Händen bewegten Fahrgestells, arbeiteten laut Caelius Aurelianus nicht etwa *aliptae*, sondern Diener *(ministri)* sollten den Patienten unterstützen.[309] Dagegen gibt er keine Informationen darüber, wer die doch recht sportlichen Übungen mit den Patienten durchzuführen hatte, deren Rekonvaleszenz schon weiter fortgeschritten war.[310]

Gleichfalls nicht eindeutig, im Hinblick auf den immanenten und häuslichen Behandlungskontext im Falle einer Erkrankung an Epilepsie aber wahrscheinlich, erscheint die hier angewandte Wärmetherapie mit Hilfe eines in Öl getauchten Schwamms und einer Wachssalbe mit anschließendem Bad eher nicht von einem *aliptes* durchgeführt worden zu sein.[311] Ein Umstand, der tendenziell dafür spricht, dass die Behandlung eines Epileptikers eher in seinem Zuhause stattfand, ist das unkalkulierbare Risiko eines spontanen Anfalls.[312] Der Hinweis an anderer Stelle, dass der Patient, wenn er frei von seiner Schlaftrunkenheit war, unter der Bettdecke behutsam eingesalbt werden sollte, ist zudem ein Indiz für die Intimität der ‚eigenen vier Wände'.[313] Die sich anschließende Bewegungstherapie, inklusive Ölmassage, mit Erwärmung des Gesichts und erneutem Einsalben, bei der allerdings ein Vollkörperbad kontraindiziert wäre, wird vermutlich ebenso in solch einem Kontext durchgeführt worden sein.[314] Ein weiteres Indiz, dass bei der Krankheit nach den ‚Vorschriften' eines *aliptes* eingesalbt wurde, aber nicht von ihm selbst, gibt Caelius Aurelianus an anderer Stelle.[315]

Entsprechend finden sich Beschreibungen im Rahmen der Behandlung der Epilepsie, die eindeutig ‚dienende Personen' als Durchführende nennen. So z. B. für den Fall, dass der Epileptiker unter Schwindel litt und ihm Dunkel vor Augen wurde, da er dann in einem warmen und hellen Raum zu betten und von Dienern mit warmen Händen an Kopf, Stirn und Hals zu massieren war. Andere Helfer sollten die Spitzen der Füße festhalten, kalte Körperteile erwärmen und die verkrampften, wenn dies möglich war, vorsichtig geraderichten.[316] Daneben musste daran gedacht werden, die Zunge zurück-

---

309 Cael. Aur. chron. 2,46. Vermutlich ein Indiz dafür, dass es sich bei den *aliptae* ‚nur' um Einsalber und ‚Masseure' handelte, und nicht etwa um ‚Proto-Physiotherapeuten'. Ihre ‚Trainerfunktion' beschränkte sich anscheinend auf ‚Sportliches' (chron. 5,130–133). Allgemein zu den *aliptae*, siehe auch: Bond 2015, 394–399.
310 Cael. Aur. chron. 2,47.
311 Cael. Aur. chron. 1,90/91.
312 Cael. Aur. chron. 1,68. Hiergegen sprechen auch nicht die Aussagen des Themison über die Therapie bei Epilepsie (chron. 1,141); was er unter einer Massage durch ‚fremde Hände' *(alienis manibus)* verstand, also ob hier ein *aliptes* ins Haus des Patienten kommen sollte oder er sogar in dessen Praxis – worauf der Kontext eines Spaziergangs hindeutet – kann nicht entschieden werden, da mir die zusammenfassende Formulierung des Caelius Aurelianus als zu ‚dunkel' erscheint. Vielleicht ist die Kernaussage, dass die Massage nicht von den Dienern des Patienten durchgeführt werden sollte.
313 Cael. Aur. chron. 1,102. Zudem war lautes Rufen zu vermeiden, was für einen privaten und nicht öffentlichen Raum spricht.
314 Cael. Aur. chron. 1,103.
315 Cael. Aur. chron. 1,97. Dagegen mochte die Einsalbung und leichte Bewegung, im Rahmen einer Fastenkur (chron. 1,106), vielleicht von einem *aliptes* betreut worden sein.
316 Cael. Aur. chron. 1,74: *ministris [...] blanda fricatione*.

zuschieben und das Kinn in eine gerade Stellung zu bringen. Anschließend waren mit warmen Tüchern die Brust und der Bereich zwischen den Schulterblättern zu erwärmen. Auf dem Höhepunkt des Anfalls war der Patient mit in warmes Öl getauchten und weichen Wolltüchern zu bedecken. Traten Schweißtropfen zutage, mussten sie abgewischt werden, damit der Körper nicht abkühlte.[317] War der Epileptiker noch im Kindesalter, hatte eine Amme *(nutrix)* die Pflege zu übernehmen.[318]

In den restlichen Fällen, in denen Massage, Salbung, Wärmebehandlung oder eine Bewegungstherapie durchgeführt werden sollten, deutet der Kontext recht eindeutig auf eine Pflegekraft, einen Arzthelfer oder Medizinschüler hin. So etwa bei der Behandlung von an Hüft- oder Lendenschmerzen Leidenden. Sie waren in einem warmen Raum auf relativ weiche Unterlagen zu betten und dabei mit vergleichbar weicher Wolle zu bedecken, welche in warmes Öl getränkt worden war. Zusätzlich mochten wechselnde Dampfbehandlungen notwendig gewesen sein. Dabei hatten die Kranken die ersten drei Tage zu fasten und Ruhe zu halten.[319] Nach Ablauf der Frist sollten sie nur mit warmem Öl eingerieben werden und eine Waschung des Gesichts erhalten. Anschließend war ein Einlauf auf der Basis von warmem Öl und Leinsamen durchzuführen.[320] Nach den Wärmemitteln waren Umschläge und eine erneute Erwärmung anzuwenden, nun mit Hilfe von Schwämmen und Wachssalbe, die auf die schmerzenden Partien aufzutragen war.[321]

Die krankenpflegerischen Maßnahmen bei chronischen Zahnschmerzen waren deutlich weniger aufwendig, weisen aber tendenziell eher auf einen häuslichen Kontext hin. Hier halfen Einsalbungen,[322] das Herumtragen und die Massage durch die Hände anderer, also nicht durch den Patienten selbst. Dabei sollte die Massage zwar

---

317 Cael. Aur. chron. 1,75/76. Schließlich war noch der Schweiß aus dem dafür benutzen Wolltuch oder Schwamm auszuwringen. Doch ob dies auch die Diener zu tun hatten, geht strenggenommen nicht aus dem Text hervor, ist aufgrund des Kontexts allerdings wahrscheinlich.
318 Cael. Aur. chron. 1,77. Hierbei scheint die Meinung zu herrschen, dass die Krankheit durch schlechte Muttermilch übertragen werde, denn Caelius Aurelianus schreibt, dass für den Fall, dass eine Amme selbst an Epilepsie oder einer anderen Krankheit litt, sie von ihrer Arbeit freizustellen und durch eine neue und gesunde Amme zu ersetzten sei (chron. 1,79).
319 Cael. Aur. chron. 5,8. Inwieweit die Bettruhe eine Assistenz bei den Grundbedürfnissen notwendig machte, darüber gibt Caelius Aurelianus keine Auskunft.
320 Cael. Aur. chron. 5,9/10. Eine Beimischung vom Saft der Speltgraupen und Gänse- oder Hühnerfett sei möglich. Doch ob der dem Ausbleiben von Stuhlgang einzuführende Met nun oral oder anal zu verabreichen war, geht nicht eindeutig aus dem Text hervor.
321 Cael. Aur. chron. 5,11–13. Für den Fall, dass das Abklingen der Erkrankung mit Schwierigkeiten einherging, sei ein Vollbad aus warmem Öl und Wasser anzuwenden, ferner erneut Einreibungen, wobei darauf geachtet werden musste, dass die behandelten Partien nicht kalt wurden (5,13). Sollte die Krankheit chronisch werden, konnten passive Bewegungen in einer Trage, einer Sänfte oder einem Sessel helfen sowie Dampfbehandlungen mit erhitztem Salz, siehe: Cael. Aur. chron. 5,14. Die folgenden (5,16–19) Varianten einer Behandlung mit Brenneisen, die von Caelius Aurelianus (bzw. Soran) eher kritisch gesehen wurden, sind vermutlich Aufgabe des Arztes gewesen, auch wenn die Beschreibung teilweise an Hilfspersonal denken lässt.
322 Cael. Aur. chron. 2,74. Sowie Umschläge und Bäder (chron. 2,76).

langandauernd, aber weniger intensiv sein und von mehreren Helfern gleichzeitig durchgeführt werden.[323] Bei der Therapie der schon oben angesprochenen Lähmung, bei der oft die ausführenden Personen nicht konkret benannt werden, gibt Caelius Aurelianus die Beschreibung einer Vorrichtung, welche ‚die Griechen' *trochilion* nannten, bei der ein Diener dem Patienten in der Durchführung zu helfen hatte.[324] Hilfestellungen waren zudem bei der *atrophia* notwendig, bei der der Patient erst unter einem ‚manischen' Verlangen nach Essen und, sobald er Speisen vor sich hatte, unter großem Ekel litt.[325] Hier half das Begießen mit sehr viel Öl bei gleichzeitiger Massage durch Diener mit anschließendem mäßig warmem Bad.[326] Später, nachdem die Aufnahme von Speisen wieder funktionierte, sollten Diener mit weichen Händen die Glieder des Patienten ‚umschließen'.[327] Schließlich kamen bei der Massage von Patienten, die unter der oben schon angesprochenen *mania* litten, ebenfalls mehrere Helfer zum Einsatz.[328]

3.4.2.2 Betreuung und Kontrolle

Bei der ‚Massage' an den Gliedern des an Manie Erkrankten handelte es sich tatsächlich um eine ‚versteckte' Fixierung des Patienten, wenn er anfing aufzuspringen und nur mit Mühe zu halten war. Machten ihn die vielen Menschen im Raum noch wütender, musste er mit Binden am Bett festgebunden werden.[329] Grundsätzlich galt Ähnliches wie bei den durch das Fieberdelirium verwirrten Patienten,[330] die gleich den Manie-Patienten von einem Zustand wechselnden Wahnsinns, inklusive Wutanfällen, geplagt

---

323 Cael. Aur. chron. 2,77. In der Beruhigungsphase, die eine Brechkur beinhaltete, also eher im Haus des Patienten ausgeführt werden sollte, finden sich keine Hinweise auf einen *aliptes*. Der *praeceptor* war nur für die förderlichen Stimmübungen zuständig (siehe: chron. 2,93).
324 Cael. Aur. chron. 2,44/45. Die Funktion der Maschine scheint eine rehabilitierende Übung der Beuge- und Streckfunktion der Beine bzw. der Arme mit Hilfe einer Seilzugkonstruktion gewesen zu sein.
325 Cael. Aur. chron. 3,90.
326 Cael. Aur. chron. 3,92. Die Diener sollten wie ‚Masseure' (*fricatores*) beschaffen sein. Dies ist das einzige Mal, dass Caelius Aurelianus jene ‚Berufsgruppe' erwähnt, aber gleichzeitig ein Hinweis darauf, dass ein *aliptes* möglicherweise primär andere (rehabilitierende) Maßnahmen tätigte, was natürlich nicht heißt, dass er nicht auch Massagen durchführte.
327 Cael. Aur. chron. 3,94.
328 Cael. Aur. chron. 1,157.
329 Cael. Aur. chron. 1,155–157/161. Grundsätzlich sollten möglichst wenige Menschen im Schlafraum des Patienten sein, da der Anblick der Eintretenden seinen Wahnsinn unnötig steigern konnte. Daher war es am besten, das Bett so aufzustellen, dass es vom Eingang abgewandt stand. Weiches Bettzeug, Massage und das Festhalten der Glieder unter sanfter Berührung sollten zur Beruhigung beitragen (1,155). Gegen zuckende Körperpartien halfen lauwarme Mittel. Außerdem musste verhindert werden, dass zu viele Leute eintraten. Des Weiteren hatten Diener (*ministri*) mit dem Kranken zu sprechen und zwar so, dass sie durch geschickte Gesprächsführung weder die auftretenden Wahnvorstellungen noch den Anfall verschlimmerten (1,156). Zur Entspannung der Augen konnten warme Schwämme aufgelegt werden (1,161).
330 Cael. Aur. acut. 1,58/59; 1,64.

wurden.[331] Entsprechend waren die krankenpflegerischen Maßnahmen ähnlich.[332] Bei der Behandlung von Epileptikern war die Betreuung und Beobachtung ebenfalls Teil eines medizinisch-pflegerischen Aufgabenspektrums. So musste durch Beobachtung oder besser sogar ein Gespräch herausgefunden werden, ob die Badetherapie, die die Hitze aus seinem Körper entfernen sollte und bei der er Unterstützung benötigte, damit er nicht komplett untertauchte,[333] sich negativ auf sein Schlafverhalten auswirkte, ihn verwirrende Träume und Wahnvorstellungen erleben ließ.[334] Die weiter oben schon erwähnte Gefahr, dass der Kranke durch einen Anfall in der Öffentlichkeit einer erniedrigenden oder gefährlichen Situation ausgesetzt wurde, er z. B. kopfüber irgendwo hinunterstürzte oder im öffentlichen Bad vomitierte oder defäkierte,[335] machte eine ständige Betreuung in solchen Situationen notwendig.[336] Dies bedeutet natürlich, dass gegebenenfalls, auch im Privaten, jemand die Exkremente für den Patienten zu entsorgen und ihn vielleicht sogar zu reinigen oder dabei zu unterstützen hatte.[337] Beim Erbrechen, das mit einem auf Magenhöhe angebrachten Schröpfkopf behandelt wurde, war der Kranke in einer Weise zu stützen, dass ihm die Hände unter beide Achseln gelegt und der Kopf hochgehalten wurde, während er leicht nach vorne gebeugt werden musste.[338]

Dagegen empfiehlt Caelius Aurelianus künstlich herbeigeführtes Erbrechen bei der Behandlung von Lähmung sogar als Therapie.[339] Abhängig vom Zustand der Lähmung

---

331   Vgl. Cael. Aur. chron. 1,144.
332   Cael. Aur. chron. 1,160–163. In Phasen der Beruhigung halfen das Herumtragen in einer Hängematte oder einem Tragesessel (1,61/162). Wenn der Körper des Patienten gestärkt erschien, waren zudem Spaziergänge und Stimmübungen, das Erleben von mimischen Szenen, die entsprechend konträr zu seinem geistigen Zustand angepasst sein sollten sowie die Lektüre von einfachen Inhalten durch den Patienten selbst und eine ihn befragende Gesprächstherapie angeraten. Beim mimischen Spiel galt: Komische Szenen für Depressive, tragische Szenen für von kindlicher Albernheit Befallene (1,162/163). Außerdem sollten dem Kranken Dinge erzählt werden, die seinen Geist entspannten (1,160), was die Beobachtung und Einschätzung des emotionalen Zustands des Patienten durch die betreuende Person und deren ‚berufliche' Erfahrung voraussetzte.
333   Cael. Aur. chron. 1,93.
334   Cael. Aur. chron. 1,94. Natürlich konnten solche Fragen im Nachhinein vom Arzt gestellt werden, aber eine direkte Responsio bei der Durchführung des Bades wurde vermutlich von der betreuenden Person übernommen und anschließend an den behandelnden Arzt weitergegeben.
335   Cael. Aur. chron. 1,68.
336   Überhaupt gilt, dass die Betreuenden, vor allem wenn sie Verwandte oder seine Diener waren, die Gefahren des Zustands des Kranken sowie die Unsicherheiten einer ordnungsgemäß durchgeführten Therapie anerkannten – was vor dem Hintergrund der schon von Hippokrates (decent. 17) beschriebenen iatrogenen Kritik der Verwandten an fehlerhafter bzw. erfolgloser Therapie durch den Arzt zu verstehen ist, siehe: Cael. Aur. chron. 1,87.
337   Auch wenn Caelius Aurelianus darüber nicht schreibt, weil die Entfernung von Fäkalien und die Reinigung eines Körpers von ihnen kein Bestandteil ärztlicher Arbeit war.
338   Cael. Aur. chron. 1,109/110. Um eine Erstickungsgefahr zu vermeiden, sollten noch zusätzlich die Finger zu beiden Seiten an den Wangen auf Höhe der Backenzähne den Mund auseinander sperren. Die hineinzulegenden, mehrfach gefalteten Tücher dienten offensichtlich als Ersatzsperre für die Finger.
339   Cael. Aur. chron. 2,30/31.

der einzelnen Körperteile finden sich ein Unterstützungsbedarf sowie krankenpflegerische Maßnahmen.[340] War der Kopf betroffen, half eine Rasur der Haare mit und gegen den Strich. Bei Frauen, die dies nicht gerne zulassen würden, sollte im Wechsel mit einem feinen Kamm mit leichter und mit einem groben Kamm mit großer Intensität gekämmt werden.[341] Wenn der Hals oder auch nur die Stimmbänder von einer Lähmung betroffen waren, war laut Caelius Aurelianus die Anwendung von Logopädie sinnvoll. Jedoch benennt er die den Patienten dabei unterstützende Person nicht.[342] Falls die Speiseröhre von der Lähmung betroffen war, durfte nur suppenartige Nahrung gegeben werden. Bliebe sie trotzdem ‚stecken', seien die Hände des Kranken in warmes Wasser zu legen und ihm anschließend kleine Gefäße voll warmen Wassers zum Halten zu geben.[343] Um die Situation beurteilen und entsprechend handeln zu können, musste der Patient also beim Essen betreut werden. Litt er zudem unter einer Lähmung der Hände, war ihm vermutlich das Essen einzugeben. Die Beobachtung und engmaschige Begleitung des Patienten waren also offensichtlich notwendig, weil die Zeiten des Anfalls und des Nachlassens sorgfältig ‚dokumentiert' werden mussten.[344] Waren schließlich sogar die ‚Därme' und ihre Umgebung von der Lähmung betroffen und die Urinausscheidung gestört, sollte der Patient ein Sitzbad nehmen. Damit der Urin schließlich abfließen konnte, war ihm ein Katheter einzuführen und – nach der Urinausscheidung – warmes Öl durch den Schlauch in die Blase zu spritzen.[345]

Wie der Patient im Falle der ihm auferlegten strengen Bettruhe bei der Behandlung einer Blutung,[346] des oben schon erwähnten krankhaften Nasenausflusses Katharr[347] oder des Angstraums,[348] sich seiner Ausscheidungen zu entledigen hatte, darüber

---

340   Wozu Caelius Aurelianus allerdings nichts schreibt.
341   Cael. Aur. chron. 2,36. Dabei sollte den feinen Kamm die Patientin, wenn möglich, selbst führen; der grobe war durch ‚fremde' Hand zu führen.
342   Cael. Aur. chron. 2,41. Der bei chronischen Zahnschmerzen zu engagierende *praeceptor* (chron. 2,93) wird hier nicht genannt. Als Übung sei der Patient zu motivieren wenigstens das Artikulieren einzelner Buchstaben zu üben.
343   Cael. Aur. chron. 2,24.
344   Cael. Aur. chron. 2,19. Dies war wichtig, damit der behandelnde Arzt Rückschlüsse auf die richtige Therapie ziehen konnte. Das bedeutet, dass er die Aufgabe im Idealfall selbst durchführen sollte, zumindest mag dies so zu verstehen sein, weshalb hier eine sachliche Kommunikation zwischen Arzt und betreuender Person anzunehmen ist.
345   Cael. Aur. chron. 2,23. Auch hier wird nicht erwähnt, wer dies tätige. In der Antike mag dies Aufgabe des Arztes oder seines Schülers gewesen sein, heutzutage gehört das Anbringen des Urinalkatheters zu den Aufgaben der Pflegekräfte.
346   Cael. Aur. chron. 2,149.
347   Cael. Aur. chron. 2,97/98. An dieser Stelle als Ruhe für Körper und Geist bezeichnet. Dabei war eine Wärmebehandlung mit Salbung und in Öl getauchter Wolle und Schwämmen sowie im Gesicht mit warmem Wasser angesagt. Gleichzeitig hatte der Patient drei Tage zu fasten, was wiederum eine Kontrolle nötig machte.
348   Cael. Aur. chron. 1,57. Hier ebenfalls mit einer Wärmebehandlung kombiniert. Zusätzlich war, ähnlich wie bei der *mania* (chron. 1,160), eine ‚psychologische' Betreuung notwendig. Dem Kranken sollten heitere Geschichten erzählt werden, um sein Selbstvertrauen zu stärken, siehe: chron. 1,59.

schreibt Caelius Aurelianus leider nichts. Bei weniger strenger Bettruhe war das Benutzen eines Nachttopfes möglich. Bei strenger Auslegung jedoch, wie im Kontext der Blutung, bei der der Patient in ein und derselben Lage verharren und sich möglichst nicht bewegen durfte,[349] wird er Hilfe bei der Bedienung der Bettpfanne oder Urinflasche und der Entsorgung der Ausscheidungen benötigt haben. Solche grundpflegerischen Problemstellungen waren – weil vermutlich schon in der Antike nicht Teil der Medizin – für den Autor und ‚seine' Therapieanweisung leider nicht relevant. Nur die ‚physiologisch' richtige Betreuung während der strengen Bettruhe bei der Behandlung der Blutung war ihm wichtig, denn der Patient durfte nicht in psychische und damit physische Unruhe gebracht werden. Alles, was ihn an das vergossene Blut erinnern konnte, sollte vermieden werden.[350]

3.4.3 Krankenpflegetätigkeiten in der ‚Gynäkologie' des Soran

Verhältnismäßig blutig sind zudem manche Krankheitsbilder im einzigen medizinischen Werk des Soran, welches im griechischen Original fast vollständig überliefert ist.[351] Es handelt von Gynäkologie und Geburtshilfe und ist in vier Bücher eingeteilt. Die ersten beiden beschreiben die Physiologie der weiblichen Geschlechtsorgane sowie die Obstetrik. In den sie ergänzenden zwei Büchern behandelt er die Pathologie und die notwendige Therapie.[352] Ähnlich wie in den bisher ausgewerteten Werken finden sich Beschreibungen von krankenpflegerischen Tätigkeiten, aus deren Kontext erschlossen werden kann, dass sie nicht unbedingt vom Arzt selbst durchgeführt wurden oder – in den folgenden Beispielen – von der μαῖα, der Geburtshelferin, die in Sorans Werk größtenteils in den Kapiteln über die Betreuung der werdenden Mutter Erwähnung findet.[353] Nun benennt er allerdings in jenen Passagen gleichfalls vermehrt

---

349 Cael. Aur. chron. 2,149. Das heißt, dass jemand dies kontrollieren musste, da solch eine strenge und freiwillige Demobilisation nur äußerst schwer zu realisieren war (und ist).
350 Cael. Aur. chron. 2,150–154/156. Nützlich war, bei starker Blutung, das feste Abbinden der Gliedmaßen sowie das Auflegen von in Essigwasser oder in einem Sud von Granatapfel, Brombeere, Mastix oder Myrte getauchten Schwämmen. Hierbei war zu beachten, dass die Schwämme ständig ausgewechselt werden mussten, weil sie sonst durch den Körper zu sehr angewärmt würden. Bei solch engmaschiger Betreuung sei zusätzlich die (berufliche) Erfahrung der Beurteilung des Zustands des Patienten notwendig gewesen, da, wenn die Auflagen für den Patienten zu schwer waren, stattdessen Tücher mit den entsprechenden Substanzen aufgelegt werden sollten (2,152/153). Kam Blut aus der Nase, musste das Gesicht regelmäßig mit einem in kaltem Wasser ausgedrückten Schwamm abgewischt werden (2,154). Nach dem dritten Tag, dem Ende des Anfalls, war das Einreiben und dann wieder Abwischen der Glieder mit kaltem Öl anzuwenden sowie im Anschluss das Gesicht mit einem in kaltem Wasser ausgedrückten Schwamm zu berühren (2,156).
351 Kind 1927, Sp. 1124, verweist darauf, dass vor allem Buch 4 nicht ganz vollständig überliefert ist.
352 Einen ausführlicheren Überblick gibt: Kind 1927, Sp. 1119–1124; sowie komprimierter: Meyer-Steineg 1928, 115–119; ders. 1965, 77 f.
353 Sor. gyn. 1,1,2; 1,4,1–5; 1,3,1; 1,56,7; 1,58,3; 2,1,1; 2,4,2; 2,5,3; 2,5,4–5; 2,6,2–4; 2,10,1; 2,31,1; 3,3,1; 3,32,1; 4,5,2–3; 4,7,1–2; 4,14,1.

Hilfskräfte,[354] weshalb also nicht grundsätzlich ausgeschlossen werden kann, dass dann umgekehrt Hebammen in der Antike auch die Krankenpflege bei gynäkologischen Erkrankungen übernommen haben könnten. Ein Hinweis, dass bei Fällen, in denen Frauen an geschlechtsspezifischen Krankheiten litten, eine μαῖα zu Hilfe gerufen wurde, gibt Soran im dritten Buch seiner Gynäkologie.[355]

Ansonsten benennt Soran eine Geburtshelferin im Rahmen einer gynäkologischen Erkrankung einzig in der Erläuterung seiner Therapie für ‚Luft' im Uterus. Der Umstand resultiert vermutlich daher, dass die Symptome nach der Expulsion des Fetus durch Abtreibung oder eine schwierige Geburt auftreten konnten.[356] Nach ärztlicher Therapie mit relaxierenden Injektionen und Arzneipflastern, Schröpfen und der Anordnung, dass die Patientin nur leicht verdauliches Essen zu sich nehmen sollte, war es Aufgabe der μαῖα, mit einem eingesalbten Finger in die Vagina einzutauchen und mit sanften Bewegungen zu versuchen, den Pfropfen oder das Blutgerinnsel zu lösen.[357] Wurden die Symptome chronisch, waren grundsätzlich weiterhin relaxierende Heilmittel einzusetzen. Doch ob die krankenpflegerischen Aspekte der Therapieempfehlungen für den Fall einer Remission gleichfalls von einer Geburtshelferin ausgeführt werden sollten, bleibt unklar. Zusätzlich zu der allgemeinen Massage/Friktion und der speziellen an Beinen und betroffenen Stellen des Unterleibs, mit bloßen Händen oder sehr rauem Leinen, war das Abdomen einzusalben und mit Natron zu besprenkeln oder mit intensiver Hitze/Wärme zu behandeln.[358]

Bei der Atonie, der 'Erschlaffung' des Uterus, spricht Soran zwar nicht direkt davon, dass die krankenpflegerischen Tätigkeiten durch die Hebamme geleistet wurden, da die Symptome vor allem im Kontext von Fehl- oder Frühgeburt auftraten,[359] liegt eine solche Überlegung jedoch nahe. Wenn der Tod des Fetus drohte oder eine Frühgeburt, sei die erste Maßnahme, der Schwangeren Bettruhe zu verordnen. Hierbei sollte der Oberkörper leicht erhöht liegen und auf Schambeine und Lenden war ein in

---

354 Erwähnungen im Rahmen der Geburtshilfe: Sor. gyn. 2,5,1 (Trost spenden und Fixierung der Schwangeren im Bett beim Geburtsvorgang); 2,6,4 (Druckausübung auf den Bauch); 4,7,5 (Assistenz bei den die Expulsion unterstützenden Bewegungen); 4,9,2–3 (Auseinanderziehen der Vulvalippen mit Haken); 4,16,1 (Halten des Kindes, damit die Nabelschnur getrennt werden konnte).
355 Sor. gyn. 3,3,1. Er erweckt an der Stelle sogar den Eindruck, dass Hebammen als ‚Heil-Praktikerinnen' bei gynäkologischen Krankheiten tätig waren, neben den Ärzten, die das weibliche Geschlecht (mit)behandelten. Jene Mediziner seien, laut Reus 2001, Sp. 740; Althoff 2014, 582, die Adressaten des Werkes gewesen. Soran verweise die Hebammen aber aufgrund ihres weniger vollständigen Wissens auf den zweiten Rang hinter jene Ärzte (Nutton 2004; Althoff 2014). Für Hebammen habe es eine katechismusartige Kurzfassung gegeben, die allerdings pseudo-soranische Merkmale trage und vermutlich jünger sei (Reus 2001). Kind 1927, 1118, schreibt dagegen, dass diese Schrift noch von Soran selbst erstellt wurde und in die einzig überlieferte, lateinische Fassung von einem als Muscio bekannten Autor im 6. Jahrhundert n. Chr. übersetzt wurde.
356 Sor. gyn. 3,31.
357 Sor. gyn. 3,32.
358 Sor. gyn. 3,32. Daneben empfiehlt Soran unter anderem Arzneipflaster, ein Sitzbad und Schröpfen.
359 Sor. gyn. 3,47.

verdünnten Essig getauchter Badeschwamm zu legen.³⁶⁰ Nun wird der Arzt die Mobilisation der schwangeren Frau nicht allein durchgeführt haben, auch wenn er den Essig-Schwamm appliziert haben sollte. Außerdem dürfte die aus der verordneten Bettruhe resultierende Unterstützung der Schwangeren in ihren Bedürfnissen oder Aktivitäten des täglichen Lebens sowie die emotionale Betreuung nicht vom Arzt, wenn überhaupt, allein umgesetzt worden sein.

Ein weiteres Beispiel für ein enges Zusammenspiel von ärztlichen und krankenpflegerischen Tätigkeiten ist die von Soran vorgeschlagene Therapie bei der sogenannten 'Hysterischen Spastik'. Die Patientin litt dabei unter einer gehemmten oder schwerfälligen Atmung, Aphonie, verkrampften Extremitäten, manchmal auch nur Müdigkeit, zusammengepressten Zähnen, einer Dehnung des oberen Abdomens, einem geschwollenen Thorax, einer Retraktion des Uterus und im Gesicht hervortretenden Gefäßen sowie unter Verstandseintrübungen und einem kalten Körper.³⁶¹ Nach der Differentialdiagnose durch den Arzt, dass es sich nicht um einen apoplektischen, kataleptischen oder epileptischen Anfall handelte,³⁶² war die Patientin zuerst in einem moderat warmen und hellen Raum niederzulegen – ohne dass sie dabei verletzt wurde.³⁶³ Nun sollte vermutlich vom Arzt versucht werden, durch die Bewegung des Kinns die Patientin aus ihrem Zustand ‚aufzuwecken'. Die anschließenden Maßnahmen fallen tendenziell in den krankenpflegerischen Arbeitsbereich, nämlich das Auflegen von warmen Kompressen über den gesamten mittleren Teil des Körpers, das sanfte Ausstreichen der verkrampften Körperteile und das Erwärmen der kalten Stellen am Körper durch die Berührung nackter Hände sowie das Waschen des Gesichtes mit einem in warmes Wasser getauchten Schwamm. Die währenddessen stattfindende Fixierung der Extremitäten der Patientin weist zusätzlich daraufhin, dass mehrere Personen beteiligt gewesen sein mussten. Als Nachsorge empfiehlt Soran täglich eine

---

360 Sor. gyn. 3,48. Mit solchen Maßnahmen sei eine Fehlgeburt schon oft verhindert worden. Die grundsätzlich empfohlene Therapie bei allgemeiner Atonie, wenn Frau nicht schwanger war, konnte von ihr, nach ärztlicher Anleitung, selbst durchgeführt werden. Sie beinhaltete zusammenziehende, lauwarme Sitzbäder, Injektionen von Rosen-, Narzissen- oder Lilienöl in den Uterus sowie eine Salbung oben genannter Intimregionen mit ähnlichen Substanzen. Daneben regelmäßige, für Frauen geeignete Übungen zur körperlichen Ertüchtigung sowie reduzierte Kost und wenig Flüssiges. Auf Milch und Käse war ganz zu verzichten.
361 Sor. gyn. 3,26: ὑστερικῆς πνῖγος. Bei Temkin 1956, 149, als „suffocation" interpretiert, also mit Beklemmung oder Asphyxie zu übersetzen. Die hier beschriebene „obstructed suffocation" weist auf die der Asphyxie eigenen Atemdepression hin, deren Ursache normalerweise nicht ein „hysterischer Uterus" ist, sondern ein Herz-Kreislauf-Versagen oder eine Atemlähmung bzw. Verlegung der Atemwege, siehe: Roche 2003, 143. Unabhängig davon sind all jene Symptome deutliche Hinweise auf die Notwendigkeit einer intensiven Betreuung durch medizinisches oder krankenpflegerisches Personal.
362 Sor. gyn. 3,27. Bei diesen Erkrankungen hätten die Patientinnen einen starken Puls und teilweise Fieber. Beides trete aber nicht bei der ‚hysterischen Beklemmung' auf.
363 Dass hierbei mehrere Leute zweckmäßiger waren (und sind) als eine einzige Person, dürfte für jeden offensichtlich sein, der schon einmal versucht hat einen Menschen mit akuter Spastik oder der anderweitig keine Kontrolle über seinen Muskeltonus besitzt, vorsichtig auf den Boden zu mobilisieren.

heiße Abwaschung und entspannende Sitzbäder.³⁶⁴ War die Patientin körperlich noch zu schwach, dann wurde vermutlich erstere Maßnahme von einer Hilfskraft übernommen und bei der zweiten zumindest Hilfe bei der Mobilisation angeboten. Für den Fall, dass die Erkrankung chronisch wurde, sollte in den Phasen ohne Anfall die Kranke durch passive Übungen, Spaziergänge, lautes Vorlesen, Sprachtraining, Einsalbungen, Gymnastik, Bäder und abwechslungsreiches Essen wieder an ihren alten, gesunden Zustand herangeführt werden. Bei all den rehabilitierenden Maßnahmen ist es offensichtlich, dass eine die körperlich schwache Patientin betreuende und unterstützende Person notwendig war – auch wenn Soran sie nicht ausdrücklich erwähnt und davon ausgegangen werden darf, dass manche jener Tätigkeiten vermutlich von Fachpersonal durchgeführt wurde.³⁶⁵

Als eine der möglichen Ursachen für die eben besprochene 'hysterische' Krankheit vermutet Soran die Entzündung des Uterus.³⁶⁶ Entsprechend seiner 'methodischen' Herangehensweise hält er eine ähnliche, jedoch weniger umfangreiche Therapie für sinnvoll. So sollte die Patientin gleichfalls in einem hellen und moderat warmen Raum Bettruhe finden und dabei fasten. Ihre Handgelenke und Beine mussten gehalten und gerieben oder massiert werden. Des Weiteren waren warme und feuchte Umschläge anzuwenden, die feucht und mit sauberen Wollstücken bedeckt gehalten werden mussten. Anschließend hatte eine Darmentleerung mit Hilfe eines Klistiers aus warmem Olivenöl oder Ähnlichem zu erfolgen. Hiernach waren ein Sitzbad und eine heiße Abwaschung des Körpers und eventuell wieder ein solches Klistier angesagt.³⁶⁷ Dass dies nicht einfach war, zeige sich beim Einführen des Fingers in den Anus, da in diesem Fall eine Schwellung im Bereich des Rektums vorliege.³⁶⁸ Dies mag ein Hinweis darauf sein, dass die krankenpflegerische Applikation in solch einem Fall von einem Arzt oder einem erfahrenen Arzthelfer durchgeführt wurde.³⁶⁹ Grundsätzlich darf angenommen werden, dass Ärzte Klistiere selbst verabreichen. Das warme Wasser als Getränk, um den Mund auszuwaschen,³⁷⁰ dürfte allerdings von der die Patientin krankenpflegerisch betreuenden Person ans Bett gebracht worden sein.

---

364 Sor. gyn. 3,28. Neben Arzt und Pflegekraft bedurfte es also zumindest zwei bis drei Personen, die je Arme und Beine sowie den Kopf festhielten.
365 Sor. gyn. 3,28. So mag gerade das Sprachtraining, das ‚Wiedererlernen' des deutlichen Sprechens nach dem partiellen Verlust durch den Anfall, heute Aufgabe der Logopädie, womöglich damals von einem Rhetoriklehrer durchgeführt worden sein.
366 Sor. gyn. 3,26. Als weitere Gründe nennt er: Frühgeburt, wiederholte Fehlgeburten, lange Witwenschaft, Verstandeseintrübung bzw. -verlust sowie Menopause.
367 Sor. gyn. 3,23.
368 Sor. gyn. 3,20.
369 Genauso wie die alternativen bzw. zusätzlichen Anwendungen, die Soran (3,23) angibt: Schröpfen, das Anritzen der Haut sowie das Anbringen von Blutegeln.
370 Sor. gyn. 3,23.

Bei einer Komplikation der Entzündung des Uterus namens *myle*, die eine Verhärtung desselben sei,[371] finden sich wenige Hinweise auf krankenpflegerische Tätigkeiten.[372] Grundsätzlich empfiehlt Soran Wärme in verschiedenster Form als Relaxierung, des Weiteren Schröpfen, das Anritzen der Haut, das Anlegen von Blutegeln und einer Bandage[373] sowie die obligatorische Massage und Sitzbäder.[374] Dagegen bleibt Soran seinem ‚methodischen' Prinzip bei der Retention des 'menstrualen Flusses' oder schmerzhafter Menstruation treu: Bettruhe in einem moderat warmen und hellen Raum. Dabei musste kontrolliert werden, dass die Patientin wach, aber still war und sich an das obligatorische Fasten hielt. Die Ausübung von Druck auf die Extremitäten und die stark schmerzenden Körperstellen sollte helfen, die Schmerzen zu reduzieren. Ließ der Schmerz nicht nach, halfen warme und feuchte Umschläge aus Leintüchern oder Wolle und ein in heißes Wasser getauchter und ausgewrungener Schwamm, um mit Dampf die Stellen warm zu halten, die aufgrund der Feuchtigkeit schneller auskühlten. Zusätzlich konnten Wärmepfannen mit warmem Wasser, Blasen mit warmem Olivenöl oder lauwarmes, gemahlenes Getreide in Säcken Abhilfe schaffen.[375] Sollten die Maßnahmen keinen Erfolg haben, dann empfiehlt Soran einen Aderlass vorzunehmen. Hiernach waren erneut eine Abreibung des Körpers sowie ein Sitzbad aus warmem Olivenöl und Wasser mit Bockshornklee durchzuführen. Anschließend durfte die Patientin wieder jeden zweiten Tag essen, damit sie ihre Körperkraft nicht weiter verlor.[376] Außerdem waren Maßnahmen anzuwenden, die entspannend wirken sollten, z. B. die schon oben genannte Wärmetherapie mit Schwämmen. Hierbei galt für die krankenpflegende Person zu beachten, dass die Schwämme regelmäßig ausgewechselt wurden, und dass zwischen ihnen und der mit Öl eingesalbten Haut Leintücher lagen, damit sie nicht auskühlte.[377] Ein Hinweis darauf, dass solche behandlungspflegerischen Tätigkeiten während der akuten Therapie von Pflegekräften oder Arztassistenten durchgeführt wurden, gibt Soran an anderer Stelle, an der er die Dienste eines erfahre-

---

371 Sor. gyn. 3,36. Welche manchmal durch ein Geschwür ausgelöst werden konnte.
372 Sor. gyn. 3,36–38. Es stellt sich hierbei die Frage, ob dies eine Spätkomplikation war oder ob die *myle* parallel mit der Entzündung des Uterus auftrat. Bei zweitem ergäbe sich sodann die krankenpflegerische Betreuung aus jenem Kontext.
373 Sie sollte eine antigravitative Wirkung entfalten, um den Stress zu mindern, der durch den 'Zug nach unten' bewirkt würde.
374 Sor. gyn. 3,38–39. Ein Hinweis darauf, dass bei der Behandlung der Komplikation fachliche Kräfte anwesend waren, sei es der Arzt, sein Assistent oder die Hebamme, ist Sorans Belehrung, dass in dem Fall das richtige Sitzbad – ein heißes, die Metasynkrise anregendes und nicht ein zu ätzendes oder beißendes – anzuwenden war. Bei der Metasynkrise handelt es sich um eine Theorie der Methodiker, nach der „Atome', aus welchen der menschliche Körper bestehe, umgewandelt werden könnten, unter anderem indem durch den Prozess die ungesunden oder toten Teile aus den unsichtbaren Poren *(poroi)* transportiert würden. In der Regel versuchte man dies durch scharfe bzw. heiße Nahrung zu erreichen, siehe: Hecker 1834, 40–44.
375 Sor. gyn. 3,10.
376 Sor. gyn. 3,11.
377 Sor. gyn. 3,13.

nen *aliptes* zu erwerben empfiehlt, falls die Erkrankungen chronisch geworden seien.[378] Wenn die Behandlung allerdings gut angeschlagen hatte, war das übliche Rehabilitationsprogramm zu absolvieren, das aus Baden, Spazierengehen, abwechslungsreichem Essen, körperlichen Übungen, Schaukeln in einer Hängematte und einer Ganzkörpermassage, mit speziellem Fokus auf den Uterus, bestand.[379]

Bei der ‚Hämorrhagie', der schweren Blutung des Uterus,[380] variiert Sorans Therapeutik ein wenig, da in solch einem Fall die Patientin in einem kleinen, dunklen und moderat kühlen Raum auf einem harten, feststehenden und am Fußende leicht erhöhten Bett Ruhe finden musste. Hierbei war es wichtig, dass sie in einer einzigen Position verharrte, weil jede Bewegung den Blutausfluss unnötig verstärken würde. Außerdem wurden ihre Schenkel zusammen und über Kreuz gelegt, da diese Position wiederum die Funktion einer Presse simuliere. Nun sollte ein flacher und weicher Naturschwamm mit einem Essig-Wasser-Mix auf ihre Genitalien, den Schambereich und die Schenkel und später auf die Brust gelegt werden. Ihre Extremitäten waren festzuhalten und zu bandagieren und das Gesicht mit einem Schwamm abzuwaschen, der in kaltes, klares Wasser getaucht worden war. Das von Soran im Folgenden empfohlene Sitzbad aus kaltem Wasser und Essig, also mit einer zusammenziehenden Wirkung, mutet im ersten Moment als kontraindiziert an, da die Patientin sich schließlich so wenig wie möglich bewegen sollte.[381] Möglicherweise hat man sich die Situation so vorzustellen, dass die Sitzbadewanne, ähnlich einer Bettpfanne, ins Bett gestellt wurde, und eine Gruppe von Personen die Patientin hierauf mobilisierte, und zwar so, dass sie sich selbst möglichst wenig bewegen musste. Dies würde wiederum eine hierin erfahrene Gruppe von Personen bedingen.

Für solch eine Mobilisation spricht außerdem der Umstand, dass die Patientin hier im Allgemeinen eine schwache Konstitution hatte. Dies deutet Soran an anderer Stelle in seiner Abhandlung an, wenn er einerseits meint, dass die Behandlung erleichtert würde, wenn sie am ‚Leben hinge'[382] und andererseits, weil er den von anderen Ärzten oder Medizinschriftstellern empfohlenen Aderlass als kontraproduktiv und für die Patientin als lebensgefährlich kritisiert.[383] Sollte die Blutung schlimmer geworden sein, empfiehlt er invasive Maßnahmen, indem ein Stück Wolle, eingetaucht in einen Sud aus Essig und entweder Acacia oder gelbem Zistrosenwürger oder Opium, in die Öffnung des Uterus mit einem Finger oder einer Sonde eingeführt werden sollte.[384]

---

378 Sor. gyn. 3,15. Dies spiegelt sich zudem in Caelius Aurelianus Übersetzung wider, wenn Soran dort mit der Aussage wiedergegeben wird, dass *aliptae* gerade bei chronischen Erkrankungen als Therapeuten eingesetzt wurden, siehe: Cael. Aur. chron. praef. 3.
379 Sor. gyn. 3,14. Hier mag ein Sklave als Betreuungsperson ausreichend gewesen sein.
380 Sor. gyn. 3,40.
381 Sor. gyn. 3,41.
382 Sor. gyn. 3,41.
383 Sor. gyn. 3,42.
384 Sor. gyn. 3,41. Dies mag vom Arzt oder der Hebamme durchgeführt worden sein.

Wer das von ihm empfohlene zusätzliche Schröpfen durchzuführen hatte, erwähnt er nicht. Ähnliches gilt für die Heilpflaster, die auf die Vagina aufgebracht werden sollten. Allerdings war es wichtig, dass sie häufig bzw. regelmäßig gewechselt wurden. Für den Fall, dass das Blut aus der Öffnung oberhalb des Eingangs des Uterus kam, also aus der Harnröhrenmündung, war ein Schwamm mit denselben Flüssigkeiten so weit wie möglich einzuführen, der ebenso regelmäßig gewechselt werden musste, wobei die Prozedur nur so lange durchgeführt werden sollte, wie es notwendig war.[385]

Recht seltsam verhält es sich mit dem „Abfluss von Samen", der angeblich dazu führte, dass der Uterus sich relaxierte und Stück für Stück die ‚Substanz' des Körpers in ihn floss, was sich wiederum in blasser Haut und Verlust von somatischer Kraft zeigte. In der Regel war die Erkrankung chronisch und käme bei den ‚laxen' Typen vor.[386] Wenn die Symptome zum ersten Mal auftraten, sollte die Patientin in einen Sud aus zusammenziehenden und kalten Mitteln gesetzt werden und anschließend im unteren Abdomen und in der Leistengegend mit einer Mischung aus Acacia, gelbem Zistrosenwürger und Wein abgerieben oder massiert werden. Des Weiteren war sie mit leerem Magen oder nach dem Essen zum Erbrechen zu bringen. Hiernach seien körperliche Übungen für ihren Oberkörper sowie eine längere Massage oder Abreibung hilfreich.[387] Aufgrund der körperlichen Schwäche der Patientin darf davon ausgegangen werden, dass die Therapie bei ihr zuhause stattfand und nicht in einer Badeanstalt. Zudem spricht das erzwungene Erbrechen dafür, weshalb eine Pflegekraft, die die Anordnungen des Arztes umsetzte, angenommen werden kann. Dagegen könnten die therapeutischen Maßnahmen, wie Gymnastik, Massage, kalte Bäder und Einsalbung des unteren Abdomens mit Rosenöl, für den Fall der Entwicklung hin zu einer chronischen Krankheit durchaus in einer Badeanstalt mit ‚einfacher' Begleitperson durchgeführt worden sein.[388]

3.5 Krankenpflegetätigkeiten in den Werken des Galen

In den vorangegangenen Auswertungen der medizinischen Schriften konnte einerseits gezeigt werden, dass im Rahmen der Umsetzung der medizinischen Therapie kranken-

---

385 Sor. gyn. 3,41. Seltsam ist hier, dass Soran offensichtlich nicht das anatomische Wissen besaß, dass die beiden Öffnungen zu zwei verschiedenen Organen führen, und dass Blut aus der Harnröhre höchstwahrscheinlich eine andere Ursache hat als eine Hämorrhagie aus dem Uterus bzw. der Vagina. Höchstens, wenn beide Leitungen durch eine Fistel miteinander verbunden wären, erscheint so etwas möglich, nur dass dann wahrscheinlich aus beiden Öffnungen Blut laufen würde. Obwohl die Patienten in solch einem Fall normalerweise eher über Inkontinenz klagen dürften, siehe: Haferkamp 2005, 270 f.
386 Sor. gyn. 3,45. Er meint hier sicherlich den männlichen Samen, welcher seiner Meinung nach gleichfalls im weiblichen Körper existiere, nur keine Lust bzw. Erregung hervorriefe.
387 Sor. gyn. 3,46.
388 Sor. gyn. 3,46.

pflegerische Tätigkeiten stattfanden, aber andererseits die sie ausführenden Personen meistens nicht klar erkenntlich sind.[389] Teilweise werden Assistenten oder Diener erwähnt, wobei hier fast immer offen bleibt, ob es sich um die Diener/Haussklaven der Patienten oder die Mitarbeiter des Arztes handelte, da oft nur aus der Beschreibung der Situation oder der idealisierten Umsetzung ersichtlich ist, dass mehrere Personen gleichzeitig am Werk gewesen sein müssen. Solange die Maßnahmen von einer nicht zu identifizierenden Person alleine geleistet werden konnten, bleibt sicherlich die Annahme richtig, dass die Teilaspekte der praktischen Umsetzung medizinischer Therapie vom Arzt selbst oder einem seiner Schüler durchgeführt wurden.

Nun dürften viele der bisher behandelten medizinisch-pflegerischen Praktiken vermutlich von medizinischen Schülern ausgeführt worden sein, was sich aus Galens Kommentar zur hippokratischen Schrift über die ärztliche Werkstatt schließen lässt, welcher wiederum nur in einer arabischen Übersetzung aus dem 11. Jahrhundert n. Chr. überliefert ist.[390] Im Werk des wohl bis in die Frühneuzeit wirkmächtigsten Arztes und quantitativ produktivsten medizinisch-philosophischen Schriftstellers der Antike[391] wird dies besonders deutlich, wenn Galen selbst erklärt, dass sein Kommentar nicht dazu diene, jemanden in korrektem Attisch zu unterweisen, sondern in den Dingen, die bei medizinischen Operationen bzw. Anwendungen den meisten Nutzen besäßen.[392] Dass es sich hierbei also um eine Art Lehrbuch handelt oder ein Nachschlagewerk für erfahrene Mediziner, um sich durch das Lesen des Buches an alles Notwendige – vor allem für chirurgische Behandlungen – erinnern zu können, bestätigt Ali ibn Ridwan in seinem der arabischen Übersetzung angefügten Kommentar. Das Notwendigste für die chirurgische Tätigkeit sei das Bandagieren, das Abbinden, eine Wunde nähen, Knochen richten, die Auflösung von Verrenkungen und die Anwendung von erweichenden sowie erwärmenden Umschlägen.[393]

Das Erste, was die Schüler lernen sollten, war laut Ali ibn Ridwans Verständnis von Galens Schrift das Bandagieren bzw. Anlegen von Verbänden.[394] Diese Tätigkeit, die heute durchaus in den Aufgabenbereich von Pflegekräften fällt,[395] wurde möglicherweise in der Antike, aber wohl vor allem im 11. Jahrhundert in der arabischen Welt,

---

389 Eine partielle Ausnahme mag die Behandlung weiblicher Patienten bzw. die Erkrankung ihrer Geschlechtsorgane gewesen sein, da hier meistens, vor allem bei der ‚einfachen' Bevölkerung, als Pflegekraft und auch Gynäkologin die sogenannte *obstetrix* bzw. *maia* zum Einsatz kam; siehe: Sor. gyn. 3,3.
390 Der arabische Autor Ali ibn Ridwan war vermutlich gleichfalls Mediziner; sowie Astrologe, siehe: Hau 2005, 1251.
391 Meyer-Steineg 1928, 138 f.; 1965, 93 f.; Tieleman 2005, Sp. 315; Nutton 2013, 222. Zum Leben des Galen, vermutlich von ca. 129 bis um 216 n. Chr., siehe hierzu stellvertretend sowie mit bisheriger Forschung, kurz: Nutton 2013, 222–235, und ausführlicher: Schlange-Schöningen 2003 pass.
392 Gal. Hipp. off. med. 894,13; und ähnlich formuliert, aber konkret auf Operationen bezogen: 916.
393 Ali ibn Ridwan. Comm. Gal. Hipp. off. med. S. 101 u. S. 123.
394 Ali ibn Ridwan. Comm. Gal. Hipp. off. med. S. 101.
395 Wundmanagement gehört heutzutage durchaus zu den Aufgaben von Krankenpflege, wovon allein folgende Lehrbücher für Pflegeberufe zeugen: Daumann 2009; Käser 2014.

häufig von den Medizinschülern zwecks Lerneffekt ausgeübt. Für diesen Umstand sprechen zudem die detaillierte Erklärung des Galen und die Erläuterungen des Ali ibn Ridwan, wie und welche Bandagen und Polsterungen als Unterstützung oder Ruhigstellung der verletzten Körperteile eingesetzt und angelegt werden sollten.[396] Benötigte ein komplizierter Verband bei seiner Anwendung gleichzeitig mehr als zwei Hände, um möglicherweise die Polsterung zu halten, darf sicherlich die Hilfestellung eines Assistenten vermutet werden.[397] Immerhin hatten sie bei den chirurgischen Operationen anwesend,[398] aber schweigsam zu sein und genau die Anordnungen des Arztes auszuführen.[399] Wundmanagement[400] und das richtige Anlegen der Bandage nach einer Fraktur der Gliedmaßen[401] war für Galen offensichtlich die Aufgabe des Arztes selbst bzw. seines Schülers, wie er in seinem Werk *de methodo medendi* formuliert. Dass nach Anlage des Verbands sich durchaus auch Hilfskräfte um die weitere ‚Krankenpflege' gekümmert haben, verrät Galen in einem seiner Kommentare zu den hippokratischen Schriften über Frakturen. So sollten ὑπηρέται sich nachts darum kümmern, dass die Bandage feucht blieb, da sonst der optimale Heilungsprozess in Gefahr war.[402] Wer die richtige Lagerung eines Patienten mit einer Wunde ausführte, erklärt Galen nicht,[403] aber dass entsprechend der Konstitution des Kranken hierfür mehr als eine Person notwendig sein konnte, erklärt sich von selbst. Dafür erwähnt Galen, dass bei der Rückführung eines Prolapses bei größeren Wunden eine Hilfskraft notwendig sei.[404]

Neben solch grundlegenden chirurgischen Praktiken, die ein angehender Mediziner zu erlernen hatte, erwähnt Galen in seinem Kommentar zur hippokratischen Schrift über die ärztliche Werkstatt noch andere Maßnahmen, die allerdings von den bisher ausgewerteten medizinischen Autoren durchaus als Aufgaben von nicht medizinischen Hilfskräften oder gar anderen Berufsgruppen bezeichnet werden. Hierzu gehören die sogenannte Massage, die Durchführung von oder die Anleitung bei körperlichen Übungen und die

---

396 Gal. Hipp. off. med. 916–919, u. Ali ibn Ridwan. Comm. Gal. Hipp. off. med. S. 121.
397 Es hing vermutlich von der Situation ab, ob der Arzt ohne Schüler war oder zuschaute und nicht die Polsterung halten konnte (oder wollte).
398 Hippokr. off. 2; 6; Ali ibn Ridwan. Comm. Gal. Hipp. off. med. S. 103.
399 Hippokr. off. 6; Ali ibn Ridwan. Comm. Gal. Hipp. off. med. S. 109.
400 Gal. meth. med. V,4 [Kühn 10.320/1 u. 323]; V,7 [K. 10.334/5]: Der an dieser Stelle von Galen erwähnte Arzt ist streng genommen kein Schüler mehr, allerdings wenig erfahren, und so tritt Galen als dessen Lehrer auf.
401 Gal. meth. med. VI,5 [Kühn 10.431]: Die mögliche Hilfe beim Aufstehen des Patienten zur Blasenentleerung oder das Wechseln der Bettwäsche dürfte eher von Hilfskräften getätigt worden sein. Grundsätzlich sollte das Anlegen eines Verbands oft eingeübt werden, indem dazu ein junger, aber gesunder Sklave als Model herhalten musste, siehe: Gal. in Hipp. de fract. comm. I,24 [Kühn 18b.372] und Ilberg 1905, 36.
402 Gal. Hipp. fract. I,21 [Kühn 18b.366/7]. Freilich erwähnt Galen die Hilfskräfte primär, um die Kollegen davor zu warnen, dass sie nachts zu ihren Aufgaben oft keine Lust hätten, weshalb er in besonders problematischen Fällen die ganze Nacht selbst anwesend gewesen sei, um die richtige Ausführung zu überwachen; hierzu siehe: Ilberg 1905, 36; u. anscheinend Wölflin 1943, 97 (ohne Quellennachweis).
403 Gal. meth. med. VI,4 [Kühn 10.415].
404 Gal. meth. med. V,4 [Kühn 10.415/6].

verschiedenen Anwendungen der Wärmebehandlung. Ein Beispiel für die Anwendung aller drei Maßnahmen war die Behandlung von verletzten Gliedern. Nach möglichen chirurgischen Eingriffen sollten die verletzten Gliedmaßen mithilfe von Übungen und Massage warmgehalten werden.[405] Dabei differenziert Galen vier Maßnahmen, um Wärme zu erzeugen. Die erste war die Massage mit Stofftüchern, die zweite das Übergießen von warmem Wasser, die dritte beinhaltete wiederum eine Massage, nun mit erwärmenden Medikamenten oder Öl, und die vierte bestand im Auflegen eines Teerpflasters.[406] Dass die Massage in der Regel eine *frictio* war, also ein Abreiben, bestätigt Galen an anderer Stelle.[407] Darüber hinaus wird erklärt, dass jene Form der Massage dazu dienen sollte, die verletzte Gliedmaße, hier das Bein, wieder ‚anzufetten' bzw. ‚zu ernähren', indem auf solche Art der Blutfluss dorthin verstärkt wurde.[408] Das Übergießen mit warmem Wasser unterstützte zusätzlich die Maßnahme.[409] Ein Hinweis, dass Ärzte die Wärmebehandlung, zumindest bei der initiativen Behandlung, selbst durchführten, ergibt sich aus dem Umstand, dass Galen und Ali ibn Ridwan dem Arzt bei der Inzision, dem operativen ‚Schnitt', an einem ängstlichen Patienten raten, ihn damit abzulenken, dass der Arzt behaupten solle, dass er nun eine Behandlung mit warmem Wasser oder Umschlägen oder warmen Schwämmen tätigen würde.[410] Doch ob eine langwierige Nachsorge in Form von Massage, Mobilisierung und Wärmebehandlung immer vom Arzt oder einem seiner Schüler beim Hausbesuch durchgeführt wurde, mag allerdings – vor allem aufgrund der Aussage des Celsus, dass die Massage nicht Aufgabe des Arztes gewesen sei[411] – bezweifelt werden. Galen selbst deklariert in seiner Schrift zur prophylaktisch-gymnastischen ‚Gesundheitskunst' (τέχνης ὑγιεινῆς) die Tätigkeiten des Abreibens (τρῖψις) und Badens (λουτρόν) sowie die Umsetzung von wärmetherapeutischen Maßnahmen, z. B. Einreibungen mit Öl, teilweise als alltäglich notwendige Maßnahmen.

---

405 Gal. Hipp. off. med. 897. Im Fall eines verletzten Beins sollte es bei kaltem Wetter in Wolle gehüllt werden, ansonsten war eine permanente Massage mit Stofftüchern und zusätzlichem Öl angebracht oder sogar mit wärmenden Medikamenten, falls die Erwärmung des Beins nur langsam vonstattenging.
406 Gal. Hipp. off. med. 898.
407 Gal. Hipp. off. med. 873. Die Stelle ist so formuliert, dass der Eindruck erweckt wird, als sei sie nicht Bestandteil des galenischen Originals, sondern eine eingeschobene Erklärung des Ali ibn Ridwan zum griechischen Verständnis der Massage, welche sich womöglich von der damaligen arabischen Form unterschied.
408 Gal. Hipp. off. med. 913/914. Dagegen meinte Celsus (2,14,3) noch, dass bei der Massage, unabhängig davon, um welche Art es sich handelte, immer das ‚weggenommen würde', was den pathologischen Zustand hervorbrächte und dass das Wachstum des Muskels nicht nur allein von der Massage, sondern auch von der Nahrung herrühre.
409 Ali ibn Ridwan. Comm. Gal. Hipp. off. med. S. 115. Hier musste der Ausführende aber beachten, dass wenn das Bein kontrahierte, er die Maßnahme stoppen musste. Daneben sollte so vermutlich die Schmerzempfindlichkeit des Beines wiederhergestellt werden.
410 Ali ibn Ridwan. Comm. Gal. Hipp. off. med. S. 107.
411 Cel. 2,14,3.

Galen grenzte jedoch die medizinische Heilkunde (θεραπεία) von der ‚Gesundheitskunst' ab.[412] Fachmann dieser Kunst war der sogenannte ὑγιεινός, den man allerdings vom γυμναστής unterschied, der wiederum nur Experte für die körperlichen Übungen war.[413] Die Übungen (γυμνασία) in der παλαίστρα wurden wiederum vom παιδοτρίβης angeleitet, der vermutlich aufgrund des Namens zudem die Massagen in solchen Sportschulen an den Jugendlichen durchführte.[414] Trotzdem gesteht Galen bei Ermüdungszuständen das Abreiben einerseits durchaus einem solchen ‚Trainer' zu,[415] was auf einen Sklaven hinweisen könnte,[416] aber anderseits spricht Galen i. d. R. nur von dem oder den Reibenden.[417] Die oben erwähnten Maßnahmen werden von ihm primär in Buch IV der Abhandlung erwähnt, in welchem er sich mit ‚Ermüdungszuständen' beschäftigt.[418] Bei einem Fallbeispiel ist gar von Fieber und der Notwendigkeit einer Phlebotomie bis hin zur Ohnmacht die Rede, was einen äußerst geschwächten Menschen erwarten lässt und somit auch Hilfskräfte oder Sklaven, die sich um ihn kümmern mussten – auch wenn Galen dies nicht erwähnt.[419] In Buch V beschreibt Galen im Rahmen der ‚Altenbetreuung' kurz pflegerische Handlungen. So mussten Alte, die an einer krankhaften Fußschwellung namens Podagra litten, getragen werden und die, die an schwerer Gicht litten, benötigten jemanden, der ihnen das Essen anreichte oder eingab und sie nach der Defäkation am Gesäß reinigte.[420]

Für die Massage ist des Weiteren eine Stelle im Kontext der Beschreibung der sogenannten Antoninischen Pest aufschlussreich. Dort erwähnt Galen einen Patienten, der in der Heilkunst nicht ohne Erfahrung gewesen sei und sich mit Hilfe von Abreibungen und gymnastischen Übungen selbst therapiert habe.[421] Interessant ist hierbei, dass es sich offensichtlich nicht um einen praktizierenden Arzt handelte, sonst hätte Galen dies vermutlich erwähnt. Allerdings verrät er auch nicht, wie der Patient zu seiner Erfahrung gekommen war. Hier gibt es mehrere Möglichkeiten. Am wahrscheinlichsten

---

412 Gal. san. tuend. I,1,1 [Kühn 6.1]; IV,9,10 [K. 6.294]. Zur vermutlichen Zielgruppe (‚wohlhabende Öffentlichkeit') des Werks, siehe: Horstmanshoff 1995, 89.
413 Gal. san. tuend. I,15,1–2 [Kühn 6.77]; II,8,8–9 [K. 6.135].
414 Gal. san. tuend. II,9,25 [Kühn 6.143]. Hierzu siehe allgemein: Bond 2015, 394–399, die einen kurzen Überblick über den positiven gesellschaftlichen Stand von Einsalbern und Masseuren während der römischen Kaiserzeit gibt und Galens Kritik an ihnen (III,13 [K. 6.228–232]) auf die partielle Konkurrenzsituation zu den Medizinern zurückführt (398).
415 Gal. san. tuend. III,4,19 [Kühn 6.187]. Hier als προγυμναστής bezeichnet.
416 Vgl. Sen. ep. LXXXIII,3–4.
417 Gal. san. tuend. III,2,23 [Kühn 6.172]; III,2,45 [K. 6.176/7]: τρίβοντες.
418 Gal. san. tuend. IV,4,16 [Kühn 6.246/7]; IV,4,69 [K. 6.258]: Einreiben mit Öl und Baden; IV,4,85 [K. 6.262]: Abreiben; IV,6,20–21 [K. 6.276]: Baden, Einreiben, Abreiben, Einreiben mit einer Salbe, die die Perspiration fördert; IV,7,8 [K. 6.280/1]; IV,7,11 [K. 6.281]: kräftiges Abreiben mit Olivenöl, allerdings ist die in dem Fallbeispiel erwähnte Person relativ mobil, da sie offensichtlich spazieren gehen konnte; IV,10,15 [K. 6.297]: Baden mit Öl.
419 Gal. san. tuend. IV,10,9 [Kühn 6.296].
420 Gal. san. tuend. V,4,2 [Kühn 6.330]: γηροκομία; V,1,25–26 [K. 6.311]: krankenpflegerische Tätigkeiten.
421 Gal. meth. med. V,12 [Kühn 10.363].

ist es anzunehmen, dass es sich um einen über das normale Maß hinausgehenden medizinisch interessierten Angehörigen der Oberschicht handelte. Möglich ist auch eine Person, die im ‚Gesundheitsbereich' tätig gewesen war, z. B. ein *aliptes* oder *servus medicus*. Die Erwähnung unterstreicht zumindest, dass man nicht zwangsläufig medizinisch ausgebildet sein musste, um eine τρῖψις anzuwenden, sondern jene Therapiemethode auch einfach nur erlernt werden konnte.[422] Dass Galen nicht nur wohlhabende Patienten und deren Sklaven behandelte, sondern anscheinend auch Tagelöhner bzw. arme Menschen, ergibt sich indirekt aus seiner Kritik an medizinischen Kollegen, die ‚reiche' Patienten bei Fieber falsch behandelten, da diese ‚verweichlicht' seien und den nötigen Aderlass, im Gegensatz zu ihren Sklaven oder ‚armen' Tagelöhnern, nicht ‚vertragen' würden. Da nun solche Ärzte ihren wohlhabenden Patienten schmeicheln wollten – vor allem in der Hoffnung, dass sie so ein höheres Honorar erhielten – hätten sie jene, obwohl unzureichend, nur mit angenehmen Öl-Einreibungen behandelt.[423]

Dass diese zumindest partiell krankenpflegerischen Interventionen sicher ein Teil der galenisch-medizinischen Therapie und Praxis[424] waren, zeigt sich außerdem eindeutig in Galens klinischem Hauptwerk über die ‚Therapiemethoden' *(de methodo medendi)*.[425] Allerdings ist in diesem nicht immer ersichtlich, wer die Tätigkeiten durchführte oder ausführen sollte. Denn Galen verwendet bei seinen grundsätzlichen Therapieempfehlungen für die verschiedenen Krankheiten – wenn

---

422 Strenggenommen könnte Galen damit auch meinen, dass der Patient nur die Erfahrung besaß, wann und welche Form von Massage anzuwenden war, sie aber von entsprechend ausgebildeten Personen an sich durchführen ließ.
423 Gal. meth. med. XI,15 [Kühn 10.783/4]. Zum sozialen Status der Patienten, die Galen in seinen Werken erwähnt, inklusive dem Versuch einer Statistik, siehe: Horstmanshoff 1995, 88–93. Hier ist besonders der Umstand interessant, dass in Relation zum vermutlichen sozioökonomischen Stand der Bevölkerung im Römischen Reich jener Zeit die Patienten aus der Oberschicht zumindest namentlich überrepräsentiert sind, was insoweit nicht verwundert, als Galen selbst indirekt den Hinweis gibt, dass ‚sich Ärzte zu reichen Patienten hingezogen fühlten, wie Motten zur Kerze'. Daher würden vermutlich Patienten aus den unteren Klassen, da als Individuen nicht wichtig, auch bei ihm nur als Beispiele für bestimmte Krankheiten aufgeführt, wobei es keine offensichtlichen Unterschiede in der Behandlung gab (88). Siehe zu diesem Aspekt auch: Schlange-Schöningen 2003, 270 (Fn 60). Außerdem ist auffällig, bedingt durch den Eigenwerbecharakter von Galens Schriftgut, dass im Gegensatz zur Mortalität von 60 Prozent in den hippokratischen Epidemien bei Galen nur etwas mehr als fünf Prozent der von ihm erwähnten Patienten versterben – und dies eher aufgrund der Fehler seiner Konkurrenten (92). Diesen Umstand findet schon Ilberg 1905, 40, „merkwürdig" und erklärt ihn mit dem Reklamebedürfnis des Galen, was ein „schlechtes Zeichen für seinen wissenschaftlichen Sinn" sei. Zu Galens Behandlung ärmerer Bürger, siehe: Schlange-Schöningen 2003, 38 (mit weiterführender Literatur). Allgemein zum sozioökonomischen Stand damaliger Patienten, den Kosten antiker Medizin, dem Verdienst von Ärzten, vor allem am Beispiel des Galen, siehe: Boudon-Millot 2020 pass.
424 Allgemein zur Praxis des Galen, siehe: Ilberg 1905; Wölfflin 1943 (leider ohne Quellennachweise).
425 Mewaldt 1910, Sp. 586, hält es gar für den Höhepunkt der gesamten literarischen Tätigkeit des Galen. Nutton 1991, 1, postuliert, dass es Galens längste Darstellung von dessen Verständnis medizinischer Theorie und Praxis sei und philosophische Argumente und Ansichten beinhalte, wie ein Arzt therapeutisch vorzugehen hatte. Van der Eijk 2008, 284, ist der Meinung, dass Galen hier seine „general disscussions of therapeutics" gibt (außerdem siehe die Seiten 283–303 für einen allgemeinen Überblick über Galens therapeutisches Verständnis). Horsley 2011, ix, schreibt vom „therapeutic magnum opus".

er nicht ein konkretes Fallbeispiel illustriert – alternierend die 1. Person Singular[426] und Plural[427] sowie die direkte Adressierung seines Lesers mit der 2. Person Singular[428] oder er formuliert allgemein-theoretisch.[429] Teilweise wechselt Galen innerhalb einer Sinneinheit zwischen den einzelnen Personalbezeichnungen hin und her, ohne dass sich klar erkennen lässt, welche konkrete inhaltliche Absicht er damit verfolgte, außer verschiedene therapeutische Wahlmöglichkeiten darzustellen und/oder den Leser von seiner Sichtweise zu überzeugen.[430] Bei allen

---

426 Gal. meth. med. V,13 [Kühn 10.369–372]: Abreiben und Bandagieren der Extremitäten, allerdings hier anscheinend als Anordnung an nicht näher benannte andere: κελεύσας [369] bzw. ἐκέλευσα [370/1], dagegen die Begleitung zum und das Baden an sich sowie das anschließende Einkleiden formuliert als aktive 1. Person Singular [369/70 u. 372], bzw. als Partizip Singular Aorist Aktiv Maskulin Nominativ [371]; V,13 [K. 10.372]: Abreiben und Bandagieren der Extremitäten; VIII,2 [K. 10.550/1]: behandeln durch Baden und Abreiben (ἐθεράπευσα); X,3 [K. 10.674 u. 677/8]: Nahrung anreichen bzw. Baden (und Nahrung anreichen) bei einem bettlägerigen Patienten; XI,17 [K. 10.797]: Einreibung mit Öl und Baden (allerdings als allgemein gültige Aussage bezüglich seiner Therapie gegenüber den von ihm kritisierten Ärzten); XI,20 [K. 10.806]: eigentlich Übergießen mit Wasser bzw. kurzes kaltes Bad durch den relativ selbstständigen Patienten (nur Kontrollperson); XIV,18 [K. 10.1017]: Baden und Abreiben (hier gar mit einem Stück feinen indischen Stoffes: προσανατρίβω τὸ δέρμα τῇ σινδόνι).
427 Gal. meth. med. IV,4 [Kühn 10.264]: Baden; V,8 [K. 10.341]: reiben (und bandagieren); VII,6 [K. 10.479; 10.481]: Assistenz beim Baden, Abreiben (mit Öl) [479], nur Baden [481]; VII,7 [K. 10.489]: Einreiben mit Salbe; VIII,2 [K. 10.536/7]: Begleitung zum Bad, Übergießen mit Öl und sanftes Abreiben/Massage; später Einreibung und Abreiben sowie Hilfe beim Abtrocknen bzw. Abstreichen des Wassers; VIII,2 [K. 10.539; 10.551]: Baden bzw. Abreiben und Baden; VIII,3 [K. 10.559]: regelmäßiges Baden (mehr als dreimal) über den Tag verteilt; XI,9 [K. 10.759]: nur Baden (τολμῶμεν ἤτοι λούειν εν τοῖς βαλανείοις); XIII,22 [K. 10.938]: Abreiben und Wärmebehandlung mit warmem Wasser, sowie das Festbinden der Gliedmaßen.
428 Gal. meth. med. VII,6 [Kühn 10.479–81]: Assistenz beim Baden und Ankleiden, Ab- und Einreiben (mit Öl) [479–80], Abreiben und Baden [481]; VIII,2 [K. 10.547]: Abreiben; VIII,5 [K. 10.570]: nur Baden; XI,15 [K. 10.781]: Einreibungen mit Öl.
429 Gal. meth. med. IV,6 [Kühn 10.288]: häufiges Baden und Abreiben; V,6 [K 10.331]: nur Abreiben; V,8 [K. 10.341]: reiben und bandagieren; V,15 [K 10.374]; VII,6 [K. 10.481 u. 491]: Einreiben mit Öl nach einem Bad [481]; Abreiben und Baden [491]; VIII,2 [K. 10.535/6]: allgemeine Empfehlung von Bädern und Massage als Teil der Therapie bei ‚Verstopfung der Poren' aufgrund von Fieber mit Begleitung zum Bad [K. 10.536]; VIII,3 [K. 10.553/4]: Abreiben und Baden (und Begleitung zum Bad [554]; VIII,4 [K. 10.568]: Bei Fieber einer ‚kakochymischen' Person (= Übermaß eines oder mehrerer Säfte), ist im Bad nach dem Einreiben und der Massage der Körper gründlich zu reinigen und abzuwaschen; VIII,5 [K. 10.570; 572; 778]: Baden (bei 778: Infinitivformulierung mit χρή); X,4 [K. 10.683]: Baden und Ernähren bei Fieber mit Schüttelfrost; X,10 [K. 10.715/6]: Baden in kaltem Wasser; X,11 [K. 10.729]: Begleitung zum Baden; XI,15 [K. 10.780 u. 784]: Einreibung mit Öl (bei 784 primär Kritik an Ärzten, die ‚reiche' Patienten mit Einreibungen behandeln, obwohl Galens Meinung nach, in den hier von ihm beschriebenen Fällen, ein Aderlass indiziert gewesen wäre); XI,20 [K. 10.802/3]: Zusammenfassung des theoretischen Abschnitts über das Baden von Fieberkranken; XII,3 [K. 10.821–823]: mehrmals, über den ganzen Tag verteilt, häufiges Abreiben und dazwischen auch Einreibung mit Öl; XII,4 [K. 10.829]: Abreiben; XIII,6 [K 10.891]: Baden und Abreiben, [K 10.892/3]: Abreiben; XIII,22 [K. 10.934/5]: Abreiben; XIV,4 [K. 10.953]: Abreiben; XIV,7 [10.969]: Baden und Abreiben.
430 Siehe z. B. Gal. meth. med. VII,6 [Kühn 10.479–81]. Der Wunsch nach Vermeidung von uniformer Wiederholung ist aus stilistischen Gründen möglich. Der Wechsel könnte auch mit einem grammatisch-inhaltlichen Aspekt zu begründen sein: Die von Galen offensichtlich als grundsätzlich-zwingende Therapie angesehenen Maßnahmen werden im *Pluralis Auctoris* oder mit ‚allgemeinen' Infinitivkonstruktionen beschrieben. Wahlmöglichkeiten in den Therapieempfehlungen werden durch die 2. Person Singular anzeigt

grammatischen Formen darf davon ausgegangen werden, dass sich hieraus keine Rückschlüsse auf die tatsächliche personelle Durchführung ziehen lassen. Dies dürfte auf den Lehrbuchcharakter des Werkes zurückzuführen sein, der sich zudem in der regelmäßigen Verwendung der 1. Person Plural zeigt, die hier als *Pluralis Auctoris* zu verstehen sein dürfte.[431] Ähnliches gilt für seine Schrift *de locis affectis*, die trotz eines diagnostischen Schwerpunkts Beispiele aus Galens Therapiealltag enthält.[432] So verwendet er die 1. Person Plural z. B. bei der urinalen Retention, die er nicht durch das Einführen eines Katheters gelöst haben will, sondern durch ein dreistündiges Übergießen der entzündeten Stelle mit Wasser und Öl. Dass er nicht auf etwaige Helfer verweisen will, sondern den Lehrbuchcharakter *(logos)* seiner Ausführungen betont, geht aus dem den Abschnitt einleitenden Satz hervor.[433] Da-

---

(ähnlich auch bei meth. med. VIII,5 [K. 10.570]). Ein anderes Beispiel findet sich bei der Erwähnung verschiedener Behandlungsbeispiele von Fieber in meth. med. VIII,2 [K. 10.550/1]. Hier wechselt Galen von der 1. Person Plural bei einem Beispiel kurz in die 1. Person Singular und wieder zurück. Dies mag mit dem Umstand zusammenhängen, dass er seinen Adressaten, ab diesem Buch Eugenian, direkt anspricht mit ὡς οἶσθα, was impliziert, dass er bei der Behandlung anwesend gewesen war oder davon schon gehört hatte. Denn wird ein Vergleich mit einer wenige Zeilen vorher [K. 10.539] sich befindenden Stelle angestellt, die offensichtlich ebenfalls eine Episode aus seinem Berufsleben darstellt, fällt auf, dass Galen hier, auch bei offensichtlich von ihm selbst durchgeführten Tätigkeiten, die 1. Person Plural verwendet. So schreibt er τοῖς οἰκέταις ἐκελεύσαμεν, obwohl es klar sein dürfte, dass nur er selbst die Haushaltssklaven des Patienten dazu gedrängt hat, seinen Anordnungen bezüglich konkurrierender Ärzte Folge zu leisten. Asper 2005, 23–25, versteht für die Schriften über ‚den Puls' die *persona* insoweit, dass Galens ‚Autorenentwurf' die anonyme *persona auctoris* grundsätzlich als ein ‚integratives Wir' verwendet und ihre Individualität (1. P. Sg.) vor allem in der Funktion des Definierens oder Bezeugens entwickelt. Die 2. P. Sg. verwende Galen primär als „anonymes Leser-Du" (25), welches sich zumindest in den untersuchten Schriften mit fortschreitendem Pragmatismus intensivieren würde, um den Leser zu seinem zu machen bzw. ihn in eine Art ‚In-Group' einzubinden und wohl auch zu halten. Zum größeren Kontext und Sinn jener Strategie, siehe: folgende Fn.
431 Grundsätzlich zum sprachlichen Stil Galens in jenem Werk, zu seiner Sichtweise auf die gute medizinische Therapie und das richtige Verhalten des Arztes sprachlich-argumentativ sowie seine Selbstdarstellung, außerdem zur inhaltlichen Konzeption und zum Aufbau sowie den zwei Entstehungsphasen, siehe: Nutton 1991, 1–25. Allgemein zu Galens Motiven für seinen Stil, der ‚Erfindung' eines medizinischen Lesepublikums, dessen Monopolisierung durch ihn und den rhetorischen Strategien hierzu, vor allem am Beispiel der Schriften über ‚den Puls', siehe Asper 2005, 21–36.
432 Zum diagnostischen Schwerpunkt der Schrift und ihrer Einordnung in das galenische Gesamtwerk, siehe: Gärtner 2015, 193 f.; García-Ballester 1994, 1648, meint, dass die Fallbeispiele kein integraler Bestandteil der Struktur des Werkes seien, sondern einerseits die deduktive Ausarbeitung der Krankheit und andererseits der Demonstration der Praxis von rationaler und ‚regionaler' Diagnose dienen würden; ders. 1981, 21, nur: große aber ungleich verteilte Anzahl von Fallbeispielen in Abgrenzung zu *de praecognitione*, welches ein „patchwork" von Fallbeispielen sei.
433 Gal. loc. aff. I,1,21–22 [Kühn 8.13/4]. An anderer Stelle, an der ihn begleitende Personen oder Schüler erwähnt werden, geht es ihm primär darum, sie als Zeugen für seine erfolgreiche Therapie, und somit richtige Lehre, aufzuführen, siehe: III,10 [K. 8.192]. Siegel 1976, 94, übersetzt die ἑταῖροι hier als Schüler *(pupils)*. Auch loc. aff. VI,4,11–14 [K. 8.407–409] illustriert gut den Lehrbuchcharakter, indem verschiedene, aber diagnostisch repräsentative Beispiele von urinaler Retention aufgeführt werden und die Anwendung eines Katheters bei einem der Beispiele im *Pluralis Auctoris* formuliert ist, während daran anschließend Galen in der 1. P. Sg. von einem besonders erinnerungswürdigen Fall schreibt, an dessen Ende die für die Heilung entscheidende Handlung – das Auflösen der Blutklumpen – wieder in der 1. P. Pl. verfasst ist, und somit hier von Galen als allgemeingültige Schlussfolgerung bezüglich des Therapieerfolgs markiert worden sein

neben finden sich weitere Stellen, aus denen aufgrund der Wortwahl dies deutlich zu erkennen ist.[434]

Doch auch wenn Galen die erste Person Singular verwendet,[435] kann aus dem Kontext erkannt werden, dass er die beschriebene Tätigkeit nicht unbedingt selbst oder allein ausgeführt hat. Entsprechend beschreibt er in der *methodus medendi* im weitesten Sinne krankenpflegerische Tätigkeiten im Rahmen der Behandlung eines unter Dyskrasia[436] leidenden Patienten, für den er einen Raum in der Nähe eines der Badezimmer im Haus des offensichtlich wohlhabenden Kranken vorbereitet hatte.[437] Anschließend habe er selbst den Patienten auf einem Tuch aus feinem indischen Stoff von diesem Raum ins Badezimmer gebracht.[438] Bei beiden Tätigkeiten darf davon ausgegangen werden, dass er dies nicht allein getan hat, sondern bei der Mobilisation des Patienten Hilfe hatte – zumindest von dessen Haushaltssklaven, welche vermutlich zudem den Raum nach seinen Vorgaben hergerichtet haben dürften. An anderer Stelle im selben Werk beschreibt Galen, wie solch eine Mobilisation mit einem Leinentuch ablaufen sollte. In dem Beispiel wird der Patient in seinem Bett liegend zu einem Bäderhaus gebracht und auf ein erwärmtes Leinentuch gelagert sowie anschließend mit vier Personen – an jeder Ecke des Tuches eine – in die Räumlichkeiten transportiert.[439]

---

dürfte. Zum Lehrbuchcharakter und Galens Anliegen bzgl. des Unterrichtens bzw. der Lehre, siehe: García-Ballester 1981, 22.

434   Gal. loc. aff. I,1,25 [Kühn 8.15/6]; I,1,29 [K. 8.19/20]; II,1,1 [K. 8,69]; II,5,1 [K. 8.79]; II,8,1 [K. 8.90]: Hier findet sich eine deutliche Abgrenzung vom *Pluralis Auctoris* zur 1. P. Sg., mit der Galen in diesem Fall sehr deutlich machen will, dass er die ‚wahren' und die einzig relevanten Inhalte ausgewählt hat. Daneben finden sich außerdem: II,8,3 [K. 8.92]; II,8,10–11 [K. 8.97/8]; II,8,30 [K. 8.108]; II,10,15 [K. 8.127/8]; III,5 [K. 8.150]; IV,7 [K. 8.252]; IV,7 [K. 8.258]: Auch hier dient die Pluralform dazu, den Erfolg seiner ‚richtigen' Therapie in Abgrenzung zur falschen der anderen Ärzte zu betonen, welche ohne Plan, fehlerhaft Abreibungen/Massage und erwärmende Medikamente anwenden würden, wobei Galen hier nicht unbedingt betonen will, dass die Ärzte die Abreibungen selbst durchführten, sondern dass jene sie aus einer fehlerhaften Diagnose heraus anordneten.

435   Galen verwendet oft diese Personalform, wenn er auf seine eigenen Erfahrungen oder auf vergangene Diagnose- und Behandlungserfolge verweist, z. B.: Gal. loc. aff. I,6,11–14/17 [Kühn 8.55–59]; II,5,5–6 [K. 8.81/2]; II,6,2 [K. 8.88]; III,3 [K. 8.142/3]; III,5 [K. 8.147–151]; III,10 [K. 8.192]; IV,7 [K. 8.255]; IV,8 [K. 8.265/6]; V,8,16–25 [K. 8.361–366]; oder auf vergangene Vorträge oder von ihm schon schriftlich fixierte Inhalte: z. B.: Gal. loc. aff. II,5,3 [K. 8.80]; III,3 [K. 8.143]; IV,6 [K. 8.246 u. 249]; IV,7 [K. 8.257 u. 259]; VI,4,14 [K. 8.408/9].

436   Laut Galen entsteht sie durch eine unausgewogene Mischung der Humoral-Säfte. Zu den Details und ihren Untergruppen, siehe: Garcia Novo 2012, 117.

437   Gal. meth. med. VII,6 [Kühn 10.472]. Offensichtlich gab es in den Wohnhäusern der Reichen gleich mehrere Badezimmer. Interessant ist hier noch zu erwähnen – obwohl Galen es eher andeutet, als es zu bestätigen – dass die Bäder nicht nur mit einer kleinen Badewanne, sondern, ähnlich den öffentlichen Thermen, mit Schwimmbecken ausgestattet waren. Siehe zudem allgemein zur antiken Balneologie in römischer Zeit: Heinz 1996 pass.

438   Gal. meth. med. VII,6 [Kühn 10.473]: εἰς τὸ βαλανεῖον εἰσεφερόμην ἐπὶ σινδόνων.

439   Gal. meth. med. X,10 [Kühn 10.723]. Aus der Beschreibung geht nicht klar hervor, ob es sich um eine Bäderanlage in einer Villa handelte, oder um ein öffentliches Bad. Wichtig ist für Galen eher der Umstand, dass die folgende Therapie nicht in einer kleinen Badewanne, sondern in großen Thermenbecken stattfand – unabhängig vom Luxusniveau des Hausstands des Kranken, vgl. auch: meth. med. VII,6 [K. 10.472].

Doch ob diese vier ihn zuvor schon in der ‚Hängematte' (σκίμπους) zum Ort der Therapie gebracht hatten oder ob dies durch andere geschehen war, erwähnt Galen nicht. Es ist durchaus möglich, dass dies durch ‚einfache' Hausklaven getan wurde, während die Personen, die den Kranken in die Baderäume begleiteten, auch Teile der Therapie durchführten. Sie bestand daraus, neben der Behandlung mit lauwarmem Öl, dass die vier Männer den Patienten gleichzeitig zwei- bis dreimal mit dem Leinentuch zusammen in kaltes Wasser herablassen sollten. Anschließend war er wieder auf sein Bett zu mobilisieren und eine fünfte Person hatte den Kranken mit einem anderen Leinentuch zu bedecken. Nun musste er zuerst mit einem Schwamm und dann mit einem weichen Stofftuch vorsichtig abgewischt werden. Schließlich rieben die Helfer ihn ein und bedeckten ihn mit einem Obergewand, bevor sie ihn zurück in sein Wohnhaus zu bringen und ihm Nahrung anzureichen hatten.[440] Allerdings sollten sie in der Umsetzung der Tätigkeiten präzise angeleitet werden,[441] was einerseits ein Hinweis darauf ist, dass es sich bei den Männern um Personen handeln könnte, die keine ‚professionelle' Erfahrung in solchen therapeutischen Hilfstätigkeiten hatten, sie also eher keine *aliptae* waren. Andererseits ist es plausibel anzunehmen, dass es Galen bei dem hier beschriebenen Krankheitsbild besonders wichtig war, dass die in solchen Tätigkeiten eigentlich routinierten Männer seine Anordnungen detailliert umzusetzen hatten, weil die Genauigkeit für den Erfolg der Therapie entscheidend war. Denn bei anderen Patienten wiederum war die präzise Umsetzung des Badevorgangs anscheinend wenig relevant, wie das Beispiel eines anderen ‚Fieberkranken' zeigt, bei dem er nur die Häufigkeit der zu nehmenden Bäder anordnete, anschließend den Kranken verließ und ihn in der Obhut der ihn pflegenden Anwesenden beließ, da er noch andere Patienten in jener Nacht zu besuchen hatte.[442] Ein Umstand, der genauso auf andere Ärzte zutraf.[443] Außerdem sollten Fieberkranke Bettruhe halten, was indirekt von grundpflegerischen Handlungen zeugt,[444] die Galen oder andere Ärzte dann sicher selten, wenn überhaupt, übernommen haben.

---

440   Gal. meth. med. X,10 [Kühn 10.724/5].
441   Gal. meth. med. X,10 [Kühn 10.725].
442   Gal. meth. med. IX,4 [Kühn 10.613; Fieber, siehe: 10.608–612]. Der Unterschied in der Umsetzung mag zudem am zeitlichen Krankheitsstadium und dem Zustand des Patienten gelegen haben. Zumindest verlässt sich Galen auf die Beobachtungen der Anwesenden, die dem Kranken den Fieberschweiß abwischten. Ilberg 1905, 38, schreibt von regelmäßigen Besuchen und erwähnt den Aderlass. Horstmanshoff 1995, 38, gibt die vermutlichen Uhrzeiten der Visiten an.
443   Gal. meth. med. VIII,2 [Kühn 10.541]. In diesem Fall haben sie die Sklaven des Kranken beauftragt, ihm den Schweiß abzuwischen, damit er nicht zu stark auskühlte, und gaben zusätzlich die Anweisung, dass der Patient keine Nahrung zu sich nehmen dürfe, bevor sie ihn verließen. Laut Galen war dies dessen Glück, da das Fasten in solch einem Fall kontraproduktiv sei, was der Kranke anscheinend wusste, denn er hatte sich entsprechend mit Nahrung gestärkt und ein Bad genommen.
444   Gal. meth. med. VIII,5 [Kühn 10.571]. Den unter Apepsia Leidenden musste vermutlich beim häufigen Stuhlgang geholfen werden.

Dass Galen eher selten eine Nachtwache oder permanente Betreuung übernahm,[445] zeigt sich außerdem an der grundlegenden Aussage Galens über Fehler in der Behandlung von Fieber[446] und zudem an weiteren Beispielen von ‚Fieberkranken'[447] und auch am Fall des kranken Sohns des Senators Boethus. So hatte – vor ihrer eigenen Erkrankung – die Frau des Senators die Aufsicht und Bewachung ihres gemeinsamen Sohns übernommen, bei welchem Galen aus therapeutischen Gründen eine strenge Diät und engmaschige Überprüfung der Nahrungsaufnahme angeordnet hatte. Solch eine strenge Kontrolle war notwendig, da der Junge heimlich Dinge aß, die seine Krankheit immer wieder aufflammen ließen.[448] Nun zeigt die Episode – auch wenn hier eine Frau als tendenziell unfähig dargestellt wird, weil sie die ihr aufgetragenen Aufgaben nicht richtig erledigte[449] und Galen ‚eingreifen' musste –, dass die grundsätzliche Betreuung des Kranken nicht die eigentliche Aufgabe eines Mediziners war. In einem anderen Beispiel, welches Galen von sich selbst als jungem Mann gibt, wurde er höchstselbst im Sommer von einem heftigen Fieber heimgesucht. Zwei seiner Freunde kümmerten sich um ihn, indem sie seinen Kopf befeuchteten. Doch ob die beiden Freunde zudem die Nachtwache bei ihm hielten, erzählt er nicht, sein partiell verwirrter Zustand sowie die starke nächtliche Unruhe, von denen er berichtet, lassen dies zumindest vermuten.[450] Ein anderes, weniger deutliches Beispiel ist eine Episode in seinem

---

445 Eine Ausnahme machte er womöglich bei Patienten mit Amnesie oder Bewusstseinsstörung, vermutlich in Form einer Eintrübung des Verstands, da hier die nächtliche Beobachtung des Kranken wichtig sei, um herauszufinden, wie tief der Schlaf desjenigen tatsächlich war, da fehlender Schlaf in solchen Fällen, laut Galen, zu Dummheit oder Einfalt (μώρωσις) führen konnte. Was Galen genau unter σύνεσις verstand, mag ich nicht beurteilen; Kühn 1824, 8,164 versteht darunter *intellectus* und Siegel 1976, 82, *intelligence*.
446 Gal. meth. med. IX,1 [Kühn 10.599]. Solche Fehler würden durch die Ignoranz anderer Ärzte, die Ungeduld des Patienten oder durch den Irrtum anwesender Hilfskräfte oder Diener (ὑπηρετούντων) entstehen. Grundsätzlich kam es vor, dass Ärzte die Beobachtung in kritischen oder entscheidenden Nächten übernahmen, allerdings waren sie nicht permanent am Bett des Kranken anwesend, siehe: meth. med. VIII,2 [K. 10.538].
447 Gal. meth. med. IX,4 [Kühn 10.613–615]. Ilberg 1905, 38, schreibt, dass Galen „in der Nacht wie im Morgengrauen am Krankenbette" war, was insoweit richtig ist, dass aus Galens Beschreibung hervorgeht, dass er beim Patienten aufgrund therapeutischer Maßnahmen länger verweilte, gleichzeitig geht aber aus der gesamten Beschreibung hervor, dass er nicht immer die ganzen Nächte dauerhaft anwesend war, siehe auch: Horstmanshoff 1995, 85; außerdem Gal. Diff. Febr. II,7 [Kühn 7.359–362], wo die Fieberkurve des Adoleszenten relativ genau angegeben ist, was eine ständige Betreuung und Dokumentation erwarten lässt. Ilberg 1905, 38, meint, dass es wahrscheinlich ist, dass der „genaue Bericht" von Galen „persönlich aufgezeichnet wurde", womit er indirekt andeutet, dass Galen, gegen seine sonstige Gewohnheit, länger am Bett des Kranken verweilte. Für die Anwesenheit von zumindest einer Hilfskraft aus dem familiären Kreis spricht der Umstand, dass der Kranke erbrach, galligen Durchfall und Urin ausschied, Körperausscheidungen also, die Galen eher nicht selbst entsorgt haben dürfte. Er wird den Patienten anschließend auch wohl nicht davon gereinigt haben (360/1). Galen mag sich hier also ebenfalls auf die Dokumentation der tatsächlichen Nachtwache verlassen haben.
448 Gal. praecogn. 7,2; 7,5 [Kühn 14.635–37].
449 Gal. praecogn. 7,10–13 [Kühn 14.638–39]. Sie ließ den Jungen nachts teilweise allein und sich von ihm mit clever verstecktem Essen austricksen.
450 Gal. loc. aff. IV,2 [Kühn 8.226/7].

Werk *de curandi ratione per venae sectionem,* in der er von einem Verwalter berichtet, der unter einer schlimmen Augenentzündung litt, die ihn temporär erblinden ließ. Im Gegensatz zu seiner sonstigen Praxis des Hausbesuchs nahm er den Patienten zu sich nach Hause mit, da er dessen Dienstort in einem Vorort von Rom nicht so regelmäßig besuchen konnte, wie es die Behandlung mit ihren ‚kurzen Intervallen' verlangte. Neben dem Eintragen von Salbe unter die Augenlider gehörten zur Behandlung das Abreiben sowie Bäder. Nun ist es möglich, dass Galen die Applikation der Salbe und die Massage selbst durchführte sowie die nötige Unterstützung des visuell eingeschränkten Patienten beim Baden übernahm. Wahrscheinlicher ist es, gerade bei letzterem, eine Übernahme durch einen von Galens Hausklaven, einen Schüler oder ärztlichen Helfer anzunehmen.[451]

Zumindest kann an anderen Stellen in seinen Werken festgestellt werden, dass Galen grundsätzlich tendenziell krankenpflegerische Tätigkeiten im Rahmen seiner Therapeutik an andere delegierte, ohne dass er konkret die Personen benennt, denen die Maßnahmen von ihm aufgetragen wurden. Interessant ist hier, dass dazu nicht nur das Abreiben zählt, sondern ebenfalls die Applikation eines Klistiers.[452] Es mag vermutet werden, dass er die Behandlung delegierte, weil es sich um eine Patientin handelte. Hier muss jedoch entgegnet werden, dass Galen durchaus auch Frauen selbst mit Einreibungen behandelte[453] und dass er bei männlichen Patienten darauf hinweist, dass nicht er, sondern andere diesen abrieben.[454] Einen solchen Fall beschreibt Galen in *de locis affectis,* in dem er einen ärztlichen Kollegen besuchte, der anscheinend an einer Pleuritis litt. Eine dem Patienten beistehende Person hatte ihm einen warmen Umschlag mit Öl gemacht.[455] Dass es sich um einen Assistenten und/oder Sklaven des kranken Mediziners gehandelt hat, mag vermutet werden, wird von Galen allerdings nicht wirklich bestätigt.[456] Über den Status der (anderen anwesenden) Person, die blutigen Auswurf

---

[451] Gal. de cur. rat. per venae sect. 17 [Kühn 11.299–301]. Dass die Behandlung des Patienten im eigenen Haus von Galen vorgenommen wurde, wird in der Forschung als außergewöhnlich angesehen, siehe: Wölflin 1943, 93; Eichholz 1951, 70; dagegen Ilberg 1905, 30, der dies nicht als Besonderheit ansieht. Eine weitere Stelle, aus der ersichtlich ist, dass Galen Patienten mit nach Hause in sein ἐργαστήριον nahm und sich hier um sie kümmerte – in jenem Fall, damit der Kranke nicht febril wurde – findet sich in: Gal. meth. med. X,10 [Kühn 10.682]. Wo er sich um die anderen Patienten kümmerte, damit sie ebenfalls nicht febril wurden, bevor sie ihr Zuhause erreichen konnten, verrät er leider nicht.
[452] So z. B. Gal. meth. med. V,13 [Kühn 10.369–71]: Abreiben; V,13 [K. 10.369]: Klistier.
[453] Gal. praecogn. 8,7 [Kühn 14.643]. Zudem siehe unten den Fall der Gattin des Senators Boethus.
[454] Gal. meth. med. X,3 [Kühn 10.676]: An der Stelle ist nicht klar, ob Galen dies angeordnet hatte, oder einer der anderen Ärzte, die sich an der Behandlung des Patienten versucht hatten. Deutlich wird hier jedoch, dass Galen einen seiner Begleiter anwies, die Tür abzusperren und sie zu bewachen, damit die anderen Ärzte keinen Zugang mehr zum Patienten bekamen. Hierzu siehe auch: Ilberg 1905, 38.
[455] Gal. loc. aff. V,8,23 [Kühn 8.365/6].
[456] Eigentlich nur: παρεστώς. Siegel, 1976, 163, übersetzt „assistant"; Brunschön 2021, 361, bezeichnet die Person als Sklaven. Gegen eine spezifische Lesart als medizinischer Helfer spricht der Umstand, dass Galen nicht den seit den hippokratischen Schriften verwendeten ‚Fachausdruck' ὑπηρέτης benutzt hat. Allgemeiner hierzu meint Eichholz 1951, 68, dass es für die in der Forschung vertretene Meinung, die Krankenpflege

in einer Schüssel vom Schlafzimmer zum Abort brachte, gibt Galen gleichfalls keine Auskunft.[457]

Dagegen finden sich in Galens Schrift *de praecognitione*,[458] einer Art von Rechtfertigungsschrift gegenüber konkurrierenden medizinischen Zeitgenossen im Rom des Mark Aurel, in der er anhand von mehreren Fallbeispielen sein eigenes erfolgreiches Wirken als Mediziner hervorhebt,[459] deutlichere Beschreibungen, wer die tendenziell krankenpflegerischen Tätigkeiten ausübte. Passend zur Art der Schrift ist dies Galen häufig selbst – wenn auch nicht immer. Ein erstes Beispiel für die Anwendung medizinisch-pflegerischer Maßnahmen durch den Arzt, respektive Galen selbst, ist die

---

("nursing attendance") sei von den Schülern des Arztes durchgeführt worden, bei Galen keine Beweise gäbe, und dass darüber hinaus viele von Galens wohlhabenden Patienten durch eigenes Personal wie Kammerdiener, *paedagogi* oder Hebammen versorgt wurden. Gerade die ‚Kammerdiener' seien von Ärzten ausgebildet worden und hätten Massagen ausführen sowie Verbände und Umschläge anlegen können. Ohne direkten Hinweis bei Eichholz, aber sein Argument stützend, siehe weiter unten im Text, den *cubicularius* Peitholaos am Hof des Mark Aurel. Gegen Eichholz Aussage, dass es keine Beweise für die Krankenpflege durch Helfer des Galen gebe, spricht eine Stelle in Galen (Hipp. fract. I,21 [K. 18B.367]), in der Galen selbst die Nachtwache bei einem komplizierten Knochenbruch übernahm, da ihm die Anwesenheit seines Assistenten nicht sicher genug erschien, was aber im Umkehrschluss heißen würde, dass er ihn ansonsten zur Nachtwache zurückließ, was bedeutet, dass zumindest Beobachtung als krankenpflegerische Aufgabe von ihm getätigt wurde und angenommen werden kann, dass gewisse grundpflegerische Aufgaben gleichfalls übernommen wurden, da sich leicht Situationen denken lassen, in denen eine ‚Fachkraft' notwendig war (und ist), wie z. B. die Mobilisation auf eine Bettpfanne unter Berücksichtigung der verletzten Knochen.
457   Gal. loc. aff. V,8,17 [Kühn 8.362].
458   Die von mir verwendete Ausgabe ist die Edition von Nutton. Zu möglichen Korrekturen an Nuttons Arbeit, die allesamt für meine Fragen an den Text keine Relevanz besitzen, siehe: Alexandrou 2014.
459   Ilberg 1905, 7 u. 14, nennt sie eine „Reklameschrift im wahrsten Sinne des Wortes", die auch deshalb an seinen Schüler Epigenes adressiert sei, da er als indirekt zustimmender Zeuge für die Glaubwürdigkeit des Geschriebenen herhalten müsse (14). Außerdem zeige die Art, wie er von den Erfolgen als kaiserlicher Hofarzt schreibe, deutlich, dass ihm sein persönlicher Ruhm und Einfluss wichtiger waren, als die ansonsten von ihm so betonte „Würde der reinen Wissenschaft" (7) [gegenüber den angeblich einzig nach Ansehen und Ruhm strebenden, die Wissenschaft aber vernachlässigenden Konkurrenten]. Zum möglichen reellen Hintergrund für den „subalternen Charakter" des Galen (7), also der ärztliche Wettstreit um Patienten und Sichtbarkeit im Rom des Mark Aurel, siehe: Kollesch 1965, 47–53. García-Ballester 1981, 21; ders. 1994, 1646 f., verwehrt ein moralisches Urteil und betont den Charakter der Schrift als ‚Patchwork' von Fallbeispielen, welche sich zudem auch in anderen Schriften, wie *de locis affectis* (‚ungleich verteilt') sowie in *de methodo medendi* finden würden. Außerdem weist er auf den hippokratischen Charakter im Vergleich mit den Epidemien (Buch 1 und 3) hin. Brockmann 2013, 63, hingegen meint sogar, dass Galen sich zumindest in dieser Schrift (praecogn. 5,4–5 [Kühn 14.625]) ohne jede Bescheidenheit mit Asklepios vergleichen würde, indem er den Wahlspruch der Gläubigen μέγας ὁ Ἀσκληπιός auf sich umwandelte: μέγα τοὔνομα Γαληνοῦ (63). Dabei bezeichnet er Asklepios einerseits als väterlichen Gott (san. tuend. I,8,20 [Kühn 6.41]), was im Zusammenhang mit seiner Herkunft aus Pergamon und dem dortigen, im 2. Jahrhundert n. Chr. überregionalen Status besitzenden, örtlichen Asklepieions stehen dürfte (53). Andererseits bezeichnet Galen sich selbst nur als Anhänger (θεραπευτής), da der Gott ihn von einem tödlichen Geschwür befreit habe (siehe hierzu, inkl. Quellennachweise: Ders. 2013, 55). Trotz der eindeutigen Annäherungen an den und Bezüge zum Heilgott meint Brockmann dann doch, dass Galen, möge er sich auch für den besten Arzt halten, nicht so weit gehen würde, sich mit Asklepios gleichzusetzen (62), den er nicht für omnipotent halten würde, wie aus Gal. san. tuend. I,12,15 [Kühn 6.63] hervorgehe, da mit Asklepios an seiner Seite ein Mensch mit schlechter körperlicher Konstitution nicht das 60. Lebensjahr erreichen könne (66). Allgemein zu Galens Verhältnis zu Asklepios, siehe: Tieleman 2010, 88–94.

Behandlung eines unter heftigem Nasenbluten leidenden Patienten. Zwar entsandte er seinen ihn begleitenden Sklaven mehrere große Schröpfgläser zu bringen und anzureichen, aber das Auffangen des Blutes damit erledigte er selbst.[460] Anschließend sorgte er für eine erhöhte Lagerung des Patienten und applizierte einen Schwamm mit kaltem Honig und Wasser auf dessen Stirn und bandagierte seine Gliedmaße.[461]

Eine andere, recht heldenhafte Geschichte ist die weiter oben schon kurz angesprochene Behandlung der Ehefrau des Senators Boethus, welche unter dem sogenannten ‚weiblichen Ausfluss' litt. Ursprünglich hatte sie sich in die Behandlung ihrer vertrauten Hebamme (μαῖα) begeben,[462] welche sie, aufgrund der ähnlichen Symptome, behandelte, als sei sie schwanger und ihr deshalb ein tägliches Bad verordnete. Dies führte nun zu einem so massiven Ausfluss, dass die Patientin ihr Bewusstsein verlor.[463] Zu ihrem Glück war Galen anwesend und konnte sich um sie kümmern, indem er ihren Bauch abrieb und die anwesenden, aber hilflos dastehenden und schreienden Dienerinnen anwies, die Füße und Hände der Bewusstlosen mit reibenden Bewegungen zu erwärmen.[464] Bei der Notversorgung fiel ihm nun auf, dass die Muskeln im oberen Abdomen so weich wie Milch während der Dicklegung waren.[465] Nach erfolglosen ersten Therapieansätzen[466] entschied Galen sich, die Patientin abzureiben und mit Honigwasser einzusalben.[467] Daneben verabreichte er ihr diuretisch wirkende Medikamente.[468] Nach sieben Tagen veränderte er die Therapie, indem er zwar weiter Einreibungen mit Honig vornahm, nun aber die Massagen zuerst mit weichen und dann mit rauen Tüchern durchführte.[469] Galen erweckt hier den Eindruck, als habe er die praktischen Aspekte der Therapie selbst ausgeführt und ihre Durchführung nicht nur angeordnet. Dass aber – entsprechend der Situation – die medizinisch-pflegerischen Tätigkeiten genauso von Hilfskräften ausgeführt worden sein könnten oder mussten, wurde oben schon am Beispiel der Notversorgung der bewusstlosen Senatorengattin gezeigt.[470] Die Aussage wird auch nicht durch das Bild von den unfähigen, weil hysterisch und panisch reagierenden Dienerinnen geschmälert, da Galen ihnen unterstellt, dass sie die Umsetzung der praktischen Grundlagen eigentlich hätten wissen

---

460 Gal. praecogn. 13,12 [Kühn 14.668–69]. Beim initiativen Ausbruch des Nasenblutens – dessen Vorzeichen nur von ihm erkannt worden sein sollen – beauftragte er einen weiteren Sklaven eine große Schüssel zu bringen, welcher diese dann beim Ausbruch des Blutens ihm unter die Nase hielt, siehe: 13,7/9–10.
461 Gal. praecogn. 13,12 [Kühn 14.669].
462 Gal. praecogn. 8,2 [Kühn 14.641].
463 Gal. praecogn. 8,5–6 [Kühn 14.642–43].
464 Gal. praecogn. 8,7 [Kühn 14.643].
465 Gal. praecogn. 8,10 [Kühn 14.644].
466 Gal. praecogn. 8,12 [Kühn 14.644–45].
467 Gal. praecogn. 8,13 [Kühn 14.645].
468 Gal. praecogn. 8,14 [Kühn 14.645].
469 Gal. praecogn. 8,15–18 [Kühn 14.645–47]. Daneben gab er ihr Bergvögel und Steinfisch zu essen und am zehnten Tag des gesamten Behandlungszeitraums ein Medikament, um den inneren Bauch zu reinigen.
470 Gal. praecogn. 8,7 [Kühn 14.643]. Hierzu siehe auch: Schlange-Schöningen 2003, 264 f.

müssen und nur aufgrund ihrer ‚weiblichen' Panik vom beherzten Handeln abgehalten wurden.[471] Eine solche Notversorgung war also ihre Aufgabe.

Die mehr oder weniger deutlich dargestellte Unfähigkeit des betreuenden Personals beschränkt sich bei Galen jedoch nicht nur auf Frauen.[472] Auch Peitholaos, der *cubicularius* des jungen Commodus,[473] wird von Galen vorgeführt. Der Kammerdiener war nicht nur der Erzieher des zukünftigen Kaisers, sondern – vermutlich analog zur weiblichen Amme – gleichfalls für die krankenpflegerische Versorgung oder zumindest für ihre Organisation bei Krankheit zuständig.[474] Weiterhin besaß der *cubicularius* anscheinend beschränkte medizinische Kenntnisse, die – und hier setzt nun die Kritik des Galen an – zu einer falschen Behandlung geführt hatten, da Peitholaos mit einem für Jungen zu starken Mittel die entzündeten Mandeln des Commodus zu behandeln versucht hatte.[475] Als bessere Therapie verordnete Galen, neben einer anderen Mundspülung,[476] nun ein Durchnässen des gesamten Körpers mit dem Wasser aus einer Wanne im privaten Bad des Commodus, wobei der Kopf, nach der Essenseinnahme, nur leicht berieselt werden sollte. Durchzuführen hatte die Maßnahme Peitholaos.[477] Bei der darauffolgenden Episode, die Galens Konflikt mit den Ärzten der methodischen Schule an jenem Beispiel illustriert,[478] erscheint es erst so, als habe Galen die Waschung selbst durchgeführt,[479] jedoch wird an anderer Stelle konkretisiert, dass sie durch Peitholaos getätigt wurde.[480] Als Kammerdiener hatte er anscheinend bei einer Erkrankung des Kaisers zudem diesen zu betreuen. Außerdem besaß er pharmakolo-

---

471 Gal. praecogn. 8,7 [Kühn 14.643]. Eine Darstellung, die durchaus einen misogynen Charakter besitzt, auch wenn Galen hiermit primär seine Anwesenheit und die Notwendigkeit seines Eingreifens zu rechtfertigen weiß. Zur ‚medizinischen' Meinung und zum ambivalenten Verhalten Galens gegenüber Frauen, dass er durchaus die Informationen, die er von weiblichen Hilfskräften bekam, wie im Kontext der Szene, akzeptierte oder mit intellektuellen Frauen befreundet war, siehe: Nutton 2013, 241.
472 Siehe hierzu zudem das Beispiel der mangelnden Kontrolle bei der Nachtwache ihres Sohnes durch die Frau des Senators Boethus: Gal. praecogn. 7,10–13 [Kühn 14.638–39].
473 Gal. praecogn. 10,2 [Kühn 14.652].
474 Gal. praecogn. 12,9 [Kühn 14.664]. Dies wird durch das Wort τροφεύς angedeutet, da es primär Ernährer, aber genauso Pfleger und – in seiner weiblichen Form – Amme heißen kann. Schlange-Schöningen 2003, 180 ff., schreibt, dass er für die Hygiene des Commodus zuständig gewesen sei (182) bzw. allgemein: „Prinzenbetreuer" (180).
475 Gal. praecogn. 12,1–3 [Kühn 14.661–62]. Gleichzeitig bedeutet dies, dass das Mittel für Erwachsene offensichtlich nützlich war. Dagegen sei der Kammerdiener überrascht gewesen, dass die Entzündung – laut Galen – aufgrund einer Pulsveränderung diagnostiziert werden konnte.
476 Gal. praecogn. 12,2–3 [Kühn 14.662].
477 Gal. praecogn. 12,4 [Kühn 14.662].
478 Zur Einordnung der Episode einerseits in den Konflikt mit den Methodikern und andererseits in den Kontext des Charakters der Schrift als Selbstrechtfertigung, siehe: Schlange-Schöningen 2003, 182 f.
479 Gal. praecogn. 12,6 [Kühn 14.663]. Hier ist zu bemerken, dass Peitholaos erzählte, Galen selbst habe die Waschung durchgeführt, was vielleicht so zu verstehen ist, dass er die Verantwortung der Durchführung trug, da er sie angeordnet hatte. Möglicherweise wollte Peitholaos sich mit der Aussage in der aufkommenden Diskussion – sozusagen – aus der Schusslinie nehmen.
480 Gal. praecogn. 12,9 [Kühn 14.664]. Die Kritik der Methodiker an Galen ist vermutlich so zu verstehen, dass er die Waschung zu früh bzw. zur falschen Stunde angeordnet hatte.

gische Erfahrung, wie sich nicht nur am ‚falschen' Medikament zeigt, sondern auch im Umstand, dass er für seinen Herren eine Salbe zubereitete.[481] Peitholaos war also nicht nur ein ‚simpler' Krankenbetreuer, sondern unter anderem durchaus eine ‚krankenpflegerische Fachkraft'.

---

481 Gal. praecogn. 11,7 [Kühn 14.660]. Siehe auch: Schlange-Schöningen 2003, 185.

4 Lokalitäten und Ausführende der Krankenpflege

4.1 Krankenpflege und Akteure in den Haushalten der klassisch-griechischen Zeit

Die vorangegangene Auswertung der medizinischen Schriften hat gezeigt, dass zum Bestand der dort beschriebenen Therapien erstens, zumindest aus heutiger Sicht, krankenpflegerische Tätigkeiten gehörten, und zweitens, dass sie eindeutig nicht nur von Ärzten ausgeführt wurden. Es fand sich jedoch häufig ein negativer Befund, aus dem einerseits ersichtlich ist, dass bei gewissen Tätigkeiten mehr als eine Person benötigt wurde und andererseits die Autoren erklären, dass bestimmte Aufgaben nicht Sache des Arztes waren oder von ihm nicht übernommen werden konnten. Hierzu zählt sicherlich die grundständige Krankenpflege, die auch außerhalb von gesamtgesellschaftlichen Krisenzeiten[1] stattfand und meistens durch Haushaltsangehörige oder Freunde getätigt wurde, wovon für die klassisch-griechische Zeit Beispiele aus Schriften und Reden des Demosthenes bzw. Apollodor,[2] des Isokrates und Werken des Xenophons[3]

---

1 Thuk. 2,51,2. Hierzu siehe auch: Kap. 5.1.
2 Demosth. or. 59,55–59. Siehe zur Interpretation weiter unten; zur Autorenschaft siehe: Brodersen 2004, 29 f. Allgemein zum Aspekt der Krankenpflege, siehe zudem kurz: Sternberg 2006, 23.
3 Xen. Cyr. 1,4,2; 5,1,18. Beide Stellen sind zwar fiktional und spielen im persischen Kulturraum, mögen aber durchaus den Zustand in griechischen Haushalten zu Xenophons Zeit widerspiegeln, siehe: Sternberg 2006, 28; dies. 2000, 176. In der ersten Stelle betreut der spätere Kyros II. seinen Großvater. Strenggenommen werden hier aber keine krankenpflegerischen Tätigkeiten erwähnt und die Beschreibung dürfte ansonsten eher als Altenpflege bezeichnet werden. An zweiter Stelle werden Diener erwähnt, die sich im Fall von Krankheit zu kümmern hatten.

oder Euripides⁴ zeugen. Für die Kaiserzeit wiederum gibt es hierzu Aussagen des Aelius Aristides.⁵

In einer von Demosthenes verfassten Rede erwähnt die Klägerin, dass sie, nachdem sie schlimm verprügelt worden war, erst von Fremden nach Hause und anschließend in ein Bad gebracht wurde, wo man sie wusch und dann einem Arzt vorstellte. Aufgrund ihrer körperlichen Schwäche konnte sie nicht zu sich nach Hause gebracht werden, weshalb sie für die Nacht zum Haus eines gewissen *Meidias* transportiert wurde, wo man sich kümmerte. Sie litt unter Fieber, starken Schmerzen und war nicht in der Lage, Nahrung zu sich zunehmen. Wer nun konkret die Waschung durchführte bzw. sie nachts betreut hat, geht aus der Rede nicht hervor.⁶ In einer anderen Rede, die Demosthenes zugeschrieben wird, erfahren wir zwar, dass ein gewisser *Pasiphon*, womöglich ihr Sklave, sich wahrscheinlich krankenpflegerisch um die Angeklagte gekümmert hatte, als sie krank war, aber es werden keine weiteren Details beschrieben.⁷ Schließlich mag noch vermutet werden, dass die beiden Hetären eines gewissen *Pytheas*, bevor er verstarb, sich um ihn auch krankenpflegerisch gekümmert haben.⁸

In einer Rede des Isokrates geht es um eine krankenpflegende Person, die sich mit dem Vorwurf der ‚Erbschleicherei' konfrontiert sah. Die Rede illustriert, wie sich ein Freund bzw. Nicht-Angehöriger, um einen Kranken kümmerte, obwohl aus dem Kontext offensichtlich wird, dass eine krankenpflegerische Betreuung von den Familienangehörigen erwartet wurde, aber aufgrund der zerstrittenen Familienverhältnisse nicht zustande kam. Die Einsetzung des Pflegenden als Begünstigten des Erbes durch den Kranken, wogegen die Angehörigen Klage erhoben hatten, zeigt, dass eine Betreuung bei Krankheit eigentlich von den eigenen Angehörigen erwartet wurde.⁹ Dies wird auch dadurch nicht abgeschwächt, dass die Selbstdarstellung als eine aufopferungsvolle, permanent anwesende sowie womöglich überforderte, jammernde Pflegekraft durch den Beklagten *Aiginetikos,* im Sinne seiner Verteidigung, vielleicht übertrieben

---

4 Eur. Hipp. 170–361. Die Szene zwischen *Phaedra* und ihrer μαῖα (313) ist zwar fiktional, doch kann sicherlich ebenfalls davon ausgegangen werden, dass sie den Zustand in griechischen Haushalten zu Euripides Zeit widerspiegelt, siehe: Sternberg 2006, 19; 28. *Phaedra* ist zwar nur krank vor Liebe, doch die ‚Manie' (214) hat sie anscheinend so verschlungen, dass sie seit drei Tagen keine Nahrung zu sich genommen hat. Ihr Körper sehe entsprechend krank bzw. schwach aus, daher hat die μαῖα Angst um ihr Leben (274–277). Nun ist *Phaedras* Erkrankung psychisch bedingt, weshalb die pflegerische Tätigkeit der μαῖα sich auf Begleitung, Betreuung und ‚Gesprächstherapie' beschränkt, was womöglich darin begründet liegt, dass sie keine ‚einfache' Dienerin ist, sondern neben der klassischen Hebammen-Funktion der μαῖα anscheinend gleichfalls die ‚Erzieherin' der *Phaedra* war. Davon abgesehen ist hier keine klassisch-körperliche Grundpflege beschrieben, so dass wir also nur darüber spekulieren können, inwieweit eine solche dann auch von der μαῖα übernommen worden wäre.
5 Zu Aelius Aristides, siehe weiter unten in Kap. 4.3.
6 Demosth. or. 54,8–12. Hierzu siehe kurz: Sternberg 2006, 23.
7 Demosth. or. 30,34. Hierzu siehe kurz: Sternberg 2006, 23.
8 Demosth. ed. 3.30. Hierzu siehe auch: Sternberg 2006, 23; 28, die die Beschreibung als Pflege interpretiert.
9 Siehe hierzu zusätzlich: Sternberg 2006, 38; 40.

und literarisch ausgeschmückt ist, da das sich Kümmern offensichtlich grundsätzlich als Argument für die moralische Rechtmäßigkeit der Begünstigung Verwendung findet.¹⁰ Kurioserweise gesteht er zu, dass er nur von einem Sklaven bei der Pflege des Kranken Hilfe hatte, was ein Indiz dafür ist, dass es schon in klassisch-griechischer Zeit in wohlhabenden Familien mehrere Sklaven gab, die zur Pflege von Kranken abgestellt wurden.¹¹ Grundsätzlich erfahren wir von *Aiginetikos* jedoch nicht, welchen Anteil an der Krankenpflege er tatsächlich selbst durchführte. So mag er eine sehr anstrengende Bettwache gehalten haben,¹² während der ihm helfende Sklave sich um die eigentliche Grundpflege, wie Hilfe bei der Nahrungsaufnahme oder dem Reinigen des Körpers sowie der Entsorgung von Ausscheidungen, oder auch um die Versorgung des Geschwürs, gekümmert haben mag. Zumindest erweckt die Beschreibung des Angeklagten den Eindruck, dass der Kranke aufgrund des schlimmen Verlaufs eine intensive Betreuung benötigte habe, weil er angeblich sechs Monate ununterbrochen ans Bett gefesselt gewesen sei.¹³

Etwas weniger deutlich findet sich die familiäre Verantwortung in der Klage gegen *Neaira* durch Apollodor. Hier geht es dem Kläger primär darum nachzuweisen, dass die Beklagte keine athenische ‚Staatsbürgerschaft' besaß, obwohl sie de facto als Ehefrau des *Stephanos*, mit dem er anscheinend eine Fehde hatte, in dessen *oikos* lebte, was aber gegen damalige Gesetze verstoßen habe. Im Rahmen des Versuchs ihr dies nachzuweisen, wird eine Episode angeführt, in der die Behauptung aufgestellt wird, dass *Neaira* den zu jenem Zeitpunkt an seinen baldigen Tod glaubenden Kranken nur gepflegt habe, um damit den Kranken, der keinen rechtmäßigen Sohn besaß, so zu beeinflussen, dass er ihren Enkel adoptierte, der wiederum sein illegitimer Sohn mit ihrer Tochter war, damit sein *oikos* und Vermögen nicht seinen verhassten Verwandten zufallen würde. Dass er in Erwartung seines baldigen Todes dies tat, war sicherlich der Angst um seinen *oikos* und sein Vermögen geschuldet.¹⁴ Zwischen den Zeilen kann hier zudem gelesen werden, dass bei nicht dysfunktionalen Familienverhältnissen zu erwarten gewesen wäre, dass sich Familienangehörige um den Kranken gekümmert hätten. In dem Fall ist es auffällig, dass der Kranke anscheinend keine Sklaven hatte, die

---

10 Zur Funktion der langwierigen und anstrengenden Krankenpflege als rhetorischer Strategie gegenüber den *dikastai*, siehe: Sternberg 2006, 29–32; 34–38; dies. 2000, 177–180.
11 Isokr. or. XIX, 24–29. Vgl. dies mit den ‚Pflegekräften' der Livia in Kap. 4.3. Die sonstigen Sklaven wurden angeblich durch den schwierigen Charakter des kranken *Thrasylochos* ‚vertrieben'. (XIX,26).
12 Isokr. or. XIX,27. Sternberg 2006, 38, geht von einer 24-stündigen Betreuung aus, was vermutlich das am meisten Beschwerliche gewesen sei, da *Aiginetikos* über verlorenen Schlaf klage (XIX,28).
13 Isokr. or. XIX,24 (sechs Monate); XIX,26. Interessant erscheint in dem Kontext, dass *Aiginetikos* keinen Arzt erwähnt, der zum Kranken gerufen wurde, was bei solch einer schlimmen Krankheit und dem sozialen Status des Kranken eher ungewöhnlich gewesen sein dürfte. Entweder fand sich kein Arzt oder *Aiginetikos* war der Meinung, dass die Erwähnung eines Arztes nicht im Sinne seiner Selbstdarstellung war; wobei ein Arzt, der eine infauste Prognose gestellt hätte, im Rahmen seiner Strategie, sich als ein bei der Krankenpflege selbstaufopfernder Freund zu skizzieren, womöglich zusätzlich von Vorteil gewesen wäre.
14 Demosth. or. 59,55–59. Hierzu siehe auch: Carey 1992, 115 f.

ihn krankenpflegerisch versorgen konnten. Während *Aiginetikos* angibt, mit nur einem einzigen Sklaven die Pflege des kranken Freundes übernommen zu haben, erwähnt Apollodor keine Sklaven, die *Neaira* unterstützt hätten. Dies mag daran liegen, dass er die Episode, neben dem eigentlichen Klageziel, primär dazu nutzen wollte, ihren Charakter zu diskreditieren, da eine intensive krankenpflegerische Betreuung durch die Beklagte als Mittel der effektiven Manipulation des Kranken narrativ überzeugender geklungen haben dürfte als eine Erzählung, in der ein Großteil der Krankenpflege von einem Sklaven oder einer Sklavin durchgeführt wurde. Insoweit hat dann vermutlich der an die Richter adressierte Satz,[15] dass sie vielleicht selbst wüssten, wie groß der Wert einer Frau als Beistehende während einer Krankheit für einen erschöpften bzw. kranken Mann sei – auch wenn er tatsächlich kritisch oder ironisch im Sinne der Manipulationsfähigkeit[16] zu verstehen sein sollte – sicherlich eine tatsächliche Basis gehabt. In klassisch-griechischer Zeit dürften Frauen also allgemein als gute ‚Pflegekräfte' angesehen worden sein, da ansonsten sein Argument, dass *Neaira* über die Krankenpflege ihre Ziele erreichen hätte können, wenig glaubhaft gewesen wäre.

Die von King vertretene Meinung, dass diese Quellenstelle kein direktes Lob der weiblichen Pflegefähigkeiten sei, sondern im Gegenteil zeigen würde, dass wenn ein Mann durch Krankheit geschwächt war, sogar eine Frau auf ihn hätte einwirken können, teile ich daher nicht vollumfänglich.[17] Auf den ersten Blick mag Kings Sichtweise plausibel sein, doch ist es vermutlich eher die Angst um das Verlieren des Erbes, die der notwendig fruchtbare Boden war, den die vermeintliche Manipulation bearbeitete. Außerdem sollte der komplette Kontext des Textes bedacht werden, also die gesamte Klage und somit auch die moralische Diskreditierung der Beklagten als Hetäre, die schon ‚überall gearbeitet' habe,[18] was wiederum vermutlich eigentlich auf ihren aktuellen ‚Mann' zielte.[19] Der Wahrheitsgehalt der Unterstellung der Manipulation eines ‚Todkranken' mag also angezweifelt und das Ganze als misogyne Behauptung angesehen werden. Die von King auf Basis von Aristoteles angenommene Verteilung der Geschlechterrollen, dass Männer führen und Frauen gehorchen,[20] dürfte zwar durchaus die dominante Ideologie in der griechischen Poliswelt gewesen sein – wobei dies nur innerhalb der Gruppe freier Menschen galt, da die Ehefrau im *oikos* männlichen Sklaven gegenüber offensichtlich weisungsbefugt war – doch gerade jene Ordnung, wenn

---

15 Demosth. or. 59,56: ἴστε δήπου καὶ αὐτοί ὅσον ἀξία ἐστίν γυνή εν ταῖς νόσοις παροῦσα κάμνοντι ἀνθρώπωι.
16 King 1991, 13.
17 King 1991, 13–25; spez. 13; kurz zudem dies. 2009, 618; Sternberg 2006, 28 f., rezipiert Kings These, meint dazu jedoch nur, dass es aus nicht-medizinischen Texten offensichtlich sei, dass Frauen pflegerische Tätigkeiten durchgeführt haben, auch wenn die Quellen für jene Zeit zeigen würden, dass Männer genauso ihren Platz am Krankenbett hatten (letzteres auch: dies., 2000, 172).
18 Demosth. or. 59,108.
19 Zum Hintergrund der Klage, siehe: Carey 1992, 4–8 (inkl. der möglichen politischen Dimension); Brodersen 2004, 30–34.
20 Aristot. pol. 1260A,20–23.

sie denn eine stabile und tatsächliche war, sollte eigentlich dafür sprechen, dass Frauen sich hilfsbereit Männern fügten. Davon zeugt dann auch oben genannter Satz, der Frauen allgemein als gute Beistehende darstellt und ganz im Sinne der damaligen ‚normalen' Geschlechter- und Sozialordnung formuliert ist, in der sich Frauen und Sklaven brav dem freien griechischen Manne unterzuordnen und zu dienen hatten. Daher ist hier vielleicht eher der Hintergrund männlicher sowie unterbewusster Angst vor dem grundsätzlichen Kontrollverlust an eine Frau während einer schlimmen Krankheit vom Kläger rhetorisch benutzt worden, um ein Gremium bestehend aus männlichen Laienrichtern ‚emotional-unterbewusst' zu überzeugen. Zuzustimmen ist King jedoch, dass Pflege keine exklusiv weibliche Rolle war und dass zumindest Grundpflege keine spezielle Ausbildung erforderte, wohl aber zumindest ein Anlernen, was schon allein am Beispiel des *Aiginetikos* deutlich wird.

Grundpflegerische Betreuung wurde in klassisch-griechischer Zeit – zumindest in Athen – also offensichtlich als Aufgabe von Familienangehörigen oder von ihren Sklaven erwartet – wobei eine festgeschriebene geschlechtliche Rollenverteilung aus den Quellen nicht sicher eruiert werden kann. Bei den behandlungspflegerischen Tätigkeiten darf wiederum angenommen werden, dass eine medizinisch-pflegerisch vorgebildete Person sie zu übernehmen hatte. Die ausführenden Personen dürften jedoch nicht nur ‚einfache' Familienangehörige gewesen sein, sondern womöglich eher eine Art von extra ausgebildeten Pflegekräften,[21] oder was im Kontext der Assistenz medizinischer Therapie wahrscheinlicher war: Arzthelfer und/oder sich in Ausbildung befindende Ärzte.[22]

4.2 Arzthelfer als Ausführende von Krankenpflege

Neben den in den vorigen Kapiteln von den Medizinschriftstellern erwähnten Assistenten und Gehilfen im Rahmen der ‚internistischen' Therapie und den vor allem von Celsus erwähnten bei chirurgischen Operationen,[23] die zudem im Rahmen der hippokratischen Schrift über die ärztliche Werkstatt zu finden sind,[24] empfiehlt der ‚hippokratische' Autor im Werk über den ‚Anstand' grundsätzlich einen Auszubildenden oder Schüler beim Patienten zurückzulassen.[25] Primärer Sinn war, wie in Kapitel 2.1 schon diskutiert und gezeigt wurde, die Kontrolle der richtigen Umsetzung der The-

---

21 Dies konnte theoretisch ein hierin vorgebildeter Sklave gewesen sein. Zu solchen ‚Pflegekräften', siehe: Kap. 4.3.
22 Phillips 1973, 185, ist der Meinung, dass grundsätzlich die ‚pflegerischen Aufgaben' am Bett des Kranken von sich in Ausbildung befindenden Ärzten übernommen wurden.
23 Cel. 7,7,4b; 7,7,14c; 7,20,5; 7,29,9; 8,10,2b, 8,12,2; 8,15,6; 8,20,8.
24 Hipp. off. 2 u. 6: Die Gehilfen sollten offensichtlich nach Anweisung des Arztes den Patienten fixieren bzw. das entsprechende Körperteil, wofür angelernte Kräfte ausreichend waren.
25 Zur Diskussion hierzu, siehe: Kap. 2.1.

rapie sowie die Beobachtung und somit Bewertung der Entwicklung des Zustands des Kranken, damit der Arzt über den Genesungsprozess so fachgerecht wie möglich informiert werden konnte.[26] Die behandlungspflegerischen Grundtätigkeiten[27] sollten nur von den fortgeschrittenen Schülern, welche in der Lage waren, die Speisen richtig zu verabreichen, durchgeführt werden, denn wenn Laien die Aufgaben übernehmen würden, sei das Risiko von schlechter Ausführung zu groß, was wiederum negativ auf den Arzt selbst zurückfallen würde.[28] Nun wird nicht explizit im Detail aufgelistet, welche Person welche krankenpflegerische Tätigkeit im optimalen Fall ausführen sollte, aber die logische Annahme ist: Je mehr medizinische Kenntnisse für eine richtige Durchführung nötig waren, desto höher ist die Wahrscheinlichkeit – wenn aufgrund organisatorischer Gründe der Arzt dies nicht selbst durchzuführen vermochte – dass die beauftragte Person eine medizinische Grund- oder Teilbildung besaß.

Als ein Beispiel für ärztliche Helfer, die außerhalb der medizinischen Fachschriften erwähnt werden, ist der epigraphisch überlieferte ὑπηρέτης *Damon* anzuführen, welcher eine medizinische Ausbildung besaß. Er wurde um die Mitte des zweiten vorchristlichen Jahrhunderts vom delphischen Arzt *Dionysios* und seinem Bruder *Politas* unter der Bedingung freigelassen, dass er für weitere fünf Jahre bei Bedarf ‚als Arzt' oder ‚bei der ärztlichen Therapie mitarbeiten' musste.[29] Hierbei bleibt offen, ob *Damon* als ‚fertig ausgebildeter' Mediziner in die Sklaverei geriet,[30] oder er in der Praxis des *Dionysios* bis zu dem Punkt angelernt wurde, dass er vom ‚einfachen' Assistenten zum medizinisch Lernenden bzw. ‚Schüler' wurde.[31] Zum Zeitpunkt seiner Freilassung hatte er jedenfalls ein beachtliches medizinisches oder ärztlich-praktisches Wissen erworben, wovon einerseits die fünfjährige Verpflichtung[32] und andererseits das Lösegeld in

---

26 Die Sichtweise findet sich ähnlich zudem bei Phillips 1973, 185, die ohne Quellenangabe allgemein formuliert, dass der angehende und mitwandernde Arztschüler seinem ‚Meister' als Pflegekraft assistieren musste. Etwas unscharf nennt sie im Folgesatz das Werk *decorum* (ohne Stellenangabe), womit die hippokratische Schrift über den Anstand gemeint sein dürfte. Vielleicht bleibt Korpela 1987, 60, aus diesem Grund der These gegenüber skeptisch, da er für sie keine Beweise sieht, oder weil er das Werk als kaiserzeitliche Schrift ansieht. Zum Disput über den möglichen Entstehungszeitraum, siehe: Kap. 2.1. Doch ob die hippokratische Erwähnung als Beweis dienen kann, hängt davon ab, ob Kontrolle und Beobachtung dem krankenpflegerischen Aufgabenkanon zuerkannt wird oder nicht (vgl. hierzu den Text oben und die folgende Fußnote).
27 Die kontinuierliche Beobachtung, die essenzieller Bestandteil der in der antiken Literatur beschriebenen Therapeutik war und die nicht von einem Arzt allein geleistet werden konnte, wird zudem von Phillips 1973, 65, als eine Form von pflegerischer Aufgabe angesehen.
28 Hipp. decent. 17.
29 Syll.¹ 461: συνιατρευέτω; zur Datierung, siehe: Samama 2003, 160.
30 Hierfür gibt es keinen Hinweis, geschweige denn einen Beweis, in der Inschrift, siehe auch: Samama 2003, 161 (Fn 32).
31 Kudlien 1979, 95; Krug 1993, 198; Schumacher 2001, 215.
32 Dass die Verpflichtung eine Maßnahme des *Dionysios* gewesen sein soll, mit dem Ziel sich der potenziellen Konkurrenz zu erwehren (Krug 1993, 198) und den *Damon* von einer selbstständigen Tätigkeit als Arzt fernzuhalten (Schlange-Schöningen 2017, Sp. 230), mag nicht vollends überzeugen, da es im Text ausdrücklich heißt (Z. 12): Wenn(!) *Dionysios* Hilfe benötigt, für die Damon wiederum sogar noch bezahlt

Höhe von sechs Minen zeugt, da ein guter Sklave zu jener Zeit in etwa die Hälfte einer solchen Summe wert war.³³ Ein analoges Beispiel hierzu ist der Arzt *Onasandros*, dem Bürger der koischen Deme Halasarna im 2. Jahrhundert v. Chr. eine Ehreninschrift widmeten, weil er nach seiner Lehrzeit und Mitarbeit als ὑπηρέτης bei seinem Lehrer, dem öffentlichen Arzt *Antipateros* verblieb, sogar als dieser in selbiger Funktion nach Kos-Stadt wechselte. Dort habe *Onasandros* weiterhin Kranke aus der ‚alten Deme' behandelt und später, als er eine private Praxis eröffnete, zumindest nicht immer Gebühren von seinen Patienten verlangt, da ihm Hilfsbereitschaft immer wichtiger gewesen sei als persönliche Vorteile.³⁴

Neben den offensichtlich medizinisch arbeitenden Hilfskräften gab es zudem ‚einfachere' Pflegekräfte, die für einen Mediziner arbeiteten. Eine solche war eine vermutlich im 1. Jahrhundert n. Chr. lebende Person namens *Perigen*.³⁵ Leider ist die über sie informierende Inschrift nur recht fragmentarisch erhalten, weshalb fast jede Aussage über sie spekulativ bleiben muss. Angefangen bei ihrem Namen, der unvollständig überliefert wurde, ist der Name des zugehörigen *medicus* vollkommen unbekannt; genauso wie das juristische Verhältnis zwischen beiden. *Perigen* könnte Sklave des Mediziners gewesen sein, möglicherweise aber auch angestellt. Das bruchstückhafte *tudinar* ist zwar recht eindeutig als eine Form von *valetudinarius* zu erkennen, jedoch nicht, welche grammatische Sinnrichtung ausgedrückt werden sollte. Denkbar ist eine rein berufsartige sowie personalbezogene Beschreibung oder eine den Ort der Tätigkeit in den Vordergrund stellende Form.³⁶ Im Fall einer lokalen Bestimmung sollte eher davon ausgegangen werden, dass damit das Bett oder der Raum des Kranken, in dem er behandelt wurde, gemeint war, also ähnlich wie in der oben schon angesprochenen Beschreibung des Hippokrates. Dass ein Arzt ein *valetudinarium* in dem Sinne betrieb, dass hier in einem zusätzlichen Raum, neben seiner ‚medizinischen Werkstatt', ein paar Betten für schwer erkrankte Patienten oder chirurgische Nachsorge vorgehalten wurden, ist zwar durchaus möglich, dürfte bei den meisten Praxen jedoch unwahr-

---

wurde (Z. 13). Hier ließ wohl eher ein Arzt einen äußerst kompetenten Mitarbeiter nur ungern gehen und wollte sich zumindest für fünf weitere Jahre dessen Mitarbeit sichern. Eine potenzielle Konkurrenz hätte er schließlich durch eine längere und rigide formulierte Klausel oder gar durch eine verweigerte Freilassung erreichen können. Da wir nichts über die Größe der Praxis des *Dionysios* wissen, können wir nur schlecht seine Beweggründe nachvollziehen. Es könnte zudem sein, dass er sich nach fünf Jahren in den Ruhestand begeben wollte oder dass er jene Zeit benötigte, um einen Nachfolger des *Damon* auszubilden.

33 Samama 2003, 161 (Fn 32); Schlange-Schöningen 2017, Sp. 230. Dies bedeutet nicht zwangsläufig, dass er „während seiner Unfreiheit ärztlich tätig gewesen ist" (ders., Sp. 230), sondern macht es nur wahrscheinlich, zumindest ab dem Zeitpunkt, ab dem *Damon* ausreichend medizinisches Wissen erworben hatte – wann dies in seiner Unfreiheit der Fall gewesen war, wissen wir nicht, siehe: Samama 2003, 161.
34 Carratelli 1991, 137 f., zur Einordnung und Fundgeschichte, siehe auch: Ders. 135–137; Jouanna 1999, 370–372. Allgemein zum Konzept des ‚öffentlichen Arztes' während des sogenannten Hellenismus und zu *Onasandros* im speziellen, siehe: Nutton 2013, 154–157; sowie: Kudlien 1988, 82–97.
35 CIL VI, 9602.
36 Korpela 1987, 179. Zudem ist das Geschlecht des *Perigen* nicht eindeutig zu bestimmen.

scheinlich gewesen sein, da die allgemein-ärztliche Behandlung – gerade auch von immobilen Fällen – in der Regel im Haus des Kranken getätigt wurde. Nur bei kleineren Beschwerden oder den ‚handwerklichen' chirurgischen Operationen fand die Behandlung in der *taberna medica* statt.[37]

Des Weiteren finden sich bei den antiken Autoren so gut wie keine Informationen über ein der ärztlichen Praxis angeschlossenes Krankenpflegezimmer.[38] Bei den meisten Erwähnungen in den Quellen – die Ausnahme ist der oben besprochene Hippokrates – erfahren wir nicht einmal, wie in etwa der durchschnittliche Arbeitsablauf in solch einem ἰατρεῖον oder einer *taberna medica* aussah. Bei einem Teil der antiken Autoren ist sie nur nebensächlicher Handlungsort einer Geschichte, wie z. B. bei Xenophon in seiner Hellenika[39] oder bei Cicero in seiner Rede für Cluentius.[40] Für den anderen Teil erfüllt das Beispiel der Arztpraxis eine symbolische Funktion. Sie steht als Chiffre für die vom jeweiligen Autor geübte Kritik an gesellschaftlichen Zuständen oder Entwicklungen. Als ältestes Beispiel für einen solch metaphorischen Gebrauch mag Platon dienen. In seinen Gesetzen kritisiert er die Tendenz seiner athenischen Mitbürger, sich über die angeblich konträren physiologischen Veränderungen in Relation zum eigentlich erwarteten Ergebnis zu beklagen. So würden die Leute eine Arztpraxis besuchen, um Medizin zu bekommen, doch nach deren Einnahme gehe es ihnen schlechter. Ähnlich verhalte es sich mit dem γυμνάσιον, denn die Sportler würden sich nach dem Training dort angeblich schwächer als vorher fühlen.[41]

---

37 Solch eine Sichtweise vor allem bei: Baas 1914, 158; Haarig 1971, 186; dagegen von stationären Krankenzimmern ausgehend: Meyer-Steineg 1912, 8; 10 f.; 30; ihm hierin folgend: Pavey 1938, 79, die konkret im Haus des Chirurgen in Pompeij nicht nur eine Praxis, sondern sogar eine Art „nursing home" sieht; gleichfalls Robinson 1946, 11; Bullough 1979, 19.
38 Neben der oben schon besprochenen Handlung des Galen (De cur. rat. per venae sect. 17 [Kühn 11.299–301]; meth. med. X,10 [Kühn 10.682]), der aus praktikablen Gründen den Patienten bei sich zuhause aufnahm, erwähnt der Komödiendichter Plautus schon um ca. 215 v. Chr. in seinem Werk *Menaechmi* (V,5 [Z. 954–957]) einen Arzt, der den vermeintlich verrückten Hauptcharakter auf Wunsch von dessen Schwiegervater zur Behandlung für 20 Tage gleichfalls zu sich mit nach Hause bzw. in seine Praxis mitzunehmen gedenkt. Die vier Männer, die den Unwilligen dorthin bringen sollen, sind aber vermutlich nur ganz normale Haushaltsklaven des Schwiegervaters (so auch Rau 2008, 225, in seiner Übers.), weshalb die Meinung von Bullough 1979, 24, es handle sich hierbei um Assistenten des Arztes, zurückzuweisen ist. Schon Fowler 1933, 20, bezeichnet die Männer zwar nicht als Sklaven, schreibt aber, dass der Arzt den alten Mann anweist, vier Männer mitzubringen, um *Menaechmus* zu seinem (Arzt-)haus zu bringen. Zur Datierung, siehe: Jones 1961, 12.
39 Xen. hell. II,1,3. Hier trat ein blinder Mann vor ein ἰατρεῖον und wurde umgehend von ‚Seesoldaten' als Exempel erschlagen, damit die Bürger von Chios ihnen ihren Lohn endlich zahlten. Strasburger 2005, 77, übersetzt hier mit Krankenhaus, dagegen streitet Harig 1971, 183, diese Sichtweise ab.
40 Cic. Cluent. 178–180. In der Erzählung wird die ärztliche Werkstatt unter anderem als Versteck für Diebesbeute genannt. Einzig erwähnenswert ist vielleicht der Umstand, dass der Arzt und spätere Mörder und Dieb *Strato* die Werkstatt fertig eingerichtet und als Geschenk übernommen hatte. Doch ob die erwähnten Hausklaven für ihren Herrn in der Arztpraxis assistierend arbeiteten, ist aus Ciceros Erzählung nicht eindeutig zu schließen.
41 Plat. nom. 646c.

Nützlicher für die Frage nach dem Verhältnis von Arzt, Assistent und Krankenpflege sind dagegen die Aussagen des Platon, dass es anscheinend im Athen des 4. Jahrhunderts v. Chr. das Phänomen gab, dass ‚Freie' sich nur von ‚freien' Ärzten behandeln ließen, während Sklaven von ‚unfreien' Ärzten behandelt wurden. Unabhängig davon, ob Platon ein damals existentes Phänomen für seinen Vergleich angepasst hat oder nicht, mag hier an die Weiterbildung eines ärztlichen Assistenten zum zumindest ‚empirischen' Arzt gedacht werden,[42] ähnlich dem Fall des oben schon erwähnten Damon. In den *nomoi* erwähnt Platon zudem Personen, die als Pflegekräfte interpretiert werden können, denn sie sollen sich um Kranke und körperlich Schwache gekümmert haben, indem sie ihnen heilsame Nahrung einzugeben versuchten.[43] Von sonstigen krankenpflegerischen Tätigkeiten schreibt Platon an dieser Stelle nichts. Inwieweit es sich bei diesen Personen um Angehörige oder deren Sklaven gehandelt hat oder um die Assistenten von Ärzten, ist aus der Textstelle und den verwendeten Begriffen nicht sicher abzuleiten; da aber die richtige Nahrung im Sinne hippokratischer Diätetik das grundlegende Heilmittel war und Platon nur über ‚diejenigen, die sie eingeben' schreibt, wird es sich vermutlich nicht um eine eigene ‚Klasse' von Krankenpflegern gehandelt haben, sondern um Angehörige des Haushalts des Kranken.

Weniger nutzbringend für die Frage nach der antiken Krankenpflege, aber wiederum die antike Medizinpraxis seiner Zeit kritisierend, gibt der Philosoph in seiner Schrift über ‚den Staat' eine von ihm beobachtete vermeintliche Kausalkette zum Besten: Je zügelloser eine Gesellschaft sei, womit er ganz konkret die attische Demokratie meint, desto mehr Kranke gäbe es und je mehr Kranke es in einer Stadt gäbe, desto mehr Geld könne mit ihnen verdient werden, weshalb immer mehr Arztpraxen eröffnet würden.[44] Gleichsam moralisierend äußert sich der ältere Plinius in seiner naturgeschichtlichen Abhandlung, wenn er vom ersten Arzt in Rom erzählt, dem ein Behandlungsraum *(taberna)* gegeben und das Bürgerrecht verliehen wurde. Doch außer einer kurzen Erwähnung der Wundheilung mit Schneiden und Ausbrennen berichtet Plinius nichts über die inneren Abläufe. Vielmehr nutzt er die martialisch anmutenden Techniken, um

---

42 Plat. nom. 720a-d. Zu Sklavendoktoren bzw. Assistenten, siehe auch: Jouanna 1992, 160 f. Für die diversen Forschungsmeinungen sowie eine Einordnung in den gesellschaftlichen Kontext, siehe: Schöpsdau 2003, 237–241.
43 Plat. nom. 559e-660a. Zur Interpretation, siehe: Schöpsdau 1994, 290 f.; ders. 2003, 240.
44 Plat. pol. 405a. In die moralisierende Tirade fällt auch die sogenannte νοσοτροφία (407b), die von Schweikardt/Schulze 2002, 123, als ‚Krankenpflege' interpretiert wird. Aus dem ganzen Kontext (405a-407e) ist die νοσοτροφία hier allerdings eher als ‚krankhafte' Übersorge für den eigenen Körper bzw. um die eigene Gesundheit zu sehen, die über die normale sportliche Ertüchtigung und schnell wirkende Medizin hinausgeht und gerade deshalb solche Personen tatsächlich krank und unbrauchbar für Militärdienst sowie den Staat im Allgemeinen und zusätzlich abhängig von den sie propagierenden ‚Betrügern' mache. Der tatsächliche Hintergrund dürften wahrscheinlich chronische Erkrankungen sein, die eine wiederkehrende und fürsorgliche Behandlung und Unterstützungsbedarf generieren. Ein solches Individuum ist in Platons, nach eugenischen Prinzipien aufgebauten, Staatswesen natürlich ‚unbrauchbar'. Siehe hierzu auch: Wacht 2006, Sp. 842 f.

eine Tirade gegen die Schlechtigkeit aller Ärzte zu formulieren, bei der er sich auf den gleichfalls sich gegenüber Medizinern kritisch gebenden älteren Cato beruft.[45] Jener hielt vor allem die griechischen Ärzte für Scharlatane und betont die Notwendigkeit für den römischen *pater familias*, ausreichendes Wissen in der althergebrachten einheimischen Medizin zu haben.[46] Dieses Wissen über Medizin sollte in der eigenen Familie angewendet werden, bei Sklaven aber nur, wenn deren Erkrankung therapierbar war. Seien die Sklaven *morbosos*, dann empfiehlt er, sie zu verkaufen.[47] Ähnlich sieht es der rund 200 Jahre später lebende Columella, der die zu erhaltende Gesundheit, und somit Arbeitskraft, von Sklaven als Kapital erkannt hat.

4.3 Private Einrichtungen und Pflegekräfte im Haushalt in der ‚römischen' Welt

Columella erklärt in seiner Schrift über die Landwirtschaft *(de re rustica)*, wie aus seiner Sicht eine *villa rustica* bzw. ein Latifundium[48] zu betreiben sei und dass solch eine Anlage zu seiner Zeit über ein *valetudinarium* verfüge.[49] Präzise Informationen über Größe und Bettenanzahl gibt Columella nicht, was vermutlich darin begründet liegt, dass solche landwirtschaftlichen Güter unterschiedlich groß waren, und zwar von ‚fa-

---

45 Plin. n. h. 29,13–14.
46 Plut. Cato maior 23,3. Bullough 1979, 20, vertreten hierzu die Meinung, dass der *pater familias* als medizinischer ‚Hausverwalter' („caretaker") gewirkt habe, die Pflege aber wahrscheinlich an einen Sklaven oder ein anderes Familienmitglied (unter der Supervision des Vaters) delegiert worden sei. Mit der Zeit hätten die gebildeten Römer die griechische Medizin akzeptiert und zum Teil des Bildungskanons gemacht, jedoch keine wirklich eigene Neuerung beigetragen – ganz im Gegenteil zur Pflege. Speziell im Bereich der ‚militärischen Pflege' sowie in der normalen Pflege zuhause hätten sie die Griechen übertroffen. Pavey 1938, 77, schreibt ähnlich, dass während der Patron die Rolle des Arztes übernommen habe, es die Aufgabe der Frau gewesen sei, die Pflege der Kranken zu übernehmen.
47 Der ältere Cato betrachtete kranke Sklaven also durchaus differenziert und nicht ganz so ‚utilitaristisch', wie in der Forschung vereinzelt zu lesen ist: z. B. Harig 1971, 194. So gilt für ihn grundsätzlich die ökonomische Leitlinie, dass zu hohe Kosten von einem hohen Gewinn nicht viel übriglassen (de agr. 1,6) und dass stets mehr verkauft, vor allem Überflüssiges, als gekauft werden sollte. Dies betrifft insbesondere kränkliche, vermutlich chronisch kranke: *servum morbosum*, also mehr Kosten verursachende als Nutzen bringende, Sklaven (de agr. 2,7). Über Sklaven, die allgemein krank waren *(servi aegrotarint)*, also grundsätzlich wieder arbeitsfähig wurden, schreibt er allerdings nur, dass sie in der Phase weniger Lebensmittel bekommen sollten (de agr. 2,4). Wie schon angedeutet, ist der permanente, chronische bzw. ‚finale' Zustand eines *servus morbosus* entscheidend dafür, dass der Sklave für Cato langfristig seinen Wert verloren hat, während der andere grundsätzlich körperlich gesund ist und nur temporär darniederliegt. Kritik an jener Praxis äußerte z. B. Plutarch in seiner Biographie über ihn (Plut. Cat. mai. 5,1.), siehe auch kurz: Wacht 2006, Sp. 846.
48 Oder gleich mehrere dieser Landgüter, was eher der Realität der Besitzverhältnisse der römischen Nobilität entsprach, siehe: Plin. ep. 2,17,1; 5,6,2; Col. rust. 3,3,3; 3,9,2; allgemein, siehe: Rathbone 1998, Sp. 1246 f.; Heimberg 2011, 11.
49 Col. rust. 11,18.

miliären' *fundi* (50–100 ha) bis hin zu 1000 Hektar umfassenden ‚Agrargroßanlagen'.[50] Entsprechend der Anzahl von Sklaven oder Beschäftigten dürfte die Größe und Bettenzahl der rustikalen Valetudinarien variabel gewesen sein und von einem einfachen Krankenzimmer bis hin zu einem weitläufigen, einer Krankenstation ähnlichem Gebäude gereicht haben.[51]

Ebenso wenig informiert Columella über die Personen, die sich in solchen Räumen um die Kranken kümmerten, oder darüber, welche krankenpflegerischen Tätigkeiten dort ausgeführt wurden. Die einzige behandlungspflegerische Maßnahme, über die er schreibt, ist das Anlegen von kleineren Verbänden durch den Villenverwalter, den *vilicus*, der anscheinend geschult war, die bei der Arbeit nur leicht Verletzten zu versorgen. Wenn jemand darüber hinaus krank wurde, dann sollte der *vilicus* ihn ins *valetudinarium* führen und anordnen, dass die passende oder angemessene Behandlung angewandt werde. Die Formulierung *et convenientem ei ceteram curationem adhiberi iubeat* mag ein Hinweis darauf sein, dass für die Behandlung Personen von außen hinzugezogen werden mussten, also vielleicht ein externer Arzt. Doch ob der *vilicus* zu entscheiden hatte, ob das überhaupt nötig war, oder ob es einen medizinisch und/oder krankenpflegerisch ausgebildeten Sklaven gab, der dies zu bewerten hatte, wird aus Columellas Text nicht deutlich. Eine weitere Möglichkeit ist, dass es keine fest abgeordneten Sklaven gab, die im Krankenzimmer Dienst taten und für solch einen Fall hinzu gerufen werden mussten, was gerade bei kleineren Landgütern aus ökonomischen Gründen plausibel wäre.[52]

Unterstützung bei diesem ‚Krankenmanagement' erhielt der *vilicus* im Idealfall von seiner Frau, der *vilica*. Ihr unterlag die Kontrolle und Aufsicht über die Arbeiten im Haus. Entdeckte sie hierbei Sklaven, die sich aufgrund von angeblicher Faulheit vor der Arbeit ‚versteckten' oder wegen tatsächlicher Krankheit im Gebäudekomplex zurück-

---

50 Heimberg 2011, 11.
51 Krug 1993, 207 f., geht mit Verweis auf Celsus (proöm. 65) primär von großen Anlagen aus, die den militärischen Varianten ähnlich gewesen sein mögen, obwohl sie vermerkt, dass noch keines der ländlichen Valetudinarien ausgegraben wurde. Schneider 1955, Sp. 262 f., versteht dagegen die Celsus-Stelle so, dass es solch große Anlagen nur bei fremden Völker gegeben habe – erst zu Columellas und Senecas Zeiten würden sie sich bei den Römern nachweisen lassen, wobei auf den Latifundien sich einfache Krankenzimmer bis hin zu Krankenhäusern befunden hätten. Majno 1975, 392, meint, dass auch auf den Latifundien die *valetudinaria* nicht mehr als ein paar für diesen Zweck hergerichtete Räume gewesen seien. Leven/Seidler 2005, 71, finden die Formulierung ‚krankenhausähnliche Einrichtungen' nur bedingt richtig, schreiben aber von einer großen Anzahl Sklaven auf den Latifundien, was zumindest eine größere Einrichtung suggeriert. Künzl 2005, 56, meint, dass das Wort *valetudinarium* allgemein mit „Krankenstation" übersetzt werden sollte, da das Wort ‚Krankenhaus' zu viele „verschiedene Assoziationen an eine differenzierte Organisation und an eine reichliche technische Ausstattung" evozieren würde.
52 Col. rust. 11,18. Daneben mag es sein, dass in dem Fall das Wort *adhiberi* in der Bedeutung eines ‚Anwendens' von Columella verwendet wurde. Meyer-Steineg 1928, 100; ders. 1965, 68; Krug 1993, 198 f., gehen davon aus, dass in solchen Einrichtungen die sogenannten *servi medici* Dienst taten – alle jedoch ohne Quellennachweis, während Majno 1975, 392, dies für möglich hält, aber nicht für gesichert.

geblieben waren, dann hatte sie jene ohne Zögern ins *valetudinarium* zu bringen.[53] Die im ersten Moment womöglich recht seltsam anmutende Maßnahme,[54] vermeintlich ‚arbeitsscheue Drückeberger' nicht zu bestrafen, sondern ihnen das zu geben, was sie vermutlich erreichen wollten, nämlich im Bett liegen zu bleiben, wird von Columella mit sehr plausiblen ökonomischen Überlegungen und vielleicht einer guten Portion Erfahrung begründet: Wenn jemand überarbeitet sei und zur Überanstrengung genötigt werde, dann steige das Risiko, dass er dabei einen echten Schaden erleide, also in der Regel ein längerfristiger Ausfall einer Arbeitskraft, der zusätzlich unnötige Kosten, wie z. B. eine Arztrechnung, verursache.[55] Ansonsten sollte die Hausverwalterin in Bezug auf die Krankenzimmer primär dafür Sorge tragen, dass in den Räumlichkeiten eine ausreichende Hygiene vorhanden war, sie sich also immer in einem ordentlichen und heilbringenden Zustand befanden. Konkret bedeutete dies, sie regelmäßig zu lüften und von Schmutz säubern zu lassen – unabhängig davon, ob die Räume gerade mit Kranken belegt waren oder nicht.[56] Ihre Aufgaben waren also primär organisatorischer Natur und lagen weniger in der direkten Krankenpflege.

Hierzu findet sich zumindest eine Parallele aus klassisch-griechischer Zeit, die Xenophon in seinem *Oikonomikos* erwähnt, nämlich dass die Ehefrau des Herren darauf achten sollte, dass die kranken Haushaltssklaven die Betreuung bekamen, die sie zu bekommen hatten.[57] Nun mag daraus geschlossen werden, dass die Ehefrau eine solche Krankenpflege selbst übernehmen sollte,[58] doch betont wird, dass sie dafür Sorge tragen musste, dass sich jemand um die kranken Sklaven kümmerte, nicht dass sie die Krankenpflege selbst ausübte. Davon abgesehen betont der Kontext der Stelle das Bild der Bienenkönigin und ihre kommandierende und organisierende Rolle im Haushalt, weshalb davon ausgegangen werden kann, dass sie in solch einem Fall einen gesunden Sklaven oder eine Sklavin zur Betreuung und Krankenpflege abkommandierte.[59]

---

53 Col. Rust. 12,3,7. Bullough 1979, 23, glauben, dass die Frau des Gutsverwalters als Pflegekraft für die kranken Sklaven zuständig gewesen sei. Leven/Seidler 2003, 71, schreiben leider ohne präzisen Quellennachweis ähnlich, dass die Frau des Gutsverwalters nicht nur für Sauberkeit und Lüftung der Räume die Verantwortung trug, sondern sich zudem um die „spezielle Pflege zu kümmern" hatte, wozu ihr besonders ausgebildete Sklaven zur Seite gestanden hätten. Seymer 1932, 20, formuliert dagegen, dass es keine Information darüber gebe, wer tatsächlich die Krankenpflege übernommen habe, ist sich aber relativ sicher, dass die Aufgaben der *vilica* höchstwahrscheinlich nur administrativer Natur gewesen seien.
54 Vergleiche hierzu des Catos Meinung zu kranken Sklaven, siehe dieses Kap. weiter oben.
55 Vgl. auch: Wacht 2006, Sp. 847.
56 Col. rust. 12,8.
57 Xen. oec. VII,37–39: ὅς ἄν κάμνῃ τῶν οἰκετῶν, τούτων σοι ἐπιμελητέον πάντων ὅπως θεραπεύηται.
58 So z. B. Wacht 2006, Sp. 839.
59 King 1991, 12, ist gleichfalls der Meinung, dass es zu beachten gilt, dass von der Ehefrau offensichtlich nicht erwartet wurde, sich selbst um die Kranken pflegerisch zu kümmern („to care for them herself"). Zum Aspekt der von der Ehefrau vermuteten Dankbarkeit der kranken Sklaven hierfür sowie zum Bienenstock-Vergleich, siehe: Pomeroy 1994, 283. Schon Seymer 1932, 16 f., schreibt hierzu, der Meinung von Jones 1909, 124 f., folgend, dass die Krankenpflege in manchen Fällen von den Haushaltssklaven übernommen

Analog zu den ländlichen Valetudinarien gab es städtische Varianten, für die sich gleichfalls wenige aussagekräftige Informationen zur internen Organisation, geschweige denn zu Krankenpflegepraktiken finden. Mehrere Inschriften belegen, dass sich manche städtischen Haushalte zumindest ein *valetudinarium* inklusive Personal leisteten, doch außer den persönlichen Namen, den Bezeichnungen für die Personen und deren wahrscheinlich niedrigem sozialen Status,[60] verraten die steinernen Zeugnisse nicht viel. Die meisten Einrichtungen waren vermutlich ‚einfache' Krankenzimmer,[61] weshalb es nicht verwundert, dass sich Familien der Nobilität mehrere solcher ‚Funktionsräume' – zumindest einen pro Villa – leisteten.[62] So überrascht es nicht, dass die oktavianische Kaisergattin Livia ein eigenes *valetudinarium* mit hierfür extra abgeordnetem Personal unterhielt.[63] Überliefert sind zwei Personen, die *ad valetudinarium* beschäftigt waren: *Helpis* und *Philagurus*. Beide sind durch einfache Grabtafeln belegt, die außer ihren Namen, der dienenden Zugehörigkeit zur Livia und ihrer vermutlich krankenpflegerischen Funktion in deren Haushalt keine weiteren Information enthalten.[64] Ähnlich verhält es sich mit *Primus Messallae*, dessen Grabplatte nur seine Zugehörigkeit zur Familie der Messalla, einem Zweig der Valerier[65], verrät.[66] Bemerkenswert ist hier vielleicht erstens eher der Umstand, dass *Helpis* vermutlich die einzig überlieferte Frau in solch einer Position ist, und zweitens die Vermutung, dass *ad valetudinar(ium)* möglicherweise eine Art ‚Titel' war.[67]

---

worden sei, dass aber gewöhnlich die Ehefrau für die Pflege des gesamten Haushalts verantwortlich war, wobei sie ohne Zweifel Hilfe von ihren Töchtern und Dienstmädchen hatte.
60 Die im Folgenden erwähnten Pflegekräfte haben sehr einfach gehaltene Grabplatten und waren mit ziemlicher Sicherheit Sklaven und hatten vermutlich einen niedrigen sozialen Status, siehe dazu auch: Korpela 1987, 64–66.
61 Haarig 1971, 190.
62 Dies mag möglicherweise darin begründet liegen, dass man die weibliche von der männlichen Sphäre trennte, siehe: Harig 1971, 189; faktisch formuliert: Schneider 1955, 262 f. Die Überlegung basiert allerdings auf der einzig sicher überlieferten Frau: *Helpis* (CIL VI, 9084).
63 Wozu auch Ärzte im zeitweiligen Sklavenstand gehörten, siehe: Korpela 1987, 171 (Nr. 93 u. 94 – auch wenn sie zum Bestattungszeitpunkt Freigelassene waren).
64 CIL VI, 9084: *Helpis Liviae / ad valetudinar(ium)*; CIL VI, 9085: *Philargurus / Liviae ad valetud (inarium)*. Doch ob die beiden *servii* nun tatsächlich ‚professionelle' Krankenpflegekräfte waren, wie Korpela 1987, 179 meint, also auch Behandlungspflege durchzuführen vermochten, oder eher doch nur angelernte Sklaven waren, die sich ‚nur' um die Kranken allgemein zu kümmern hatten, kann aus den Grabinschriften nicht geschlossen werden.
65 Siehe: Volkmann 1948, Sp. 2293.
66 CIL VI, 4475: *Primus / Messallae / ad valetudin(em) // Claudia / Erato*. Die in der rechten Spalte der Grabplatte erwähnte Claudia Erato war womöglich seine Ehefrau und eine kaiserliche Freigelassene, trotzdem gehörten beide vermutlich zur „normalen Dienerschaft"; siehe: Korpela 1987, 179. Aufgrund des Umstands, dass der Term *valetudin* am äußersten rechten und unteren Ende der Grabplatte endet, ist es problematisch, sicher festzustellen, ob hier tatsächlich *valetudinarium* gemeint war, einzig die Präposition *ad* weist auf einen ‚lokativen' Akkusativ hin, was eine Lesart als *valetudinarium* wahrscheinlich macht.
67 Korpela 1987, 179, spricht von „Titel", was bei der Betrachtung der Gestaltung des Grabsteins auch einleuchtend ist; trotzdem mag das Wort ‚Position' hier passender erscheinen, da es dem ‚lokalisierenden' *ad* etwas besser gerecht wird, ohne die ‚Titelhaftigkeit' der Arbeitsfeldbezeichnung in Abrede zu stellen. Die andere

Ein Argument für die Sichtweise eines ‚Titels' mag die Bezeichnung eines Mannes sein, der auf den Namen *Alchimus* hörte. In seiner Grabinschrift findet sich die Formulierung *supra valetudinarium*. In der Forschung wird dies als Vorsteher solch einer Einrichtung interpretiert,[68] wohl analog zum von Vitruv erwähnten Bibliotheksvorsteher.[69] Ein Indiz für eine Art ‚Berufsbezeichnung' ist vermutlich eher der sogenannte *Sita*. Er gehörte zu den fünf Magistern eines Kollegiums, die im Jahre 66 n. Chr. auf einer Tafel aufgezählt wurden; womit er zumindest in seinem *collegium* sozial angesehen gewesen sein dürfte – wenn auch die Mehrzahl der verewigten Personen wahrscheinlich Sklaven und Freigelassene waren. Sitas Beruf oder Tätigkeitsfeld wird mit *a valetudi[nar(io)]* angegeben. Ein weiterer Magister wird als *vilic[us]* bezeichnet. Die restlichen Bezeichnungen der *magistri* sind entweder nicht sicher zu erschließen oder rasiert worden.[70] Welche Funktion das *collegium* für seine Mitglieder hatte, lässt sich aus den Überresten der Liste nicht erkennen. Sicher erscheint allerdings der Umstand, dass die Personen vielen unterschiedlichen Gentilen zuzuordnen sind und es sich somit nicht um einen einzigen privaten Haushalt gehandelt haben dürfte. Die Ursache für die Gründung des Vereins ist gleichfalls nicht mehr zu erschließen. Eine gemeinsame sozioökonomische Absicherung von Freigelassenen, aber genauso rein religiöse Gründe könnten möglich sein.[71] Welche Position wiederum die νοσηλεύσαντες gehabt haben, die sich am flavischen Hof um Kaiser Titus gekümmert haben sollen, geht aus der kurzen Erwähnung bei Plutarch nicht hervor. Bei jenen mag an das oben schon erwähnte ‚Krankenpflegepersonal' aus den Valetudinarien der römischen Elite gedacht werden, an Hofpersonal, wie den von Galen ebenfalls oben schon erwähnten Peitholaos oder an die im Folgenden besprochenen ‚Kammerdiener'.[72]

Person, die möglicherweise eine Frau war, ist Perigen[... (= CIL VI, 9602), bei Korpela als Nr. 144 gelistet und in diesem Werk im Kontext der Arzthelfer diskutiert, siehe: Kap. 4.2.
68 CIL VI, 33917; siehe auch: Korpela 1987, 96; 182 f. Doch ob die hier postulierte These von hierarchisch und gewerblich organisierten Krankenpflegern mit der kurzen Inschrift wirklich belegt werden kann, mag bezweifelt werden, denn der *supra Alchimus* könnte genauso nur ein leitender Sklave in einem privaten *valetudinarium* gewesen sein, siehe: Hiltbrunner 2006, Sp. 890. Für eine gewerbliche Organisation von Krankenpflegern fehlen Hinweise, wie ein inschriftlicher Verweis auf ein *collegium* oder eine andere rechtliche Struktur, in der sich solche Personen organisatorisch bewegt haben könnten.
69 Vitr. 7, pr. 5.
70 CIL VI, 8639; hierzu siehe auch: Korpela 1987, 179.
71 Ein Teil der Forschung sieht die Funktion der *collegia* grundsätzlich auf religiöse Aspekte beschränkt; siehe: Pfeffer 1967, 104 ff. Mommsen 1843, 91, spricht in seiner Dissertation manchen *collegia* allerdings karitative Zwecke zu, als Zufluchtsorte für Waisen und Arme, mit dem Sinn den sozialen Frieden im Römischen Reich zu sichern. Dagegen äußert sich Ausbüttel 1982, 78/84, der dies ablehnt, jedoch eingesteht, dass eine gegenseitige Hilfe in Notsituationen nicht auszuschließen ist, obwohl sie nie die karitative Fürsorge des Christentums erreicht habe, wie an Tertullians (apol. 39,6.) gesellschaftskritischem Kommentar zu sehen sei (84) [wobei Ausbüttel hier unterschlägt, dass die Kritik vermutlich nur an die Gemeindemitglieder gerichtet war (apol. 39,7)]. Immerhin gibt Ausbüttel zu, dass der Nachweis prinzipiell, aufgrund der dünnen Quellenlage, nicht zu führen sei – außer für die Militärkollegien (78).
72 Plut. tuend. san. praec. 123d; siehe auch: Wacht 2006, Sp. 840. Es ist aber auch möglich, dass Plutarch hier den Begriff als ein pars pro toto für die von Galen grundsätzlich bezeugte Tatsache verwendet, dass –

Neben den Bezeichnungen aus dem 1. Jahrhundert n. Chr. finden sich für das zweite Jahrhundert andere Formulierungen in Inschriften. Als wohl sicheres Beispiel kann hier der von Kaiser Trajan freigelassene *Marcus Ulpius Stephanus* gelten, da auf einer der Seiten des Cinerariums, in dem er und seine Frau bestattet worden sind, sich die Bezeichnung *ab aegris / cubuclarior* findet, was vielleicht als ‚Kammerdiener *(cubicularius)* der Kranken' zu lesen ist. Aufgrund seines Status als Freigelassener und der anspruchsvolleren sowie figürlichen Darstellung seines Aschebehältnisses dürfte seine soziale Stellung besser gewesen sein als die der oben besprochenen Krankenpflegekräfte mit ihren schlichten Grabplatten.[73] Daher mag der Gedanke nicht abwegig erscheinen, dass der Kammerdiener womöglich die Leitung eines der privaten Valetudinarien der Kaiserfamilie innehatte und/oder als persönliche Krankenpflegekraft am trajanischen Hof beschäftigt gewesen war.[74]

In welcher Anstellung sich die andere epigraphisch überlieferte Person des 2. Jahrhunderts n. Chr. befand, die in der Forschung als Krankenpfleger interpretiert wird, ist aus dem von ihr mitgestifteten Grabstein nicht zu erkennen. Der Name ist *Parthenopaeus*; sein sozialer Status war vermutlich der eines Sklaven. Ähnliches dürfte für den Mitstifter *Epiterpes* gelten. Der von ihnen den Totengeistern geweihte *Publicus Aelius Chrysanthus* war ein von Kaiser Hadrian Freigelassener, der in der Inschrift als *a frum(ento) cub(icularius)* bezeichnet wird und möglicherweise eine Position als unterer Beamter in der kaiserlichen Getreideverwaltung innehatte.[75] Die Interpretation des *Parthenopaeus* als Krankenpfleger bleibt dagegen tendenziell unsicher, da bei seinem Namen nur die Abkürzung *ab aeg* überliefert ist und nicht das in der Forschung vorge-

---

oft im Wettstreit – mehrere Ärzte gleichzeitig einen Kranken aus der Oberschicht oder dem Kaiserhaus behandelten (siehe auch: Kap. 3.5 u. allg. Galens Schrift: *De praecognitione*).
73 CIL VI, 33749. Auch Korpela 1987, 201, geht wohl von einem relativ guten sozialen Status aus, ohne einen Vergleich zu den Krankenpflegekräften aus dem 1. Jahrhundert n. Chr. zu ziehen. Dass es sich nicht einfach nur um eine „Grabtafel" handelt, ergibt sich aus: Boschung 1987, 28; 68; 104 (leider ohne Abbildung). Möglicherweise war er auch ein Freigelassener des Marc Aurel, denn die ersten beiden Zeilen der Inschrift sind nur durch alte, unterschiedliche Abschriften überliefert und bei einer davon heißt es: *M. Aurelio / Aug. l* (siehe: Boschung 1987, 68).
74 Für letztere Lesart spricht der Vergleich mit dem *cubicularius* Peitholaos, der Erzieher und Kammerdiener des Commodus gewesen war, siehe: Kap. 3.5. Doch ob die beiden *cubicularii*, die sich zusammen mit einem Mediziner um den von Piraten gefangen genommenen Julius Caesar kümmerten (Suet. Caes. 4,1–2), gleichfalls als Krankenpfleger bezeichnet werden können, wie Schweikardt/Schulze 2002, 128, schreiben, möchte ich anzweifeln, da es im folgenden Satz bei Sueton heißt, dass Caesar seine Begleiter und die anderen Diener los gesandt hätte, um das Lösegeld zu beschaffen. Die beiden *cubicularii* mögen also nicht unbedingt die Assistenten des Arztes, sondern Caesars Kammerdiener gewesen sein, wobei – wie obige Beispiele zeigen – sie, zumindest zu Suetons Zeit, durchaus in krankenpflegerischen Aufgaben ausgebildet gewesen sein konnten.
75 CIL VI, 8771. Hierfür spricht zudem die symbolisch-figürliche Einrahmung der Inschrift – eine große Ähre und kleine Figuren (Eroten?), die eine Peitsche (?) schwingen, deuten recht sicher auf eine Tätigkeit in der Getreideverwaltung hin und nicht zwangsläufig darauf, weshalb der Tote für die Stifter außerhalb ihrer möglichen Mitgliedschaft im selben *collegium* wichtig war. [Leider ist das Grabbehältnis nicht bei Boschung 1987 besprochen].

schlagene, vermutlich vom ‚Speisekammerdiener' des Hadrian abgeleitete: *ab aeg(ris) (cubicularius)*.[76] Darüber hinaus steht im Regelfall die Abkürzung *aeg* für Ägypten, was bedeuten könnte, dass der *Parthenopaeus* nur mitteilen wollte, dass er aus Ägypten stammte. Indizien für solch eine Lesart sind, dass der Mitstifter *Epiterpes* keinen Tätigkeitsbereich angibt und die restlichen Abkürzungen nur insoweit selbsterklärend sind, dass die drei Männer Mitglieder in einem *collegium* waren.[77]

Gleichfalls ist es recht zweifelhaft, ob es sich bei dem in spätrepublikanischer Zeit Freigelassenen *Quintus Critonus Dassus*[78] um einen Krankenpfleger handelte, wie vereinzelt in der Forschung vermutet wird.[79] Er wird auf seinem familiären[80] Grabstein als *scalptor* bezeichnet, was ihn eindeutig als einen Gemmenschneider oder Graveur identifiziert.[81] Beim angehängten *uclari* handelt es sich vermutlich um eine Kontraktion aus *oculari*, womit der Freigelassene *Dassus* ein *faber oculariarii* gewesen sein dürfte, ein Handwerker, der die Glasaugen einer Statue herstellte.[82] Ihn im weitesten Sinne als Krankenpfleger zu bezeichnen, ist nur mit der phonetisch weniger wahrscheinlichen Interpretation möglich, dass es *ulceri* hatte heißen sollen, er also vielleicht eine Art ‚Geschwürabschneider', ‚Wundenausschaber', ‚Wundversorgungsmanager' oder gar ein hierauf spezialisierter Chirurg war oder als dessen Assistent tätig gewesen sein könnte.[83]

Die epigraphischen Zeugnisse beweisen streng genommen nur, dass es Personen gab, die höchstwahrscheinlich als Sklaven Krankenpflege in privaten Haushalten getätigt haben und also einen niedrigen sozialen Status besaßen. Schließlich gehörten auch gewöhnliche Ärzte und Hebammen zu den unteren Gesellschaftsschichten – sogar noch zur Zeit der Flavier.[84] Gegen solche Überlegungen sprechen auch nicht die

---

76 Zur Interpretation als Krankenpfleger, siehe: Korpela 1987, 201.
77 Korpela 1987, 201, interpretiert das *colleg(ae)* dahingehend, dass er in *Epiterpes* einen Kollegen des *Publicus Aelius Chrysanthus* vermutet. In dem Fall wäre *Parthenopaeus* vielleicht derjenige, der den kranken Publicus am Lebensende gepflegt hätte, wenn *aeg* als *aegris* gelesen werden sollte. Dies würde ihn aber noch nicht zum Krankenpfleger machen, sondern vielleicht nur zu einem ‚kollegialen Familienersatz'.
78 CIL VI, 9824.
79 Korpela 1987, 163, zählt ihn – ohne weitere Erklärungen – aus „logischen Gründen zur Gruppe der Krankenpfleger".
80 Zur Unsicherheit der familiären und rechtlichen Stellung beider Personen, siehe: Korpela, 1987, 163; bezüglich der eingemeißelten Tätigkeit der Frau kann allerdings festgestellt werden, dass *popa* als Opferdienerin zu verstehen sein muss und das beigestellte *de insula* wohl bedeutet, dass sie die Tätigkeit entweder auf einer Insel ausübte, oder – wahrscheinlicher – sie jene Rolle für den Wohnblock (oder das Mietshaus), in dem beide lebten, innehatte. Dies würde erklären, warum die „Leute in der nächsten Umgebung [dies] als eine bemerkenswerte Stellung betrachteten" (Korpela 1987, 163).
81 Georges 2013, Sp. 4283: ‚*scalptor*'.
82 Der Meinung ist zumindest: Beyen 1951, 249 (Fn 1).
83 Wundmanagement gehört heutzutage durchaus zu den Aufgaben der Krankenpflege, wovon folgende Lehrbücher für Pflegeberufe zeugen: Daumann 2009; Käser 2014.
84 Korpela 1987, 88–95. Die Überlegung Korpelas (64 ff.), dass zudem sozial höher gestellte Personen als Krankenpfleger tätig waren, dies aber nicht auf ihren Grabtafeln kenntlich machen ließen, weil der Beruf an sich sozial nicht angesehen war, ist natürlich plausibel; doch erscheint es mir eher wahrscheinlich, dass Personen, die in ihrem Leben anfänglich in der Krankenpflege tätig waren, dies vermutlich im Rahmen ihrer

oben erwähnten ‚Kammerdiener' aus dem 2. Jahrhundert n. Chr. Sie hatten zwar aufwändigere Grabdarstellungen, dürften aber eher die Ausnahme gewesen sein, da sie sich im Umfeld kaiserlich Freigelassener bewegten oder sogar selbst welche waren.[85] Was nun alle diese Zeugnisse – unabhängig vom Hinweis auf den sozialen Status – gemeinsam haben, ist aufgrund der reduziert deskriptiven Quellengattung der wenig überraschende Umstand der fehlenden Information über die konkreten Tätigkeiten solch potenzieller Krankenpflegekräfte.

Etwas aussagekräftiger sind dagegen die Schriften des aurelianischen Rhetorikers Aelius Aristides. In seinen ‚Heiligen Reden', die die Größe des Asklepios darstellen sollten, schreibt er an mehreren Stellen über seine Krankheiten.[86] Hierbei erwähnt er teilweise krankenpflegerische Unterstützung, vermutlich durch seine Haushaltssklaven (οἰκέται). In einem Fall litt er unter Fieber und Verkrampfung.[87] Bevor noch ein Arzt konsultiert wurde, versorgten Personen in seinem Haushalt ihn unablässig mit wärmender Wolle und Dämpfen,[88] obwohl er zuvor vor dem Krampf und nur mit Fieber den gesamten Hausstand aus seinem Schlafzimmer verbannt hatte.[89] Als er auf dem Nachtstuhl saß, erlitt er einen Schwächeanfall mit Ohnmacht.[90] Zwar beschreibt er nicht, wer ihn wieder erweckte – falls die beschriebene λιποθυμία nicht nur als Stilmittel zu sehen ist, um die gefährliche Situation zu unterstreichen – und ihn zurück zum Bett begleitete, aber es darf angenommen werden, dass dies durch die οἰκέται geschah.[91] Ähnlich wird es sich verhalten haben mit den vermutlich körperlichen Folgen nach dem Über-

---

Ausbildung zum Arzt oder zur Hebamme taten, weshalb sie auf ihrem Grabstein – sollten sie sozial und monetär aufgestiegen sein – eher ihren ‚finalen Beruf' verewigt wissen wollten. Zur Ausbildungstheorie, der Korpela 1987, 60, eher kritisch gegenübersteht, siehe: Phillips 1973, 185; sowie: Kap. 4.2.

85 Korpela 1987, 116.
86 Zum Leben des Aelius Aristides und zur Komposition seiner ‚heiligen Schriften', siehe: Behr 1968, 1–130.
87 Ael. Arist. or. 49,16–17.
88 Ael. Arist. or. 49,18.
89 Ael. Arist. or. 49,16.
90 Ael. Arist. or. 49,19: ἔκλυσις δεινή. Schröder 1986, 69, liest hier „Schwäche" und verweist auf Festugière 1969, 135, der dies – nach Hippokrates – als Durchfall interpretiert. Die Lesarten widersprechen sich nicht zwangsläufig, da ein ‚schrecklicher' oder ‚gewaltiger' Durchfall bei einer durch Fieber und Krämpfe sowieso schon geschwächten Person durchaus zu einem Schwächeanfall mit Ohnmacht führen kann.
91 Möglicherweise war der anschließend beschriebene und sich in ‚großer Aufregung' befindende Arzt in dem Moment anwesend und half ebenfalls aus. Der θόρυβος des Arztes darüber, dass Aelius Aristides Nahrung aufnehmen müsse, mag einerseits die wortwörtliche Lesart einer Synkope bestätigen, andererseits wird nachfolgend von Aelius Aristides dargelegt, dass sein Vertrauen in Asklepios die richtige Entscheidung und das Überreagieren des Arztes unbegründet gewesen sei, siehe: Ael. Arist. or. 49,20. Es kann also angenommen werden, dass Aelius Aristides das tatsächliche Verhalten des Arztes emotional negativ übertreibend darstellt, um einen deutlichen Kontrast zwischen der ‚Panik' der weltlichen Medizin und der ‚göttlichen Zuversicht', die Asklepios ihm vermittelte, zu skizzieren. Die Zuversicht in die Traumweisungen des Gottes gegen ärztlichen Rat findet sich zudem in einer Geschichte über die Behandlung eines Geschwürs, unter dem Aelius Aristides litt, wobei hier nicht die Ärzte, sondern dessen Freunde die Rolle der rationalen Kritiker übernehmen, siehe: Ael. Arist. or. 47,62–68. Bei dem von Asklepios aufgetragenen Baden im durch Regengüsse angeschwollenen Fluss Selinous meint Aelius Aristides schwere innere Unruhe und Not bei

stehen der sogenannten Antoninischen Seuche.[92] Aelius Aristides litt hierbei unter starkem Schweiß und körperlicher Schwäche, so dass er von zwei bis drei Personen von seiner Kline mobilisiert werden musste.[93] Die Identität dieser Personen verrät er nicht, dass es sich aber wahrscheinlich um seine οἰκέται handelte, darf wohl angenommen werden. Dass die Gruppe im Haushalt des Aelius Aristides meistens die basale Krankenpflege übernahm, geht darüber hinaus indirekt aus seinen Erzählungen über jene Seuche hervor. Indirekt, weil in dem konkreten Fall das Gefolge (ἀκόλουθοι) der Ärzte sich später als διάκονοι nützlich machte und am Bett die Betreuung (προσεδρεύοντες) übernahm, weil der ganze Hausstand des Rhetorikers, inklusive der Dienerschaft, erkrankt war. Sogar die Ärzte sollen jene pflegerische Betreuung übernommen haben.[94] Wären nicht alle οἰκέται erkrankt gewesen, hätten sicherlich auch einige von ihnen, anstatt der Ärzte oder deren Mitarbeiter, dem Kranken am Bett ‚gedient'.[95]

Auffallend ist bei Aelius Aristides, dass er anscheinend niemanden aus seiner Dienerschaft explizit für die Krankenpflege abgestellt hat, zumindest verwendet er keinen eigenen Begriff für solche Personen. Die einzige Person, die er namentlich benennt, ist sein Erzieher (τροφεύς) Zosimos. Allerdings vergleicht er ihn und seine Fähigkeiten im positiven Sinn mit denen von Ärzten.[96] Dies korreliert mit einer anderen Erzählung, in der Aelius Aristides sich mit ihm darüber berät, ob er aufgrund einer Magenverstimmung ein Bad nehmen soll oder nicht.[97] Der Erzieher Zosimos hat also ähnlich wie der aus den galenischen Schriften bekannte Peitholaos, der Erzieher des Prinzen Commodus, über seine ‚pädagogische' Arbeit hinaus seinem Herren im Erwachsenenalter als medizinisch-pflegerischer Berater zur Seite gestanden.[98]

Neben solchen nützlich-deskriptiven Berichten aus einem römischen Haushalt der Kaiserzeit sind die Erwähnungen von Orten möglicher Krankenpflege bzw. dortiger Pflegekräfte in zeitlich früheren lateinisch-literarischen Zeugnissen allerdings weniger

---

seinen zuschauenden Freunden, den anwesenden Philosophen und einem νεωκόρος, vermutlich Asklepiakos, wahrgenommen zu haben, siehe: Ael. Arist. or. 48,51–52.
92 Zur Datierung der ‚Erkrankung', siehe: Schröder 1986, 123 (Fn 1), und Behr 1968, 97 (Fn 11).
93 Ael. Arist. or. 51,1.
94 Ael. Arist. or. 48,38.
95 Der διάκονος ist primär ein Diener bzw. jemand, der eine Dienstleistung erbringt, oder ein Bote, im Speziellen ein Anwesender beim Kult, siehe: LSJ, s. v. διάκονος (aus Letzterem dürfte der Diakon im christlichen Kult erwachsen sein). Das heißt, dass die Ärzte und ihre Gehilfen in dem Fall eine zusätzliche Dienstleistung als προσεδρεύοντες erbrachten, die, wie aus dem sonstigen Kontext zu erkennen ist, normalerweise von allgemeinen oder speziell geschulten Haushaltssklaven erbracht worden sein dürfte. Den διάκονος als „Krankenwärter" zu übersetzen, wie durch Schröder 1986, 52, geschehen, ist inhaltlich hier nicht falsch, strenggenommen aber ein Vorgriff auf die spätere, zusätzliche Bedeutung, die erst durch das spätantike Christentum geprägt wurde, da in den Gemeinderegeln angedeutet wird, dass die Diakone die innergemeindliche Krankenpflege zu übernehmen hätten, siehe: Kap. 5.1.
96 Ael. Arist. or. 47,75. Doch ob Zosimos hier zudem die Grundpflege des erkrankten und ansonsten besonders tüchtigen οἰκέτης übernehmen sollte, mag plausibel sein, geht aber nicht sicher aus dem Text hervor.
97 Ael. Arist. or. 47,27.
98 Siehe hierzu: Kap. 3.5.

sichere Hinweise und laden daher eher zu spekulativen Überlegungen ein. So entwirft Horaz in einer seiner Satiren den theoretischen Fall der Erkrankung des ihm vermeintlich unsympathischen Adressaten, bei dem er die Frage stellt, ob jener überhaupt jemanden hatte, der an seinem Bett saß, ihm Umschläge bereiten und einen Arzt rufen würde. Zumindest die Verwandten im Haushalt wünschten ihm sicherlich keine Genesung, doch ob jene – namentlich Frau und Kind – dann auch eine solch angedeutete Krankenpflege in einem Haushalt der augusteischen Oberschicht übernommen hätten oder vielleicht doch eher, analog zum oben schon erwähnten Valetudinarium der Livia, ein Sklave, kann aus der kurzen Sentenz nicht sicher geschlossen werden.[99]

Eine etwas konkretere Erwähnung findet sich bei Seneca dem Jüngeren in seiner Schrift über die ‚Standfestigkeit des Weisen'. Er schreibt von einer Person, der in einer angesehenen Familie die Aufgabe zuteil kam, die Kranken und Verrückten bzw. Rasenden zu ‚bändigen'. Vermutlich meint Seneca mit den *insanos* die Kranken im Fieberdelirium, da es sich in dem Beispiel bei der zuständigen Person um eine Krankenpflegekraft im privaten *valetudinarium* einer Familie der Oberschicht gehandelt haben dürfte, analog zu den oben schon besprochenen Personen im Haushalt der Livia.[100] Ansonsten finden sich bei Seneca noch zwei direkte Erwähnungen von Valetudinarien, wobei nicht klar ist, welche Typen von Einrichtungen ihm hier vorschwebten. Als gesichert kann nur gelten, dass die Einrichtungen in beiden Fällen metaphorisch zu verstehen sind.[101] Beim Brief an *Lucilius Iunior* sind zwei Möglichkeiten vorstellbar. Seneca imaginiert hier, dass er mit seinem Brieffreund, obwohl tatsächlich räumlich getrennt, im selben *valetudinarium* liegen würde, weil sie beide eine gemeinsame Krankheit teilten.[102] Nun mag zuerst an einen militärischen Kontext gedacht werden,[103] also dass

---

99 Hor. sat. I,1,80–84. Die ‚theoretisch-emotionale' Sorge um den *pater familias* wurde ‚ideologisch' von Frau und Kindern sicherlich erwartet, doch ob dies in einem Oberschichtshaushalt sodann aber auch praktische Konsequenzen, über die Delegation an einen Sklaven hinaus, hatte, mag aus jener kurzen Sentenz – wie oben schon geschrieben – trotzdem nicht sicher eruiert werden.
100 Sen. dial. II,13,3. Rosenbach 1980, 77, übersetzt mit ‚großem Gesinde'. Basore 1928, 87, interpretiert die Person als Sklaven, der die Kranken und Verrückten in einem großen Haushalt unter Kontrolle halten sollte. Bullough 1979, 23, sehen hier eine Pflegekraft, gehen aber anscheinend davon aus, dass Seneca damit ein größeres Krankenhaus meinte und nicht nur den Krankenraum einer *magna familia*. Sie vermuten zudem mit Verweis auf Celsus und Martial, dass es größere ‚öffentliche' Krankenhäuser gegeben haben könnte, siehe hierzu auch am Ende dieses Unterkapitels. Dies schon bei Pavey 1938, 79; 86 die schreibt, dass die Valetudinarien, die Seneca erwähnt, hauptsächlich öffentlich finanziert gewesen seien und dass in ihnen nicht nur Sklaven behandelt wurden (79). Später sei es dann unter den Flavischen und Antoninischen Kaisern zu einer gesteigerten Freundlichkeit und Wohltätigkeit gegenüber den Schwachen und Kranken gekommen und man habe große Summen öffentlicher Gelder für den Unterhalt von armen und auch Waisenkindern ausgegeben (86). Robinson 1946, 14, formuliert mit Verweis auf Seneca, Tacitus und Celsus ähnlich, dass die ‚zivilen' Valetudinarien nicht nur für Sklaven gewesen seien.
101 Harig 1971, 191.
102 Sen. ep. XXVII,1. Fink 2007, 552, versteht es anscheinend metaphorisch, denn nach stoischer Vorstellung sei die „Welt ein Krankenhaus, weil nahezu alle Menschen mehr oder weniger stark unter ihren *pathê* [Leiden, Leidenschaften, Affekten] leiden" würden.
103 So Hiltbrunner 2006, Sp. 893.

beide mit Verletzungen aus der Schlacht zu kämpfen hätten, sozusagen Brüder im Waffenrock gewesen seien. Wird der Hintergrund des Briefes bedacht, der Rückzug von Neros Seite und Rücktritt als dessen Berater sowie seine angeschlagene Gesundheit,[104] dann erscheint das Krankenzimmer einer Villa wahrscheinlicher.[105]

In Senecas Schrift ‚über den Zorn' verhält es sich vermutlich anders, wenn der Philosoph den unter *insania* leidenden Adressaten die Problematik und Notwendigkeit des Findens einer individuellen und damit optimalen Lösung für solch einen Zustand illustriert, denn was den einen heile, helfe dem anderen nicht unbedingt.[106] Er beginnt seine Aufzählung mit einem Beispiel, in dem er sich als Arzt imaginiert, der ein *valetudinarium* oder die Häuser eines Reichen betritt und natürlich nicht für jeden dieselbe Therapie verordnen kann, da schließlich alle an verschiedenen Krankheiten leiden.[107] Aus der Abgrenzung *aut domus diuitis* ergibt sich, dass es sich beim *valetudinarium* hier nicht um das private Krankenzimmer einer urbanen oder ländlichen Villa handeln kann. Entweder hatte er die Räumlichkeiten zur Behandlung von Sklaven auf den Latifundien im Sinn oder ihre militärischen Pendants. Für beide Interpretationen gibt es allerdings keine zwingenden Beweise[108] und analog hierzu nur indizienhafte Informationen zu den inneren Abläufen in den Einrichtungen,[109] die Seneca als reales Vorbild für seinen Vergleich gedient haben mögen.

Ähnlich mager an nutzbringenden Informationen über die innere Organisation von solchen Valetudinarien ist die kurze Erwähnung eines solchen im ‚Dialog über die Redner' des Tacitus, welche wahrscheinlich gleichfalls im übertragenen Sinne zu verstehen ist.[110] Interessant ist hier jedoch, dass sich die reale Einrichtung, die Tacitus

---

104 Rosenbach 1989, 607 f.
105 Harig 1971, 191 f., geht ebenfalls von einem privaten Krankenzimmer aus und lehnt das militärische sowie das latifundische *valetudinarium* als Vergleichsobjekt entschieden ab, vor allem weil römische Herren im Falle einer Erkrankung, aufgrund des strengen „gesellschaftlichen Abstand[s]", nicht dieselben Einrichtungen wie ihre Sklaven benutzt hätten.
106 Sen. de ira. 1,16,3–4. Rosenbach 1976, 130 f., übersetzt hier mit „Seelenkrankheit". Der doch recht neutral konnotierte Begriff scheint mir im Kontext etwas zu vorsichtig gewählt, denn Senecas Vorwürfen an den Adressaten liegt doch eher eine Färbung von ‚Wahnsinn' oder ‚Geisteskrankheit' zugrunde. Ultimativ nutzt Seneca jedenfalls den medizinischen Therapievergleich (1,16,4), um die Anwendung der Todesstrafe auch bei ‚geisteskranken' Mördern als Mitleid mit ihnen zu legitimieren, da dies im Einzelfall die beste Lösung sein könnte (1,16,3/5). Dies ist für das Thema dieser Arbeit jedoch wenig relevant.
107 Sen. de ira. 1,16,4.
108 Hiltbrunner 2006, Sp. 893; Schneider 1955, Sp. 263; Harig 1971, 191 (Fn 68) entscheiden sich für die Textvariante *exercitus*, die die Lesart ‚des Heeres' erlaubt. Sicher ist diese nicht, da zudem die Textvariante *exercitatus* existiert, die eine solche Interpretation nicht mehr zulassen würde. Letztere Lesart wird von Rosenbach (1976) verwendet und ergänzt mit *et sciens* als „ausgebildet und sachverständig" übersetzt.
109 Sen. de. ira. 1,16,4. *non imperassem omnibus per diuersa aegrotantibus*. Seneca benutzt *imperare* hier, um das Anordnen einer medizinischen Therapie zu beschreiben. Vielleicht überstrapaziere ich die Bedeutung des Wortes im Kontext der Stelle ein wenig, wenn ich es als Indiz oder Hinweis nehmen möchte, dass viele Ärzte nur die Anamnese erstellten und die Therapie anordneten, die Umsetzung dieser jedoch i. d. R. – solange kein chirurgischer Eingriff vonnöten war – nicht von ihnen durchgeführt wurde.
110 Hiltbrunner 2006, Sp. 893.

als Grundlage für seinen symbolischen Spott auf verschiedene Rhetoriker verwendet, möglicherweise von denen, auf die Seneca anspielt, unterschieden hat. So vergleicht Tacitus die rhetorische Leistung und Qualität mehrerer teilweise namentlich erwähnter, teilweise nicht benannter Redner mit einem abgemagerten und skelettähnlichen Menschen in einem nicht näher beschriebenen *valetudinarium*. Deren Werke waren für Tacitus so dürftig, dass er bei den einen ein Lachen kaum habe unterdrücken können, während es ihm bei den anderen schwer gefallen sei, nicht einzuschlafen.[111] Nimmt man nun das Sprachbild abgemagerter und skeletthafter Männer als tatsächliche Grundlage an, dann mag einerseits ein, wie auch immer gearteter, Krankenraum angenommen werden.[112] Es könnte aber auch ein Seuchenhaus gewesen sein.[113] Bei letzterem stellt sich wiederum die Frage, ob es sich dabei um eine eventuell öffentliche, vom Kaiser gestiftete, Einrichtung gehandelt hat oder ob Tacitus damit auf das Seuchenhaus respektive Asklepieion auf der Tiberinsel anzuspielen gedachte.[114]

4.4   Asklepieia und krankenpflegerische Tätigkeiten

Die Einrichtung auf der Insel des Äskulap wurde der Legende nach um 293 v. Chr. im Rahmen einer ‚Seuchen'-Epidemie gegründet. Als Vorbild diente wahrscheinlich das Asklepieion in Epidauros.[115] Doch unabhängig davon, ob die römische ‚Filiale' zur Zeit des Tacitus noch ein klassisches Asklepieion war oder nicht, hat er womöglich

---

111 Tac. dial. 21.
112 So übersetzt von Church 1942, 751.
113 So übersetzt von Volkmer 1976, 40 f.
114 Harig 1971, 190, meint hingegen, dass Tacitus aufgrund des „negativen Sinns dieser Aussage", hier vermutlich an ein privates *valetudinarium* für Sklaven gedacht habe. [Den logischen Widerspruch in seinen Überlegungen, dass die Redner bei Tacitus offensichtlich ausgemergelt vor sich hinsiechten, die Valetudinarien für Sklaven jedoch deren Arbeitsfähigkeit wiederherstellen sollten, also etwas Positives darstellen, scheint er nicht zu bedenken]. Bullough 1979, 23, schreiben, dass es sich vielleicht um ein privates *valetudinarium* eines Aristokraten oder einer freien Person gehandelt habe, wobei sie grundsätzlich annehmen, mit Verweis auf Tacitus, Celsus, Martial und Seneca, dass es *valetudinaria* gab, die zumindest zum Teil für die zivile und freie Bevölkerung zugänglich waren. Im gleichen Kontext lesen sie aus Martial (Epig. V,9) heraus, dass es Einrichtungen gegeben habe, die aufgrund ihrer Größe viele Schüler und Assistenten gehabt hätten, da der Dichter über den Arzt Symmachus und dessen zahlenmäßig großem Gefolge meint, dass er nach 100 eiskalten Händen, die ihn angefasst hätten, jetzt erst recht krank sei. Nun wird der Arzt einer derjenigen gewesen sein, die, relativ geschäftüchtig, viele Schüler ausbildeten und daran entsprechend verdienten, wird jedoch der satirische Kontext der Werke des Dichters und der offensichtlich spöttische Inhalt bedacht, dann dürfte der Ausdruck ‚100 Schüler und 100 kalte Hände' als simples Stilmittel der Übertreibung zu verstehen sein und Symmachus außerdem Martial eher bei ihm zu Hause besucht haben. Ebenfalls eine satirische Übertreibung sehend: Wacht 2006, Sp. 840. Davon abgesehen äußert Howell 1995, 85, dass jener Symmachus offensichtlich eine erfundene Person sei, die stellvertretend für das negative Stereotyp griechischer Ärzte in Rom einstehe.
115 Liv. X,47,6–7. Wacht 2006, Sp. 841 (mit weiterführender Literatur), vermutet, dass schon vor der Einführung des Kults des Asklepios die Römer aufgrund einer Seuche (294 v. Chr.) eine Isolierstation errichtet hätten. Das dortige Asklepieion habe die ganze Spätantike hindurch Bestand gehabt.

auf dieses angespielt, da die Räumlichkeit, oder ein Teilbereich der Insel-Einrichtung, tendenziell eher als Hospiz bezeichnet werden kann. Dass es sich nur um einen Teilbereich handelte, darauf weist eine Inschrift aus dem 2. Jahrhundert n. Chr. hin, in der Wunderheilungen beschrieben werden, in denen die Kranken zwar schwer, aber nicht tödlich erkrankt sind.[116] Vergleicht man nun hierzu Pausanias Aussage, dass in Epidauros – neben dem eigentlichen Betrieb – extra eine Halle für Sterbenskranke gebaut worden war, dann kann angenommen werden, dass es in Rom, neben dem eigentlichen Betrieb, gleichfalls extra einen einem Hospiz ähnlichen Raum gab. Konkret erzählt Pausanias in seiner ‚Beschreibung' Griechenlands, dass zu seiner Zeit im Asklepieion von Epidauros der Senator Antoninus die Halle des Kotys reparieren ließ, damit einerseits die Kranken nicht mehr unter freiem Himmel sterben mussten und andererseits die lokalen Frauen beim Geburtsvorgang ein Dach über dem Kopf hatten – was eine interessante Information ist, da die epidaurischen Frauen anscheinend nicht zu Hause gebaren, sondern unter dem Schutz des Heilgotts in einer Art ‚Geburtsklinik'. Irritierend ist hier der Umstand, laut Pausanias, dass dies im selben Raum passiert sei wie das Warten der unheilbar Kranken auf den Tod.[117] Möglicherweise hatte die Halle jedoch mehrere und voneinander getrennte Räume und sicherlich lag sie außerhalb des Temenos, da im eigentlichen Heiligtum des Asklepios nicht geboren und nicht gestorben werden durfte.[118] Beides deutet aber zumindest daraufhin, dass es, im Gegensatz zur tatsächlichen Praxis der Inkubation, zumindest ein Mindestmaß an Krankenpflege für beide Gruppen gegeben haben könnte.

Dass die Asklepieia zur römischen Kaiserzeit ihr ‚Geschäftsmodell' über das der Inkubation mit ihren Wunderheilungen hinaus erweitert hatten, deutet zudem Sueton an, wenn er in seiner Biographie über Claudius in einer kurzen Sequenz von einem Gesetzeserlass erzählt, mit dem der Kaiser offensichtlich einen regelmäßigen Missbrauch der Heilstätte durch Sklavenbesitzer beenden bzw. regulieren wollte. So kamen manche Herren ihrer Fürsorgepflicht nicht nach und verstießen ihren Besitz, indem sie ihn auf der Tiberinsel aussetzen ließen. Für den Fall, dass die Sklaven ihre Krankheit überlebten, nahmen die Besitzer sie zurück. Claudius bestimmte nun für den Fall einer Aussetzung bei Krankheit, dass die Sklaven, die der Obhut des Asklepios auf der Insel übergeben worden waren, sollten sie ihre Krankheit überleben, fortan frei sein sollten.[119] Dass sich das Gesetz allgemein auf die Aussetzung eines kranken Sklaven

---

116   IG XIV, 966.
117   Paus. 2,27,6.
118   Vgl. hierzu z. B. Thuk. 3,104,2. Aus der Beschreibung der rituellen Reinigung der Insel Delos, die im Gesamten dem Apollon gewidmet war, lässt sich schlussfolgern, dass im Temenos nicht geboren und nicht gestorben und nicht beerdigt werden durfte, siehe auch: Zimmermann 2002, Sp. 105. Allgemein zur ‚Topologie' der Asklepieia, siehe: Graf 1990, 168–193.
119   Suet. Claud. 25,2. Vgl. auch kurz: Wacht 2006, Sp. 846.

bezog, davon zeugt einerseits die Erwähnung bei Cassius Dio,[120] und anderseits die Formulierung des Gesetzestextes im spätantiken Codex Iustinanus.[121]

Nun verrät keine der Quellen Informationen zu Krankenpflegetätigkeiten oder zur inneren Organisation der Heilstätte auf der Tiberinsel.[122] Die Motive des Claudius mögen jedoch einige Überlegungen legitimieren, da sich die Frage stellt, warum der Kaiser die Praxis der Aussetzung mit dem Entzug des Besitzrechts bestrafte. Im Gesetzestext des Codex Iustinanus werden eine Reihe von Möglichkeiten aufgezählt, bei denen der Eigentümer seinen Besitz behalten durfte, obwohl er die Pflege des vermeintlich Todkranken an Dritte weiterdelegiert hatte.[123] All jenen Optionen ist der Umstand gemeinsam, dass der *dominus* eine Aufwandspauschale, also eine Dienstleistung zu bezahlen hatte, womit er dann zumindest monetär seinen Pflichten als Eigentümer nachgekommen wäre.[124] Dies würde nun bedeuten, dass bei den Hilfesuchenden auf der Tiberinsel eine Art rechtliche Grauzone bis zu Claudius Entscheidung existiert haben könnte,

---

120 Cass. Dio. 61,7. (Epitome; n. Xiphilinos 142, 26–29).
121 Cod. Ius. 7,6,1,3. Da es sich beim Asklepieion auf der Tiberinsel um eine heidnische Einrichtung handelte, könnte es sein, dass der christlich-justinianische Gesetzestext absichtlich allgemein gehalten wurde, um den heidnischen Ursprung der Heilstätte auszuklammern. Hiergegen spricht auch nicht zwangsläufig die Erwähnung des claudischen Gesetzes bei Cassius Dio, da uns die Stelle nur durch byzantinische Autoren überliefert wurde, siehe die vorangehende Fn. Hiltbrunner 2005, 160, hält die Erwähnung des Xenons für vermutlich anachronistisch, da es angeblich unter heidnischen Kaisern, auch zur Zeit des Claudius, noch kein „Pflegeheim" gegeben habe. Die Behauptung möchte ich mit Verweis auf meinen Text zurückweisen, denn auch wenn es womöglich keine Grundpflege im Tiber-Asklepieion gegeben hat, ist doch aus den Quellen ersichtlich, dass es dort Dienstleistungen gab, die umsonst waren und damit einen protocaritativen Charakter hatten. Kombiniert man diesen Umstand mit einer vermutlichen Umwidmung der heidnischen Einrichtung im Laufe der Spätantike in eine christliche, ist es plausibel anzunehmen, dass justinianische Juristen es nicht verwunderlich fanden, auf der Insel ein 500 Jahre altes „Xenon" vorzufinden, welches gebührenfrei medizinisch-pflegerische Hilfe anbot.
122 Nutting/Dock 1907, 72 f.; 84 f.; Dock/Stewart 1920, 33; 36, bezeichnen das Asklepieion als Hospital, was eine Krankenpflege dort implizieren würde, aber von ihnen konkret so nicht formuliert wird, vermutlich da sie allgemein davon ausgehen, dass es in solchen Einrichtungen Personal gegeben haben muss, welches krankenpflegerisch oder zumindest ärztlich-assistierend tätig war (33; 72 f.). Baas 1912, 162, sieht zwar ein an das Asklepieion angeschlossenes Krankenhaus, welches jedoch nur bis zu Antoninus Pius zurückzuverfolgen sei [vermutlich sieht er keinen Bezugspunkt zum ‚Hospiz' aus der claudischen Zeit]. ‚Später' sei es in ein christliches *nosocomium* umgewandelt worden. Er erwähnt zwar nicht explizit, dass dort Krankenpflege getätigt worden sei, aber die Wertung als Krankenhaus schließt dies wohl ein, vor allem bei einem Text, dessen Inhalt unter anderem die ‚Anfänge der Krankenpflege' sind. Pfeffer 1967/69, 97 f. u. 141 ff., schreibt von lazarettähnlichen Gebäuden auf der Tiberinsel (97 f.), meint jedoch, dass speziell im Asklepieion nicht klar sei, wie die Kranken dort Hilfe bzw. Schutz bekommen hätten. Für Harig 1971, 190, der davon ausgeht, dass die Erkrankten ihrem Schicksal überlassen wurden, ist dort keine Krankenpflege nachweisbar. Prühlen 2008/2013, 22, folgt ihm darin.
123 Cod. Ius. 7,6,1,3.
124 Doch ob es sich beim im Gesetz erwähnten *xenon* schon um ein christliches Krankenhaus oder eher um ein im augusteischen Sinn paganes Xenodochium, also um eine Herberge, gehandelt hat, zu deren Dienstleistungen durchaus eine kostenpflichtige Krankenpflege gehörte (vgl. das Beispiel vom barmherzigen Samariter (Lk, 10–30-37)), ist nur dann relevant, wenn davon ausgegangen wird, dass die justinianischen Juristen hier die christliche Variante mitbedachten und diese für alle Menschen kostenfrei gewesen sein sollte.

und zwar in der Gestalt, dass einerseits dort niemand – auch kein Sklave – abgewiesen wurde und hieraus zwangsläufig resultierend anderseits keine monetäre Gegenleistung verlangt wurde.[125] Dies war wiederum gängig zur Praxis in anderen Asklepieia, die sich zumindest teilweise über Spenden bei erfolgreicher Heilung finanzierten bzw. keine Eintrittsgebühr verlangten.[126] Es ist also durchaus möglich, dass das Asklepieion auf der Tiberinsel einen speziellen Raum als letztes Refugium für die ‚noch lebenden Toten' hatte, der als eine kommunale oder kaiserliche ‚Sozialleistung' angedacht war,[127] für die Personen aus der *plebs urbana*, die sich nirgends mehr hinwenden konnten oder deren Familie mit der Pflege des ‚Todkranken' überfordert war.[128]

Aus dem in den Quellen angedeuteten ‚finalen' Zustand der Kranken lässt sich nicht zwingend eine Krankenpflegetätigkeit in der Einrichtung auf der Tiberinsel ableiten, doch zumindest erscheint eine Grundbetreuung dort wahrscheinlich, wenn das Gesetz des Claudius so verstanden wird, dass es den Missbrauch von ‚staatlicher' Leistung bestrafen und abstellen sollte, und zwar in der Form, dass die Besitzer sich auf solche Weise nicht mehr die Arztkosten sparen konnten. Einen todkranken Sklaven ohne Betreuung und Pflege in einem Zimmer sterben zu lassen, hätte sie nämlich dem juristischen Risiko einer Anklage wegen Totschlag ausgesetzt.[129] Vor diesem sozialökonomisch-politischen Hintergrund muss also die in der Forschung mehrfach postulierte Meinung,[130] es habe sich bei dem Asklepieion oder einem seiner Teilbereiche um eine Einrichtung für Sklaven gehandelt, zurückgewiesen werden, da sich ansonsten nicht erklären lässt, warum Claudius das Gesetz erlassen haben sollte.[131] Es hatte klar

---

125 Unentgeltliche Versorgung der Sklaven auch bei: Steger 2016, 50.
126 Laut Edelstein 1945b, 149, war nur eine rituelle Reinigung durch Baden und die Gabe von Opfern notwendig; eine monetäre „fee of admission" für den Heilraum habe nicht gezahlt werden müssen.
127 Grundsätzlich hatten sich die Kaiser um die Einrichtungen und deren Anliegen zu kümmern, siehe: Ziethen 1994, 178 (vor allem Fn 38 f.); Steger 2016, 50. Dagegen bestreitet Harig 1971, 190, dass es sich um eine öffentliche Einrichtung gehandelt habe, mit dem Argument, dass die Aufgabe der ‚Fürsorge für erkrankte Sklaven bis in die ‚christliche Zeit' hinein im Rahmen der *familia* passiert sei – was dann allerdings nicht erklärt, warum in der Einrichtung offensichtlich Sklaven aufgenommen wurden.
128 Dass im Rahmen des Kults des Asklepios verschiedene Formen von klientelunabhängiger, sozusagen allgemeiner Sozialpolitik durch Honoratioren, an deren sozialer sowie politischer Spitze der Kaiser stand, durchgeführt wurden, die zwar letztendlich dem unsterblichen Ruhm der eigenen Person und Familie sowie der weitläufigen Systemakzeptanz diente, davon zeugt z. B. die schon oben erwähnte Baupolitik des Senators Antoninus, der nicht nur ein Heiligtum und ein Bad bauen ließ, sondern auch die Halle des Kotys, die neben einer Geburtenklinik auch eine Art Hospiz wie auf der Tiberinsel enthielt, siehe: Paus. 2,27,6.
129 Zugegebenermaßen mag die Verstoßung des Sklaven eine ökonomische Überlegung gewesen sein mit dem Ziel, die Bestattungskosten einzusparen. Die Empfehlung des Cato (de agr. 2,7) einen kranken Sklaven einfach zu verkaufen, mag hier nicht mehr funktioniert haben, denn wer kauft einen todkranken Sklaven?
130 Harig 1971, 190: „eine Art von Valetudinarium für Sklaven" sei an das Asklepios-Heiligtum angeschlossen gewesen.
131 Krug 1993, 164, meint mit Verweis auf Sueton (Claud. 25), dass die Aussetzung einem illegalen Tötungsversuch gleichkäme und dies der Grund für Claudius Entscheidung gewesen sei. Hierbei gilt kritisch anzumerken, dass dies so exakt nicht aus der angegebenen Quellenstelle zu lesen und weder mit dem Ge-

zum Ziel, unabhängig ob in der narrativen Version des Sueton oder in der juristischen des Codex Iustinianus, die zumindest monetär zu leistende Verantwortung des *dominus* für seinen *servus* zu erzwingen.¹³²

Darüber hinaus fanden zumindest im 2. Jahrhundert n. Chr. – analog zum großen Vorbild in Epidauros – Wunderheilungen statt. So wurden laut Inschriften zwei Blinde geheilt, die also nach dem Eingreifen des Gottes wieder sehen konnten. Ansonsten heilte der Gott einen Mann, der an Pleuritis litt, und einen, der mit blutigem Auswurf zu kämpfen hatte. Allerdings werden bei jenen Geschichten keine Hilfskräfte erwähnt.¹³³ Die Inschrift ist ein Indiz dafür, dass zumindest im 2. Jahrhundert n. Chr. das Asklepieion in Rom das schon angesprochene ‚Geschäftsmodell' praktizierte, welches aus solchen Wunderheilungen bestand, da die Hilfesuchenden zwar schwer, aber nicht tödlich erkrankt waren. Möglich könnte auch sein, dass erst nach der Regulierung durch Claudius das Asklepieion sich von einem Hospiz und Seuchenhaus zu einer ‚normalen' Wunderheilungsstätte, analog zu den sonstigen Asklepieia, entwickelt hat.

Normalerweise wurden die Asklepieia von den Gläubigen für einen angeblich wundersamen Kuraufenthalt besucht.¹³⁴ Die Kranken suchten Heilung im Rahmen der sogenannten Inkubation, bei der sie in Räumen angrenzend zum Tempel des Asklepieion schliefen und hofften am nächsten Morgen gesund zu erwachen oder den zukünftigen Therapieplan in Form eines Traums zu erhalten. Beim Interpretieren half einer von zwei νεωκόροι,¹³⁵ zumindest im Falle des pergamenischen Asklepieions, wie aus den ‚heiligen Berichten' des Aelius Aristides hervorgeht.¹³⁶ Bestand nun die Behandlung aus Hydro- und Bewegungstherapie, konnten die entsprechenden Einrichtungen, vor allem die örtlichen Thermen, verwendet werden.¹³⁷

---

setzestext des Codex Iustinanus noch mit der bei Sueton erwähnten Möglichkeit der monetären Ersatzleistung kongruent ist.
132 Schmitt/Rödel 1974, 110–124, sehen in Claudius Gesetz eine Maßnahme zur Aufrechterhaltung der öffentlichen Ordnung und zur Disziplinierung der Sklavenhalter, um die Einhaltung der Versorgungspflicht für ihre Sklaven zu erzwingen.
133 IG XIV, 966. Bei den anderen beiden Krankengeschichten werden solche gleichfalls nicht erwähnt.
134 Zum Ort der Asklepios-Praxis, überblickend und mit weiterer Literatur, siehe: Steger 2004, 104–126; sowie zur religiösen Symbolik im Speziellen: Graf 1990, 159–199.
135 Ael. Arist. or. 48,30.
136 Ael. Arist. or. 47,58; 48,35; 49,14; 49,22. Allerdings besprach Aelius Aristides seine Träume, die er von Asklepios angeblich zudem außerhalb der Heiligtümer zugesandt bekam, bevorzugt mit dem νεωκόρος *Asklepiakos*, in dessen Haus Aristides zeitweise wohnte, siehe: or. 48,35. Vgl. hier allgemein auch: Ohlemutz 1940, 168 f.; Habicht 1969, 97 f. (im Rahmen der Interpretation der Inschrift für den Neokoros Cassianus), 158–161 (Entwicklung der Titulatur der Neokorie).
137 Ein Beispiel hierfür dürfte die Inschrift IG² IV,1 123, Z. 123–129 (bei Herzog 1931, No. LXIV) aus dem 2. Jahrhundert v. Chr. sein: Hier verbrachte ein an den Beinen Gelähmter vier Monate in der Einrichtung. Die Inschrift IG² IV,1 126 (von ca. 160 n. Chr.) illustriert darüber hinaus relativ plastisch den potenziellen Kurcharakter zumindest für Epidauros, da hier der Patient mehr als neun Tage in der Einrichtung blieb und oben angesprochene Therapiemethoden absolvierte. Solin 2013, 47, meint, dass der Bericht den psychosomatischen Hintergrund der Heilungen beleuchte. Zur letzten Inschrift, siehe zudem die nächste Fn.

In den Quellen zu diesen angeblichen Wunderheilungen finden sich direkte und indirekte Hinweise auf pflegerische Hilfskräfte. Zwar dürfte der βαλανεύς, der in der Inschrift des *Poplius Aelius Antiochus* um ca. 160 n. Chr. erwähnt wird, als ‚medizinischer Bademeister' zu verstehen sein, aber gleichzeitig trug der Gott dem Kranken auf, sich alleine zu baden, was womöglich bedeutet, dass bei körperlich eingeschränkteren Patienten der βαλανεύς, oder eine andere Hilfskraft, bei der Mobilisation in die Wasserbecken zu helfen hatte, denn *Poplius Aelius Antiochus* sollte dem βαλανεύς trotzdem eine attische Drachme als Trinkgeld geben.[138] Eine solche Hilfeleistung nahm möglicherweise auch Aelius Aristides in Anspruch, als er in den Quellen bzw. dem ‚fließenden Gewässer' in Lebedos ein Bad nahm.[139] Andererseits badete der Rhetoriker auch unabhängig von den asklepieischen Badeanstalten in Flüssen oder im Meer, wenn der Gott es ihm im Traum befohlen hatte.[140]

Außerhalb der Badeanstalt sind darüber hinaus andere Hilfskräfte bezeugt,[141] die den weniger mobilen Kranken assistierten oder sie gleich ganz transportierten. So finden sich z. B. schon für das 4. Jahrhundert v. Chr. in mehreren Inschriften aus Epidauros Personen, die die Kranken hierin unterstützten.[142] Auf Stele A wird ein nicht näher benannter Mann erwähnt, der von θεράποντες (Dienern) ins Freie gebracht und auf einen Stuhl gesetzt wurde. Hier sei er nun eingeschlafen und eine Schlange, die aus dem Aba-

---

138 IG² IV,1 126. Herzog 1931, 44; Steger 2004, 156 übersetzen „Bademeister", das Autorenpaar Edelstein 1945, 248, „bath attendant". Zur medizinischen Einordnung und Interpretation, siehe: Steger 2004, 156–160.
139 Ael. Arist. or. 49,10. Wobei nicht ganz klar wird, ob in Lebedos tatsächlich ein Asklepieion war und die Quellen zu diesem gehörten. Schröder 1986, 66, übersetzt τοῖς ὕδασι als „Bäder", was voraussetzt, dass es zum Baden nutzbar gemachte Quellen waren, was wir uns aus Pausanias (7,3,5; 7,5,11) zumindest so zusammenreimen können. Davon abgesehen mag Aelius Aristides vielleicht seinen tatsächlichen Zustand negativ übertreiben, im Sinne einer rhetorischen Aufwertung der Heilungskräfte des Gottes. Dass körperlich besonders schwache Menschen bei der Mobilisation in eine Bademöglichkeit Hilfe bekommen konnten, zeigt sich deutlich zudem bei Galen, wenn auch am Beispiel einer ‚normalen' Badeanstalt, siehe Gal. meth. med. X,10 [Kühn 10.723] und Kap. 3.5.
140 Ael. Arist. or. 48,48–53 (Flüsse); 48,54–55 (Meer). Beim Bad im Kaikos stand der νεωκόρος Asklepiakos am Ufer und sah zu (or. 48,49), doch ob er und die sonstigen Zuschauenden wirklich so viel Angst um ihn hatten oder seinen starken Glauben bewunderten, mag eine rhetorische Ausschmückung oder tatsächliches Wunschdenken seinerseits gewesen sein, genauso wie die vermeintliche Gefährlichkeit der Situationen, in die er sich angeblich begeben hatte. Relevant ist hier allerdings primär der Umstand, dass ich keinen Grund sehe, die Tatsächlichkeit des Badens durch Aelius Aristides anzuzweifeln – trotz der offensichtlich rhetorischen Ausschmückung einzelner Beispiele.
141 Aufgrund des schlechten Erhaltungszustands findet sich teilweise kein Kontext und keine Beschreibung der Tätigkeiten. Bei Peek 1972, 8 (I,4,II, Z. 5) ist nicht einmal sicher, ob es sich tatsächlich um einen ὑπηρέτης (oder vielleicht auch mehrere) handelte.
142 Zur Datierung in die zweite Hälfte des 4. Jahrhunderts v. Chr. und für deren Erklärung, siehe: Herzog 1931, 2. Diesem damit folgend: Solin 2013, 32–34 u. 16–19, der außerdem die Reklamewirkung der Stelen, die konservative Haltung der Kollektoren und die straff organisierte Propaganda betont, die seit dem 5. Jahrhundert v. Chr. bis weit in die christliche Zeit bestanden habe, da die Stelen die Pilger zur Ehrfurcht anhalten sollten und weniger zum erbaulichen Betrachten und zum Studium gedacht gewesen seien. Die von LiDonnici 1995, 76–82, vorgeschlagenen verschiedenen chronologischen Schichten und die damit verbundene Annahme, dass die narrative Tradition individuellen Motiven unterliege und nicht durch priesterliche Archivare inspiriert sei, lehnt Solin 2013, 32, dagegen als nicht ‚einleuchtend' ab.

ton kam, habe mit ihrer Zunge das Geschwür am Zeh geheilt. Der danach wieder aufgewachte Kranke meinte dagegen einen Jüngling (νεάνισκος) gesehen zu haben, der eine Arznei auf seinen Zeh gestrichen habe.[143] Dies darf zum einen als ein Hinweis auf den tatsächlichen Therapievorgang verstanden werden und zum anderen auf den Umstand, dass neue Hilfskräfte in jungen Jahren rekrutiert wurden. Auf Stele B wird ein an den Knien gelähmter *Diaitos* von Kirrha genannt, der von ὑπηρέται aus dem Inkubationsraum ins Freie vor den Tempel gebracht wurde.[144] Dagegen dürften die ἑπόμενοι, die die Kranke *Sostrata* aus Pherai auf einer Liege zum Heiligtum brachten, ihre eigenen Diener gewesen sein.[145] Trotzdem wird man dies als Krankentransport bezeichnen können. Daneben finden sich mehrere Geschichten, in denen die Kranken unter einem eingeschränkten Bewegungsapparat litten, z. B. aufgrund einer Lähmung, ohne dass verraten würde, wer den Hilfesuchenden bei der Mobilisation half.[146] Schließlich wird auf Stele C wahrscheinlich eine Hilfskraft erwähnt, die einen blinden Mann bei der Suche nach einer Salbenflasche führte und unterstützte.[147] Bei den sonstigen Wunderheilungen von Blinden werden jedoch keine Hilfskräfte erwähnt.[148]

Neben solchen grundpflegerischen Unterstützungen findet sich außerdem eine Erwähnung von Hilfskräften, die den Gott bei chirurgischen Eingriffen unterstützt haben sollen. Ein nicht mit Namen erwähnter Mann träumte während der Inkubation, dass ὑπηρέται ihn fixierten, während Asklepios den Bauch aufschlitzte und das Geschwür im Inneren ausschnitt und anschließend die Wunde wieder zunähte. Als der Mann erwachte, sei der Fußboden im Inkubationsraum voller Blut, er aber geheilt gewesen.[149] Nun ist es relativ irrelevant, ob der Eingriff recht unwahrscheinlich war, da eine solche Prozedur in der Bauchhöhle zwar angeblich schon von Praxagoras von Kos um 300 v. Chr. gewagt worden sei, bevor dann in der ersten Hälfte des 3. Jahrhunderts v. Chr. Erasistratos dies wohl regelmäßiger vornahm – also rund 50 bis 100 Jahre nach der vermuteten Aufstellung der Stelen in Epidauros.[150] Entscheidend ist hier,

---

143 IG² IV,1 121,XVII. In einem anderen Fall ist nicht sicher festzustellen, ob die erwähnten θεράποντες Hilfskräfte im Asklepieion waren oder die Diener der erkrankten Frau. In der Geschichte laden sie jedenfalls das Lager der Frau vom Muli ab, siehe: IG² IV,1 123,XLV und Herzog 1931, 153.
144 IG² IV,1 122,XXXVIII. In zweiten Fall träumt der Kranke den Vorgang zwar nur, aber im Vergleich mit 121,XVII zeigt sich, dass es solche Hilfskräfte durchaus gab.
145 IG² IV,1 122,XXV. Herzog 1931, 153 f., äußert gleichfalls den Gedanken, dass dies ihre eigenen Diener waren.
146 IG² IV,1 121,XV; 121,XVI; 122,XXXV–XXXVII; 122,XLIII: Podagra; 123, Z. 84–89; Z. 123–129 (bei Herzog 1931, No. LVII; LXIV): bei Letzterem behalf sich der Kranke mit Stöcken, während er zum Asklepieion auf einer Bahre gebracht wurde. Darüber hinaus ist er ein Beispiel für einen viermonatigen Kuraufenthalt. Außerdem laut Herzog 1931, No. LXXIX = 124, Z. 13–20.
147 IG² IV,1 123, Z. 129–134 (bei Herzog 1931, No. LXV): In der Editierung und auch bei Herzog 1931, 32, findet sich allerdings eine Lücke. Es wird θεράπων ergänzt.
148 IG² IV,1 121,XI; XVIII; XX; XXII; 122,XXXII; 123, Z. 70–77 (bei Herzog 1931, No. LV).
149 IG² IV,1 122,XXVII.
150 Herzog 1931, 75 f.; 83: Herzog erklärt das Blut durch das spontane Aufbrechen des Geschwürs. Zur Datierung siehe weiter oben bzw. Herzog 1931, 2.

dass die Idee einer solchen Prozedur sowie die Angst der Patienten davor einerseits auf dem Wissen von Tiersektionen und den ägyptischen Totenriten, der Ausnahme und Einbalsamierung des Körpers, basierte[151] und andererseits sicherlich auf den Erfahrungswerten einer nur oberflächlich agierenden Chirurgie in den ärztlichen Werkstätten aufbaute, die sicherlich nicht weniger schmerzhaft war und daher ebenfalls schon Hilfskräfte benötigt hat, die den Patienten im Ganzen oder die entsprechenden Körperteile fixierten.[152] Die Gläubigen hatten also reale Vorbilder und konnten entsprechend die Darstellung eines fortgeschrittenen, göttlichen Operateurs glauben.[153] Nicht Teil der Stelen war anscheinend die Inschrift des *Hermodikos* aus Lampsakos aus dem 3. Jahrhundert v. Chr., der vermutlich an einem Abszess (ἔνπυος) in der Brust litt und aufgrund dessen paralysierte Hände hatte. Die Heilung erfolgte gleich einem Wunder, doch heißt es im Text, dass er sich niederlegte und in die Hände des Gottes und seiner Kinder (τέκνα) begab, was erstens sicherlich auf die Praxis der Inkubation hinweist und zweitens vielleicht nicht nur wortwörtlich – im Sinne seines heilenden Nachwuchses – sondern möglicherweise gleichfalls auch metaphorisch zu verstehen ist, also der Begriff der ‚Kinder' hier eventuell als Chiffre für das anwesende Personal des Gottes zu verstehen ist, welches sich um den Kranken zumindest vor und während des Rituals gekümmert hat.[154]

Von den Beispielen aus Epidauros abgesehen gibt Aelius Aristides die Information, dass zur Zeit des Großvaters des zu seiner Zeit noch amtierenden ἱερεύς (Priester) des Asklepieions in Pergamon der Gott zahlreiche große Operationen durchgeführt hät-

---

151 Laut Herzog 1931, 76, weisen die in den Geschichten mit chirurgischen Verfahren verwendeten technischen Ausdrücke auf jenen Umstand hin.
152 Vergleiche hierzu Kap. 2.2 u. 2.5.
153 Solin 2013, 37–40; 43 f., gibt zu bedenken, dass sich die bildlichen Berührungspunkte nicht zwingend auf der „Handlungsebene niedergeschlagen haben müssen" (37), da die vollzogenen Kuren, wenn nicht gar komplett erfunden, nicht im Einklang mit der damaligen Medizin gewesen seien, weshalb es zweifelhaft sei, ob Ärzte überhaupt hier tätig waren, während andererseits die jährlich gewählten Priester keine medizinischen Kenntnisse gehabt haben dürften, auch weil sie aus alten Priesterfamilien stammten. Des Weiteren würde in den zahlreichen Inschriften nie ein Arzt erwähnt und chirurgische Instrumente seien nie in den Asklepieia gefunden worden. Hiergegen mag man einwenden, dass chirurgische Instrumente womöglich deshalb nicht gefunden wurden, da sie einerseits vielleicht entsorgt wurden – spätestens nachdem die Kultstätten christlich umgewidmet wurden – ansonsten eventuell auch, weil der Gott im Traum operierte und daher ein realer Beweis für eine Operation für die Selbstdarstellung kontraproduktiv gewesen wäre. Davon abgesehen vermerkt Solin richtig, dass ein offizielles Zusammenarbeiten mit Ärzten gleichfalls den Gott als Betrüger entlarvt hätte. Richtig ist, dass die Priester eher nicht medizinisch gebildet waren, weil sie primär für den religiösen ‚Budenzauber' zuständig waren, da – wie wir aus Aelius Aristides ableiten können – die Neokoroi die Traumdeutung für die Inkubanten übernahmen, also die eigentliche ‚medizinische' Beratung und Anamnese durchführten, sodann Vorschläge zur Diätetik machten und womöglich Medikamente oder Kuren verordneten.
154 IG² IV,1 125. Zur Datierung, siehe u. a. Edelstein 1945b, 246. Daneben darf davon ausgegangen werden, dass jemand, dessen Hände paralysiert waren, im Alltag auf pflegerische Unterstützung angewiesen war.

te.¹⁵⁵ Daneben wird in den Inschriften aus dem 2. Jahrhundert v. Chr., die im Asklepieion in Lebena auf Kreta gefunden wurden, der Gott teilweise als Operateur dargestellt, aber Hilfskräfte nicht explizit erwähnt.¹⁵⁶ In einer Inschrift aus dem athenischen Asklepieion wird der Gott wortreich schlicht nur als Wunderheiler dargestellt, ohne dass verraten würde, mit welcher Methode er seinen ζάκορος (Tempeldiener) von dessen Fußleiden geheilt hatte.¹⁵⁷ Obwohl nun jene Beispiele aus dem Zeitraum vom vierten vor- bis zum zweiten nachchristlichen Jahrhundert stammen, gibt es genug Zeugnisse dafür, dass die Asklepieia noch in der Spätantike besucht wurden und der Kult um den paganen Heilgott, trotz allmählich christlicher Dominanz, lebendig war.¹⁵⁸ Inwieweit sie in christliche Einrichtungen umgewandelt wurden, kann in dieser Arbeit nicht untersucht werden, dass es in ihnen Pflegepraktiken durch die anwesenden Hilfskräfte gegeben hat, ist – trotz des dünnen Quellenbefunds – offensichtlich.¹⁵⁹

---

155 Ael. Arist. or. 50,64. Der erweiterte Kontext (50,63), der Antritt des C. Iulius Quadratus Bassus von Pergamon als Statthalter der Provinz Asia, lässt vermuten, dass es sich um das Asklepieion in Pergamon handelte und beim ἱερεύς um den Flavius Asklepiades, dessen Großvater vermutlich am Ende des 1. Jahrhunderts n. Chr. Priester dort war, siehe: Schröder 1986, 105 (Fn 160 u. 162). Daneben könnte das von Aelius verwendete Wort ἐχειρούργησεν [χειρουργέω], neben seiner eigentlichen Bedeutung ‚mit der Hand etwas ausführen' und als Terminus technicus für ‚chirurgisches Operieren' auch ‚Heilungswunder vollbringen' bedeuten, wie Schröder 1986, 106 (Fn 163) anmerkt, bzw. „Wunder" durch die „Hand des Gottes", laut Weinreich 1908, 30 (Fn 2). Jedoch übersetzt Schröder „Operationen" und verweist auf Edelstein 1945b, 152 (Fn 31), die sich für eine enge Interpretation des Wortes als „Chirurgie" aussprechen und weitere Belege hierfür anführen.
156 IC I XVII,9–17. Zur Datierung siehe u. a.: Edelstein 1945b, 239. In No. 9 wird ein *Demandros* aus Gortyn erwähnt, der im Traum operativ von Ischialgie befreit worden sein soll. Ansonsten werden die überlieferten Leiden meistens mit einem Medikament geheilt, das der Gott dem Hilfesuchenden mitgeteilt hat. Die Inschriften verraten allerdings nicht, ob die Patienten selbst die detailliert beschriebenen Rezepte für die Medikamente erträumt haben oder – was wahrscheinlicher ist – sie durch das Tempelpersonal den Kranken nach der Besprechung ihrer Träume ‚interpretiert' und aufgetragen wurden.
157 IG² II 4514. Datiert wird die Inschrift in das 2. Jahrhundert n. Chr., siehe u. a.: Edelstein 1945b, 241.
158 Solin 2013, 16 f.; 21; 36, meint zudem, dass die Asklepieia christlichen Wunderheilstätten zum Vorbild gedient hätten, in denen es ebenso Nachweise göttlicher Heilkraft sowie Weihinschriften gegeben habe (21), allerdings sollten trotz der Parallelen die doch großen Unterschiede zwischen den pagan-inschriftlichen und den antik-christlichen Heilungsberichten nicht verneint werden, weshalb es zweifelhaft bliebe, ob erstere tatsächlich eine Quelle für letztere gewesen sein; bzgl. der Forschungsdiskussion hierüber, siehe: Ders., 36 (Fn 108; 109). Zur Umwandlung asklepieischer Heiligtümer in christliche Stätten des Heils, siehe am Beispiel des athenischen Asklepieions: Lehmann 2006a, 83–85; sowie für Konkurrenz und Ähnlichkeit zwischen dem paganen Heilgott und den christlichen Wunderheilern, siehe: Ders., 2006b, 109–133; jeweils mit weiterführender Literatur.
159 Bullough 1979, 17–19, meinen, dass sich in den Asklepieia Pflegepraktiken fänden, die von den dortigen Helfern ausgeführt worden seien. Außerdem nehmen sie an, dass jene religiösen Orte wichtig für die medizinische Versorgung der unteren Klassen gewesen seien, was sich daran zeige, dass so viele der Einrichtungen von der christlichen Kirche übernommen wurden, um sie als Krankenhäuser oder Armenhäuser zu betreiben. Robinson 1946, 10, bezeichnet die Asklepieia als „hospitals", die sich aufgrund ihrer günstigen Lagen zu Kurorten entwickelt hätten. Pavey 1938, 59 ff., bezeichnet die Kultorte des Asklepios sogar als Tempelhospitäler. Es gebe zwar keine Nachweise für weibliche Pflegekräfte dort, jedoch fänden sich zwei Arten von „priestesses"; die einen hätten im Kult assistiert, die anderen seien als ‚Korbträgerinnen' bezeichnet worden und hätten die Supervision über Badehelfer und Personen, die Kranken und Hilflosen assistiert hätten, geführt.

4.5 Militärische Valetudinarien und ihr krankenpflegerisch-sanitätisches Personal

Neben den religiösen ‚Kureinrichtungen', den womöglich prototypischen Sozialeinrichtungen und den privaten Einrichtungen findet sich eine weitere Form von *valetudinarium*. Gemeint sind hiermit die stationären Einrichtungen zur gesundheitlichen Versorgung der Mitglieder des kaiserzeitlichen Militärapparates. In republikanischen Zeiten wurden die verwundeten Soldaten noch, analog zur klassisch-griechischen Zeit,[160] vor allem in Feldlazaretten oder den Häusern lokaler Honoratioren behandelt und gepflegt.[161] So schreibt Livius von einem Verteilen der verwundeten römischen Soldaten nach dem Sieg gegen Veji 480 v. Chr. auf die patrizischen Familien, wobei die Fabier die meisten Personen zur ‚Pflege' *(cura)* bekommen haben sollen. Allerdings gibt Livius keine Information darüber, wie das Kümmern im Detail ablief und ob die patrizischen Familien zu dieser Zeit schon private Valetudinarien betrieben. Dass er dies womöglich andeuten wollte, also die Einrichtungen seiner, der augusteischen Zeit, im Hinterkopf dabeihatte, ist durchaus eine plausible Überlegung. Offensichtlich war dies gleichfalls eine Maßnahme, um bei der *plebs* Popularität zu erwerben, denn theoretisch sollten die Kriegsversehrten in ihren eigenen Familien Betreuung erhalten, folglich die erwähnte *cura* womöglich eine frühe Form des Patronage-Klientel-Systems war.[162] Passend hierzu findet sich bei Livius an anderer Stelle gleichfalls keine Erwähnung der Pflege von verwundeten Soldaten, sondern nur die allgemeine Gastfreundschaft durch den Bundesgenossen Capua im Jahre 321 v. Chr. Aus dem Kontext könnte eine Parallele zu voriger Stelle angenommen werden, beschrieben ist sie jedoch

---

160 Für die klassisch-griechische Zeit finden sich ebenso Erwähnungen der Behandlung von verletzten Soldaten bei ‚Geschichtsschreibern', wie Xenophon, allerdings ohne konkrete Erwähnung von Krankenpflege: Xen. An. 7,2,6 (Kümmern (ἐθεράπευεν) um kranke Soldaten in den Häusern der Byzantiner, wobei die ‚Feinde' später in die Sklaverei verkauft wurden); Xen. Hell. 6,5,14 (Krankentransport von verletzten Soldaten durch Schildträger nach Lechaion, wo sie gerettet wurden). In der fiktionalen Cyropaedia erzählt Xenophon, wie sich Kyros II. um verwundete Soldaten gekümmert haben soll. Ein persönliches Interesse kann man ihm nicht absprechen, aber die jeweilige Szenerie (5,4,17–18; 8,2,25) erweckt eher den Eindruck, dass er sich mit Nachdruck um die Organisation der medizinischen Versorgung kümmerte, aber nicht direkt pflegerisch tätig war. Zum Krankentransport von Verletzten in klassisch-griechischer Zeit, siehe: Sternberg 2006, 104–145 (inklusive Auflistung von Quellenstellen, in denen sich allerdings keine konkrete Beschreibung von Pflegetätigkeiten findet, obwohl eine Betreuung der Verwundeten durch die Kameraden angenommen werden darf). Allgemein zur Behandlung von Kriegsverletzten und zur häufigen Vernachlässigung der Verwundeten, vor allem wenn sie Gefangene waren, siehe: Hiltbrunner 2005, 158 f.
161 Pavey 1938, 80; Bullough 1979, 22 f., schreiben, dass zu frührepublikanischer Zeit verletzte Soldaten noch in den Haushalten der Senatoren gepflegt wurden, die Römer, während der expansiven Kriege, das mobile Militärkrankenhaus erfunden hätten, das aus einer Reihe von Zelten bestand. Aus ihnen seien die steinernen Valetudinarien entwickelt worden, in denen es neben Ärzten sicherlich medizinisches Hilfspersonal gab, das als Pflegekräfte gewirkt habe. Sie seien *contubernalis* genannt worden, also ‚Zeltkamerad', was vermutlich auf die Zeit hinweise, als das Krankenhaus noch aus Zelten bestand.
162 Liv. II,47,12.

nicht.¹⁶³ In der kurzen Erwähnung bei Polybios, wie P. Cornelius Scipio Africanus sich mit seinen Truppen nach einer Schlacht gegen Hannibal in die römische Kolonie Placentia zurückzog, um die eigene Wunde und die seiner Soldaten zu therapieren, wird weder erwähnt, wo genau die Verwundeten behandelt wurden, noch wie eine mögliche Krankenpflege hierbei ausgesehen hat.¹⁶⁴ Außerdem verrät Polybios an anderer Stelle ebenfalls keine Details darüber, wie die Massalioter den im Ligurischen Krieg schwerverletzten Flaminius behandelten (ἐθεραπεύετο), sondern nur, dass sie ihn dafür zurück nach Massalia brachten.¹⁶⁵ Die Erwähnung der Versorgung von Kranken und Verwundeten in Caesars Kommentar zum ‚Bürgerkrieg' enthält gleichfalls keine Informationen zur Krankenpflege. Aus der Beschreibung kann jedoch angenommen werden, dass nach der grundlegenden Versorgung die kranken Soldaten zur weiteren Genesung in die nächstliegende Stadt gebracht wurden.¹⁶⁶

Erst für die julisch-claudische Kaiserzeit im 1. Jahrhundert n. Chr. finden sich für die medizinische und pflegerische Versorgung von verwundeten oder kranken Soldaten eine Reihe von steinernen Lazaretten bzw. militärischen Krankenhäusern.¹⁶⁷ Über ihren Aufbau und die innere Organisation berichten zwei römische Autoren, nämlich der spätantike Militärschriftsteller Vegetius¹⁶⁸ sowie der uns heute als konkrete Person unbekannte und daher als Pseudo-Hyginus bezeichnete Autor¹⁶⁹ eines Werkes über die Befestigung eines *castrum*. Letzterer gibt uns nur die Informationen, wie ein Heerlager aufgebaut war und an welcher Stelle darin sich idealerweise das *valetudinarium*

---

163 Liv. IX,6,3–9.
164 Polyb. III,66,9.
165 Polyb. XXXIII,9,7.
166 Caes. Civ. 3,75,1–2. Diese Sichtweise bei Krug 1993, 205; ihr folgend: Krause 2012, 161.
167 Pavey 1938, 80, sieht jenes System als Roms größtes Vermächtnis in der ‚medizinischen Welt' an. Robinson 1946, 12 f., meint, dass sie auch deshalb entstanden seien, weil die Unterbringung von kranken und verwundeten Soldaten in Privathaushalten sich vermutlich als zu unpraktisch erwiesen habe.
168 Daneben verfasste er auch ein veterinärmedizinisches Werk. Vermutlich war er kein reiner Praktiker, sondern collagierte seine militärische Schrift aus eigenen Erfahrungen, aber vornehmlich aus den Werken des Cato, Celsus, Frontinus und Taruttienus Paternus. Trotz seines vermutlichen Christseins war er anscheinend tief von ‚altrömischem' Gedankengut geprägt, weshalb er mit seinem Werk gegen die ‚Verweichlichung' und ‚Barbarisierung' der römischen Armee anschrieb, siehe: Brandt 2002, Sp. 1155 f.; Petrikovits 1975, 130, sieht aufgrund der in Vegetius „Gedächtnis nicht ganz verarbeitet[en]" Quellen Widersprüche und beklagt, dass daher nicht immer klar zu erkennen sei, was nun dem Zustand seiner Zeit (‚vielleicht Theodosius I.') entsprach, weshalb er die ein oder andere Angabe des Vegetius über die Truppenstärken bezweifelt.
169 Die Bezeichnung rührt daher, dass in jüngeren Handschriften die Schrift dem Hyginus Gromaticus, einem römischen Geodäten des 1. Jahrhunderts n. Chr., zugeschrieben wurde, sie vermutlich aber erst zur Zeit des Marc Aurel entstanden ist, siehe: Petrikovits 1975, 124 f., der sie zudem in Einzelheiten aufgrund des archäologischen Vergleichsmaterials für zuverlässig hält. Lenoir 1979, VIIf., meint darüber hinaus, dass über den sogenannten Pseudo-Hyginus eigentlich nichts bekannt ist, weder sein Name, geschweige denn irgendetwas über sein Leben. Außerdem sei der Titel des Werkes eigentlich nicht überliefert, sondern von einem frühneuzeitlichen Kopisten erdacht worden.

befinden sollte.¹⁷⁰ Für die Krankenstation, das Veterinarium und die Werkstatt seien 600 Mann zuständig gewesen.¹⁷¹

Solche numerischen Angaben macht Vegetius nicht, dafür gibt er einige Informationen über die innere Organisation des Militärlagers, welche dem *praefectus castrorum* unterstand. Dieser weniger hoch im Rang stehende Soldat war neben der grundsätzlichen Aufsicht über den Lagerbau, der Aushebung des Grabens und des Aufschüttens des Walls sowie der Verwaltung des gesamten Lagergeräts und des Trosses zudem für die kranken Armeeangehörigen und die sie behandelnden Ärzte zuständig.¹⁷² Was dies im Detail bedeutete, erklärt Vegetius nicht. Vermutlich war der *praefectus castrorum* für die allgemeine Organisation, z. B. für den Dienstplan des medizinischen Personals und für die Materialbeschaffungen im lokalen *valetudinarium,* zuständig.¹⁷³ Des Weiteren gibt Vegetius keine Information über den täglichen Ablauf, respektive die innere Arbeitsorganisation der ‚Krankenstation'. Ähnlich ohne Detail ist die Beschreibung der Notfallsituation eines Seuchenausbruchs im Lager, bei dem die militärische Führungsebene die Organisation der Krankenversorgung übernahm, indem sie für ausreichend kräftigende Nahrung zu sorgen hatte sowie eine – nach allen Regeln der Kunst – optimale medizinische Behandlung.¹⁷⁴ Doch auch hier gibt Vegetius keine Details dazu, wie die medizinische Betreuung aussah oder wer den Ärzten bei der Behandlung assistierte oder die Krankenpflege der Versorgungsbedürftigen übernahm.¹⁷⁵ Aufgrund fehlender schriftlicher Informationen müssen, um diese Punkte zu klären, einerseits die reale Topographie der Valetudinarien sowie die Ergebnisse der archäologischen Forschung und anderseits die epigraphischen Zeugnisse betrachtet werden.¹⁷⁶

---

170 Ps.-Hyg. Cast. 4. Einzig interessant mag die Bemerkung sein, dass das *valetudinarium* – obwohl mit Veterinärium und Werkstätten personell verbunden – einen gewissen Abstand zu letzteren haben sollte, damit die sich in Genesung befindenden Patienten Ruhe hatten.
171 Ps.-Hyg. cast. 35.
172 Veg. epit. rei. milit. 2,10.
173 Was die restlichen Aufgaben, die in den Bereich der Materialbeschaffung fallen, zwar nicht konkret nachweisen, aber plausibel machen, siehe ebenfalls: Veg. epit. rei. milit. 2,10.
174 Veg. epit. rei. milit. 3,2. Eine Lobpreisung auf den höchsten Militär in Bezug auf die Versorgung von Kranken, findet sich z. B. im Panegyrius des jüngeren Plinius, auf den Kaiser Trajan, siehe: Plin. Paneg. 13.3.; i. d.R erstreckte sich der Besuch von Kranken und Verwundeten durch den Heerführer auf positive ‚Psychologie', wie Zuspruch, verbale Fürsorge und das Versprechen von Ruhm für den Soldaten, siehe: Tac. Ann. 1,71,3.
175 Veg. epit. rei. Milit. 3,2: *medicorum arte curentur*. Auch hier finden sich keine Hinweise darauf, wer die Pflege der Kranken übernahm, da *curare* zwar ‚pflegen' bedeuten kann, aber genauso behandeln oder heilen (siehe: Georges 2013, Sp. 1419), was im medizinischen Kontext die unverbindlichere und vielleicht passendere Interpretation ist; dagegen Wille 1986, 149 f., der sich für ‚pflegen' entschieden hat.
176 Baker 2004, 88–114 (mit Übersicht der archäologischen Funde); 2002 pass., stellt zwar nicht die Existenz der militärischen *valetudinaria* in Frage, äußert sich aber grundsätzlich kritisch gegenüber der in der Forschung postulierten Identifikation, da die archäologischen Überreste und deren Interpretation nicht zwingend genug seien und sich in der Forschung zu sehr an den Strukturen und Grundrissen moderner Krankenhäuser, wie sie sich seit dem 19. Jahrhundert entwickelt haben, orientiert worden sei. Gegen solch eine Sichtweise hat sich Künzl 2005, 55–61, ausgesprochen. Hierzu anzumerken ist, dass – sollten jene Ge-

Ein besonders gut ausgegrabenes *valetudinarium* ist das aus neronischer Zeit stammende von Vetera I bei Xanten. Angelegt in fast quadratischer Form hatte es einen von einem Peristyl umgebenen Innenhof[77], an dessen südlichem Ende sich zwei kleine und dahinter ein großer Saal befanden, an dessen östlicher Seite sich ein weiterer anschloss. Vermutlich waren dies die Behandlungsräume. Vom großen Saal aus verlief östlich und westlich, an den kurzen Seiten, auf halber Höhe nach zwei kleinen Zwischenräumen analog zum Peristyl ein Flur, auf dessen beiden Seiten sich die Krankenzimmer befanden, welche wiederum durch Querflure zu betreten waren.[178] Die größtenteils in Zweiergruppen angeordneten Räume waren durchschnittlich 15 Quadratmeter groß und konnten daher gut vier Betten beherbergen. Bei über 70 Zimmern konnten also 280 Patienten regulär betreut werden und im Not- oder Bedarfsfall außerdem Betten in den Korridoren aufgestellt werden.[179] Südlich des großen Saals befand sich ein Anbau, durch dessen mittleren Saal das *valetudinarium* betreten wurde. Links und rechts davon befanden sich kleinere Räume, die vermutlich als Lager- und Verwaltungsräume dienten. Ähnlich verhält es sich mit dem *valetudinarium* im Legionslager von Vindonissa.[180] Die Krankeneinrichtungen in den Auxiliarkastellen fielen dagegen kleiner aus. Im Fall des Lazaretts von Künzing konnten, je nachdem ob die Zimmer mit drei oder vier Betten ausgestattet waren, 39 bis 52 Patienten stationär versorgt werden, was fünf bis zehn Prozent der Lagerbesatzung entsprach.[181] Beide Bautypen sind in verschiedenen Provinzen konstant überliefert, allerdings konnten bisher im Osten des Römischen Reiches und in der Provinz Africa noch keine nachgewiesen werden.[182]

Die Anzahl der gefundenen medizinischen Instrumente variiert. Teilweise sind die Funde sehr ergiebig,[183] teilweise aber recht gering und auf dem Niveau ziviler Vergleichsobjekte.[184] Doch zeichnen sie die Bauten grundsätzlich als Einrichtungen ärztlicher Therapie aus. Die Grundrisse der ausgegrabenen Gebäude deuten auf ein potenziell hohes Patienten- und Personalaufkommen, doch verraten sie nur wenig über

---

bäude tatsächlich keine *valetudinaria* gewesen sein – dies die im Text weiter unten folgenden Überlegungen zu den *capsarii* als Pflegekräften nicht weiter betrifft, da die Gruppe epigraphisch nachgewiesen ist und die Überlegung, dass sie neben dem Sanitätsdienst zudem pflegerische Aufgaben übernahmen, auf allgemein logischen Überlegungen zu ihrem Arbeitsalltag basiert, und nicht auf der vermeintlichen Gewissheit, dass die als *valetudinaria* identifizierten Gebäudereste auch tatsächlich *valetudinaria* gewesen waren.

177 Bauer 1965, 52, hält den Innenhof anscheinend für den „Speisesaal" des Militärlazaretts.
178 Künzl 1991, 200, betont, dass der Bau zu einem großen Teil mit den römischen Thermenanlagen vergleichbar, aber das *valetudinarium* ein vom Peristyl inspirierter Bau gewesen sei. Der von Säulen umstandene Innenhof – obwohl bautechnisch noch nicht verschwunden – sei nicht mehr der Ausgangspunkt, von dem aus jene Art von Architektur konzipiert wurde. Der Innenhof habe aber sicherlich noch als Erholungsraum, Garten, Parkplatz für Fahrzeuge oder im Notfall als Zeltplatz für zusätzliche Krankenlager gedient.
179 Wilmanns 1995b, 179. Allgemein: Petrikovits 1975, 98–101.
180 Krause 2012, 159–162; mit weiterführender Literatur.
181 Wilmanns 1995b, 179.
182 Wilmanns 1995b, 179. Wilmanns geht davon aus, dass dies nur eine Folge des Forschungsstandes ist.
183 Krause 2012, 163–168.
184 Wilmann 1995b, 183.

die Arbeitsabläufe und das sie ausführende Personal. Ein Blick auf die epigraphischen Überreste ist hilfreich, um dessen Zusammensetzung zu klären. So gibt die Inschrift des *collegium* des Valetudinariums im Lager in Lambaesis einen Einblick in den umfangreichen Apparat der Einrichtung.[185] Zusätzlich zum oben schon erwähnten *optio valetudinarii* umfasste die Gruppe an medizinischem Personal die *capsarii*, welche in der Literatur wahlweise als Sanitäter, Lazarett- oder Arztgehilfen bezeichnet werden,[186] da sie die mit Verbandsmaterial bestückte *capsa* zu tragen und zu betreuen hatten.[187] Als weitere Personen werden Sanitätslehrlinge *(discentes capsariorum)* und *marsi* erwähnt, welche wohl Experten für die Behandlung von Schlangenbissen waren, aber nur für die nordafrikanischen Legionen nachweisbar sind.[188] Die Ärzte gehörten nicht zum *collegium* des ‚Sanitätspersonals', da sie über dem dienenden ‚Apparat' standen. Als Beispiel hierfür mag eine Inschrift dienen, aus der hervorgeht, dass der erwähnte *medicus ordinarius* den Rang eines *numerus*, einer der vier ritterlichen Anfangsstellungen, bekleidete und die *capsarii* ‚nur' *milites immunes* gewesen waren, was sie immerhin zu Spezialisten und nicht zu ‚einfachen' Soldaten machte.[189]

Wer nun tatsächlich die krankenpflegerischen Maßnahmen im *valetudinarium* übernahm, darüber geben die epigraphischen Zeugnisse streng genommen keine Auskunft, weshalb in der bisherigen Forschung Dissonanz herrscht. Während in manchen Publikationen die *capsarii* als ‚reine' Sanitäter interpretiert werden und die in den Digesten erwähnten *qui aegris praesto sunt*[190] als Krankenpfleger,[191] hat sich vor allem Wilmanns in der neueren Forschung dafür ausgesprochen, in Letzteren im Bedarfsfall abgeordnete Soldaten und den täglichen Krankenpflegedienst als reguläre Aufgabe

---

185 CIL VIII, 2553; 18047. Das dazugehörige *valetudinarium* wurde nicht ausgegraben. Le Bohec 1989, 413, geht davon aus, dass es ‚abgeräumt' wurde, übrig sei nur eine ‚freie' bzw. überbaute Fläche (was auch auf der Luftaufnahme (412) und der Umzeichnung (415) zu erkennen ist. Er schätzt die Fläche des Krankenhauses auf ca. 7900 m². Groslambert 2010, 24, steuert für ihre Überblicksdarstellung zu Lambasis keine neueren Befunde bei und verweist ausschließlich auf die entsprechende Arbeit von Le Bohec.

186 Sanitäter: Wilmanns 1995, 117 f.; 120 f.; Welch-Klein 1998, 79; Hiltbrunner, 2006, Sp. 891; Arzthelfer: Krug 1993, 205; Lazarettgehilfen: Baas 1914, 162; Gummerus 1932, 14; Pfeffer 1967/69, 101; dagegen als Krankenpfleger bezeichnet: Korpela 1987, 107; 131; sowie Steger 2004, der auf Gummerus verweist.

187 Wilmanns 1995, 117 f.; 120; Krug 1993, 205. Streng genommen gibt es hierfür keine Beweise, außer dass diese Aufgabe sprachlich aus der Bezeichnung abgeleitet wird. Tatsächlich finden sich jedoch keine schriftlichen Beschreibungen oder bildlichen Nachweise der Sanitätsaufgaben. Das Gegenteil ist der Fall, denn wenn ein Soldat beim Anlegen des Verbands gezeigt wird, so wie zum Beispiel auf der Trajanssäule, dann ist nirgends eine *capsa* zu erkennen. Insoweit ist wiederum Wilmanns 1995, 121 f., Zurückweisung der in der Forschung postulierten These, in ihm einen *capsarius* zu sehen, zuzustimmen.

188 Wilmanns 1995, 117 f.; 122 f., *marsi* seien nur in Nordafrika nachgewiesen; weitergehend erläutert: 243 f., siehe auch: CIL VIII, 2553; 2563; 18047. Daneben finden sich noch ein Buchhalter *(librarius)* und die *pequarii*, die ‚Betreuer des Trag- und Zugviehs', welches unter anderem für den Transport der Verwundeten und der Lazarettausrüstung von Nöten war.

189 CIL XIII, 11979 (ILS 9182); Wilmanns 1995, 242.; 193.

190 Dig. 50,6,7.

191 Siehe in der Einleitung entsprechenden Abschnitt (‚*capsarii'*).

der *capsarii* und *marsi* zu sehen.¹⁹² Leider wird die Überlegung nicht durch jene Stelle in den Digesten untermauert, da beide Gruppen anscheinend immer *immunes*, also von schweren körperlichen Arbeiten und Diensten befreit waren. Das wohl bessere Argument dafür, dass sie nur im Bedarfsfall für die grundpflegerische Versorgung von kranken Soldaten abgeordnet waren, mag in dem Indiz zu finden sein, dass die *qui aegris praesto sunt* offensichtlich nicht zum *collegium* eines Valetudinariums gehörten – im Gegensatz zum restlichen ‚dienenden' Apparat. Insoweit ist das stärkste Argument für solch eine Sichtweise der Umstand, dass die zukünftigen *capsarii* einer Ausbildung von längerer Dauer und nicht nur eines ‚Anlernens' unterzogen wurden, eine Einstandssumme *(scamnarium)* beim Eintritt in das Sanitätskollegium zu bezahlen hatten und beim Austritt eine Abfindung *(anularium)* erhielten.¹⁹³ Als weiteres Indiz mag der Umstand dienen, dass in manchen Valetudinarien nur ein *medicus ordinarius* Dienst tat. Im Falle des Kastells von Niederbieber findet sich eine Weihung des vermutlich einzigen Mediziners an den *genius capsariorum*, womit er offensichtlich der ihm untergeordneten Gruppe der *capsarii* seine Verbundenheit ausdrückte. In dem Kastell war als Hauptbesatzung eine 1000 Mann starke Kundschaftertruppe stationiert, weshalb Wilmanns hier von einer 20–30 Mann starken „Sanitätskolonne" ausgeht.¹⁹⁴ Möglich könnte zudem ein Szenario sein, in dem die *capsarii* zwischen Sanitätsdienst und Arztassistenz tendenziell den Aufgabenbereich der von mir sogenannten ‚Behandlungspflege' übernahmen, während die *qui aegris praesto sunt* sich um die Grundpflege kümmerten, wenn dies bei kranken Soldaten notwendig war, was vielleicht auch erklären würde, warum sie nicht zum ‚medizinischen' Kollegium gehörten.

Dass für die Einrichtung eines Valetudinariums, inklusive extra ausgebildeter Soldaten, wiederum eine gewisse Truppenstärke und die ‚geographische' Notwendigkeit bestehen mussten,¹⁹⁵ davon zeugt der Umstand, dass das ‚Gesundheitsmanagement' im Falle der römischen Flotte sowie der stadtrömischen *vigiles*, analog zum *optio va-*

---

192 Wilmanns 1995, 118f.; 122. (*capsarii*: 118; *qui aegris praesto sunt*: 119, die dann vermutlich als ‚Pflegehelfer' zu verstehen wären – auch wenn Wilmanns das so nicht formuliert). Watermann 1980, 10; 20; 70, schreibt ebenso schon davon, dass die *capsarii* die Krankenpfleger in den militärischen Valetudinarien gewesen sein dürften (10; 20), während er in einem späteren Kapitel die Frage stellt, ob sie „mit den als Krankenpfleger ausgebildeten Sanitätsunteroffizieren oder Sanitätsfeldwebeln heutigen Militärs vergleichbar" sind. Davies 1969, 84, meint, dass nicht bekannt sei, wer mit der Formulierung *qui aegris praesto sunt* gemeint war oder warum für eine so vage Bezeichnung verwendet worden war oder warum sie vom restlichen medizinischen Personal getrennt gewesen seien. Er hält es für möglich, dass sie „attendants" waren, die sich um die kranken Soldaten kümmerten. Alternativ kann er sich zudem vorstellen, da sie in den Digesten unmittelbar vor den *librarii* erwähnt werden, dass sie mit der Schreibarbeit im ‚Krankenhaus' beschäftigt gewesen seien.
193 Wilmanns 1995, 122; 241–244, auf Basis von: CIL VIII, 2563; 2553; 18047.
194 Wilmanns 1995, 122; 192f., auf Basis von CIL XIII, 11979 (ILS 9182).
195 Künzl 1991, 199f.; 202, geht so weit, das „militärische *valetudinarium* für eine Spezialentwicklung der augusteischen Nordarmee in den Jahren der Germanienkampagnen" zu halten. Die Gründe lägen primär in der Notwendigkeit der Versorgung einer Berufsarmee in den klimatisch ungünstigen und aus römischer Sicht ‚zivilisatorisch' schlecht erschlossenen Gebieten der Nordgrenze des Reichs. Er überlegt weiter, dass –

letudinariorum, einem *optio convalescentium* unterlag.[196] Die Amtsbezeichnung weist offensichtlich ganz allgemein auf den Genesungsprozess bzw. die Gesundung oder das zu Kräften kommen der dem Amt zugeordneten Gruppen hin und nicht nur auf die Leitung einer speziellen Einrichtung. Deren Fehlen erklärt sich vermutlich im doppelten Sinne aus dem Tätigkeitsbereich der Matrosen sowie der ‚Wachmänner' der stadtrömischen ‚Feuerwehr' und ‚Polizei'. Im Falle der stadtrömischen *vigiles* dürfte dagegen einerseits die kleinteilige Organisation der Truppe – sie waren in sieben *stationes* und 14 *excubitoria* eingeteilt – und anderseits die Fülle urbaner Lazarette in den *castra praetoria*, *castra peregrina* sowie der *equites singulares* ursächlich gewesen sein. Doch ob die *vigiles* in den Wachlokalen gesund gepflegt wurden,[197] mag bezweifelt werden, weil sie wahrscheinlich ‚leichtere' Erkrankungen im Kreis ihrer Familie auskurierten und vermutlich nur bei schweren Fällen in oben erwähnten Einrichtungen versorgt wurden.

Die römische Flotte operierte dagegen im gesamten Mittelmeerraum in verschiedenen Verbänden, weshalb im Einsatz erkrankte Soldaten notwendigerweise an Bord von vermutlich angelernten Kameraden versorgt werden mussten. Eine Versorgung fand vermutlich so lange statt, bis sie beim Einlaufen in ein *valetudinarium* überstellt werden konnten. Dies mag vor allem für die Hochseeflotte gegolten haben, also bei den prätorischen Flotten und der *classis Alexandrina*. Bei den Provinzflotten auf Rhein und Donau gab es genug Kastelle mit Valetudinarien, deren Anlaufen nicht zwangsläufig einen Abbruch der Operation bedeuten musste. Doch ob die Flottenlager Valetudinarien besaßen, ist laut Wilmanns ungewiss, da bei den bisherigen Ausgrabungen keine entdeckt oder identifiziert wurden.[198] In ihrem Aufsatz formuliert sie, dass die Flottenlager keine Valetudinarien besaßen und die Matrosen auf den Schiffen gesund gepflegt wurden, wofür sie auf einen Papyrus aus trajanischer Zeit verweist,[199] in dem der Autor des Briefes, der Soldat *Terentitanus*, jedoch nur schreibt, dass er bestohlen worden war, während er auf einem Schiff krank darniederlag.[200] Derselbe schreibt in einem anderen Brief, diesmal an Land in Alexandria, dass er so krank gewesen war, dass er jemanden benötigt habe, der ihm Essen eingab, wobei er hier gleichfalls keine konkrete Information gibt, wer sich ansonsten krankenpflegerisch um ihn gekümmert hat, geschweige denn, an welchem Ort dies geschah.[201]

---

hätten die Römer nur ihre Expansion gegen den Orient gerichtet – dieser ‚neue Bautypus' vermutlich nicht entwickelt worden wäre, da die Legionen in Alexandria und Antiochia hätten einquartiert werden können.
196 Wilmanns 1995, 119.
197 Wilmanns 1995, 120.
198 Wilmanns 1995, 119 f. Im Falle von Köln-Altenburg mag es denkbar sein, dass bisher kein *valetudinarium* gefunden wurde, weil schwere Fälle vielleicht in das der örtlichen Legion überstellt wurden.
199 Wilmanns 1995b, 182.
200 P. Michigan VIII 468.
201 P. Mich. VIII 477.

Ähnliches gilt für seine Erzählung in einem anderen Brief an seinen Vater, in dem wir nur erfahren, dass *Terentitanus* vermutlich 5 Tage so ‚verletzt' (σίν[η]) war, dass er keinen Brief schreiben konnte. Er deutet allerdings an, dass er im Militärlager lag, wenn er schreibt, dass niemand von ihnen in der Lage gewesen sei, das Lagertor zu passieren.²⁰² Für Baker wiederum ist dieser Papyrus ein Indiz dafür, dass nicht jedes Lager unbedingt eine *valetudinarium* besaß, denn wenn *Terentitanus* in solch einem gelegen habe, er doch sicher einen Arzt erwähnt hätte. Zudem vermutet sie, dass bei bestimmten Erkrankungen die Soldaten womöglich in ihren normalen Baracken gelegen hätten.²⁰³ Diese Überlegung ist jedoch nicht wirklich ein Beweis dafür, dass jenes Heerlager in Ägypten keine solche Einrichtung besaß. Dass nun aber die Behandlung von kranken Soldaten auf Schiffen zu hoher See in jener Zeit die Norm war, erscheint rein pragmatisch sehr plausibel.

All diese Punkte deuten also daraufhin, dass bei größeren militärischen Einheiten – fern der Heimat und Familie – neben der ärztlichen Behandlung eine professionelle krankenpflegerische Betreuung durch ausgebildete Pflegekräfte (*capsarii*) notwendig war, welche hauptsächlich im *valetudinarium* oder bei Bedarf im Feld tätig waren,²⁰⁴ während die Gruppe der *qui aegris praesto sunt* nur im Bedarfsfall herangezogen wurde. Wird nun zusätzlich bedacht, dass die römischen Soldaten ihre Dienstzeit größtenteils nicht mit akuten Kampfhandlungen verbrachten, sondern neben dem militärischen Drill – ganz im Sinne der augusteischen *pax romana* – mit ‚Friedensdiensten', z. B. baulichen Infrastrukturmaßnahmen und polizeiähnlichen Aufgaben, betraut waren,²⁰⁵ dann erscheint es nur folgerichtig, dass die *capsarii* i. d. R. nicht nur Erste Hilfe auf dem Schlachtfeld leisteten, sondern ein ähnliches Aufgabenfeld wie heutige Krankenpflegekräfte in militärischen oder öffentlichen Krankenhäusern durchführten. Der größte Unterschied zwischen den militärischen Valetudinarien und heutigen Hospitälern ist der Umstand, dass sie, soweit wir dies nachvollziehen können, prinzipiell nur den vor Ort stationierten *milites* zugänglich waren, aber nicht der lokalen Bevölkerung.²⁰⁶

---

202 P. Mich. VIII 478. Youtie/Winter 1951, 24–33; 58–66, nehmen ebenfalls an, dass er sich hier im Militärlager aufgehalten habe, wobei sie davon ausgehen, dass er in beiden letzten Briefen über dieselbe Krankheit schrieb, die sie als Fischvergiftung deuten (65).
203 Baker 2002, 70.
204 Hierfür mag der epigraphische Fund ILS 9095 sprechen, der vermutlich im lokalen *valetudinarium* angebracht oder aufgestellt gewesen war und somit dieses als stationären Arbeitsort des Aufstellers nahelegt. Zu den wahrscheinlichen Fundumständen, siehe: Wilmanns 1995, 203 f. Dagegen wurde die Weihinschrift CIL XIII, 11979 (ILS 9182) aus Niederbieber nicht im Kastell gefunden, sondern weit außerhalb, südlich des Aubachs, siehe: Wilmanns 1995, 193. Als Beispiel für einen Feldeinsatz oder gar Kampfeinsatz mag die Weihinschrift CIL III, 13386, dienen, die der *capsarius Septimius Bauleus* gesetzt hat, der sich selbst als *eques* bezeichnet, siehe: Wilmanns 1995, 219 f.; sowie kurz zusammenfassend in ihrem Aufsatz: Wilmanns 1995b, 182.
205 Wilmanns 1995b, 183; 1995, 40–45.
206 Hiltbrunner 2006, Sp. 893.

Als im Laufe der Spätantike aufgrund der Umstrukturierung der Armee die Truppen für die Grenzverteidigung mobiler und die Kastelle an den *limites* des Reiches kleiner wurden, ging auch die Anzahl der Valetudinarien immer weiter zurück. Vermutlich wurde die Krankenpflege verletzter Soldaten nun vermehrt wieder von lokal-honoraren Familien sowie den nun entstehenden christlichen Xenodochien übernommen.[207] Weniger spekulativ ist bei solchen Überlegungen der öffentliche Zugang und sicher karitative Charakter der christlichen Pflegeeinrichtungen oder Protokrankenhäuser, die sich in der Spätantike – wie der Name *xenodochium* schon andeutet – höchstwahrscheinlich aus Herbergen entwickelten. Dass jene Gebäudeart aufgrund der Geschichte vom guten Samariter Verwendung fand, ist einerseits eine plausible Überlegung, müsste andererseits bis dato noch überzeugend aus den Quellen bewiesen werden.[208]

---

207 Welch-Klein 1998, 78; Hiltbrunner 2006, Sp. 892. Die postulierte Entwicklung ist streng genommen nur eine Koinzidenz, keine Kausalität. Schneider 1955, Sp. 264, schreibt nur, dass das Armenwesen sich änderte und die Pflege von Fremden im Osten des Reiches allmählich in die Hände des Klerus kam.
208 Hiltbrunner 1967, Sp. 1490; 1492, geht zwar auf den Gedanken nicht direkt ein, meint jedoch, dass die ‚Xenodochie' als Liebeswerk von allen Christen grundsätzlich ausgeübt werden sollte, weshalb das Aufkommen der Anlagen aus der Tradition der christlichen Caritas allein erklärt werden könne, da der Dienst am Kranken als Dienst an Christus selbst gelte: Reg. Bened. 53 [anzumerken ist hierbei der Umstand, dass in der Regel die Aufnahme aller Gäste im Fokus steht, besonders aber die der Armen und Pilger (53,15) und von Kranken im Speziellen zwar nicht die Rede ist, obwohl sie selbstredend in die Gruppe der „Gäste" gehören (53,1). Wolff/Wolff 1994, 37 ff.; 2011, 49 ff., schreiben, dass die Krankenpflege der Christen direkt aus den praktischen Imperativen der Evangelien abgeleitet werden könne, wofür sie auf das Lukas-Evangelium und seine Erzählung vom guten Samariter verweisen, aber keine konkrete Verbindung zu den Xenodochien ziehen. Jene verbinden sie mit dem christlichen Solidaritätsauftrag und der „neuen Stellung der Kirche im Staat" (39/51). Harig/Kollesch 1973, 272 f., sehen eher den allgemein schlechten Ruf der Gastwirte in der Antike und das [vermeintliche] ‚Verbot' für Christen, solch ‚verruchte' Einrichtungen zu besuchen, als primären Grund der Motivation: Wollte die Kirche bei ihrer Ablehnung solcher Einrichtungen bleiben, musste sie nun, nachdem [angeblich] 313 der „Gegensatz Christen-Nichtchristen" aufgehoben war, der ‚gesellschaftlich notwendigen' Einrichtung eine christlich-konforme Variante entgegensetzen.

5 Christliche Krankenpflege und Einrichtungen der sozialen Fürsorge

5.1 Innergemeindliche Krankenpflege während der römischen Kaiserzeit

Bevor sich das Christentum krankenpflegerisch nach außen hin öffnete in Form diverser, im weitesten Sinne pflegerischer Einrichtungen, kümmerten sich die Mitglieder der Gemeinden zuerst einmal um sich selbst bzw. – wie teilweise in der Forschung postuliert wird – fand die Krankenpflege durch Diakone oder Witwen statt.[1] Als Zeuge hierfür wird die im Paulus-Brief an die Römer erwähnte Diakonissin Phoebe herangezogen.[2] In seinem Brief empfiehlt der in Korinth weilende Paulus der Gemeinde in Rom die Überbringerin des Briefes aufzunehmen und ihr in jeder Sache beizustehen, denn sie sei nicht nur für ihn, sondern für viele προστάτις gewesen. Nun bezeichnet

---

[1] Bullough 1979, 29f., differenzieren insoweit, dass im Westen eher Witwen die Pflege von kranken Gemeindemitgliedern übernommen hätten, im Osten tendenziell die Diakone, da dort die kirchlichen Strukturen entwickelter gewesen seien. Dass es nun eine Gruppe gegeben habe, deren spezielle Pflichten die Krankenpflege gewesen sei, bewerten sie als einen wichtigen Schritt in der Entwicklung hin zur modernen Pflege. Auch für Achelis/Flemming 1904, 273 u. 280f., war die Krankenpflege Aufgabe der Diakone, aber nicht der Witwen, auch wenn jene sie vermutlich teilweise durchgeführt haben. Allerdings sind sie der Meinung, dass der Autor der *Didaskalia Apostolorum* (Kap. XV) zum Ziel hatte, die Witwen aus den Ämtern der Kirche und den entsprechenden Aufgaben herauszudrängen, da er das Witwenamt als etwas Veraltetes angesehen habe, dessen Aufgaben außerdem denen der Diakone zu ähnlich gewesen seien, also solche Doppelstrukturen abgeschafft werden sollten [womöglich auch, da zu viele Witwen sich nicht an die strengen Moralvorstellungen des Autors der Gemeinderegel hielten und sie für die Bischöfe schwer zu kontrollieren waren]. Pavey 1938, 94–104, meint, dass die Diakonissinnen, beginnend mit Phoebe von Kenchreä, die ersten Akteurinnen von Krankenpflege gewesen seien, allerdings sei es sehr schwer, vor dem 4. Jahrhundert n. Chr. weibliche Pflegekräfte sicher zu ermitteln. Jene Frauen hätten die Kranken nicht nur in deren Häusern besucht, sondern, wenn nötig, sie bei sich aufgenommen. Schweikhardt/Schulze 2002, 131, führen neben Phoebe noch einen Brief des jüngeren Plinius (ep. 96,8) an Kaiser Trajan an. Wacht 2006, Sp. 860f., hält es für wahrscheinlich, dass die Krankenfürsorge weiblicher Gemeindemitglieder von Anfang an Frauen, zunächst vor allem den Witwen, anvertraut gewesen sei. Im Osten seien, analog zu den Männern, Frauen im Rahmen der Diakonie mit der Krankenfürsorge beauftragt worden. Für weitere Forschungsmeinungen, die Diakonie und Witwen als Träger von Krankenpflege in der frühen Kirche ansehen, siehe Kap. 1.1.

[2] Röm. 16,1–2. Außerdem wird auf Plin. ep. 96,8 verwiesen; siehe: Schweikhardt/Schulze 2002, 131. Hiergegen einzuwenden ist, dass mit keiner Zeile deren Tätigkeiten erwähnt werden.

dieses Wort primär einen Patron oder Unterstützer und nicht zwangsläufig eine Pflegekraft.[3] Erst im Kontext der Gemeinderegel Didaskalia Apostolorum, aus dem 3. Jahrhundert, wird am Ende des 16. Kapitels im Rahmen der Aufgaben der Diakone, das Kümmern um Kranke nach dem Vorbild Jesu Christi als gottgefällige Tätigkeit postuliert.[4] Allerdings ist die Textstelle so formuliert, dass der Eindruck entsteht, die Diakone hätten hierzu extra motiviert werden müssen, wenn es heißt, sie sollen nicht murren oder zaudern sowie sich daran erinnern, ihre Aufgabe aus der Liebe zum Menschen heraus zu tätigen und nicht wegen des ‚Willens' Gottes – auch wenn dieser am Tage des Jüngsten Gerichts ihnen den Lohn für ihren Dienst zuteilen werde.[5] In einem ebenfalls wohl Missstände kritisierenden Rundschreiben an ‚Mönche', das Clemens von Rom zugeschrieben wird, werden sie zwar zum Krankenbesuch animiert, tatsächliche Krankenpflege wird jedoch nicht beschrieben, denn die Austreibung des die Krankheit verursachenden ‚Dämons' soll nur mit Fasten und Gebet unterstützt werden.[6] Ähnlich verhält es sich im Brief des Polykarp an die Philipper, in dem er strenggenommen nur vom Krankenbesuch schreibt,[7] oder im Jakobusbrief, in dem die Ältesten einer Ge-

---

3 Lampe 1968, 1182 (s. v. προστάτης), im Fall von Diakonen gar eine Person, deren Werk Gott Ehrerbietung bringt; Wolter 2019, 462 f., meint sogar, dass das Bedeutungsspektrum des Wortes viel zu groß sei, um aus ihm zu schließen, was Paulus im Einzelnen damit gemeint haben könnte. Im Vergleich mit anderen Stellen des Briefes geht er von allgemeiner Gastfreundschaft und finanzieller Unterstützung durch Phoebe aus, von konkreter Krankenpflege schreibt er nicht. Und auch Hunger 1965, 175, sieht in dem spätantiken/ frühbyzantinischen „Institut der Diakonie" eine Verteilung von Almosen und Lebensmitteln, die sich ergänzend zur staatlichen Getreideversorgung von Ägypten erst im 6. Jahrhundert im ganzen griechischen Osten bis nach Rom ausgebreitet habe.
4 Wacht 2006, Sp. 859 f. Anzumerken ist hierbei, dass die angegebenen Papyrii ein erheblich späteres Entstehungsdatum haben (6. Jh. n. Chr.), also kaum als Nachweis dienen können, dass die Diakone die Krankenfürsorge im 3. Jahrhundert getätigt haben. Achelis/Flemming 1904, 369–379, diskutieren die Forschungsmeinungen ihrer Zeit, tendieren selbst zur zweiten Hälfte des 3. Jahrhunderts und halten den Autor für einen ‚katholischen' Bischof jener Zeit, der für die Rechte des Episkopats stritt, auch um die Ansprüche der Laien zurückzuweisen.
5 Didask. XVI. Kritisch über die Rolle der Diakone und Diakonissinnen als Pflegekräfte und die recht dünne Quellenlage hierzu äußert sich Seymer 1932, 22–27, mit weiterführender Literatur und Quellenstellen, die dafür sprechen, dass nicht die tatsächliche Pflege der Kranken, sondern eher die Assistenz bei der Taufe der ‚Todkranken' eine wichtige Aufgabe gewesen sei, gerade auch der weiblichen Diakone bei kranken Frauen. Dass die Diakone durchaus einen Krankenbesuch bei denen, die bedürftig waren, durchzuführen hatten, um bei den Kranken nach dem Rechten zu sehen und dem Bischof dann Bericht zu erstatten, ist aus der Quelle offensichtlich, ob sie dann dort, wenn nötig, auch Krankenpflege praktizierten, weil die ‚Bedürftigen' dafür niemanden zu Hause hatten, ist nicht zwingend ersichtlich, aber durchaus vorstellbar.
6 Clem. de virg. I,12,4–8. Steidle 1964, 450, schreibt von Rügen des Autors am Verhalten von manchen Personen im Dienst am Kranken. Das geschilderte Geschehen als Krankendienst zu bezeichnen – wenn nur als geistige und seelische Unterstützung verstanden – ist zwar möglich, aber Krankendienst im Sinne von Krankenpflege findet in diesem Beispiel sicherlich nicht statt.
7 Polyk. VI,1. Grundsätzlich sollen Christen gegenüber Hilfsbedürftigen, wie z. B. Kranken, Waisen oder Armen, barmherzig sein.

meinde den Kranken zwar besuchen sollen, jedoch nicht zur Pflege, sondern um ihn mit Öl zu salben und für ihn zu beten, damit Gott ihm die Sünden vergebe.[8]

Entsprechend erweckt Tertullian in seiner Apologie den Eindruck, dass die innergemeindliche Krankenpflege von den Mitgliedern im allgemeinen übernommen wurde, unabhängig von der sozialen oder ‚organisatorischen' Position des oder der Durchführenden.[9] Weitere Zeugnisse hierfür geben, im Zitat durch Eusebios von Caesarea Maritima, Dionysios von Alexandria und, indirekt, Cyprian von Karthago über das Verhalten eines Teils der Christen während der sogenannten Cyprianischen Pest, die die Menschen im Römischen Reich zur Mitte des 3. Jahrhunderts bedrohte.[10] So lobt Dionysios, dass die meisten Christen, aufgrund ihrer übermäßigen ἀγάπη sowie brüderlichen Liebe (φιλαδελφία), selbstlos die kranken Glaubensbrüder besuchten, ihnen ernsthaft assistierten und in Christus gedient hätten. Dabei riskierten sie selbst Ansteckung und viele, die sich um die Kranken gekümmert hatten, mussten selbst sterben.[11] Dionysios hebt keine innerkirchliche Gruppe speziell als Pflegekräfte hervor,

---

8 Jak. ep. 5,14–16. Die beschriebene Szenerie erinnert eher an eine ‚letzte Ölung', als an tatsächliche Krankenpflege durch die Gemeindeangehörigen. Dibelius 1921, 299–304, schreibt entsprechend von Wunderheilung durch Gebet und Ölung, welche sich erst im Mittelalter zur ‚Letzten Ölung' entwickelt habe; insoweit ist Harnacks 1892, 107 f., Sichtweise, dass der Brief „ein deutlicher Beweis" sei, „dass die Hülfe in Krankheitsfällen als eine Gemeindesache angesehen wurde", also nur schlüssig, wenn mit ‚Hilfe' das Beten für den Kranken gemeint ist. Allerdings ist der Brief dann auch kein Beweis für „ein festes Institut der Kranken- und Armenpflege in frühester Zeit". Die hierfür ebenfalls herbeigezogenen Stellen aus Polykarp und Tertullian überzeugen gleichfalls nicht (siehe vorherige und folgende Fußnoten und oben im Text). Auch die schon von Harnack 1892, 109, postulierte Idee, dass die Sorge für Arme und Kranke die Hauptaufgabe der männlichen Diakone war, findet sich so nicht in den Quellen (siehe dafür die kritischen Bemerkungen zu dieser Gruppe und ihren Aufgaben in der frühen Kirche in diesem Kapitel). Kritisch gegenüber der Lesart einer Wunderheilung ist Burchard 2000, 209–213. Metzner 2017, 298–309; Mußner 1975, 218–229; Popkes 2001, 340–351, interpretieren die Szenerie alle nicht im engeren Sinn als Krankenpflege, sondern als Krankenbesuch mit Gebet und Krankensalbung, welche im rituellen Kontext der Nachahmung Christi stehen dürfte bzw. im Kontext der Anweisungen an seine Apostel, Dämonen auszutreiben, viele Kranke mit Öl zu salben und so zu heilen, vgl. spez. Mußner 1975, 224. Zum Kontext der ‚christlichen' Einölung, welche womöglich als Therapeutikum aus dem antik-paganen Massagewesen übernommen wurde, siehe: Bond 2015, 397–403.
9 Tert. apol. 39,6–7.
10 Zur Cyprianischen Seuche allgemein, siehe: Groß-Albenhausen 2005, 78–85; Harper 2017, 136–145. Harpers Lesart, dass es sich bei den Erregern womöglich um einen frühen Verwandten des Ebolavirus aus der Gruppe der Filoviren gehandelt habe, sollte mit großer Vorsicht und einer gehörigen Skepsis bedacht werden, da es einerseits höchst problematisch ist, aus einer literarischen Beschreibung brauchbare Daten für eine moderne medizinische Diagnostik abzuleiten und andererseits der Umstand der Pathogenese von Viren über die Jahrhunderte ein solches Unterfangen zusätzlich ad absurdum führt; zu diesen Problemen, siehe z. B.: Leven 1991, 137 f.
11 Eus. hist. eccl. 7,22,7: ... ἐπισκοποῦντες ἀφυλάκτως τοὺς νοσοῦντας, λιπαρῶς ὑπηρετούμενοι, θεραπεύοντες ἐν Χριστῶι: sprachlich interessant mag hier der Umstand sein, dass θεραπεύω ganz allgemein ‚dienen' bedeutet, aber auch spezieller ‚einem Gott dienen' und ‚um eine Person kümmern' meinen kann sowie der medizinische Fachausdruck für ‚behandeln' ist, was in dem deutschen Verb „therapieren" heute noch offensichtlich ist. Durch die Formulierung ἐν Χριστῶι mag Dionysios wohl aussagen, dass der Dienst am Kranken sowie die potenzielle Heilung einerseits durch den christlichen Gott geschieht – und nicht etwa durch einen paganen Heilgott wie Asklepios oder Apollon – und andererseits, dass das Kümmern um

sondern erwähnt alle ‚Brüder': Presbyter, Diakone und Laien hätten sich für ihre kranken Mitgläubigen aufgeopfert.[12] Interessant ist hierbei – gerade vor dem Hintergrund des aktiven Strebens einzelner Gläubiger nach dem Martyrium im Rahmen des etwa zeitgleichen, reichsweit erlassenen decischen Opferedikts – dass Dionysios der Selbstaufopferung durch Krankenpflege den Rang des Blutzeugnisses zugesteht. Die Heiden hätten dagegen aus Angst vor Ansteckung und Tod sogar ihre eigenen Familienmitglieder verstoßen und die Toten nicht beerdigt auf der Straße liegen lassen.[13]

Die Verhaltensweisen der alexandrinischen Gemeinde bestätigt Cyprian für die karthagische nur indirekt. Zwar schreibt er in *de mortalitate*, dass durch die Seuche sich zeige, ob die Gesunden den Kranken dienten, ob Verwandte ihre Angehörige liebten, ob sich Herren ihrer leidenden Diener erbarmten, oder ob Ärzte um Hilfe flehende Kranke im Stich lassen würden,[14] aber hieraus ist nicht ersichtlich, ob die christlichen Karthager, gleich ihren Brüdern und Schwestern in Alexandria, sich gegenseitig beistanden. Aufgrund des Kontexts der Schrift – wenn wir davon ausgehen wollen, dass sie als Predigt während der Seuche gehalten wurde – sowie ihrer Intention, den lokalen Gläubigen nicht nur die Angst vor dem Tod zu nehmen, sondern die erhöhte

---

kranke Menschen gleichzeitig ein Dienst des Gläubigen am für ihn ‚wahren' Gott ist. In diesem Kontext ist ἀφυλάκτως, grundsätzlich als unbewacht oder ‚ohne zu hüten' zu verstehen, also hier ohne eigenen Schutz, sicherlich als ‚selbstlos' zu verstehen, siehe: Leven 1992, 47.

12 Eus. hist. eccl. 7,22,8. Wobei hier mit Leven 1992, 48, einzuschränken ist, dass Dionysios betont, dass die ‚besten Brüder' sich gekümmert hätten, woraus Leven schließt, dass sich primär die Gläubigsten bei dieser Art der Krankenpflege aufgeopfert hätten und dass „die Ansteckungsgefahr wohlbekannt war und auch für viele Christen eine Hemmschwelle bildete".

13 Eus. hist. eccl. 7,22,10. Leven 1994, 34, meint, dass Krankenpflege und Nächstenliebe in Notzeiten jedem Christen oblagen, der nach dem Neuen Testament lebte; das Motiv zur Hilfe sei also nicht medizinischer, sondern religiöser Art gewesen, wobei er vermutet, dass durch die Hilfe die Mortalitätsrate gesenkt wurde. Die Anregung des Dionysios, die Seuche als Prüfung anzusehen und den Tod bei der Krankenpflege dem Blutzeugnis gleichzusetzen, sieht er als schon festverankertes Gruppendenken und Ansporn innerhalb der Christengemeinden. Dagegen spricht ders. 1995, 394 f., nun von „death too won a new value". Diesen Punkt möchte ich stark betonen, denn ich habe den Eindruck, dass Dionysios seinen Schäfchen die Gleichsetzung von Tod aufgrund der Pflege eines Seuchenkranken mit dem klassischen Martyrium durch römische Henker, als Trost dafür, dass sie letzteres nun nicht mehr erreichen konnten, innovativ angeboten hat, denn Cyprian äußert sich tatsächlich ähnlich im Vergleich, bezeichnet die Seuche jedoch nur als Vorbereitung auf das Martyrium, nicht als gleichwertigen Ersatz, hierzu siehe auch: übernächste Fußnote. Groß-Albenhausen 2005, 82, meint darüber hinaus bezüglich der zeitlichen Nähe der sogenannten Verfolgung unter Decius, dass Eusebios in seiner Kirchengeschichte, die „im wesentlichen die Geschichte eines ununterbrochenen Martyriums der Christen und gleichzeitig eines unaufhaltsamen Aufstieges der Kirche" sei, die Schilderungen über die Seuche dafür verwende, diese „Phase der Verfolgung" unter Decius zu verlängern; wobei er gleichzeitig die Christen für deren egoistisches Verhalten kritisiere. Sie konkludiert, dass er sich für die Krankheit nur interessieren würde, um mit ihr christliche Propaganda zu betreiben. Ein solcher Befund kann auch für seine Beschreibung (hist. eccl. 9,8,13–14) gelten, aus der wiederum nur indirekt auf Krankenpflege geschlossen werden kann, da Eusebios hier eher allgemein von der Versorgung von Seuchenopfern spricht, womöglich weil er den Fokus auf das Kümmern der Christen um eine würdige Bestattung der Toten sowie die Nahrungsmittelversorgung hungernder Bevölkerungsteile legt. Wacht 2006, Sp. 869 f., gibt die Behauptungen des Eusebios und des Cyprian wieder, ohne an ihnen Zweifel zu hegen.

14 Cypr. mort. 16.

Gefahr eines solchen als Chance zum wahren und festen Glauben in den christlichen Gott zu begreifen, mag angenommen werden, dass zumindest manche der örtlichen Anhänger des Cyprian sich weniger christlich-karitativ verhalten hatten, als es einem guten Christen zustehen sollte, weshalb der Bischof die Seinen dazu motivieren musste, sich weniger wie die verhassten Heiden zu benehmen – wenn auch deren Verhalten hier gleichfalls nicht eindeutig ersichtlich ist.[15] Ähnlich wie in Alexandria dürften Pagane jedoch nach ihrem medizinischen Wissen, also beeinflusst vom Konzept des *miasma*, gehandelt haben.[16]

---

15 Cypr. mort. 14–17. Dass sich viele egoistisch verhielten, zeigt sich sogleich am Anfang von Kap. 16, wenn Cyprian formuliert, dass die Seuche die Gerechtigkeit jedes einzelnen prüfe oder nachweise und dass sie gar den Charakter oder die Herzen der Menschen bzw. des Menschengeschlechts prüfe, oder ob sie entsprechend karitativ handeln würden. Hier handelt es sich also um ein universell-moralisierendes Argument, wenn nicht sogar um einen Vorwurf, der darauf zielt, dass ein altruistisches Verhalten nicht die Norm war. In diesen Kontext passt der Umstand, dass Cyprian den Christen, die sich aufgrund der Seuche um die Möglichkeit des Martyriums betrogen fühlten, schwere Vorwürfe macht und sinngemäß argumentiert, dass Gott und nicht der Mensch entscheide, wem das Blutzeugnis zustehe und wem nicht. Der gute Christ könne hierzu nur seine innere Bereitschaft zeigen, auswählen würde dagegen Gott (Kap. 17), wobei die Seuche die beste ‚Vorschule' für das vielleicht kommende Martyrium sei (Kap. 16). Hierzu siehe zudem Groß-Albenhausen 2005, 84. Interessant ist hierbei, dass Cyprian nicht die Strategie des Dionysios entwickelte oder vielleicht bewusst nicht wählte, den Tod beim Krankenpflegedienst oder der Ausübung der Nächstenliebe im Allgemeinen dem Martyrium gleichzusetzen; womöglich weil er einen Widerspruch zwischen altruistischer *imitatio Christi* und dem individuellen, eigentlich absolut egoistischen, Streben nach dem schnellstmöglichen Weg ins Himmelreich sah. Insoweit könnte also vermutet werden, dass Dionysios seinen Anhängern die Ausübung der ἀγάπη mit seiner Gleichsetzung verkaufen wollte, weil es in Alexandria vielleicht ähnliche Beschwerden über das verpasste Martyrium gab und möglicherweise doch nicht alle Brüder und Schwestern sich so aufopferungsvoll verhalten hatten, wie er uns glauben machen möchte. Dass sich Christen und Heiden gleich egoistisch verhielten und die Christen Karthagos erst durch Cyprians Predigten zur universellen Hilfe motiviert wurden, beschreibt auch Pontius in seiner Biographie des Cyprian (Vita Cael. Cypr. 9,1–7; 10,2–4), siehe auch: Leven 1995, 396. Wobei noch zu bedenken wäre, dass die Beschreibung der Zustände im damaligen Karthago auch in ihrer literarischen Darstellung an die *anomia*, die Thukydides für Athen beschreibt (Thuk. 2,52–53), bzw. an Lukrez (6,1230–1285) erinnert, weshalb die Behauptungen, die Menschen hätten nach *lucra crudelia* gejagt, vielleicht mehr Reminiszenz an die thukydischen Vorwürfe der partiellen Plünderungen sind, als ein tatsächlich großflächiges Verhalten der Bevölkerung beschreibt. Auch in einem Brief (ep. 7,1), im Rahmen der Verfolgung durch Decius, den man gewöhnlich auf 250 n. Chr. datiert, fordert er die Mitglieder seiner Gemeinde auf, für Kranke und Witwen Sorge zu tragen, was so verstanden werden kann, dass er seine dazu nicht ganz so willigen ‚Schäfchen' extra motivieren bzw. erinnern musste. Wacht 2006, Sp. 863, sieht den Brief als Nachweis für die innergemeindliche Krankenfürsorge und hält die Beschreibung des Cyprian für durchaus realistisch, obwohl ihm die literarische Verwandtschaft zu Lukrez auffällt.

16 Rund 100 Jahre später bezeugt Gregor von Nazianz in einer seiner Reden (or. XIV,10), dass dieses medizinische Konzept von manchen Christen geteilt wurde und sich einige immer noch mehr um sich selbst sorgten als um andere, wenn er beschreibt, wie manche vor Aussätzigen flohen, weil sie Angst hatten, die gleiche Luft wie diese einzuatmen. Entsprechend ließen sie den Hilfsbedürftigen nicht die nötige Nächstenliebe zukommen, obwohl niemand, der sich pflegerisch um diese Kranken gekümmert habe, umgekommen sei (or. XIV, 27). Allerdings spricht Gregor auch davon, dass die Kranken aus ihren Häusern, von Marktplätzen, von der Straße, von Versammlungen und von den Wasserstellen verjagt wurden (or. XIV,12) und der Krankendienst wohl an ihnen oder allgemein als etwas Abstoßendes und Abschreckendes verstanden wurde (or. XIV,27).

Dieser antiken medizinischen Theorie liegt die Annahme zu Grunde, dass Krankheiten dadurch entstehen würden, dass verunreinigte Luft *(miasma)* eingeatmet werde. Solche krankmachenden Dämpfe konnten einerseits aus Sümpfen aufsteigen oder von kranken und verwesenden Körpern emittiert werden. Der einzige sinnvolle Schutz vor einer Ansteckung durch giftige Luft war, buchstäblich das Weite zu suchen, also die Flucht vor den Ansteckungsherden.[17] Dass nicht alle Heiden immer die Flucht vor tödlichen Seuchen suchten, beweisen die Beispiele des Aelius Aristides,[18] des Galen und die Erzählung des Thukydides über die ‚gleichnamige' Seuche. So beschreibt Galen, wie er Erkrankte untersuchte und behandelte,[19] er sich also nicht von Kranken grundsätzlich aus Angst vor Ansteckung fernhielt, weshalb er wohl eher nicht aus Angst vor der Seuche seinen ersten Aufenthalt in Rom abbrach.[20] Differenziert verhielten sich die Athener 430 v. Chr. Thukydides beschreibt, dass während der womöglich partiellen und/oder kurzzeitigen Anomie[21] Kranke nicht nur vernachlässigt, sondern trotz alldem betreut wurden – obwohl in beiden Fällen viele starben.[22] Allerdings war die Betreuung der Kranken durch Gesunde, die sich i. d. R. dabei ansteckten, laut Thukydides, der Grund für die große Zahl der Toten.[23] Entsprechend gingen viele aus Angst vor einer Ansteckung nicht aus dem Haus, weshalb ein Teil der Menschen einsam verstarb. Dagegen gab es auch altruistische Athener; erstens gingen diejenigen, die nach ἀρετή (Tugend) strebten, ohne auf sich selbst Rücksicht zu nehmen, zu ihren Freunden, und zweitens taten es die Genesenen, anscheinend immun, die Mitleid mit den Leidenden und Sterbenden zeigten.[24] Pagane Menschen waren also

---

17 Leven 1991, 133; ders. 1992, 44–55; ders. 2001, 81 f.; ders. 2007, 117 f.; Nutton 1999a, Sp. 720. Dass auch Christen eine solche Strategie wählten, um sich vor Ansteckung zu schützen, zeigt z. B., weit über die Antike hinaus, das prominente Beispiel Konstantins V. (741–775), der vom letzten Aufflackern der frühmittelalterlichen Pest persönlich nicht ergriffen wurde (weil er mitsamt seinem Hofstaat Konstantinopel verlassen hatte, siehe: Leven 2007, 120.
18 Ael. Arist. or. 48,38; und siehe: Kap. 4.3.
19 Gal. meth. med. V,12 [Kühn 10.361/2].
20 Einen Überblick über den Forschungsdisput bzgl. der Gründe für Galens Abreise gibt Schlange-Schöningen 2003, 145 f. Besonders der Umstand, dass die Seuche sich von Osten her ausgebreitet hatte, spricht dagegen, dass Galen vor dieser aus Rom geflohen war. Schlange-Schöningen ist hier zuzustimmen, dass die verfrühte Abreise wohl eher aus Sorge um den eigenen Hausstand geschehen sein mag.
21 Thuk. 2,52–53. Beschreibung des anomischen Verhaltens, zumindest von Teilen der Bevölkerung; aber gleichzeitig funktionierten die religiösen Erklärungsmuster (2,54), wurde die Insel Delos rituell gereinigt (3,104,1) und der Kult des Asklepios eingeführt (IG II² 4960: hierzu siehe auch Krug 1993, 147–152), was eindeutig für die Umsetzung der religiösen Normen spricht, und außerdem rückte die Armee per Schiff zum Krieg aus, obwohl die Seuche mit an Bord war (2,56), was wiederum für eine recht intakte Verwaltung spricht. Eine anomische Wirkung der Seuche annehmend: Schmitz 2005, 52; 64 f.; Leven 1991 151–153, wobei er einen vollständigen „Umsturz der Wertvorstellungen" für kaum denkbar hält (153); Leven 1994, 37.
22 Thuk. 2,51,2: ἔθνησκον δὲ οἱ μὲν ἀμελείᾳ, οἱ δὲ καὶ πάνυ θεραπευόμενοι.
23 Thuk. 2,51,4: καὶ ὅτι ἕτερος ἀφ' ἑτέρου θεραπείας ἀναπιμπλάμενοι ὥσπερ τὰ πρόβατα ἔθνησκον· καὶ τὸν πλεῖστον φθόρον τοῦτο ἐνεποίει. So auch Leven 1991, 152 f.
24 Thuk. 2,51,5–6: οἱ ἀρετῆς τι μεταποιούμενοι· αἰσχύνῃ γὰρ ἠφείδουν σφῶν αὐτῶν ἐσιόντες παρὰ τοὺς φίλους [...] ἐπὶ πλέον δ' ὅμως οἱ διαπεφευγότες τόν τε θνήσκοντα καὶ τὸν πονούμενον ᾠκτίζοντο διὰ τὸ προειδέναι τε καὶ αὐτοὶ ἤδη ἐν τῷ θαρσαλέῳ εἶναι. Leven 1994, 37, betont das Motiv der αἰσχύνη, also hier des

durchaus tugendhaft und zumindest im griechischen Kulturkreis wurde nach ἀρετή gestrebt, welche primär als eine persönlichkeitsbildende, individuelle Charaktereigenschaft verstanden wurde, die eine Handlungsethik gegenüber der Welt und ihren Bewohnern vorgab – auch wenn die verschiedenen philosophischen Schulen über die ihr inhärenten Details stritten – während die christliche Umformung der heidnischen Tugendlehre, insbesondere der platonischen Kardinaltugenden, sich einerseits als demütiger Gehorsam ihrem Gott gegenüber sowie Buße und anderseits als nicht immer universelle Nächstenliebe (caritas, ἀγάπη) zeigte.[25]

5.2 Armenfürsorge und Anfang der christlichen Pflegeeinrichtungen

Bis jene christliche Tugend aus dem Inneren der Gemeinden großflächig hinaus in die römisch-griechische Gesellschaft getragen und durch diverse Pflegeeinrichtungen institutionalisiert wurde, verging noch etwas mehr als ein ganzes Jahrhundert.[26] Als

---

Scham- oder Ehrgefühls, welches die Athener angetrieben hätte, im Gegensatz zu den späteren Christen, die durch selbstlose Nächstenliebe motiviert gewesen seien. Anzumerken ist hierzu, dass die praktische Nächstenliebe nicht immer ganz so selbstlos motiviert war, siehe oben im Text die Passagen zu Dionysios und Cyprian. Dass das Kümmern um Familienangehörige und Freunde in klassisch-griechischer Zeit als Norm und Tugend angesehen wurde, siehe: Sternberg 2006, 35–41. Gleichfalls findet sich für die römische Zeit ein solcher Befund, siehe: Lucr. 6,1230–1285 (Wobei die Darstellung inhaltlich sehr starke Parallelen mit der des Thukydides aufweist, weshalb der Eindruck entsteht, dass Lukrez die Beschreibung des Atheners in lateinische Dichtung übertragen hat); Liv. 25,26,9 (,Pestilentia' im Heereslager; man kümmert sich um die kranken Soldaten, aber es wird nicht beschrieben, wer dies tat); Dion. Hal. Ant. 10,53,1–2 (Seuche in Rom im Jahr 451 v. Chr., fast alle Sklaven und die Hälfte aller Bürger seien gestorben; da die Krankheit gerade diejenigen befiel, die die Kranken versorgten, kann wohl aufgrund des Verhältnisses der Mortalität davon ausgegangen werden, dass die Krankenpflege vor allem von Sklaven ausgeführt und womöglich sich um sie medizinisch nicht ausreichend gekümmert wurde); vgl. auch: Wacht 2006, Sp. 848, der primär den Aspekt des *pudor* betont und hierfür auf weitere Quellen aus der lateinischen Dichtung hinweist, die für meine Fragen wenig ergiebig sind.

25 Renaud 2002, Sp. 894–896 (mit weiterführender Literatur). Zur ἀγάπη, die ursprünglich ein gemeinschaftliches Essen mit vorangestelltem Gebet und anschließender Bibelstellenlektüre oder eigens verfasstem Gotteslob war und sich erst später zu einem wohltätigen Dienst Vermögender für Hilfsbedürftige entwickelte, siehe: Markschies 1996, Sp. 230 f.; während der „Abendmahlsgenuss" zum Hauptteil des sonntäglichen Frühgottesdiensts wurde, siehe: Jülicher 1893, Sp. 733. Bezüglich des Begriffs der Caritas, die zuerst als Hochachtung, Wertschätzung oder Höchstpreis im heidnischen Sprachgebrauch Verwendung fand, siehe: Lewis & Short 1879, 292; Elsperger 1907, 459–462. Zur Geschichte der Caritas in der Antike, aus kirchenhistorischer Sicht, siehe immer noch: Liese 1922, 29–138, wobei zu betonen ist, dass der katholische Priester und Schriftleiter der Caritaszeitschriften Liese in diesem „Jubiläumswerk" zum 25jährigen Bestehen des „Deutschen Caritasverbandes" auffällig häufig eine sozialistische oder kommunistische Lesart des ursprünglichen bzw. frühen Christentums zurückweist, was wohl dem ideologisch-wissenschaftspolitischen Diskurs seiner Zeit geschuldet sein dürfte, und – für diese Arbeit wichtiger – die antike christliche Caritas ganz überwiegend als eine Armenfürsorge bzw. -pflege versteht, so dass er die Aspekte der Krankenpflege fast gänzlich ausblendet, indem er sie nur insoweit erwähnt, als er positivistisch entsprechende Quellen wiedergibt (z. B. Eusebios über Fabiola).

26 Die beiden Gesetze (Cod. Th. XVI,2,10; XVI,2,14) aus der Zeit der konstantinischen Dynastie sind so zu verstehen, dass die Kleriker von der persönlichen Steuerlast befreit (*immunes*) wurden, da das Geld den

ein kurzer Zwischenschritt hierbei mag das vermeintliche Verhalten der Christen während einer Seuche und Hungersnot unter Maximinus angesehen werden, denn – wie Eusebios behauptet – waren sie angeblich die Einzigen, die sich Tag für Tag pflegerisch um die Sterbenden und deren Bestattung gekümmert sowie den vom Hunger Gequälten Brot ausgeteilt hätten. Eusebios betont hier also, dass die Christen die wahrhaft Frommen und Gottesfürchtigen seien. Doch für ihn ist es offensichtlich noch wichtiger festzustellen, dass dies nun alle Menschen erkannt und den christlichen Gott zu preisen begonnen haben.[27] Unabhängig davon, ob dies als übertriebene christliche Propaganda von Seiten des Eusebios angesehen werden sollte, mag zumindest eine partielle positive Rezeption des Christentums an den Orten, an denen sie öffentlich gewirkt hatten, eingesetzt haben. Sicher ist jedenfalls, dass Eusebios sich der förderlichen Werbung für seinen Glauben bewusst ist und dies so publiziert hat.

Für die Institutionalisierung der Menschenliebe musste der erste Konstantin zusammen mit seinem Mitkaiser Licinius 313 zuerst das Christentum legalisieren.[28] Im Folgenden fokussierten sich christliche Akteure zuerst auf die Armenfürsorge, vor allem für Aussätzige, bevor sich aus den ursprünglich als Pilger- und Gästeherbergen konzipierten Xenodochien öffentlich zugängliche und staatlich unterstützte Krankenanstalten entwickelten.[29] Dabei geht die Forschung grundsätzlich davon aus, dass der anfängliche Mischtyp des 4. Jahrhunderts sich vermutlich im Laufe des 5. Jahrhunderts in verschiedene Spezialeinrichtungen ausdifferenziert habe. Dissens herrscht

---

Armen zugutekommen würde und dies daher vorteilhaft im Sinne der christlichen Religion sei. Hierzu, siehe auch: Hunger 1965, 174. Wie die Briefe des Basileios (besonders: ep. CXLII) zeigen, musste jedoch eine ‚Gemeinschaftssteuer‘, hier als συντέλεια bezeichnet, auf die Einnahmen der Ländereien, die zu solchen sozialfürsorglichen Einrichtungen gehören konnten, gezahlt werden. In diesem Fall vermutlich die in der Forschung als *capitatio-iugatio* bezeichneten Abgaben, hierzu siehe: Pack 1997, Sp. 970 f.; ursprünglich war die συντέλεια die gemeinsame Aufwendung einer Gruppe vor allem für die Kosten einer Liturgie oder die Bezeichnung für den Mitgliedsbeitrag in Föderalstaaten, siehe: Rhodes 2001, Sp. 1165; sowie Kahrstedt 1932; Sp. 1456 f.; Poland 1932, Sp. 1457 f. Dass die Kirche als Organisation solchen ‚öffentlichen Dienstleistungen‘ nachkommen musste, siehe am Beispiel der ägyptischen Kirche und ihrer Getreideabgaben nach Konstantinopel bei: Hollerich 1982, 202 f.

27 Eus. hist. eccl. 9,8,4–14. Hierzu siehe zudem: Leven 1994, 35.
28 Steidle 1964, 453, schreibt von Freiheit, die Konstantin der Kirche schenkte, die den „großzügigen Ausbau der öffentlichen Krankenfürsorge" ermöglicht habe.
29 Dieser Meinung u. a.: Kislinger 1982, 44–48, wobei er davon ausgeht, dass die Xenodochien primär den Charakter einer Herberge aufwiesen und in ihrer öffentlichen Zugänglichkeit eingeschränkt waren, was sich zum einen daran zeige, dass es Usus gewesen sei, von Reisenden Empfehlungsschreiben ihres Bischofs zu fordern (siehe z. B. Soz. hist. eccl. 5,16,2–3), und dass z. B. der Abt des Klosters des Heiligen Euthymios in Jerusalem sich gerühmt habe, das einzige κοινόν ξενοδοχεῖον der Stadt zu führen (Kyr. Skyth. Vit. Kyriak. 226,15–17). Siehe auch: Ders. 1984, 174–1984, hier ausdifferenzierter formuliert. Allgemein zur Entwicklung der Xenodochien aus dem antiken Herbergswesen bzw. den Pilgerherbergen, siehe: Kötting 1950, 366–386. Lake 2004, 165 f., betrachtet die Begriffe aus der ‚rückblickenden‘ Perspektive. Auf Basis von Isidor (orig. 15,3,13) und den justinianischen Novellen (Iulian. epit. Novell. 7,1) definiert er ein *xenodochium* als eine Pilgerherberge und ein *nosokomeion* als einen Ort, an dem Kranke versorgt wurden, wobei es in seinem Aufsatz primär um das angebliche *nosokomeion* der Fabiola in Rom geht, dessen Beschreibung er als ‚übertriebene‘ Panegyrik des Hieronymus annimmt.

primär über den ‚justinianischen' Terminus des Xenons und zwar inwieweit er den des Xenodochiums abgelöst habe, was genau darunter zu verstehen sei und wie er sich vom Begriff des *nosokomeion* unterscheide.[30] Angemerkt werden sollte hierzu, dass der Begriff des Xenons vor der Herrschaftszeit des Justinian sehr selten in den Quellen auftaucht und die Diskussion hierzu i. d. R. mit den Inhalten der Gesetzestexte aus dem eponymen Codex sowie aus byzantinischer Perspektive geführt wird.[31] Unstrittig

---

30 Für Seymer 1932, 28 f., finden die verschiedenen Begriffe in den Quellen mit verwirrender Unklarheit recht austauschbar Verwendung, womöglich deshalb, weil es für die nicht unbedingt wohlhabenden Gemeinden einfacher gewesen sei, die einzelnen Gruppen aus Kranken, Alten, Pilgern und Waisen in einer allumfassenden Einrichtung unterzubringen, die dann weiterhin *xenodochium* genannt worden sei. Pavey 1938, 113, versteht den Begriff des Xenodochiums als Oberbegriff für die Einrichtungen der Sozialfürsorge. Begriffe wie *nosokomeion*, *ptochotropeion* oder *gerokomeion* beschreiben ihrer Meinung nach verschiedene Abteilungen in einem Xenodochium, wobei nicht jede Einrichtung alle Abteilungen besessen habe, manche hätten auch nur aus einer einzigen Abteilung bestanden. Philipsborn 1961, 349–351 geht davon aus, dass die ξενῶνες die Xenodochien als Mischanstalten ersetzt hätten und letzter Begriff in justinianischer Zeit und später für ‚reine' Herbergen stand und darüber hinaus in den Texten des Codex Justinianus zu erkennen sei, dass hier die Nosokomeia von den Xenones klar unterschieden würden – eine Meinung die schon Schreiber 1942, 139, ohne weitere Begründung postuliert hat. Ebenso Hunger 1965, 175 f., der anscheinend auf Basis der reinen Bezeichnungen meint, dass die Unterschiede aus den Gesetzestexten des Justinian sich klar ergeben würden, denn so seien für die Fürsorge der Armen das Ptochotropheion, für Kranke das Nosokomeion, für mittellose Fremde das Xenodocheion und für Waise das Orphanotropheion zuständig gewesen. Fälle von chirurgischer oder internistischer Medizin seien im Nosokomeion und chronisch Kranke, „Kränkelnde sowie andere Erwerbsunfähige" in den Xenones versorgt worden. Für die Zeit vor Justinian sieht er jedoch keine so klare Trennung; Hiltbrunner 1967, Sp. 1491, meint, dass Xenodochien eine „Mischung von Pilgerherberge, Krankenhaus, Armenhaus, Greisenasyl, Heim für Witwen und Waisen" waren und sich im Osten „sehr bald" größere Anlagen in Städten mit mehreren Häusern ausdifferenziert hätten, z. B. das νοσοκομεῖον, während im Westen die gemischte Form vorherrschend geblieben sei; sowie ders. 2005, 186. Bullough 1979, 30–33, meinen, dass trotz der verschiedenen Bezeichnungen, die eine Differenzierung in den Zuständigkeitsbereichen der Einrichtungen andeuten, es tatsächlich keine wirkliche Trennung gegeben habe, da es einfacher, günstiger und sicherer gewesen sei, alle Bedürftigen in einer Einrichtung zu versorgen, weshalb sich der Ausdruck Xenodochium letztlich durchgesetzt habe. Dabei betonen sie, dass i. d. R. Wohlhabende und die Mehrheit der ‚mittelalterlichen' [aus dem Kontext meinen sie eher spätantike] Menschen weiterhin zuhause behandelt und gepflegt wurden und dass das Xenodochium, primär für arme Bedürftige, eher einem modernen Pflegeheim anstatt einem Krankenhaus glich. Kislinger 1982, 49 f., schreibt, dass Basileios eine „umfassend vollzogene christliche Fürsorge" praktiziert habe und einen „Mischtyp" betrieb (ders. 1984, 176), aber „schon bald" sich die Anlagen ausdifferenziert hätten, vor allem die durch die Obrigkeit geförderten ξενῶνες seien in „Leistung und Umfang" ausgeweitet worden. Daher seien sie von den Xenodochien inhaltlich zu unterscheiden, womit er sich partiell gegen Philipsborn positioniert, aber sich vor allem gegen Hiltbrunners (1967) Auffassung ausspricht, dass ξενῶν bloß eine grammatische Nebenform von ξενοδοχεῖον sei.

31 Grundsätzlich taucht ξενῶν als Begriff in den literarischen Quellen vor Prokopios eher selten auf, denn wenn nicht vom ξενοδοχεῖον oder vom πτωχοτροφεῖον die Rede ist, dann findet i. d. R. νοσοκομεῖον Verwendung, welches wiederum im Codex Iustinianus in Lateinisch formulierten Texten nur einmal (I,2,19: 528 n. Chr.) und in Griechisch formulierten Texten nur an drei Stellen (I,3,41(42),11; I,3,45(46),9; I,3,55(57),1) auftaucht und erst später wieder in den Novellen verwendet wird. Auffällig an diesen vier Stellen ist der Umstand, dass erstens alle vier Gesetzte zwischen 528 und 530 von Justinian erlassen wurden und dass zweitens alle drei zwischen Xenon, Nosokomeion und Ptochotropheion unterscheiden (wobei teilweise auch noch Waisenhäuser und anscheinend Geburtskliniken Erwähnung finden), während im lateinischen Text der Terminus Xenodochium für das Xenon in den griechischen Texten einsteht. Dies bedeutet also, dass die justinianischen Juristen während dieser drei Jahre zwischen Xenodocheion/Xenon

dürfte sein, dass seit jener Zeit in den Quellen der Begriff des Xenons dominiert und sich als ‚Oberbegriff' durchgesetzt hat. Entsprechend bezeichnen die nach Justinian schreibenden Autoren die frühen Einrichtungen des Zotikos und des Sampson als solche. Die beiden sollen schon unter Konstantin in Konstantinopel gewirkt haben. Unter Constantius II. habe Zotikos dann ein Martyrium erlitten, welches aber schließlich dem Kaiser seinen Fehler vor Augen geführt habe, weshalb er dann im Sinne des Toten eine Fürsorgeeinrichtung in Konstantinopel habe einrichten lassen.[32] Im Codex Iustinianus wird Zoticus, ohne die Erwähnung eines Martyriums, nur als Gründer des vermutlich ersten Waisenhauses bezeichnet.[33] Im Falle des Sampson existieren

---

und Nosokomeion und den Armenhäusern differenziert haben, was sie davor nicht (I,3,34,pr.: 472) und danach (VI,4,4,2; VII,6,1,3; VII,37,3,3: alle 531) anscheinend nicht taten. Während wiederum später in den Novellen eine solche Differenzierung teilweise fehlt, wie z. B. an Nov. 120,7 (544) erkennbar ist: *orphanotrophiis, xenonibus et ptochiis*. Dann aber doch wieder auftaucht (vgl.: Nov. 120,1: *orphanotrophii aut xenodochii aut ptochothrophii aut nosocomii aut aliae venerabilis domus*; 131,10 (545): *xenodochii aut ptochii aut orphanotrophii aut nosocomii*). Einerseits kann hieran erkannt werden, dass zumindest das Wortpaar Xenodochium/Xenon austauschbar war – ich hier also Hiltbrunner zustimme – und andererseits die Vermutung äußern möchte, dass zur justinianischen Zeit, wenn auch nicht immer in der Praxis, zwischen Xenon/Xenodochium und Nosokomeion juristisch durchaus unterschieden wurde und die fehlende Erwähnung in oben genannten Gesetzestexten daher rührt, dass die Juristen an dieser Stelle eben nicht die Nosokomeia, zumindest die, die offensichtlich einen krankenhausähnlichen Charakter hatten, miteinbezogen wissen wollten. Nun könnte es natürlich ebenfalls sein, dass in der Realität bei den meisten Einrichtungen die Unterschiede zwischen nominellen Xenodocheia und nominellen Nosokomeia so gering waren, dass die Juristen ab 531 den Terminus des Xenons als pars pro toto für beide ansahen und die erneute terminologische Ausdifferenzierung zwischen beiden 545 daher rührt, dass die Novellen sich einerseits offensichtlich auf Cod. Iud. I,3,41(42),11 und I,3,45(46),9 bezogen und dass daher die formelhafte Aufzählung aus diesen ursprünglichen Gesetzen übernommen wurde und andererseits, dass im folgenden Satz der Novelle 130 die Aufzählung unter der Formel *xenodochium autem et ptochium aut aliam venerabilem domum* subsumiert wird, was vielleicht daraufhin weist, dass in Novelle 120 ähnlich gedacht wurde, also nach der Aufzählung aller Einrichtungen in 120,1, die Juristen die Trias in 120,7 als pars pro toto für die in 120,1 erwähnten Einrichtung als ausreichend ansahen. Die Gesetzte VII,6,1,3; VII,37,3,3 in denen *xenon* Verwendung findet, beziehen sich übrigens auf das claudische Gesetz, nach dem ein Sklave frei sei, wenn ein Herr ihn todkrank verstoßen bzw. im Asklepieion auf der Tiberinsel ausgesetzt habe, was daraufhin weist, dass die Juristen diesen Term als pars pro toto für eine Einrichtung mit medizinischer Versorgung wählten, außer es war ihnen daran gelegen, im 6. Jahrhundert – im Sinne anti-asklepieischer Propaganda – dem paganen Heilgott eine juristische Spitze nachträglich mitzugeben, indem sie dem Asklepieion auf der Tiberinsel kontrafaktisch eine medizinische Betreuung absprachen, da es sich ‚nur' um eine Art Pflegeeinrichtung gehandelt habe.

32 Zur byzantinischen Rezeption des Zotikos, siehe: Philipsborn 1961, 344; Sidéris 2006, 189–203.
33 Cod. Ius. I,3,34,pr.: Kein Bezug zum Martyrium unter Constantius II. Miller/Nesbitt 2014, 75–79, gehen davon aus, dass die byzantinischen Legenden, dass Zotikos zusätzlich eine Einrichtung für Leprose außerhalb der Stadt gegründet habe, die wiederum als Quelle der Inspiration für Eustathios und in dessen Folge Basileios diente, tendenziell glaubhaft sind. Warum dies nicht im Codex Iustinianus Erwähnung findet, erklären sie nicht. Ihre Überlegung, dass Zotikos Arianer gewesen sei, kann hierbei argumentativ nur bedingt hilfreich sein, denn es erscheint schwierig zu glauben, dass die orthodoxen Kräfte in ihrem Hass auf alles Arianische dem Zotikos die Initiative zum ersten *ptochotropheion* abgesprochen hätten, aber die Gründung des ersten Waisenhauses nicht. Sidéris 2006, 189–203, meint bezüglich des Problems, dass nach ihrem Sieg über den Arianismus die Orthodoxie Zotikos für sich vereinnahmt habe, weshalb ihm die Gründung des unter Justinian wiederaufgebauten Leprosoriums zugesprochen wurde, was sich in den byzantinischen Viten über ihn widerspiegeln würde. Außerdem würden diese den endemischen Charakter der Lepra in Teilen der Bevölkerung Konstantinopels, den Zuzug von Erkrankten sowie die Maßnahmen

Aussagen, dass er erst zur Zeit Justinians gelebt und vom Kaiser, weil er ihn geheilt habe, eine besonders prächtige Einrichtung geschenkt bekommen haben soll, während es bei Prokopios heißt, dass die Einrichtung vom Kaiser ‚nur' saniert worden sei.[34] Unabhängig vom Wahrheitsgehalt solcher Erzählungen ist es zumindest äußerst unwahrscheinlich, dass die frühen Einrichtungen mehr als Wohnheime für Bedürftige, geschweige denn – wie in der Überlieferung angedeutet – schon erste krankenhausähnliche Einrichtungen gewesen waren.[35] Passend hierzu werden in der Chronik

---

zur Behandlung und Unterbringung über die Jahrhunderte seit der Stadtgründung reflektieren. Dass die Orthodoxie die Einrichtung des Zotikos wiederherstellen sowie ihn vereinnahmen musste, habe auch daran gelegen, dass Chrysostomos mit dem Bau seines Leprosoriums außerhalb der Stadtmauern am Widerspruch der einflussreichen Grundbesitzer gescheitert sei. Hierzu siehe im Speziellen: Miller/Nesbitt 2006, 38–41. Dies löst allerdings nicht das Problem, dass Zotikos nicht im Codex Iustinianus als Gründer des Leprosoriums genannt wird. Es mag höchstens sein, dass das Gesetz ein erster Schritt der Vereinnahmung war, aber nach der Renovierung unter Justinian, womöglich aufgrund einer neuen ‚Welle' von Leprakranken, der Prozess noch nicht so weit vorangeschritten war, dass Prokopios den Zotikos als Gründer erwähnen wollte oder konnte, wozu erst die hochbyzantinischen Autoren in der Lage waren. Möglicherweise haben sie ihm nur im Rahmen der Mythenbildung die Gründung zugeschrieben, da es ihnen plausibel erschien, dass der Gründer des ersten Waisenheims auch das erste Leprosorium gegründet habe. Beide Gruppen haben strukturell gesehen schließlich keinen ‚Familienverband' mehr. Vielleicht reagierten sie aber nur auf orale Traditionen in der lokalen Volksfrömmigkeit; wobei dies strenggenommen kein Beweis für eine Gründung durch Zotikos wäre, da die Ursprünge einer solchen Volkserzählung unklar sind. Letztlich könnte die Gründung auf einen anderen ‚Arianer' wie Marathonios zurückgehen, der weniger gut durch die Orthodoxie vereinnahmt werden konnte, da er durch die Kirchenschriftsteller als Ketzer besser bezeugt ist, während Zotikos unter dem ‚Arianer' Constantius (II.) hingerichtet wurde, was sich leichter zum religiösen Martyrium umdichten ließe. Horden 2015, 189, mag sich nicht festlegen, ob die Einrichtung des Zotikos nun vor der Basilias gegründet wurde oder nicht, meint jedoch, dass sie erst aus Quellen des frühen 12. Jahrhunderts klar zu beweisen sei. Auch für Hiltbrunner 2006, Sp. 895 ist die Geschichte um Zotikos legendär, erst die Finanzierungen durch Justinus II. seien glaubhaft.

34 Philipsborn 1961, 344–346, bespricht die Widersprüchlichkeiten in der Sampson-Überlieferung und verweist unter anderem auf Prokopios (de aed. I,2) und hält eine Rückdatierung bis in konstantinische Zeit für nicht beweisbar, aber trotzdem für wahrscheinlich. Miller 1997, 43 u. 80 f., geht ausführlich auf die Widersprüchlichkeit der Quellen ein, wobei er es für plausibel hält, dass Sampson eine Einrichtung, vermutlich ursprünglich ein *iatreion*, vor der Herrschaft Justinians gegründet hatte – womöglich schon unter Constantius II. – und dass aus der Praxis dann zwischen 350 und 526 ein *xenon* wurde (43), wobei Miller entsprechend davon ausgeht, dass Sampson vor 400 lebte (81). Horden 2015, 186 f., hält es für möglich, dass Sampson im 4. Jahrhundert gelebt habe, doch die Einrichtung sei historisch erst nach der Renovierung durch Justinian im 6. Jahrhundert zu beweisen und die früh ste Biographie sei erst um 700 herum entstanden.

35 Die Anfänge der Institutionalisierung liegen also im Dunkel, wie Knorr 1968, 106, sehr passend formuliert und für Hiltbrunner 2005, 188 u. 192 f., ist es recht unwahrscheinlich, dass der vermeintliche Senator und Verwandte des Konstantin als Arzt tätig war, denn ein Senator lebte vom Ertrag seiner Güter, Ärzte leisteten Dienste gegen Geld, was sie deklassierte. Die Mythenbildung machte – laut Hiltbrunner – daher den Sampson zu einem unentgeltlich tätigen Arzt, um ihn in eine Reihe mit den christlichen Wunderheilern, den Anargyroi, zu stellen. Da die Einrichtung, die auf Sampson zurückgehen soll, noch in justinianischer Zeit als Xenodochium oder Xenon und der Vorsteher als Xenodochus bezeichnet wurde, geht Hiltbrunner davon aus, dass es nie ein Nosokomeion gewesen sei. Aus der Überlieferung über den Zotikos sei außerdem klar ersichtlich, dass es sich nur um ein Waisenhaus gehandelt habe, denn in einem Gesetz des zweiten Justin wird der Vorsteher dieser Einrichtung als Orphanotrophos bezeichnet (192 f.). Grundsätzlich geht Hiltbrunner davon aus, dass die „Regierenden" sehr schnell erkannt hätten, dass „karitative Anstalten ein

des Theophanes Homologetes aus dem frühen 9. Jahrhundert, im Kontext einer vermeintlichen Hungersnot 331/2, Xenodochien für Arme erwähnt, welche vom großen Konstantin mit Getreidespenden versorgt worden seien.³⁶ Die im Chronicon Paschale erwähnten Xenodochien, für die Leontios, Bischof von Antiochia, im Jahr 350 Verantwortung hatte, sind dagegen klar als Einrichtungen für Gäste gekennzeichnet.³⁷ Ähnliches mag für die im Jahr 360 von Constantius mit Geld bedachten Xenodochien in Konstantinopel gelten, wobei der Autor des Chronicon Paschale hierzu keine weiteren Information preisgibt.³⁸ Bemerkenswert erscheint der Umstand, dass die von Theophanes und im Chronicon Paschale erwähnten Einrichtungen keine Nennung in anderen, zeitlich näheren Quellen erfahren, was vermuten lässt, dass beide Autoren den Status quo ihrer Zeit, für sie plausibel, auch für die konstantinische Zeit angenommen haben.³⁹

Frei von byzantinischen Mythen und wesentlich zeitnäher erwähnt Epiphanios von Salamis in seinem Panarion gegen Häresien, geschrieben wohl von etwa 375 bis 378,⁴⁰ dass die Kirchengemeinde in Sebasteia, in der Provinz Armenia Prima, ein Xenodochi-

---

Mittel waren, die zu Unruhen bereiten Massen der städtischen Armen aus der Not, die ihnen Grund zum Aufruhr gab, herauszuführen". Dabei meint er, dass, aufgrund der Zahl der erhaltenen Bauinschriften, die Anzahl der privat gestifteten Xenodocheia höher gewesen sei, was einerseits wohl daran gelegen habe, dass die Stifter dem Reiz des Neuen, welches ein gesellschaftliches Vakuum füllte, verfallen gewesen seien sowie dem Umstand, dass die Empfänger der Wohltaten für das Seelenheil des, bzw. den Stifter beteten. Andererseits – obwohl der Bischof die geistliche Oberaufsicht führte – hatten die Gründer und deren Nachkommen weiterhin über das Werk mitzubestimmen, also – auch wenn Hiltbrunner dies nicht explizit erwähnt – sie in klassisch römischer Tradition ihren ‚guten' Familiennamen öffentlich ‚verewigt' wussten. Leider gibt Hiltbrunner für die epigraphischen Zeugnisse keine Quellennachweise. Doch besonders die Nosokomeia seien bald eine unentbehrliche Innovation gewesen, die „Wahrzeichen einer das Heidentum hinter sich lassenden christlichen Welt" wurden. Der allgemeine Nutzen für die Gesellschaft sei auch von der heidnischen Bevölkerung erkannt worden. Siehe hierzu kurz und bündig zudem: Hiltbrunner 2006, Sp. 895 f.

36 Theoph. chron. 5824 (Ed. Boor, 29, 21–22). Hierbei sollte erwähnt werden, dass der zeitlich nähere Hieronymus in seiner Chronik für dieses Jahr keine Hungersnot vermerkt, sondern erst für das Jahr 333, was Zweifel an der ‚Richtigkeit' der Informationen des Theophanes aufkommen lassen könnte, vgl. Hier. chron. a. Abr. 333 (Ed. Helm, 233).

37 Chron. Pasch. 535, 15–17 (Ed. Dindorf): Die hier erwähnte θεραπεία dürfte in diesem Kontext allgemein als Dienst an den Gastfreunden verstanden werden, waren sie krank, wurde vermutlich eine Krankenpflege getätigt, die Norm dürfte dies aber nicht gewesen sein. Insoweit würde sich die Frage auch nicht stellen, warum der Autor des Chronicon Paschale solch ein ‚beiläufiges' Detail erfunden haben sollte, wenn es einfach Gästezimmer und noch keine „hospitals" waren; wofür auch der Umstand sprechen könnte, dass sie nicht als die Erfindungen des Bischofs dargestellt werden. Siehe zu den Überlegungen, dass dies womöglich die ersten ‚hospitals' waren sowie zur spärlichen Quellenlage: Horden 2012, 39; 2005, 66 f.; 2004, 81 f., und die übernächste Fn.

38 Chron. Pasch. 544,17–545,3 (Ed. Dindorf).

39 Womöglich finden sich solche Bezeichnungen in einem Teil ihrer Quellen, welche uns jedoch nicht überliefert sind. Xenodochien waren als klassische Gästezimmer eines Bischofs selbstredend für jene Zeit plausibel, da Gastfreundschaft durch den Bischof schon in den Paulusbriefen (1Tim. 3,2; Tit. 1,7–8) und im Hirten von Hermas (Sim. IX,27,2) als Ideal beworben wird, siehe auch: Horden 2012, 42.

40 Zur Datierung siehe: Williams 1987, XIII, geht von einem Beginn im Jahre 375 aus und einer Veröffentlichung drei Jahre später.

um betrieb, welches als πτωχοτροφεῖον bezeichnet wird und in dem primär ‚Invaliden' versorgt wurden. Als Terminus ante quem für den Betrieb der Einrichtung muss wohl 355 gelten, da es bei Epiphanios heißt, dass Eustathios von Sebasteia, der in diesem Jahr Bischof der Gemeinde wurde, seinen Kollegen Aerios zum Presbyter machte und ihn mit der Leitung der Einrichtungen beauftragte.[41] Unabhängig davon handelt es sich hierbei trotzdem um ein frühes Beispiel dafür, dass in solchen Gebäuden, die von den antiken Autoren als πτωχοτροφεῖον bezeichnet werden, Verstümmelte und ‚Kraft'- und womöglich ‚Mittellose' nicht nur verwahrt, sondern höchstwahrscheinlich auch grundpflegerisch versorgt wurden.[42] Die Übergänge zum klassischeren, aber christlichen Xenodochium waren womöglich fließend.[43] Hierbei bleibt offen, ob Eustathios, der vor seiner Zeit als Bischof von Sebasteia wahrscheinlich länger in Konstantinopel weilte, von den dortigen sozialfürsorglichen Einrichtungen des Makedonios und dessen Diakon Marathonios beeinflusst wurde oder ob er selbst diese ‚spirituell' initiierte. Zumindest bekehrte Eustathios Marathonios zu einem Ideal des asketischen und gemeinschaftlichen Lebens und seine von Sozomenos beschriebene Popularität inner-

---

41 Epiph. Panar. 75,1,5–7. Kislinger 1984, 175, schreibt nicht ganz richtig vom „ξενοδοχεῖον des Bischofs Eustathios" und erweckt so den Eindruck, er habe es auch gegründet. Philipsborn 1961, 350, sieht die Einrichtung als die Erste ihrer Art, ist jedoch der Meinung, dass es nur eine Einrichtung für Verstümmelte gewesen sei und nicht für Aussätzige bzw. Leprakranke, da λώβη nur Lepra bedeuten würde, wenn sie mit ἱερά νόσος bezeichnet sei.

42 Philipsborn 1961, 350, meint hingegen, dass die Ptochotropheia, wie sie auch von Basileios betrieben wurden, nicht mit den Ptocheia, den reinen Armenhäusern (z. B. im Cod. Just. I,3,48,3 erwähnt) gleichgesetzt werden dürfen. Dies mag technisch gesehen richtig sein, nur stellt sich die Frage, ob ein Verstümmelter und/oder ein ἀδυνάτους, der solch eine Einrichtung aufsuchte, nicht in die Kategorie ‚arm und mittellos', weil nicht mehr arbeitsfähig, fällt, da er als wohlhabender Verstümmelter wohl eher nicht das Bedürfnis hatte, solch eine Einrichtung aufzusuchen, da er sich zuhause sicherlich von Pflegekräften und Dienern versorgen lassen konnte. Technisch mag also ein Unterschied bestanden haben, tatsächlich scheint eine Differenzierung jedoch realitätsfern zu sein. Horden 2004, 83, meint, dass, rein vom Wort her, es sich bei der Einrichtung einfach um eine Suppenküche gehandelt haben könnte. Da der Begriff aber nachfolgend für Armenhäuser („hospice for the poor") Verwendung fand, hält er es für wahrscheinlich, dass sie tatsächlich ein Armenhaus war. Hiltbrunner 2006, Sp. 900, schreibt, dass darin Behinderte aufgenommen wurden, aber Ärzte nicht bezeugt seien.

43 Miller 1997, 79; 119; formuliert etwas widersprüchlich, wenn er einerseits meint, dass aufgrund der verwendeten Begrifflichkeit es nicht sicher sei, ob hier Medizin praktiziert wurde, während er auf den tendenziellen Charakter der Armenspeisung und -unterkunft verweist (79). An anderer Stelle (119) schreibt er, dass die Einrichtungen vermutlich zudem „medical facilities" beinhalteten. Miller/Nesbitt 2014, 73 f., postulieren, dass es sich um eine Zuflucht für durch Lepra oder andere chronische Krankheiten Verkrüppelte gehandelt habe, bzw. um das erste Leprosorium, dass in byzantinischen Quellen erwähnt werde. Kislinger 1984, 175, meint sogar, dass die Stelle die Gleichsetzung von πτωχοτροφεῖον und ξενοδοχεῖον widerlegen würde, da „ein ξενοδοχεῖον mit leidenden Insassen hingegen" auf Krankenpflege hindeuten würde, wobei er hier nicht begründet, wieso die Einrichtung in Sebasteia trotzdem als πτωχοτροφεῖον bezeichnet wird. Wie im weiteren Verlauf meiner Auswertung gezeigt werden wird, ist Krankenpflege allerdings kein passendes Differenzierungsmerkmal, da sie offensichtlich in beiden Einrichtungstypen getätigt wurde. Die Abgrenzung der beiden Termini dürfte eher in ihrer eigentlichen Wortbedeutung zu suchen sein, nämlich dass die Häuser für Arme und Verstümmelte für ebenjene gedacht waren, während die Xenodochien sich an womöglich kranke Pilger und Reisende wandten.

halb der gemeinen Bevölkerung spricht außerdem für eine aktive und wohl karitative Interaktion mit der städtischen Plebs.[44]

Darüber hinaus war Eustathios wahrscheinlich ebenfalls der Lehrer des ‚großen' Basileios von Kappadokien, dessen Einrichtungen und Bemühungen in dieser frühen Zeit am besten nachweisbar sind.[45] Allerdings wird der Einfluss des Eustathios auf Ba-

---

44 Soz. hist. eccl. 4,20,2; 4,27,3–5: συνοικίας νοσούντων καὶ πτωχῶν ἐπεμελεῖτο. Interessant ist hierbei, dass Sozomenos nicht die Fachtermini seiner Zeit verwendet, sondern sie als Hausgenossenschaft für Kranke und Arme bezeichnet. Zu diesen Einrichtungen, siehe auch: Dagron 1970, 252; ders. 1974, 439. Darüber hinaus betont Dagron 1974, die Wichtigkeit der Einrichtungen im kircheninternen Kampf zwischen Makedonios und Paulos (488) und hält sie für eine Innovation des „mouvement macédonien" (510). Mit solch einer frühen zeitlichen Festlegung, der Orthodoxe Paulos wurde 350 von Constantius II. als Bischof abgesetzt, exiliert und womöglich ermordet (Soz. hist. eccl. 3,9,1–5; 4,2,2), wären die sozialfürsorglichen Einrichtungen des Makedonios die ersten ihrer Art. Dass sie in den späteren christlichen Schriften größtenteils ignoriert werden oder höchstens versteckt Erwähnung finden, liege laut Dagron 1970, 510 f., an der ‚häretischen' Natur der Lehren des Makedonios und seiner *Pneumatomachi*, die die orthodoxe These von der Wesensgleichheit des Heiligen Geistes mit Gott ablehnten. Hierbei sollte bedacht werden, dass Sozomenos den Kampf zwischen Paulos und Makedonios um den Bischofssitz in Konstantinopel als äußert gewaltvollen und mörderischen Konflikt vor dem Hintergrund des arianisch-trinitanischen Streits darstellt (3,3,1–3,9,5; 4,2,1–4,3,1). Dabei kreiert Sozomenos den Eindruck, dass der beim Kirchenvolk beliebte Paulos (3,3,5) vom arianischen Kaiser Constantius im Rahmen des Glaubenskampfs abgesetzt wurde (3,4,3: erste Absetzung; 3,9,1–3,9–5: zweite und endgültige Absetzung, inklusive ‚Gemetzel' an seinen trinitanischen Anhängern) und Makedonios nur auf diese Weise bis zu seiner eigenen Absetzung 360 in den 350er Jahren der Kirche im neuen Rom vorstehen konnte. Davon abgesehen erwähnt Sozomenos (4,27,3–5) die Einrichtungen erst, nachdem Makedonios selbst abgesetzt war und bezeichnet an jener Stelle Eustathios schon als Bischof von Sebaste, was bedeuten würde, dass Makedonios und Marathonios womöglich erst in den späten 350er Jahren mit den Einrichtungen versucht haben die Gunst des Kirchenvolkes zu gewinnen, was vermutlich vor allem an der von Eustathios propagierten und von Marathonios übernommenen asketischen Lebensweise gelegen hat, denn Dagron 1974, 439 f., hat damit recht, dass Sozomenos die zumindest spätere und anhaltende Popularität der „Marathonianer" nicht leugnen kann, wobei ich hier nicht wirklich eine ‚heimliche Bewunderung' für jene Bewegung bei Sozomenos herauslesen mag, höchstens einen gewissen Neid, dass diese ‚Häretiker' so lange erfolgreich gewesen waren. Kurzum, Dagrons Thesen über die Einrichtungen im Kirchenkampf der 340er Jahre sind durchaus plausibel, würden Sozomenos in gewisser Weise Lügen strafen oder zumindest ihm eine Beugung der Tatsachen im Sinne einer trinitanischen Propagandaschrift unterstellen. Kritisch zu der Sichtweise, dass Marathonios für die Gründung seiner Einrichtungen durch die des Eustathios beeinflusst worden sei, äußert sich Brown 2002, 38, der eher davon ausgeht, dass der ehemalige ‚Bürokrat' Marathonios durch die Einrichtungen, die angeblich schon unter Constantius (II.) in Konstantinopel existiert hätten, inspiriert wurde; wobei ich Brown insoweit zustimmen möchte, dass Marathonios und Co. vermutlich nicht vom ‚Priester' Eustathios beeinflusst wurden, sondern womöglich erst vom Bischof Eustathios, wie Sozomenos andeutet.

45 Schon Liese 1922, 112, bezeichnet Basileios Einrichtung als „das älteste Spital, von dem wir genaue Kenntnis haben", geht aber grundsätzlich davon aus, dass es frühere Einrichtungen gegeben haben muss (104). In der neueren Forschung hält van Minnen 1995, 156 f., Basileios Einrichtung für das erste ‚unabhängige' Krankenhaus, das „medical care" und die Behandlung von Kranken angeboten habe. Als Inspiration habe Basileios vermutlich das christliche *xenodocheion* des Eustathios gedient. Miller 1997, 85 f., geht davon aus, dass Basileios die Platzierung seiner Klöster und damit der Einrichtungen in der Nähe von Ballungszentren von Eustathios und dessen Anhängerschaft übernahm. Sozomenos (hist. eccl. 6,34,7–9) jedenfalls sehe die Einrichtungen des Basileios als Teil der ‚breiteren kappadokisch-pontischen und asketischen Bewegung'. Hiltbrunner 2006, Sp. 900, geht ebenfalls von einer Vorbildfunktion für Basileios aus. Miller/Nesbitt 2014, 74, verweisen bzgl. der ideellen Abhängigkeit von Eustathios auf den Umstand, dass Basileios seine Einrichtung als *ptochotropheion* bezeichnet habe, und nicht etwa *xenodochium* oder *xenon*; und Caner

sileios in der Forschung negiert.⁴⁶ Auch die Klöster des Pachomios werden als Quelle der Inspiration vorgeschlagen.⁴⁷ Doch diese Sichtweise hat in der Forschung gleichfalls Widerspruch erfahren.⁴⁸

2018, 46–48, sieht als Inspiration Eustathios (46), ist aber zudem der Meinung, dass Basileios gleichfalls von klassischer Philanthropie beeinflusst gewesen sei (48). Zu weiterführender Literatur zum möglichen Einfluss des Eustathios auf Basileios, siehe: Amand de Mendieta 1957, 38 f., 66–68, 72–76, wobei er betont, dass aufgrund der dürftigen Quellenlage nicht sicher festgestellt werden könne, inwieweit der offensichtlich vorhandene positive Einfluss des Eustathios auf Basileios genau („exactement") gewesen sei (73); dagegen stehen bei Loofs 1898, 53–97, die persönlichen Verwerfungen zwischen beiden nach 373 aufgrund des dogmatischen Disputs im Vordergrund sowie der Versuch einer Ehrenrettung des Eustathios durch Loofs, der das negative Bild seiner Zeit auf die unkritische Übernahme der negativen Auslassungen des Basileios über seinen Lehrer zurückführt und als ungerechtfertigt zurückweist.

46 Brown 2002, 39 f., hält eine Beeinflussung durch Eustathios und dessen asketische Bewegung für wenig wahrscheinlich. Vielmehr sieht er die Entwicklung der Einrichtung des Basileios aus einer durch eine Naturkatastrophe bedingten Hungersnot erwachsen und schreibt, dass die Basilias primär eine Suppenküche war. Eine Dekade später habe Gregor von Nazianz in seiner Eulogie auf Basileios diese dann zu einer Art Pflegeeinrichtung umgedichtet und so einen „civic myth" forciert, denn tatsächlich wüssten wir über die Größe und Art der Einrichtung nichts.

47 Miller 1997, 199, meint hierzu, dass Basileios darüber hinaus auch negativ beeinflusst gewesen war, und zwar durch die Einrichtungen des Pachomios, die sich als ‚Festungen gegen den teuflischen Einfluss der Außenwelt' von dieser abgrenzten, was Basileios wiederum als falsch ansah, da er die Hilfe für Arme oder Unglückselige als christliche Pflicht verstand. Des Weiteren überlegt Miller, mit Verweis auf Dagron 1970, 252, dass die Bemühungen des Marathonios um Arme und Kranke in Konstantinopel mit entsprechenden Einrichtungen womöglich ebenso einen Einfluss auf Basileios ausgeübt hätten. Crislip 2005, 127–142, hält eine Inspiration des Basileios für sein ‚Krankenhaus' durch Aetius, Eustathios und Marathonios für wenig wahrscheinlich. Er geht davon aus, dass die Idee aus dem koinobitischen Mönchstum herrührt, denn nur hier fänden sich laut Crislip schon vor Basileios die drei für ein Krankenhaus relevanten Punkte, nämlich eine stationäre Einrichtung, professionelle medizinische Behandlung und Caritas für Kranke im Allgemeinen, weshalb Basileios Neuerung vor allem darin bestanden habe, die exklusive stationäre Behandlung der Mönche der allgemeinen Bevölkerung zugänglich zu machen. Auch Müller 2009, 460–466 widerspricht Miller (1997) insoweit, dass über die Struktur von Eustathios Einrichtung nichts Genaues von Epiphanios verraten wird und es keine Hinweise auf „eine Art geistlicher oder sogar klösterlicher Infrastruktur mit Kirche und Zellentrakten gebe, die mit den Fremden-, Armen-, und Krankenherberge verbunden gewesen seien", was Eustathios als alleinigen Ideengeber für Basileios innovatives Konzept unwahrscheinlich mache. Entsprechend betont Müller die Bedeutung der Pachomianerklöster als strukturelle Vorgänger. Die Inspiration für die Krankenfürsorge im Kloster in einem gesonderten Raum habe Pachomios von den römischen Militär-Valetudinarien übernommen, denn er sei Soldat gewesen und habe diese sicherlich gekannt. Auch dessen Klosterorganisation lasse militärisch beeinflusstes Denken erkennen – und dass Basileios mit jenem Mönchstum und seiner Lebensweise vertraut gewesen sei, ließe sich aus Angaben Gregors von Nazianz und Basileios selbst ableiten.

48 Horden 2012, 38–41 [teilweise schon 2004, 80 f.; 84 f.], hält eine Beeinflussung durch Pachomios für nicht sehr wahrscheinlich, da erstens die vermuteten Strukturen, wie Infirmarium und öffentlicher Zugang, nicht aus den Quellen zu beweisen seien und zweitens seiner Ansicht nach Basileios bei seiner Ägyptenreise nicht so weit in den Süden vorgedrungen sei, wo die Klöster des Pachomios waren. Auch bzgl. des Einflusses des Eustathios hat Horden Zweifel. Dagegen hält er eher die Einrichtungen des Patriarchen Nerses im christlichen Königreich Armenien, welche Basileios besucht habe, als Inspiration für plausibel. Wobei er hier die Datierung zwar für nicht zwingend hält, aber zusammen mit den Informationen aus dem Chronicon Paschale sieht er die ersten Gründungen in den 350er oder 360er Jahren, auf keinen Fall vor 340.

Basileios betrieb jedenfalls Einrichtungen für Arme und Aussätzige im geographisch nicht besonders weit entfernten kappadokischen Caesarea. Die berühmteste soll sogar seinen Namen getragen haben.[49] Die Annahmen der Forschung beruhen hauptsächlich jedoch auf den Zeugnissen des mit Basileios bekannten Gregor von Nazianz. Dieser soll seine ‚vierzehnte' Rede zur Eröffnung der Einrichtungen gehalten haben.[50] Darin leitet der Kirchenvater theologisch her, warum die Armen- und Krankenfürsorge für den Christen eine zu erfüllende Aufgabe darstellt.[51] Doch erwähnt er

---

49 Soz. hist. eccl. 6,34,9. Philipsborn 1961, 347, hält sie für eine gemischte Anstalt. Hunger 1965, 174, spricht von einem ‚großen Spital' und einem ‚Armenhaus'. Kislinger 1982, 44, bezeichnet sie als den „Prototyp[en]" dieser christlichen Anstalten", eine Bezeichnung, die nicht ganz passend gewählt ist, wenn man die zeitlich frühere Einrichtung der Gemeinde in Sebasteia bedenkt. Allerdings geht Kislinger erst in seinem Aufsatz 1984 auf diese Einrichtung ein. Allen 1990, 449 f.; sowie Constantelos 1991, 119, sehen mit Verweis auf Gregor von Nazianz (or. 43,43) eine ‚multipurpose institution', welche neben dem Krankenhaus auch Räume für Leprakranke, Reisende und weitere Personen hatte. Miller 1997, 87 f., deutet an, dass er es nicht unbedingt für das ‚erste christliche Krankenhaus' hält, sondern eher für eine „mixed institution" und gesteht die Möglichkeit zu, dass die Einrichtung Basileios eigene Innovation war, hält aber den starken Einfluss des Eustathios auf Basileios und dessen Bewunderung für ihn sowie dessen Ideale und Ideen dagegen, also die Einrichtungen des Basileios für Adaptionen der Modelle des Eustathios. Horden 2012, 35 f., geht von mehreren Einrichtungen aus, einer „central charity", die er als *katagogion* und als *ptochotropheion* bezeichne. Das in den Regeln *xenodocheion* genannte ‚Gasthaus für Fremde' sei wahrscheinlich damit identisch oder zumindest sehr ähnlich zum „main ‚public' hospital" gewesen. Als primäre Nutznießer vermutet er Opfer von langanhaltendem „food stress", aber auch kranke Reisende erscheinen ihm plausibel, wobei es ihm aufgrund der in den Quellen nicht immer klaren Verwendung der Begriffe nicht sicher erscheint, welche Gruppe nun genau bevorzugt wurde. Außerdem hätte es zusätzlich noch eine separate Einrichtung für Leprakranke gegeben. Miller/Nesbitt 2014, 74, schreiben, dass die Einrichtung zur Assistenz von Leprösen entworfen wurde, was sich in der 14. Rede des Gregor von Nazianz zeige. Caner 2018, 25–48, argumentiert, dass die Einrichtung ein monastisches Leprosorium gewesen sei, in der Mönche Leprösen, die ‚ptochoi im Körper' waren, halfen, wie sie zu werden, also ‚ptochoi im Geiste' (41). Dabei vermutet er weniger tatsächlich caritative, sondern mit Brown 2002, 3–9; 34–40, ideologisch-politische Gründe. Die Einrichtung sei die praktische Umsetzung der rhetorischen Programmatik von Armen und Leprösen gewesen, mit der die Bischöfe eigentlich ihre ‚Stimme' in der spätrömischen Politik jener Zeit suchten und die biblische Ideologie von sozialer Gerechtigkeit zur Legitimation einer neuen Art christlicher Führung nutzten (38). An dieser Stelle sollte noch eine interessante Überlegung von Caner Erwähnung finden, nämlich die Idee, dass Lepra in Kappadokien womöglich tatsächlich stärker verbreitet gewesen sein könnte, wofür er auf die teilweise lange Inkubationszeit und auf die ausführliche Beschreibung im Werk des Kappadokiers (!) Aretaios verweist (dessen Lebenszeit in der Forschung bekanntlich umstritten ist). Rhee 2015, 130, die Caners Meinung von einer Konferenz (vor deren Publikation) kannte, folgt ihm hierin.

50 Allgemein wird der Vortrag der Rede auf 373 in Caesarea (Kappadokien) datiert: Hauser 1928, 204 (Fn 783) [nur Datum]; Kertsch 1983, 73; Hiltbrunner 1967, Sp. 1497, schreibt, dass die Einrichtung „um 375" entstanden sei; Wittig 1981, 58, gibt kein Datum an, schreibt nur vom Kontext der Eröffnung.

51 Greg. Naz. or. XIV,2; 5–6; 8–9; 15; 18; 26–27; 39–40 [Abschn. n. Haeuser]; hierzu siehe ebenfalls: Dörnemann 2013, 121. Allgemein hat schon Justin in seiner ersten Apologie (1,67) dargelegt, dass gemeindeintern gesammelte Spenden unter anderem Kranken und Armen zugutekämen. Später haben dann Cyprian von Karthago, Ambrosius von Mailand und Hieronymus allgemein für Gastfreundschaft als Pflicht des Christen und speziell des Bischofs argumentiert, hierzu siehe: Hiltbrunner 2005, 165 u. 176–181. Müller 2009, 471, betont, dass Gregor „die institutionalisierte Philanthropia, Armenpflege und Krankenfürsorge" mit der klassischen Kategorie ‚des Schönen' verbunden habe, denn nun sei es nicht nur um den gesellschaftlichen Nutzen von Krankenbehandlung gegangen, sondern vielmehr um die Begegnung mit Gott in jener Tätigkeit. Auf einen interessanten Nebenaspekt zum Kümmern um Aussätzige, bzw. Lepröse, weisen

in seiner Rede nicht, was dort konkret getan wurde. In seiner Trauerrede auf Basileios bezeichnet er die Einrichtung(en) des Kappadokiers sogar als Stadt, gibt aber über die tatsächlichen Arbeitsabläufe kaum verwertbare Informationen.⁵² Hier formuliert er gleichfalls eher allgemein, dass Philanthropie, konkret die Unterstützung der Armen (πτωχοτροφία) sowie die Assistenz bei menschlicher Schwäche oder Krankheit (ἀνθρωπίνης ἀσθενείας βοήθημα), nobel seien. Entsprechend heißt es über Basileios, dass er die Kranken mit ihrem Schmerz und ihren Wunden durch die Nachahmung Christi, also nicht durch Worte, sondern durch Taten, von Lepra reinigte.⁵³ Leprakranke waren i. d. R. Aussätzige, also Ausgestoßene, die somit als Arme und Mittellose zu gelten hatten.⁵⁴ Dass Basileios, wie von Gregor beschrieben, sich nun selbst tatsächlich pflegerisch und medizinisch um solche Individuen kümmerte, ist partiell durchaus möglich,⁵⁵ doch als Bischof wird er überwiegend eher organisatorisch tätig gewesen sein, wie sich aus seinem Briefverkehr schließen lässt.

Miller/Nesbitt 2014, 52 f.; 68, 74 f., 94, hin, denn in jener Rede (XIV, 10–12; 27) versuche Gregor aufzuzeigen, dass viele Ärzte und Pflegekräfte trotz jahrelanger Betreuung sich nicht mit Lepra angesteckt hätten, womit er den allgemeinen Glauben an die Ansteckungsgefahr in Zweifel ziehe. Ähnliche Gedanken finden sich auch bei Gregor von Nyssa. Darüber hinaus meinen Miller/Nesbitt, dass jene Kirchenväter, mit ihrem radikal neuen Blick auf Lepra, einen Weg zur Erlösung für die Leidenden einerseits und für die sich um sie Kümmernden andererseits gefunden und damit zur Gründung von solchen Einrichtungen ermutigt hätten. Samellas 2015, 293/295, ergänzt hierzu, dass die Kirchenväter die schädlichen Effekte der Isolation auf den ‚psychologischen Zustand' der Marginalisierten erkannt hätten, weshalb sie die Armen und Kranken als Mitglieder des Leibs Christi („members of the body of Christ") behandelt und sich um ihre Bedürfnisse in den philanthropischen Institutionen gekümmert hätten (293). Es sei daher kein Zufall, dass das Bild des leidenden Christus im späten 4. Jahrhundert zur Gründungszeit dieser Einrichtungen gebräuchlich wurde (295).
52 Greg. Naz. or. 43,63(1) [(Abschn.) n. Boulenger]. Die Bezeichnung der Einrichtungen des Basileios als eigene Stadt ist wohl im Sinne einer Eulogie euphemistisch zu verstehen, gerade in Abgrenzung zu den von ihm in dem Kontext erwähnten architektonisch herausragenden, aber ethisch-moralisch wertlosen Bauten früherer, angeblich großer Männer. Crislip 2005, 114, hält die Lobpreisung allgemein für hyperbolisch, gesteht Gregor aber zu, dass er das ‚Krankenhaus' seines Freundes tatsächlich für ein Wunderwerk, größer als jegliche bisherige Architektur, hielt. Grundsätzlich kann Miller 1997, 86; 118, zugestimmt werden, dass es sich um eine Ansammlung von mehreren Gebäuden handelte, die eine große Anzahl an Menschen beherbergte (86), gleichzeitig waren die Einrichtungen, laut Miller, ein integraler Bestandteil von Basileios Kloster (118). Hiltbrunner 2005, 188, bezeichnet sie als „Komplex", und ders. 1967, Sp. 1497, als „eine ausgedehnte Anlage mit Häusern für die verschiedenen Abteilungen und mit Werkstätten", allgemein zur Einordnung der Einrichtung(en) als ‚Stadt' in den urbanen Kontext, siehe: Horden 2015, 180–191; 2004, 95 f.
53 Greg. Naz. or. 43,63(7): Βασιλείου δέ, οἱ νοσοῦντες, καί τά τῶν τραυμάτων ἄκη, καί ἡ Χρίστου μίμησις, οὐ λόγῳ μέν, ἐργῳ δέ λέπραν καθαίροντος. Siehe speziell oben im Text und Caner 2018, 41, für die Sichtweise, dass es in der Einrichtung primär nicht um soziale (oder Kranken-) Pflege ging, sondern um das Zusammenleben von Mönchen und Leprösen, die spirituell ‚gereinigt' werden sollten.
54 Hierzu siehe z. B. vit. Rab. 51; und weiter unten im Text, sowie Miller 1997, 86.
55 So sieht es Miller 1997, 86, mit Verweis auf Greg. Naz. or. 43,63(5–7), der Basileios medizinisches Training betont (Greg. Naz. or. 43,23(6)), welches er sicherlich in seinen Einrichtungen umgesetzt habe. Hierbei sollte bedacht werden, dass eine medizinische Betreuung nicht zwangsläufig dasselbe ist wie eine pflegerische. Schon Liese 1922, 112, ist der Meinung, dass Basileios selbst pflegerisch tätig gewesen sei, was vermutlich an Lieses positivistischer Lesart der Texte des Gregor liegt. Horden 2012, 35, schreibt allgemein, dass Basileios galenische Medizin kannte, ihr therapeutische Potenzial sicherlich nicht ignorier, aber den

Interessanterweise schreibt er höchstwahrscheinlich vor 370 noch als Presbyter in einem Brief an den Praefectus seiner Provinz nicht von einem πτωχοτροφεῖον oder einem Xenodochium, sondern verwendet den Term καταγώγιον, also Herberge,[56] während er in seinen Mönchsregeln als Begriff Xenodochium verwendet.[57] Wenige Jahre später, in Briefen an die *numerii* des Präfekten, spricht er von πτωχοτροφεῖον.[58] Hieraus ließe sich schließen, dass der Begriff des Xenodochiums im Sinne einer christlichen Fürsorgeanstalt zu diesem Zeitpunkt nicht vollständig etabliert war und vielleicht noch die seit hadrianischer Zeit für Christen negative Konnotation eines Wirtshauses besaß,[59] weshalb Basileios im Brief an den Präfekten einen neutraleren Begriff wählte, da er mit dem Schreiben offensichtlich ‚seine' Baupolitik gegenüber nicht klar erläuterten Anschuldigungen zu verteidigen gedachte. Ihm wurde vorgeworfen, dass seine Bauten angeblich – auf welche Weise auch immer – dem Gemeinwesen bzw. dem Staat schaden würden. In der Forschung wird vermutet, dass die Vorwürfe von lokalen, heidnischen Eliten getätigt wurden, die dies als sozialpolitische Konkurrenz zu der von Kaiser Julian wenige Jahre zuvor initiierten staatlichen Armenfürsorge an-

---

‚Insassen' eher „doctoring as well as nursing", also statt Spezialisten Betreuer mit einer Vielfalt an Fähigkeiten angeboten habe.

56 Basil. ep. XCIV. Aus diesem Umstand mag die Beschreibung des Sozomenos in seiner Kirchengeschichte (6,34,9) herrühren. Allerdings schreibt er nur von einer Einrichtung, nennt sie einerseits ein Armenhaus, und andererseits die berühmteste der Herbergen: ὃ πτωχῶν εστιν ἐπισημότατον καταγώγιον. Die Wahl der Präsensform mag darauf hinweisen, dass die Einrichtung noch Mitte des 5. Jahrhunderts bestanden hat, was bei der teilweise schwierigen Finanzierungslage der Einrichtungen nicht selbstverständlich war. Zu den monetären Problemen solcher Unternehmungen, siehe weiter unten im Text: Kap. 5.8.; zur Datierung, siehe: Hauschild 1990, 218 f. (Fn 407/411); 239; u. Knorr 1968, 109–112.

57 Basil. reg. brev. 155: τῷ ξενοδοχείῳ ἀρρώστοις.

58 Basil. ep. CXLII u. CXLIII. Beide Briefe werden gewöhnlich auf 373 n. Chr. datiert, siehe: Courtonne 1961, 64 f.; jedoch zeigt Hauschild 1973, 14 f., dass die Einordnung nur wahrscheinlich, aber nicht sicher ist, wobei er auf Seite 66 mit Anm. 135 Brief CXLII mit Brief C verbindet, womit zumindest dieser im Kontext der Datierungsversuche über Basileios Krankheit im Jahr 373 zu verorten wäre, wenn auch Hauschild dies so direkt nicht schreibt und entsprechend in seinem Überblick in Band 1 (Hauschild 1990, 241) das Jahr als ungewiss offenlässt. Zur grundsätzlichen Kritik der ‚gewöhnlichen' Datierung, siehe auch: Hauschild 1973, 9. Dieselbe Bezeichnung findet sich auch in den Briefen CL und CLXXVI, die nichts über den Alltag in den dort erwähnten Einrichtungen verraten, aber sie klar in einen Kontext der Armenfürsorge stellen, hierzu siehe: Caner 2018, 28 f. Zur Datierung siehe erneut: Hauschild 1973, 16, 167 (Fn 147).

59 Für Kislinger 1984, 176 f., zeigen die Briefe des Basileios (ep. XCIV,38–39; CLXXIX,20), die Reden des Gregor von Nazianz (or. 4,111; 43,63), ein Brief des Johannes Chrysostomos (ep. ad. Olymp. IX,2a) sowie die Kirchengeschichte des Sozomenos (6,34,9), dass die Begriffe ξενοδοχεῖον und καταγώγιον zu dieser Zeit austauschbare Begriffe gewesen seien, die den Sprachgebrauch der „tatsächlichen Situation einer Gründerzeit [...] mit ihren noch nicht voll entwickelten und wechselseitig abgegrenzten Formen institutioneller christlicher Philanthropie" reflektierten. Entsprechend sieht er in der berühmten „Basilias" einen Mischtyp. Hiltbrunner 1967, Sp. 1497, hält es für Bescheidenheit des Basileios, die Anlage als καταγώγιον zu bezeichnen, erwähnt aber gleichzeitig, wie negativ einerseits das Wirtshaus (πανδοχεῖον) konnotiert war und dass der Begriff ξενοδοχεῖον sich erst durch die christlichen Fürsorgeanlagen als abgrenzender Begriff etablieren konnte (Sp. 1488 f.), sowie ders. 2005, 184 f. Dem ist grundsätzlich zuzustimmen, beim καταγώγιον im Brief des Chrysostomos handelt es sich jedoch offensichtlich um ein normales Gasthaus, in dem der örtliche Klerus sozusagen nur ambulant tätig war, siehe: Anfang Kap. 5.4.

sahen.⁶⁰ Wie auch immer der Vorwurf nun genau gelautet haben mag, für Basileios war er rätselhaft, denn er schreibt, dass das prächtig ausgebaute Bethaus, die daran angeschlossenen Wohnhäuser für das Kirchenpersonal sowie die καταγώγια ξένοις doch niemand ernsthaft Schaden zufügen könnten. Ganz im Gegenteil würden die Einrichtungen den Staat von seinen Aufgaben teilweise entlasten.⁶¹ Außerdem stünden die Örtlichkeiten als Unterkunft dem Präfekten und seinen Beamten jederzeit offen. Die

---

60 Knorr 1968, 100–109; 113 f. und Hauschild 1990, 218 f. (Fn 409), der ihm hierin zustimmt. Das Argument beruht primär auf den sprachlichen Eigentümlichkeiten, die Basileios verwendet: τί χεῖρον ἔχει τὰ δημόσια παρ' ἡμᾶς. Solch eine Sichtweise basiert grundsätzlich auf der Annahme, dass die nur einmalig für die Provinz Galatien bezeugte Armenfürsorge durch Julian tatsächlich auch in Kappadokien institutionalisiert worden war und Bestand hatte. Zu den Problemen der julianischen Sozialpolitik, siehe: Kap. 5.3. Außerdem stellt sich die Frage, ob heidnische Eliten tatsächlich glaubten, dass Arme eine kaiserliche Fürsorge durch einen christlichen Kaiser (hier Valens) als Leistung eines paganen Staats angesehen hätten. Wahrscheinlicher ist eher Knorrs Überlegung (113 f.), dass pagane Eliten in Caesarea in der Tradition Julians [oder ganz im Sinne des klassischen Patronage-Klientel-Systems] Bedürftigen ‚Sozialhilfe' zukommen ließen und daher die Bemühungen des Basileios als missionarisch motivierte Konkurrenz ansahen. Dagegen Müller 2009, 468 f., der Widerspruch durch Pagane aufgrund der sozialpolitischen Konkurrenzsituation zwar für möglich hält, es aber für fraglich, ob sie bei „einem offensichtlich christlichen Statthalter in einer solchen Richtung argumentiert" hätten. Womöglich gab es nur einen rein religiösen Grund – auf den Knorr als zusätzlichen Kritikpunkt der Heiden an Basileios hinweist – denn er verwendete für seine Einrichtungen anscheinend Baumaterialien des zerstörten, lokalen Tyche-Tempels, der nach einer Anordnung Julians, eigentlich wieder hätte aufgebaut werden sollen (Soz. hist. eccl. 5,4,3). Möglicherweise handelte es sich doch – Knorr lehnt eine solche Sichtweise mit Verweis auf die ‚ungewöhnlichen' Formulierungen im Brief ab – um einen internen Streit um das ‚Kirchenvolk', bei dem lokale Gegner des Basileios ihn beim wahrscheinlich christlichen Statthalter, der vielleicht einem anderen Glaubensbekenntnis als Basileios anhing, ‚anzuschmieren' gedachten. Müller 2009, 468 f., überlegt, dass die Kritik aus der nicht asketischen, christlichen Oberschicht kam, die durch Basileios Ideen ein zu starkes Eindringen des „asketisch-biblischen Ideals in eine konkrete, kirchlich geführte Großinstitution" befürchtet habe. Zum vermutlichen Christsein des Elias und den theologischen Differenzen zwischen den ‚Freunden', siehe: Hauschild 1990, 218 (Fn 407/410); Horden 2012, 37, geht nur indirekt auf den Konflikt ein, wenn er schreibt, dass die ‚Politik institutionalisierter Wohlfahrt', sich um 370 änderte, da sich die Kirche nun an eine ‚Reformation' der antiken Stadt und ihrer Gesellschaft wagte, indem sie jene nicht mehr in Bürger und Nicht-Bürger unterteilte, sondern in Arme und Reiche, weshalb solch neuartigen Einrichtungen für Arme im Sinne der neuen Narration die Approbation der verschiedenen Gruppen, vom Provinzpräfekten bis zu den Anhängern des letzten Bischofs, benötigt hätten; diese Sichtweise basierend auf Brown 2002, 3–9; 34–42, der den Konflikt eher dahingehend einordnet, dass Basileios als *euergetes* auftrat, als er mit seiner ‚Suppenküche' die von Brown vermutete Hungersnot jener Zeit bekämpft habe und damit womöglich beim Präfekten der Eindruck entstanden sei, Basileios mache ihm seine ‚Kompetenzen' streitig, wobei Basileios Motive möglicherweise auch darin lagen, sich dadurch die erhoffte Wahl zum Bischof abzusichern; dagegen geht Caner 2018, 32 f., davon aus, dass die Basilias ein reines Leprosorium war, was erklären würde, warum sie erstens außerhalb der Stadt angesiedelt war und zweitens weshalb es Klagen dagegen gab.
61 Das von Basileios verwendete Bild bezieht sich primär auf die von Valens zugestandene Selbstverwaltung der Kirche zumindest in Caesarea, kann aber gleichfalls auf den sozialpolitischen Charakter der Bauten bezogen werden; siehe: Hauschild 1990, 219 (Fn 411), und Knorr 1968, 103 f., die hierin den eigentlichen Grund sehen, warum Basileios den Term καταγώγιον verwendet habe, denn er wolle damit den weltlichen Charakter seiner Anlagen betonen, während er gleichzeitig die christlichen Aspekte bewusst heruntergespielt habe, um dem Beamten, nicht dem Christen Elias seine Bemühungen als Hilfe bei den eigentlich staatlichen Aufgaben zu verkaufen. Zu grundlegenden Problemen der Existenz solch staatlicher Aufgaben, siehe: vorangehende Fußnote. Zum Punkt der Selbstverwaltung passt außerdem eine Mitteilung des Theodoret (hist. eccl. IV,19,13), der behauptet, dass Valens bei seinem zweiten Besuch in Caesarea die schönsten

Pluralform weist also ganz klar darauf hin, dass Basileios in ‚seiner' Gemeinde nicht nur eine solche Einrichtung betrieb, sondern mehrere.⁶² Entsprechend war Personal für die Versorgung der Kranken und Reisenden angestellt, für das Basileios vier verschiedene Tätigkeitsbereiche differenziert: Die, die sich um Kranke (allgemein) kümmern, also womöglich Pflegekräfte, sowie die, die die Kranken medizinisch behandeln, also vermutlich Ärzte. Außerdem gab es zwei Gruppen, die als Hilfskräfte bezeichnet werden sollten, nämlich die, die etwas tragen, vielleicht Träger von Gepäck und/oder Sänften, also für eine Art von Krankentransport zuständig waren, und eine Gruppe von Personen, die als Begleiter oder einfach als allgemeine Betreuer verstanden werden können.⁶³ Das Personal war also anscheinend medizinisch und krankenpflegerisch gebildet und bestand nicht aus reinen Laien.⁶⁴

Eine Beschreibung des Arbeitsalltags in dieser Einrichtung gibt der Brief leider nicht. Dass der Unterhalt mehrerer Einrichtungen mit solch einer personellen Ausstattung nicht ohne materielle bzw. finanzielle Aufwendungen zu gewährleisten war, ist offensichtlich, weshalb in den schon erwähnten Briefen an die *numerii* des örtlichen Präfekten – Basileios konnte anscheinend die Vorwürfe gegen seine Person bei ihm abwehren – die Finanzbeamten darum gebeten werden, die πτωχοτροφεία von der συντέλεια (womöglich die *munera*) zu befreien. Neben den monetären Aspekten verrät der zweite Brief, dass eine der Einrichtungen von einem sogenannten χωρεπίσκοπος geleitet wurde und dass der angeschriebene *numerus*, vermutlich mit seinem Privatvermögen, ein

---

Landgüter, die er besaß, dem Basileios für die zusätzliche Finanzierung der Armenfürsorge geschenkt habe; zum Schweigen der zeitgenössischen Quellen hierzu, siehe: Knorr 1968, 115 f.

62   Gleichfalls Miller 1997, 86, der den Umstand aus der Eulogie des Gregor von Nazianz auf Basileios herausliest (Greg. Naz. or. 43,63(1)). Theoretisch ist es möglich die Pluralform καταγώγια ξένοις im Sinne von Fremdenzimmern zu verstehen, die trotzdem in einem Gebäude konzentriert waren.

63   Basil. ep. XCIV: τούς νοσοκομούντας, τούς ἰατρεύοντας, τά νωτοφόρα, τους παραπέμποντας. Philipsborn 1961, 347, interpretiert Erstere als Krankenpfleger; Miller 1997, 86, sieht, neben Ärzten, ebenfalls „nursing attendants"; Risse 1999, 85 f.; und Rhee 2015, 130, ihm darin folgend, halten den Großteil des Pflegepersonals für Laien, die womöglich ein grundlegendes medizinisches Training genossen und unter der Supervision des Klerus (Geistliche und Diakone) gestanden hätten; dagegen meint Horden 2001, 144, hierzu, dass Basileios nicht streng zwischen Pflege und Medizin unterscheiden würde, denn er schreibe nicht von *iatroi*, sondern von *iatrouontai*.

64   Insoweit mag die These von Robinson 1946, 26 ff., kritisch betrachtet werden, dass Basileios zwar Einrichtungen für Leprakranke, ‚Krüppel' und mental Beeinträchtigte schuf, in denen sich unter seiner Supervision Ärzte, Pflegekräfte und anderes Personal um diese kümmerten, der Kirchenvater aber der hippokratischen Medizin, mit ihrer Lehre von den natürlichen Ursachen der Krankheiten, ein Ende bereitet habe, da er die Krankheiten auf einen göttlichen Ursprung zurückführt und daher die Behandlung theologisch zu erfolgen hatte. In Basileios Nachfolge soll die Krankenpflege („monastic nursing") also weniger Interesse daran gehabt haben, einen Körper wiederherzustellen, als die Seele darauf vorzubereiten, ihren Schöpfer zu treffen. Freilich sei nichts bekannt über die Methoden der klösterlichen Krankenpflege, auch nicht, was für die Abschwächung von Schmerz oder zur Wiederherstellung von Gesundheit getan wurde, aber für Robinson ist es sicher, dass klösterliche Pflege hauptsächlich nicht medizinische Pflege gewesen sei, zwar inspiriert von christlicher Nächstenliebe, aber nicht durch Wissenschaft – wenn auch ohne Zweifel die Anwesenheit der Pflegekräfte den Kranken Trost gespendet habe.

πτωχοτροφεῖον in Amaseia finanzierte.⁶⁵ Was nun konkret in solchen Häusern passierte, ob und wie eine Pflege von Aussätzigen oder anderen Personen stattfand, darüber ist aus den Briefen nichts zu erfahren. Genauso verhält es sich im Brief des Gregor von Nazianz an Cyriacus, in dem es im Prinzip gleichfalls um das monetäre Sujet geht. Auch er bittet den angeschriebenen Beamten offensichtlich darum, die Grundstücke, aus deren Ertrag das πτωχεῖον mitfinanziert wurde, von der Steuer zu befreien, welche er als Bedrohung für die Finanzierung desselbigen darstellt. Die Einrichtung wurde von einem gewissen Sacerdus, einem συμπρεσβύτερος, geleitet und durch Spenden von Personen mitfinanziert, die an das Armenhaus angrenzende Grundstücke besaßen. Auffällig ist hier, dass Gregors Argument für die steuerliche Befreiung darin besteht, dass dieser Cyriacus – analog zum *numerus* im Brief des Basileios – dadurch seinen persönlichen Beitrag zur Finanzierung der Einrichtung und damit zur Armenfürsorge leisten würde.⁶⁶ Bei den angeschriebenen Beamten handelte es sich also womöglich um Christen, da für sie – wie aus der programmatischen Rede Gregors ersichtlich ist – dies eine erstrebenswerte Tätigkeit war.⁶⁷ Andererseits könnte der Brief Teil der Strategie Gregors gewesen sein, die Armenfürsorge und vor allem deren Finanzierung als festen Bestandteil des christlichen Werte- und Tugendkanons zu etablieren.⁶⁸

5.3 Konkurrenz durch Kaiser Julian

Gegen eine solche Etablierung spricht ein Brief des Kaisers Julian an den Oberpriester Arsacius von Galatien, in dem das Programm aufgestellt wird, dass den Christen in ihrer Armenfürsorge nachzueifern sei, da es eine Schande sei, dass die ‚gottlosen Galiläer' nicht nur ihre, sondern genauso ‚unsere Armen durchfüttern' (τρέφουσι) würden. Die Armenfürsorge sei schließlich aus dem Gebot der Gastfreundschaft abzuleiten, welches schon aus den homerischen Werken entnommen werden könne. Der Ober-

---

65 Basil. ep. CXLII (συντέλεια) u. CXLIII: Ob es sich beim χωρεπίσκοπος wirklich um den leiblichen Bruder des Basileios handelt, ist für mich nicht ersichtlich, es könnte sich auch einfach um einen ‚Glaubensbruder' handeln. Die Person, die dieses Amt ausführte, war eine Art Stellvertreter des zuständigen Bischofs in besonders ruralen und weitläufigen Gemeinden, siehe: Kisten 1954, Sp. 1105. Der Antrag auf Befreiung der Einrichtungen von der Steuer steht nicht im Widerspruch zu den Steuerbefreiungen durch die Kaiser Constantius (II.) und Constans (Cod. Th. 16,2,10; 16,2,14), da diese sich auf die *immunis* der Kleriker als Privatperson beziehen; siehe auch Kap. 5.8. Bei Ἀμασεία handelt es sich vermutlich um die pontische Metropole, die heute als Amasya bekannt ist. Horden 2015, 185, meint zur Frage der Finanzierung und des rechtlichen Rahmens, dass wir nichts Sicheres darüber sagen können, zumindest bzgl. der Basilias, denn in den Briefen an die *numerii* gehe es um Einrichtungen außerhalb Caesareas.
66 Greg. Naz. ep. CCXI. Bei Cyriacus handelte es sich vermutlich um einen Christen, siehe: Wittig 1981, 257 (Fn 421) sowie Hauser-Meury 1960, 58, die eine Datierung für ungewiss hält und unter Verweis auf die Korrespondenz des Basileios zeigt, dass ἐπήρεια hier – obwohl kein Terminus technicus – klar als Ausdruck die Besteuerung beschreibt.
67 Greg. Naz. or. XIV,5–6; 8–9; 15; 18; 26–27; 39–40.
68 Ganz im Sinne von Brown 2002, 3–9; 34–40.

priester solle in jeder Stadt in Galatien zahlreiche Herbergen (Ξενοδοχεῖα) errichten, damit Fremde, egal welcher Religion sie zugehörig seien, ‚unsere Menschenliebe' (ἡμῶν φιλανθρωπίας) genießen würden (ἀπολαύσωσιν). Hierfür stellte der Kaiser jedes Jahr 30.000 Scheffel Getreide und 33.000 Liter Wein für ganz Galatien bereit, die unter anderem an die Fremden und an Bettler (μεταιτοῦσιν) verteilt werden sollten.[69] Dies würde bedeuten, dass eine Armenfürsorge durch christliche Akteure um 360 etabliert war und vom Kaiser als erfolgreiche Missionierungskampagne erkannt wurde, die er nun mit gleichen Mitteln zu bekämpfen gedachte.[70] Der Brief lässt eindeutig erkennen, dass Julian die christliche Fürsorge als Gefahr für die Dominanz des ‚Hellenentums' ansah. Der primär religiöse Hintergrund seines Unterfangens zeigt sich in der Delegation der Aufgabe an den heidnischen Oberpriester von Galatien, und nicht etwa an den Präfekten der Provinz.[71]

---

69   Soz. hist. eccl. 5,16,5–11 (speziell 5,16,9–11).

70   Knorr 1968, 107–109, bemerkt zu diesem Punkt, dass Julian nur allgemein auf die christliche Caritas verweist, dass es keine Erwähnung von besonderen Einrichtungen der Christen gäbe, in denen sie Kranke und Fremde versorgen würden, und der Kaiser womöglich sogar als Erster die Armen- und Fremdenfürsorge institutionalisiert habe, er also von alltäglichen Beispielen christlicher Nächstenliebe inspiriert gewesen sei. Die Idee der Institutionalisierung beruht einerseits auf Knorrs Überlegung, dass Basileios seine Einrichtungen als Konkurrenz zu staatlichen Leistung etablierte bzw. dass die heidnischen Teile der kappadokischen Eliten Basileios' Bemühungen als unrechtmäßige Konkurrenz hierzu ansahen (hierzu siehe weiter oben) und andererseits auf Knorrs Annahme, dass Basileios' Abhängigkeit von möglichen christlichen Vorgängern wie z. B. Eustathios sich nicht sicher chronologisch nachweisen lasse, was ich zumindest insoweit zurückweisen möchte, dass die personellen Verbindungen zu Eustathios deutlich sind und dass dessen Bischofszeit in Sebasteia recht sicher auf die zweite Hälfte der 350er Jahre datiert werden kann, was eine entsprechende Datierung der Einrichtung dort wahrscheinlich macht. Grundsätzlich ist hierbei zu kritisieren, dass Knorr anscheinend von einer streng-linearen Abhängigkeit ausgeht, die womöglich so gar nicht existiert hat und auch gar nicht nötig ist, um seine These der heidnischen Konkurrenz gegen die basileische ‚privat-kirchliche' Sozialhilfe zu festigen. So ist es absolut plausibel, dass Basileios seine Einrichtungen einerseits auf christlichen Vorbildern aufbaute und sie gleichzeitig eine Konkurrenz zur von Julian etablierten und womöglich von Jovian und Valens fortgeführten staatlichen Armenfürsorge sein sollte. Kötting 1950, 377, meint wiederum, dass der Kaiser vielleicht von der Fürsorge der „Oberhirten" angeregt worden sei, dass beide Seiten auf Vorgegebenes zurückgreifen konnten, weshalb er weder Julian als tatsächliches Vorbild für die Bischöfe ansieht noch die Bischöfe für Julian.

71   Hiltbrunner 2005, 190–194, schreibt, dass Julian schon in seinen Jugendjahren in Konstantinopel die „Erfolgsgeschichte" der christlichen Einrichtungen verfolgen konnte und deren Nutzen einer „ungeheur wirksamen Werbung" für die ihm später so verhasste Religion erkannt habe. Ein Verbot wäre kontraproduktiv gewesen, weshalb er sie zu überbieten versucht habe. Diese Argumentation setzt voraus, dass die erst spät bezeugten Einrichtungen des Zotikos und anderer in der Stadt am Bosporus tatsächlich existierten sowie eine deutlich erkennbare sozialpolitische Auswirkung hatten, was Hiltbrunner einerseits bewusst ist und anderseits von ihm zumindest partiell in Zweifel gezogen wird, da er die Details der Überlieferung für unhistorisch hält (192 f.), nicht aber die Existenz solcher sozialfürsorglichen Einrichtungen, und von einer „Vielzahl von Xenodochien und spezialisierten Anstalten" in der zweiten Hälfte des 4. Jahrhunderts ausgeht (194). Zu meinen Zweifeln hierzu, siehe weiter unten im Haupttext. Eine ähnliche Sicht wie Hiltbrunner, schon bei Liese 1922, 104, der erkennt, dass der „Mangel an Quellen" über die Einrichtungen ‚jener älteren Zeit' einen Nachweis unmöglich macht, aber gleichfalls davon ausgeht, dass es eine ausgedehnte Armenfürsorge gegeben haben muss, denn sonst sei nicht verständlich, warum Julian „so große Mittel" bereitgestellt habe.

Nun ist der Brief des Kaisers nur in der Kirchengeschichte des Sozomenos überliefert. Für eine zumindest partielle Authentizität des Schreibens spricht der Umstand, dass Gregor von Nazianz in einer seiner Reden gegen Julian erwähnt, dass jener im Rahmen seiner Maßnahmen in Konkurrenz zum Christentum unter anderem Gaststätten und Gästezimmer errichten ließ.[72] Miller gibt hierzu zu bedenken, dass die christlichen Einrichtungen, auf die sich Julian bezieht, für die Armenspeisung und Unterkunft da waren, und impliziert damit, was er an anderer Stelle schreibt, dass sie noch keine medizinische Versorgung boten, da solche Einrichtungen erst Ende des 4. Jahrhundert gegründet wurden.[73] Doch auch für den Fall, dass der Brief nicht echt sein sollte, also von Sozomenos oder jemand anderem erfunden wurde, zeigt er, dass die Christen sich offensichtlich ihres Missionierungserfolgs im zentralen Kleinasien durch die universelle Armenfürsorge bewusst waren, so dass als Gegenmaßnahme des ‚Christenhassers' eine Kopie der Strategie für glaubhaft befunden wurde.[74] Hätten christliche Autoren dem ‚Apostaten' diese Worte tatsächlich nur angedichtet, zeigt dies im Umkehrschluss, dass solch ‚kreative' Autoren die eigentlich selbstlose Fürsorge zudem nach ihrem Missionierungspotenzial beurteilten und nicht nur aus reiner Menschenliebe heraus. Unabhängig vom Wahrheitsgehalt des kaiserlichen Briefes mag noch erwähnenswert sein, dass Galatien eine Nachbarprovinz von Kappadokien ist und die Kirchen der Region durch ihr Personal verbunden waren. So schreibt Sozomenos, dass Prapidius, der zeitweise der *Basilias,* der Einrichtung des Basileios, vorstand,[75] später die Kirche in Ankyra, dem heutigen Ankara, leitete.[76] Die Berichte des Palladios über Xenodochien und Krankenpflegepraktik in der galatischen Metropole sind vermutlich zeitgenössisch und somit mindestens eine Generation später zu datieren.[77] Die personellen Verbindungen sind offensichtlich nachjulianisch. Doch auch

---

72 Greg. Naz. or. 4,111 (PG 35, 648C): καταγώγια πήξασθαι καὶ ξενώνας. Hierzu siehe auch: Kislinger, 1984, 176.
73 Miller 1997, 73; 68 (‚andere Stelle'); aus denselben Gründen hält Müller 2009, 459, das kaiserliche Projekt für institutionsgeschichtlich mit dem des Basileios kaum vergleichbar, denn neben der fehlenden Pflege von Kranken, verknüpfe Julian auch nicht die „Fremdenherbergen mit dem religiösen Kult"; Kislinger 1984, 177, geht davon aus, dass Julian Krankenversorgung bei seinen philanthropischen Einrichtungen nicht mitgedacht habe, da er womöglich die existenten Formen paganer medizinischer Betreuung, z. B. in Tempeln, als der christlichen Konkurrenz gewachsen ansah. Schon Hunger 1965, 175, hält den Brief für echt, fokussiert jedoch den Aspekt der julianischen Strategie durch Kopie christlicher Philanthropie, die der Kaiser als originär heidnische Erfindung darstellen würde, die Ausschaltung der Kirche voranzutreiben, wobei Hunger ganz richtig allgemein von der „Organisation dieser Fürsorge" schreibt und nicht explizit von Krankenpflege.
74 Knorr 1968, 119–121, geht davon aus, dass Julian, der „tieferblickend als viele seiner heidnischen Zeitgenossen war" das Potenzial der Armenfürsorge zur Missionierung klar erkannt hätte; ein Potenzial, welches so dann von Basileios knapp eine Dekade später voll ausgeschöpft worden sei.
75 Zu den Einrichtungen des Basileios, siehe vorangehendes Kapitel.
76 Soz. hist. eccl. 6,34,9.
77 Pallad. hist. Laus. LXVII; LXVIII: Palladios formuliert hier so, dass der Eindruck entsteht, dass er selbst diesen Mönch getroffen hat. Zu Palladios Leben und Lebensdaten, vermutlich von etwa 364 bis max. 431, davon lebte er zwischen etwa 388 bis 399/400 als Mönch in Ägypten und wurde anschließend

wenn der Briefverkehr des Basileios sowie der des Gregor von Nazianz durchaus eine gewisse Verbreitung der Idee solcher Einrichtungen nahelegen, ist aufgrund der dürftigen und indizienhaften Quellenlage eine weitläufige Verbreitung institutionalisierter Armen- und Krankenfürsorge trotzdem nicht anzunehmen,[78] weshalb es zweifelhaft ist, ob der Kaiser tatsächlich das breitenwirksame Potenzial einer Missionierung durch praktisch angewandte, christliche Nächstenliebe in der Praxis erkennen konnte. Wenn, dann hat er es wohl eher nur erahnen können.[79] Während rund 100 Jahre später, Mitte des 5. Jahrhunderts, ein Kirchenhistoriker wie Sozomenos retrospektiv durchaus eine solche Entwicklung erkannt haben könnte und eine ‚im Kern wahre' Feststellung entsprechend ‚authentisch' für seine Leser aufbereiten wollte.

Sollte Sozomenos jedoch tatsächlich den Brief ohne Verfälschungen im Wortlaut wiedergegeben haben, dann mag eine Überlegung von Miller eine plausible Erklärung hierfür bieten. Er geht davon aus, dass der ‚extreme Arianer' und medizinisch ausgebildete Aetios von Antiochia und sein Gefolge womöglich während ihrer einflussreichen Zeit von 344 bis 364 in gleichnamiger Stadt die ‚philanthropische' Medizin in örtlichen Xenodochien etabliert hätten, was einerseits ihm und seinen Anhängern große Popularität eingebracht habe, anderseits die von Johannes Chrysostomos 381 erwähnten Einrichtungen für Kranke erklären würde.[80] Zwar formuliert Miller nicht explizit, dass die Einrichtungen des Eustathios und des Basileios, beide ‚moderate Arianer' und Gegner des Aetios, gegen ihn und seine Popularität gegründet worden seien, hält eine Form von philanthropischer Gesundheitsfürsorge jedoch für eine ‚natürliche' Antwort hierauf.[81] Letztlich geht er davon aus, dass trotz der unsicheren und nur indizienhaften Quellenlage angenommen werden kann, dass unter den Anhängern

---

zum Bischof von Helenopolis in Bithynien gewählt, siehe: Krottenthaler 1912, III; sowie Butler 1989, 2 f., der das Entstehungsdatum der *Historia Lausiaca* auf circa 420 datiert; zu den wiederholten Erwähnungen von persönlichen Begegnungen mit seinen Hauptdarstellern sowie der Frage nach seinen möglichen Quellen, siehe: Schulze 2013, 89 (m. Anm.).

78 Hierbei sollte nicht nur an den fehlenden Nachweis und die daraus zu schlussfolgernde niedrige Quantität der Einrichtungen gedacht werden, sondern ebenfalls an die schon oben angesprochenen Bemühungen des Gregor von Nazianz, seinen Glaubensbrüdern und -schwestern die Armen- und Krankenpflege als nacheiferungswürdige Tugend anzupreisen.

79 Kislinger 1984, 177, meint, dass Julian – zumindest was den Bereich der medizinischen Versorgung angeht – auf der „Entwicklungsstufe der heidnischen Antike verharrt" sei.

80 Miller 1997, 77 f.; 147. Joh. Chrys. adh. Stag. 3,13 (PG 47, 490). Miller hält die Einrichtungen des Aetios für die ersten, die aus reinen Herbergen für arme Migranten aus dem syrischen Hinterland zu ‚Krankenhäusern' umgewandelt wurden (147).

81 Miller 1997, 78 f. u. 88. Eustathios habe sich vor allem um die monastische Bewegung in Asia Minor gekümmert und das zweite der beiden großen Gebote des Mönchstums betont, nämlich die Nächstenliebe. In diesem Rahmen habe er eine Einrichtung der Armenfürsorge in Sebasteia gegründet, die er allerdings zur Verwaltung in die Hände der lokalen Mönchsgemeinde gegeben habe. Dabei gibt es in den Quellen keinen direkten Beweis, dass in der Einrichtung auch Ärzte tätig waren; der Ausdruck des *ptochotropheion* oder *potocheion* weise auf Armenspeisung und -unterkunft hin (78 f.). Basileios, der sich später dem nizäischen Glaubensbekenntnis zuwandte, hätte die politischen Implikationen der arianischen Fürsorgebemühungen erkannt und daher im kappadokischen Caesarea ähnliche Einrichtungen gegründet (88).

des Arianismus viele medizinisch gebildet waren und sie ihre Fähigkeiten den Armen und Hilfsbedürftigen kostenlos zur Verfügung stellten, was wiederum eine Gegenreaktion von Seiten der orthodoxen Kräfte hervorrief und schließlich am Ende des 4. Jahrhunderts zu einer Reihe von fest etablierten Einrichtungen der medizinischen und allgemeinen Wohlfürsorge in den östlichen Metropolen geführt hat. Dass die initiative Leistung der ‚extremen Arianer' in den Quellen nur unzureichend dokumentiert ist, mag seiner Meinung nach an Niederlage und Niedergang des arianischen Glaubenskonzepts liegen, aber gleichfalls an der konsequenten Feindseligkeit der Nizäischen Sieger gegenüber ihren verhassten Kontrahenten.[82] Eine Überlegung, die durchaus plausibel erscheint, stimmt man der Meinung zu, die der Historiker Ammianus dem Julian zuschreibt, nämlich, dass wilde Tiere für den Menschen nicht so gefährlich sind, wie die meisten Christen sich gegenseitig todfeind seien.[83]

5.4   Erste Blüte der christlichen Pflegeeinrichtungen

Es lässt sich in der Überlieferung also tatsächlich erst für die Herrschaftszeit des ersten Theodosios eine stärkere Verbreitung der sozialfürsorglichen Einrichtungen erkennen.[84] Zu jener Zeit soll auch die Kirche in Alexandria ein Xenodochium betrieben haben, wie aus den Beschreibungen der *Historia Lausiaca* des Palladios erschlossen werden kann. Strenggenommen schreibt er aber nur vom Presbyter Isidoros, den er als Xenodochos bezeichnet, also als einen Vorsteher solch einer Einrichtung. Eine konkrete Erwähnung der Einrichtung findet sich bei ihm nicht.[85] In der Forschung werden auf der Basis des Werks des Epiphanios zu der möglichen Einrichtung nicht vollständig überzeugende Thesen postuliert. Einmal wird vermutet, dass Georg, Bischof der Stadt Mitte des 4. Jahrhunderts, schon ein Xenodochium betrieben habe.[86] Allerdings

---

82   Miller 1997, 84 f. Des Weiteren erscheint noch erwähnenswert, dass Miller 1997, 118; 122, in einem extra dem Mönchswesen gewidmeten Kapitel betont, dass im 4. Jahrhundert die Akteure philanthropischer „medical care" – bis auf die radikalen Arianer – alle innerhalb des Klösterwesens wirkten. Nach dem Sieg über die Arianer im Laufe der 360er Jahre betrieben vor allem die kleinasiatischen Mönche solche Einrichtungen, die nach 450 und dem Konzil von Chalcedon – nach dem sie sich ihren lokalen Bischöfen unterzuordnen hatten – bis zum Ende des „East Roman Empire" eine wichtige Rolle spielten. Nur die Mönche, die sich der reinen *theoria* gewidmet hatten, zogen sich aus den „public hospitals" zurück (118). Dabei seien gerade die anatolischen Mönche fast mit jedem „hospital" im östlichen Reichsteil verbunden gewesen. Überhaupt hält er die Jahre zwischen 350 und 451 für den Höhepunkt der klösterlichen „charities" (122).
83   Amm. hist. 22,5,4.
84   Die Schwester des Kaisers, Aelia Pulcheria, soll laut Sozomenos (hist. eccl. 9,1,10) neben Kirchen und Klöstern auch Herbergen für Arme und Fremde gestiftet haben: καταγώγια πτωχῶν καὶ ξένων.
85   Pallad. hist. Laus. I.
86   Miller 1997, 93 f., mit: Epiph. Pan. 76,1,6. Mir erscheint dies nur indirekt ersichtlich, denn ein solcher Gegner der Arianer wie Epiphanios prangert eigentlich an jener Stelle (76,1,5–7) die verwerflichen Praktiken der Selbstbereicherung mit Hilfe von dubiosen Bestattungsgebühren durch Georg an. Eine solch posi-

schreibt Epiphanios von Gastfreunden (τῶν ξένων) und nicht etwa von ὁ ξενών, erwähnt also nicht dezidiert ein Xenodochium oder Vergleichbares.

Die Erwähnung einer solchen Einrichtung in der koptischen Version der palladischen Historia Lausiaca im Rahmen der Vita des ägyptischen Mönchs Pambo ist als Beweis hierfür gleichfalls problematisch.[87] Zwar ist die zeitliche Nähe des Lebens des Pambo (Tod um 375) und der Bischofszeit des Georg zwischen 357–361 ein Indiz dafür, aber das erwähnte Xenon könnte genauso gut von einem anderen Bischof gegründet worden sein. Davon abgesehen ist die koptische Erweiterung nur im Rahmen eines Synaxarions aus dem 10. Jahrhundert überliefert, was Zweifel an der Korrektheit der historischen Details aufkommen lassen kann.[88] Sollte der Arianer Georg jedoch tatsächlich schon ein Xenodochium eingerichtet haben, findet sich in den hierfür herangezogenen Quellen aber keine Erwähnung von Krankenpflege bzw. -fürsorge.[89] Es handelte sich also womöglich nur um ein normales Gästehaus. In den Quellen sind medizinische und pflegerische Betreuung erst für Anfang des 7. Jahrhunderts sicher nachzuweisen, wenn Leontios von Neapolis im Bericht über das Leben des Johannes des Barmherzigen schreibt, dass um 612 der Patriarch der Stadt Xenones und Nosokomeia betrieb, in denen medizinische und pflegerische Versorgung ‚kostenfrei' angeboten wurde.[90] Doch auch hier gibt es keine Information, wer die Krankenpflege tätigte.

Zusätzlich zur Etablierung einer solchen Einrichtung wird Epiphanios in der Forschung auch als Zeuge aufgerufen, um Georg die Gründung der *parabalani* anzudichten. Er habe als Bischof von Alexandria im Rahmen seines Bestattungssystems diese Gruppe etabliert und sie als Totengräber eingesetzt.[91] Eine solche Aufgabe findet im Codex Theodosianus jedoch keine Erwähnung, sondern nur ihre Aufgabe, sich um Kranke zu kümmern. Nun wurde das Gesetz fast 70 Jahre nach dem Tod des Georg erlassen, weshalb es möglich ist, dass sich das Aufgabenspektrum der Gruppe verändert hat. Höchstens die Überlegung, abgeleitet aus dem Hintergrund des Gesetzes, dass sie als Schlägertruppe missbraucht wurden, obwohl sie sich eigentlich um Kranke in der Öffentlichkeit kümmern sollten, also womöglich Aussätzige notfalls mit Gewalt in eine entsprechende Unterkunft zu bringen hatten, wäre ein Indiz für die Etablierung

---

tive Tätigkeit wie das Betreiben eines Xenodochiums würde Epiphanios einem Arianer doch wohl eher nicht zugestehen.

87 Pallad. hist. Laus. Abs L (Ed: Bunge/Vogüé 1994, 101 f.).
88 Butler 1898, 137–148, lehnt in seiner Editierung der HL eine Authentizität der koptischen Erweiterung ab, während Bunge/Vogüé 1994, 63–80, sie für zeitgenössisch-authentisch halten, da sie von zwei Versionen der HL ausgehen, einer ‚offiziellen' und zensierten (die von Butler editierte) und einer vollständigen Version, die nur als koptische Übersetzung im Rahmen des Synaxarions überliefert worden sei.
89 Zumindest hier sind Miller 1997, 93, und ich einer Meinung.
90 Leontios von Neapolis, Vita Johannes des Barmherzigen, VII (Ed. Gelzer). Miller 1997, 93 f. Hierzu siehe auch: Hunger 1965, 178.
91 Miller/Nesbitt 2014, 82 f., auf Basis von: Epiph. Pan. 76,1,6, in Kombination mit: C.Th. 16.2.42–43.

eines Leprosoriums – allerdings noch kein Beweis dafür, dass diese dann schon durch Georg initiiert worden war.⁹²

Als gesichert kann gelten, dass in der theodosischen Zeit die Verwendung des Begriffs Xenodochium zunimmt, während der Begriff πτωχεῖον nur selten bei den Autoren dieser Zeit auftaucht.⁹³ Johannes Chrysostomos, der kurzzeitige Bischof von Konstantinopel, behandelt in seiner Homelie über das Matthäusevangelium das Problem der sozialen Ungleichheit, welches seiner Meinung nach leicht zu lösen sei, indem die wenigen Reichen, etwa ein Zehntel der Bevölkerung, sich der ganz Armen, ebenso etwa ein Zehntel, annehmen würden – was sie aber nicht ausreichend täten. Stattdessen kümmere sich die Kirche, obwohl als Organisation nur mit mäßigem Einkommen versehen, mittlerweile schon um mehr als 3000 ökonomisch hilfsbedürftige Individuen. Dazu kämen noch andere Gruppen, unter anderem Kranke in den Xenodochien.⁹⁴ In einer anderen Schrift erwähnt er in einem medizinisch-pflegerischen Kontext ein ξενών.⁹⁵ Dagegen schreibt er in einem seiner Briefe an Olympias sogar nur von καταγώγιον, was wohl daran liegen dürfte, dass die Einrichtung einerseits nicht seine war und andererseits vermutlich ein normales Gasthaus in Caesarea war, in dem er mit Fieber darniederliegend von Personen des örtlichen Klerus behandelt und gepflegt wurde, die anscheinend extra dorthin gerufen werden mussten.⁹⁶ Dagegen

---

92 Zum Problem der *parabalani*, siehe: Kap. 5.9.
93 Pallad. hist. Laus. VI, ist ein Beispiel für die Verwendung des Begriffs πτωχεῖον. In dieser Erzählung hatte es sich der Leiter eines Armenfürsorgehauses in Alexandria, Makarios, zur Aufgabe gemacht, eine habsüchtige Jungfrau von diesem Makel zu befreien, indem er ihr für angebliche Edelsteine 500 Münzen entlockte, die er zur Finanzierung seiner Einrichtung verwendete. Bemerkenswert ist hier, dass die Einrichtung zweistöckig war und nach Geschlechtern getrennt, oben die Frauen, unten die Männer. Doch auch hier findet sich keine Erwähnung von Krankenpflege oder -personal. In Kapitel LXVII schreibt Palladios nur von Bedürftigen (πτωχοί) und erwähnt konkret als Einrichtung nur Xenodochien.
94 Joh. Chrys. in. Mt. hom. 66,3: τοῖς ἐν τῷ ξενοδοχείῳ κάμνουσι. Interessant ist hier, dass er das Partizip von κάμνω verwendet, also die, die durch Mühe, Anstrengung und Erschöpfung oder Arbeit, krank wurden. Ein Wort, das in den Kontext der Armenfürsorge, der Gezeichneten durch das Leben und somit der ökonomischen Situation, besser passt als ein allgemeines νοσέω. Zur Aussage des Chrysostomos in dessen Homelie meint Miller 1997, 102, dass der Goldmund damit eigentlich meinte, dass die Reichen den Zehnten der Kirche spenden sollten, damit der Bischof und seine Priesterschaft das Geld dann so verwenden könnten, wie sie es für sinnvoll halten würden. Solch eine Interpretation ist sicherlich möglich, aber nicht zwingend, denn Chrysostomos behauptet, die Kirche würde sich schon jetzt um die unteren zehn Prozent kümmern, womit er impliziert, dass die Kirche die monetäre Kraft dafür aufbringen kann. Die Aufforderung an Wohlhabende, mehr oder überhaupt etwas zu spenden, ist wohl eher allgemein moralisierend gemeint oder vielleicht tatsächlich sozialkritisch zu sehen. Dass Chrysostomos Wohlhabenden kritisch gegenüberstand, mag sich vielleicht auch aus dem Umstand erklären, dass Landbesitzer seinen Plan, ein außerstädtisches Leprosorium (καταγώγιον) zu bauen, kurz vor Fertigstellung durchkreuzt hatten, siehe: Miller/Nesbitt 2006, 38–41; dies. 2014, 81. Möglich ist hier zudem eine Lesart à la Brown 2002, 3–9; 34–40, dass Chrysostomos ähnlich wie Basileios damit versucht haben könnte, seine Stimme in der spätantiken (Stadt-)Politik zu positionieren. Zu Chrysostomos' Bemühungen der allgemeinen ‚Krankenfürsorge' und den Umstand, dass dessen Diakone tendenziell anscheinend eher organisatorisch tätig waren, siehe: Wacht 2006, Sp. 861 f.
95 Joh. Chrys. adh. Stag. 3,13.
96 Joh. Chrys. ep. IX,2a.

verwendet Palladios in seiner Vita über Johannes Chrysostomos für dessen Einrichtungen in Konstantinopel die Bezeichnung des νοσοκομεῖον.[97]

Die Prävalenz des Begriffs des Xenodochiums könnte am immer stärker werdenden Klöster- und am Pilgerwesen gelegen haben, denn der Begriff bedeutet wortwörtlich ‚Fremden- oder Gastaufnahme'.[98] So erzählt Palladios in seiner Geschichte der ‚Wüstenväter' von einer Klostergemeinschaft im Natrongebirge bei Alexandria, die für Gäste ein ξενοδοχεῖον vorhielten, in dem jeder Aufnahme fand, und zwar für bis zu drei Jahren, wenn er sich an sechs Tagen der Woche mit Arbeit in die Klostergemeinschaft einbrachte.[99] Grundsätzlich sollten alle Klöster, in denen nach den

---

97 Pallad. vit. Joh. Chrys. V,133/4. An anderer Stelle des Werkes (XVII,111) benutzt er *xenodochium* als Begriff, wobei es sich hier wahrscheinlich um die gemeinsame Einrichtung von Einsiedlern handelte. Siehe hierzu auch: übernächste Fn.
98 Das Kompositum dürfte recht eindeutig von ξένος (Gastfreund/Fremder) und δέχομαι (bzw. δοχή), also dem Aufnehmen oder in Empfang nehmen bzw. der ‚Aufnahme', wobei δοχή im NT auch Gastmahl bedeuten kann, siehe: Lk. 5,29; und allgemein dazu: Hiltbrunner 2005, 184 f. Hierzu passend ist die Feststellung von Volk 1983, 17, dass der Begriff des Valetudinariums keine Kontinuität aufweise, was für die christlichen Pflegeeinrichtungen organisatorisch sowie begrifflich auf andere Vorläufer hinweise. Pavey 1932, 115, vermerkt, dass die ‚Krankenhäuser' an den primären Reiserouten und besonders an ‚gefährlichen Orten' („points of danger") erbaut worden seien, ohne explizit ihren Ursprung hieraus abzuleiten. Seymer 1932, 28–32, meint, dass die christlichen ‚Krankenhäuser' unter der Ägide der Bischöfe aus der christlichen Philoxenie und dem Pilgerwesen, also aus den Xenodochien entstanden seien, wenn auch die verschiedenen Begriffe für die weiteren Einrichtungen in den Quellen recht austauschbar Verwendung fänden. Interessanterweise geht Seymer davon aus, dass die ersten Mönche sich nicht mit dem öffentlichen Pflegen von Kranken beschäftigt hätten, sondern erst mit den Regeln des Benedikt könne ein Transfer der Krankenpflege vom Verantwortungsbereich des Bischofs hin zum Aufgabenfeld des Mönchstums erkannt werden. Mit dem beginnenden Mittelalter seien dann allgemein in der christlichen Welt Krankenhäuser zu finden. Hierzu ist anzumerken, dass sich Mönche nicht erst durch Benedikts Regeln öffentlich pflegerisch um Kranke kümmerten, sondern sicherlich früher, wenn auch meistens unter der Ägide von Bischöfen (vgl. hierzu Kap. 5.5). Schließlich sieht schon Liese 1922, 105, die Ausbreitung der „Spitäler" als einen „Ausdruck der gesteigerten Gastfreundschaftspflicht" durch die Bischöfe an den Fremden, deren Anzahl mit der Zeit so groß geworden sei, dass sich die Errichtung eigner Häuser dafür nicht mehr habe umgehen lassen; wobei Liese jene „Spitäler" primär – im Sinne seiner Lesart der Caritas – als „Zentralhäuser der Armenfürsorge" ansieht.
99 Pallad. hist. Laus. VII: Er schreibt, dass es in jenem Kloster sogar ἰατροί gegeben habe, aber insgesamt erweckt seine Beschreibung eher den Eindruck, als wolle er nur aufzeigen, dass es den Mönchen dort an nichts fehlte. Von Krankenpflege ist keine Rede. Allgemein zur Krankenfürsorge im ägyptischen Mönchstum, siehe: Hunger 1965, 177, für den das Beispiel unter anderem anzeigt, dass sich Fürsorgeanstalten in Ägypten „offenbar vorwiegend im Zusammenhang mit dem starken Mönchstum" entwickelten. Auch Hiltbrunner 2005, 196, geht davon aus, dass die Xenodochien in Ägypten überwiegend klösterliche Gründungen waren, ist allerdings der Meinung, dass „spezialisierte Anstalten wie Nosokomeia" in Ägypten und Palästina erst aufgrund der Vorbilder aus Konstantinopel, Antiochia und Caesarea (Basileios) eingerichtet worden seien. Für Schulze 2013, 91, ist die Stelle ein Beweis, dass gerade auch asketische Christen sich nicht scheuten, medizinischen Tätigkeiten nachzugehen. Das von Palladios erwähnte *xenodochium* findet auch in seiner Biographie des Chrysostomos Erwähnung (vit. Joh. Chrys. XVII,111), im Kontext des Streits zwischen Mönchen und dem Patriarchen Theophilos von Alexandria, in dem erstere Chrysostomos um Hilfe baten. Dass sich der an dieser Stelle erwähnte Isaak um kranke Mönche pflegerisch kümmerte, wie Wacht 2006, Sp. 872, meint, ist möglich, wird aber nur angedeutet und nicht im Detail beschrieben.

Regeln des Basileios gelebt wurde, solch einen Gastraum bereithalten.[100] Eine ähnliche Regel findet sich in den Kanones für Priester und Kleriker des syrischen Kirchenvaters und Bischofs von Edessa Rabbula. So hatte jede Kirche ein Haus zu besitzen, in dem Arme zur Krankenpflege kommen konnten, aber auch sich auf Reisen befindende Kleriker sollten in einem Haus oder in den örtlichen Klöstern nächtigen und nicht etwa in einer herkömmlichen Gaststätte.[101] Interessanterweise benutzt der lateinisch schreibende Johannes Cassianus zumindest an einer Stelle seiner *Collationes patrum* eine latinisierte Variante von ξενοδοχεῖον.[102] Dagegen verwendet Hieronymus in einem seiner Briefe über Paula und deren Bauprojekte in Bethlehem nur die ursprünglichen lateinischen Begriffe hierfür, wenn er schreibt, dass sie den Bau von Zellen *(cellulas)* und klösterlichen Niederlassungen *(monasteria)* sowie Wohnungen oder Nachtquartiere *(mansiones)* für die einkehrenden Fremden organisiert haben, nahe der Straße, in der Maria und Josef keine Unterkunft bzw. Gastfreundschaft *(hospitium)* gefunden hätten. Inwieweit hier womöglich Krankenpflege angeboten wurde, darüber erfahren wir nichts.[103]

Den beiden letztgenannten in Latein schreibenden Autoren der theodosischen Jahre ist gemein, dass sie eindeutig zwischen ξενοδοχεῖον, bzw. *hospitium* als einer Art Gast-

---

100 Basil. reg. brev. 155, siehe auch: Hiltbrunner 1988, Sp. 619; ders 2005, 188.; ders. 2006, Sp. 894. Siehe auch: Anfang Kap. 5.5.
101 Rabbula von Edessa: Kanones für Priester und Kleriker, 16 u. 22. Phenix/Horn 2017, ccix–cxx, weisen darauf hin, dass die Canones außerdem mehrere Regeln enthalten, um die weiblichen Mitglieder der Kirche zu schützen. Neben der Gefahr einer möglichen Vergewaltigung auf Reisen oder in der Öffentlichkeit, waren sie anscheinend von ihren männlichen Kollegen in eine Art ‚unterwürfige Beziehung' gedrängt worden. Phenix/Horn vermuten, dass Rabbulas Motivation darin lag, dass die weiblichen Mitglieder Dienste übernehmen konnten, die von den männlichen Mitgliedern nicht getätigt wurden („that men did not do"), wie die Assistenz in den zahlreichen Xenodochien (vit. Rab. 51). Dabei geht aus ihrer Übersetzung von vit. Rab. 50/51 hervor, dass gerade auch männliche Mitglieder der Gemeinde sich in den Xenodochien assistierend engagierten, wobei Rabbula gleichzeitig ein Xenodochium extra für Frauen einrichten ließ, in dem vermutlich nur Frauen tätig waren, was aber eher daran gelegen haben dürfte, dass es Rabbula wichtig war, Frauen von Männern, aus welchen Gründen auch immer, zu trennen und nicht, weil männliche Brüder des Bundes nicht solche ‚weiblichen Aufgaben' übernehmen wollten. Zur durch Rabbula angestrebten Trennung der Geschlechter im Rahmen einer sich erst unter seiner Ägide eingeführten ‚strengeren' asketisch-klösterlichen Gemeinschaftsorganisation, die aber anscheinend auch nicht unter seiner Leitung fortwährend erfolgreich den biologischen Fortpflanzungstrieb des Menschen unterdrücken konnte, sowie zu seinen Reformen gegen den „allgemeinen Niedergang" des Asketentums, inklusive der Lösung von Besitz, um damit die ‚im Bunde Stehenden' für den „geregelten Gottesdienst zu aktivieren und sie für kirchliche Dienste freizumachen", besonders auch für die Krankenpflege und die Obhut der Aussätzigen, dazu siehe: Blum 1969, 45–48; 59 f.
102 Cassian. conl. XVIII,7,6.
103 Hier. ep. 108,14,4. Ein Indiz dafür, dass jene Einrichtungen nur einfache Herbergen waren, ist der Umstand, dass der Pilger aus Piacenza sie in seinem Reisebericht über das Heilige Land im frühen 7. Jahrhundert n. Chr. nicht erwähnt, siehe: Anton. Plac. itin. 29/30. Andererseits ist es möglich, dass sie zu diesem späten Zeitpunkt nicht mehr existiert haben, da im Laufe des 5. oder 6. Jahrhunderts n. Chr. die Finanzierung nicht mehr gewährleistet werden konnte. Zudem schreibt Palladios in seiner Historia Lausiaca (XLI), dass Paulas Tochter Eustochium noch zu seiner Zeit mit 50 Jungfrauen ein asketisches Leben führte, also vermutlich die Anlage zumindest eine Generation später noch existierte.

und Pilgerherberge und einer Einrichtung nur für Kranke und deren Behandlung und Pflege unterscheiden. Kurioserweise verwenden beide für letzteres einen griechischen Ausdruck: νοσοκομεῖον. Hieronymus bezeichnet hiermit die Kranken- und Pflegeeinrichtung der Fabiola in Rom. Cassianus verrät dagegen nicht wirklich, worin der Unterschied aus seiner Sicht bestand.[104] Leider geben die sonstigen Erwähnungen in seinen ‚Unterredungen mit den Vätern' keine präzisen Antworten darauf. Am Beispiel eines Makarios, der in Alexandria einem Xenodochium vorstand, deutet Cassianus an, dass ein Xenodochium eher der Gastfreundschaft als der Krankenpflege gedient habe.[105] Leider schreibt er aber nicht, was dort genau vor sich ging. Aus seiner Beschreibung ist nur ersichtlich, dass manche sich an Gastfreundschaft und Aufnahme erfreuen würden, z. B. genannter Makarios, und manche die Sorge um Kranke wählen würden. Dies ist womöglich im Sinne der Arbeitsteilung in einem Xenodochium so zu verstehen, dass ein Vorsteher wie Makarios die Aufnahme und den Empfang von Pilgern, Gästen und/ oder Kranken organisierte, während die tatsächliche Krankenpflege von anderen in solch einer Einrichtung getätigt wurde.[106]

5.5 Klosterleben und Krankenpflege durch Mönche

Eine ähnliche Abgrenzung findet sich im Klosterleben. Für manche sei die Sorge um die Brüder ‚heilig und lobenswert', andere erfreuten sich dagegen am Dienst im Xenodochium.[107] Dies bedeutet nicht zwangsläufig, dass das Xenodochium eines Klosters

---

104 Hier. ep. 77,6; Cassian. conl. XVIII,7,6: Cassianus verwendet an dieser Stelle eine latinisierte Version *(nosocomio)*, während Hieronymus das Wort in griechischer Schrift verwendet. Seymer 1932, 31, meint dazu, dass Hieronymus den griechischen Begriff womöglich verwandt hat, da er seinen Lesern unbekannt gewesen sei, also vermutlich in dem Sinn, dass er ihn seinen ‚lateinischen' Lesern bekannt machen wollte. Robinson 1946, 15, geht sogar davon aus, dass die Verwendung des Wortes *nosocomion* durch Hieronymus ein Beweis dafür sei, dass ‚die Griechen' schon ein Wort für Krankenhaus gehabt hätten, das Hieronymus entsprechend verwendet habe. Außerdem würde er nicht behaupten, dass Fabiolas Einrichtung die erste in Rom gewesen sei, weshalb es also dafür ‚irgendwo' griechische Vorbilder gegeben haben müsse. Problematisch an dieser Überlegung ist, dass das Wort sich nicht für die griechisch-pagane Antike finden lässt und erst im christlich-spätantiken Kontext auftaucht, siehe hierzu: Lake 2004, 160.
105 Zwar nicht konkret die Quellenstelle ansprechend, aber grundsätzlich geht Constantelos 1991, 118 u. 141, davon aus, dass ‚hospitals' – deren Existenz er für schlecht belegt hält, auch wenn er davon ausgeht, dass sie in allen großen Städten vorhanden waren – grundsätzlich von den Herbergen zu unterscheiden sind (118; 141), zu welchen er die Xenones zählt, die an Fremde, Ausländer, Reisende und Pilger gerichtet waren und diesen Personen Kost und Logie zur Verfügung stellen sollten (141), aber auch medizinische Dienstleistungen (118).
106 Cassian. conl. XIV,4,2. Eine solche Arbeitsteilung kann gleichfalls in den Einrichtungen des Johannes Chrysostomos gesehen werden, siehe: Pallad. vit. Joh. Chrys. V,133–136.
107 Cassian. conl. XXIV,8,3: *Nec quia institutionem coenobiorum vel curam fratrum sanctam atque laudabilem merito profitemur* [...]. *ita etiam xenodochii uberrimus fructus est* [...]. Bemerkenswert ist vielleicht noch der Umstand, dass es zumindest die Gerüchte gab, dass in manchen Klöstern die Kranken- und Altenpflege schlecht sei, bzw. eine große Nachlässigkeit gegenüber den Kranken herrsche (*praestationem monasterii esse*

nur für gesunde Gäste war, sondern, dass zwischen der Pflege der kranken Klosterbrüder und dem Kümmern um Gäste offensichtlich eine Arbeitsteilung existierte, ohne dass sich dies zwangsläufig in deutlich getrennten Örtlichkeiten widerspiegelte.[108] Dieser Umstand wird von Cassianus in seinem Werk über die Einrichtung von Klöstern konkretisiert. Hier ist der Novize des Klosters unter Aufsicht und Anleitung eines älteren Bruders dafür zuständig, Sorge für Gäste zu tragen, denn der Dienst am Fremden sei die beste Schule für das Leben im Kloster. Doch ob der Novize für eine eventuell notwendige Krankenpflege zuständig war, geht aus der eher allgemeinen Formulierung nicht hervor.[109] Cassianus folgt hiermit den Regeln des Pachomios, des Begründers des ersten christlichen Koinobions um 325 in Oberägypten. Aus den Regeln,[110] der Lebensbeschreibung[111] sowie einer Erwähnung bei Palladios[112] kann abgeleitet werden, dass seine Klöster schon einen Krankenraum für die Gemeinschaft besaßen und Personal hierfür eingeteilt wurde, während vermutlich kranke Gäste separat betreut wurden.[113] Allerdings werfen alle drei Quellen bei näherer Betrachtung verschiedene Probleme auf.

---

pertenuem et neglegentiam erga aegrotantes maximam), weshalb manche Mönche extra verdientes Geld vor dem Abt versteckt hätten, damit sie sich bessere Kleidung und Essen leisten konnten, um ein gesünderes Leben führen zu können. Cassianus hält solche Geschichten jedoch für übertrieben und versucht in seinem Text das Zurückhalten des Geldes als Habsucht zu brandmarken, die eine schlimmere Krankheit sei als vermeintliche Nebenwirkungen der klösterlichen Askese, vgl. Cassian. inst. VII,7,1–10.
108 Laut Hiltbrunner 1988, Sp. 619; ders. 2006, Sp. 894, spiegelt sich dies zudem in der Regel des Basileios (reg. brev. 155) wider, die später von den Klöstern der griechischen Kirche befolgt wurde. Sie schreibt eine Herberge und ein ‚Krankenhaus' vor, entweder getrennt oder gemeinsam geführt. Das Infirmarium für die Mönche hat meist neben der Einrichtung für externe Gäste gestanden. Allgemein könnte vereinfacht behauptet werden, dass bei klösterlichen Xenodochien die zugehörigen Mönche die Krankenpflege übernahmen; eine solche Feststellung bei: Prühlen 2013, 37 f. (jedoch ohne Nach- oder Verweise).
109 Cassian. inst. IV,7: [...] *habet curam peregrinorum et advenientium deputatam* [...]. Der Empfang des Gasts in einem Raum vor dem eigentlichen Kloster ist nicht zwingend ein Nachweis, dass in dem Raum der Gast wohnte oder, wenn nötig, gepflegt wurde – wenn auch denkbar. Aus der Beschreibung lässt sich eher auf einen Empfangs- und nicht auf einen Wohnraum schließen. Hiltbrunner 2005, 188 f., schreibt entsprechend nur vom „anstrengenden und entsagungsvollen Dienst an den Gästen in der Klosterherberge" und betont, dass in der Organisation nach der Pachomios-Regel die Gäste von den Mönchen räumlich getrennt sein sollten, während nach der Basileios-Regel die Mönche neben Askese auch Nächstenliebe tätigen sollten, wozu ausdrücklich die Krankenpflege gehört habe.
110 Hier. Pachom. praec. 40–43; 45–47; 129; 92–93; 50–54 [Gäste].
111 Vita Pachomii graeca prima [Ed. Halkin], 13; 24; 28; 52–54; 59; 84; 93; 148.
112 Pallad. hist. Laus. XXXII–XXXIV.
113 Hiltbrunner 2006, Sp. 897; Wacht 2006, Sp. 874 f.; Müller 2009, 461–463 (kritisch gegenüber der Krankenfürsorge für Gäste sowie oben: Kap. 5.2, außerdem Horden 2004, 80 f.; 2005, 66; 2012, 38, der kritisch gegenüber dem Nachweis eines Krankenraumes aus den Quellen und sich sicher ist, dass Pachomios kein ‚öffentliches Krankenhaus' eingerichtet habe. Allgemein für einen kurzen Überblick zum Krankendienst im frühen Klosterwesen und den verschiedenen Regelwerken, siehe: Gindele 1973, 451–458; und zu einer ausführlichen Betrachtung des frühen klösterlichen Gesundheitswesens („Health Care System") mit dem Fokus auf den ägyptischen Gründungen, siehe: Crislip 2005, 9–99. Für meine Kritik an Crislips Thesen, siehe gleichfalls weiter unten im Haupttext.

Die vollständigste Version der Regeln, die uns überliefert ist, ist eine Übersetzung ins Lateinische durch Hieronymus.[114] In ihr nennt er *ministros aegrotantium*, welche als Krankenpfleger interpretiert werden könnten. Allerdings muss vermerkt werden, dass sie in den griechischen Exzerpten jener Regeln nicht erwähnt werden.[115] Des Weitern wird in der Forschung darauf verwiesen, dass Hieronymus den *locus aegrotantium* nicht als *valetudinarium* bezeichnet[116] oder gar als *nosocomeion*, wie im Falle der Fabiola.[117] Einzig im Vorwort heißt es *loco infirmorum*.[118] Außerdem finden sich in den griechischen Exzerpten keine vergleichbaren Fachtermini, dort heißt es deskriptiv: τόπος τῶν νοσερῶν.[119] Hierzu sollte noch betont werden, dass in den Praecepta der Fokus klar auf die Krankenspeisung der Mitbrüder gelegt ist und wir kaum Informationen erhalten, wie die sonstige Krankenpflege im Kloster aussah. Einzig in den Regeln 92/93 werden tendenziell pflegerische Praktiken wie Baden, Einsalbungen oder Übergießungen erwähnt, aber nicht, wer diese durchführen sollte, sondern nur in welchem Fall die Durchführung gestattet bzw. verboten war. Indirekt kann angenommen werden, dass diese Aufgabe den Brüdern zukam, die den ‚Krankendienst' absolvierten. So erwähnt das griechische Exzerpt von Regel 93, dass ein Kranker nur von denen eingesalbt bzw. gebadet werden sollte, die dazu beauftragt waren.[120] Entsprechend ist es dann auch diskutabel, inwieweit die Aussage des Hieronymus in einem Brief an Eustochium, dass ein kranker Mönch bei den sogenannten Koinobiten in einen großen Raum gebracht wurde, in dem die älteren Mitbrüder ihn fürsorglich betreuten, den Zustand seiner Zeit um 400 widerspiegelt. Er dies also vielleicht eher aus den von ihm übersetzten Regeln des Pachomios interpretiert hat.[121]

---

114 Allgemein zur Überlieferung der Regeln und ihrer Übersetzung durch Hieronymus, siehe: Bacht 1983, 42–44; und zur detaillierten Interpretation: Ders., 152–156.
115 vgl. Boon/Lefort 1932, 173,22–176,13; 179. Teilweise sind auch keine gr. Varianten der Version des Hieronymus überliefert, siehe hierzu auch: Bacht 1983, 153 (Fn 174).
116 Hier. Pachom. praec. 42; 43; 45; 53; siehe: Volk 1983, 34 (Fn 46).
117 Hierzu siehe nächstes Kapitel.
118 Hier. Pachom. praec. iudic. 5.
119 vgl. Boon/Lefort 1932, 173,25.
120 Hier. Pachom. praec. 92; 93; gr.: vgl. No. 36: Boon/Lefort 1932, 179,20–23; siehe auch: Bacht 1983, 196 (Fn 412).
121 Hier. ep. 22,35. Der Umstand, dass der Brief die Askese an sich und in jenem Kapitel das Leben im Kloster im Speziellen verherrlicht, sowie die Formulierung, dass die Kranken so gut versorgt wurden, dass sie weder die Bequemlichkeiten der Stadt noch die zärtliche Fürsorge der Mutter vermissen würden, lassen einen doch eher am Wahrheitsgehalt der Aussage zweifeln, gerade wenn die allgemeine Tendenz der sonstigen Aussagen über die Krankenversorgung in den frühen pachomischen Klöstern bedacht wird, die eher nur eine rudimentäre Versorgung anzeigen, die nur leicht über das ansonsten Zugestandene unter der herrschenden rigiden Askese hinausging. Dagegen hält Rousseau 1985, 125, jene Beschreibung für grundsätzlich glaubhaft, da sie Pachomios' aufrichtiges Mitgefühl zeigen würde, welches sich durch sein ganzes Leben ziehe, denn er habe erkannt, dass eine rigide Askese einerseits einen spirituellen Sinn benötige und andererseits nur mit einem gesunden Körper möglich sei. Es ist zwar richtig, dass die Viten ein solches Bild zeichnen, gleichzeitig aber die Regeln, wie im Haupttext gezeigt, den Fokus der Krankenfürsorge auf die

Zu diesem dürftigen Befund passt der Umstand, dass auch im Lebensbericht, der sogenannten *Vita Pachomii graeca prima*, sich keine Erwähnung eines speziellen Krankenraums in den Pachomianerklöstern findet. In der Erzählung wird eher der Eindruck vermittelt, dass kranke Mönche in ihren Zellen gepflegt wurden.[122] Überhaupt gibt es nur zwei Beschreibungen in der Vita, die eine Durchführung von Krankenpflege nahelegen. Bei der ersten heißt es, dass er den kranken Brüdern ernsthafte Aufmerksamkeit schenkte und ihnen nachts höchstselbst diente. Im Fall der zweiten heißt es lapidar, dass er einen Kranken ‚wiederherstellte' (διωρθοῦτο).[123] Ansonsten wird beschrieben, wie er möglicherweise mit anderen Brüdern zusammen am Krankenbett von Sterbenden saß und ihnen Trost spendete.[124] An einer anderen Stelle mag eine caritative Tätigkeit herausgelesen werden. Streng genommen heißt es dort aber nur, dass er mit alten und kranken Menschen bzw. kranken Kindern Mitleid hatte und barmherzig Sorge für deren Seele trug. Dass dies nicht zwangsläufig eine tatsächliche Krankenpflege meint, kann daraus geschlossen werden, dass eine Bewahrung bzw. Sorge um die Seelen anscheinend primär aus einem Kümmern um die nahrungstechnischen Bedürfnisse des Menschen bestand, wie aus der Beschreibung des Systems der Essensverwaltung im Kloster durch einen οἰκονόμον und dessen Helfer vermutet werden kann.[125]

Des Weiteren ist ersichtlich, dass das in den Regeln genannte Kümmern um Kranke weniger aus allgemeiner Krankenpflege bestand, sondern anscheinend die Krankenspeisung im Fokus stand. So wird ein kranker Bruder erwähnt, der ans Bett gebunden war und gegen die Regeln eine kleine Portion Fleisch zur Stärkung verlangt hat, was ihm anfänglich von den Brüdern im Speisedienst verwehrt und erst nach einer persönlichen Bitte von Pachomios gestattet wurde. Welche von den Brüdern ihm halfen aufzustehen und zu Pachomios zu gehen, wird nicht spezifiziert, sondern nur, dass er die Hilfe einfordern musste.[126] Im Folgenden wird der Fokus der Aufgabe des οἰκονόμος, der für das Wohl der Brüder in Not Sorge zu tragen hatte, in den Kontext der Nahrungsaufnahme gerückt. In Kap. 54 geschieht dies indirekt, während in Kap. 84 beschrieben wird, wie er selbst eine Mahlzeit zubereitete.[127] In den Kapiteln über die Wunderheilungen des Pachomios wird ebenfalls keine Krankenpflege erwähnt.[128] Schließlich findet sich in der *Vita Pachomii graeca altera* eine einzige dezidierte Erwäh-

---

richtige Nahrung legen, damit der ‚kranke' Körper das ansonsten asketische Regime bewältigen konnte, da in der Askese die göttliche Sphäre gesucht wurde, die wiederum Heilung versprach.

122   Vita Pachomii graeca prima [Ed. Halkin], 24 u. 59.
123   Vita Pachomii graeca prima [Ed. Halkin], 24 u. 52.
124   Vita Pachomii graeca prima [Ed. Halkin], 13: παρακαθήμενος ἔθαλπεν; 93; 148: Totenbett des Theodor, Pachomios schon verstorben.
125   Vita Pachomii graeca prima [Ed. Halkin], 28. Dieses System ist auch hier als ein sehr militärisch organisiertes beschrieben.
126   Vita Pachomii graeca prima [Ed. Halkin], 53.
127   Vita Pachomii graeca prima [Ed. Halkin], 54; 84: τοὺς ἀδελφοὺς κακουμένους.
128   Vita Pachomii graeca prima [Ed. Halkin], 41–45.

nung von Krankenpflege und ansonsten nur die allgemeine Aussage, dass die kranken Brüder nicht vernachlässigt wurden, während ein νοσοκομεῖον gleichfalls nur einmal erwähnt wird. Selbstredend beinhaltet auch diese Variante Wunderheilungen außerhalb des Klosters, die keine Beschreibung von Krankenpflege enthalten.[129]

Daneben geben Palladios Beschreibungen der Klöster des Pachomios keine konkreten Hinweise auf Krankenpflege, erwähnt ist nur kurz die Krankenspeisung, während der Fokus der Erzählung auf der strikten, militärähnlichen Organisation, dem Gebetsplan, den diversen und vielfältigen handwerklichen Tätigkeiten sowie der Geschlechtertrennung liegt.[130] Laut Palladios zählte das Mutterkloster 1300 Mönche, was – sollte dies auch nur ungefähr die tatsächliche Bewohneranzahl wiedergeben – offensichtlich eine Form von militärischer Organisation und dabei gleichzeitig, alleine wegen der großen Anzahl an Mitgliedern, eine Krankenstation mit extra dafür abgestellten Brüdern nötig machen würde.[131]

Insoweit ist die in der Forschung postulierte These, dass schon in den frühen Siedlungen sich Ärzte, professionelle Pflegekräfte sowie krankenpflegerische Laien im Rahmen eines klösterlichen ‚Gesundheitssystems' finden lassen,[132] kritisch zu sehen. Das vermutete professionelle System ist nur schwerlich aus den Regeln des Pachomios oder aus den auf ihm aufbauenden Autoren abzuleiten, denn die Schriften sollten zuerst einmal nur das Zusammenleben und die Organisation solch einer Gemeinschaft sichern. Dass ehemalige Ärzte sich um kranke Mitbrüder zu kümmern hatten und dabei Hilfe von wie auch immer angelernten Brüdern bekamen, sollte vermutlich primär eine Krankenfürsorge sicherzustellen. Die Arbeitseinteilung ist hierbei weniger ein ‚Gesundheitssystem' als ein einfacher Arbeitsplan, der die Versorgung und Disziplin im Kloster regulieren sollte, wovon z. B. Praecepta 48 zeugt. Grundsätzlich unterlagen alle allgemeinen ökonomischen Tätigkeiten dort einem Dienstplan.[133] Dies lag einerseits sicherlich an der militärischen Vergangenheit des Pachomios und andererseits an dem Umstand, dass manche Brüder sich solchen Arbeiten zu entziehen versuchten, da

---

129 Vita Pachomii, graeca altera [Ed. Halkin], 21 [8 (Mertel)]: Pachomios assistierte Kranken Tag und Nacht, wodurch sie sich erholen; 42 [19]: Keine Nachlässigkeit gegenüber Kranken; 45 [22]: Erwähnung eines νοσοκομεῖον. Ansonsten finden sich Wunderheilungen bei 35 [15]; 39 [17].
130 Pallad. hist. Laus. XXXII–XXXIV.
131 Dass Pachomios eine militärische Vergangenheit hatte, legt die Vita Pachomii graeca prima [Ed. Halkin] nahe, siehe: Kap. 4 u. 14. Allerdings vermerkt Bacht 1983, 152 (Fn 172), dass in den Exc. Graeca (Boon/Lefort 1932, 173 f.) nur Auszüge aus den Praecepta (40; 45; 46) existieren, woraus er schließt, dass in den Einrichtungen, die jene Version der Regeln befolgten, die dort „vorausgesetzte Kommunität viel kleiner" war, so dass eine entsprechende Aufteilung der Dienste dort entfallen sei. Hierfür mag die Aussage von Palladios sprechen, dass es ziemlich viele Klöster gab, die nach den Regeln des Pachomios lebten, und dass diese insgesamt rund 7000 Mönche zählten, von denen rund 1300 auf das Mutterkloster entfielen. Vermutlich gab es deshalb ansonsten erheblich kleinere Einheiten.
132 Crislip 2005, 9–99.
133 Allg. zur Regelgebundenheit im *koinos bios* des Pachomios, siehe: Bacht 1983, 38–40.

sie sich komplett auf Bibelstudien und innere Einkehr konzentrieren wollten.[134] Man könnte hier vielleicht eher von einem familienähnlichen oder kompanieähnlichen Mikro-System sprechen, denn letztlich ist eine Klostergemeinschaft nichts anderes als ein Familiensurrogat, mit dem Unterschied, dass andere Regeln der Zugehörigkeit gelten. Die dortige ‚Ökonomie' im Vergleich mit der eines antiken *domus* oder οἶκος im Grunde jedoch dieselbe war. Davon abgesehen ist es tendenziell widersprüchlich, bei den Pflegekräften von zwei Gruppen zu schreiben, wenn keine Vorbilder aus der paganen Antike akzeptiert werden, gerade auch mit der Behauptung, dass viele heutige Pflegetätigkeiten von Ärzten ausgeführt wurden,[135] was dann die Frage aufwirft, warum sie dies nicht ebenso im Kloster getan haben sollten, während die Grundpflege von nur angelernten Brüdern übernommen worden wäre.

Wenn es in jenen Klöstern tatsächlich schon ‚professionelle' Pflegekräfte gegeben haben sollte, also Personen, die neben der Grundpflege auch den Übergangsbereich der medizinisch-pflegerischen Behandlungspflege übernommen haben, aber dezidiert keine Ärzte waren, dann hatten sie sicherlich pagane Vorbilder wie z. B. die *capsarii*, weshalb die Sichtweise, dass das ‚klösterliche „health care system" ohne vorangegangenes Vorbild' gewesen sei,[136] zumindest was den ‚systemischen' Charakter betrifft, auch mit Verweis auf die Ergebnisse in dieser Arbeit, zurückzuweisen ist. Außerdem sollte hierzu noch vermerkt werden, dass die Übersetzung der Regeln durch Hieronymus und die Beschreibung des Palladios vermutlich eher den Status quo der Pachomianerklöster um 400 herum wiedergeben und nicht die Anfangszeit, also sich womöglich aus dem asketisch-rigiden Regime des Pachomios, wie in den Viten beschrieben, erst durch die Arbeit seiner Nachfolger ein detailliert geplantes und ‚militärisch' organisiertes Klosterwesen entwickelt hat, was alleine aufgrund des großen personellen Erfolgs notwendig geworden war.[137]

Dass manche Mönche sich auch unabhängig vom Klosterleben um Kranke kümmerten, kann aus Gregor von Nyssas Biographie der jüngeren Makrina[138] oder aus den Geschichten über das Leben der Asketen und Wüstenväter des schon erwähnten Palladios herausgelesen werden. So schreibt Palladios von Paisius und Isaias, reichen Kaufmannssöhnen, die sich für ein Leben als Mönche entschieden. Während der eine ein asketisches Leben verfolgte, wird von dem anderen erzählt, dass er Notleidende und Bedrängte in seinem Haus sammelte und ihnen eine ‚Pause' vom Erlittenen er-

---

134   Hierzu vgl. z. B. Dorotheos [Kap. 5.7]).
135   Crislip 2005, 15–18.
136   Crislip 2005, 9; 120–127.
137   Die Vita wurde womöglich erst um 390 verfasst, hierzu siehe: Chitty 1954, 76 f.; 1970, 54 f.; und zur problematischen Überlieferungslage: Ders. 1954, 38–77.
138   Greg. Nyss. vit. Macr. 8,22–26 [Ed. Maraval]. Konkret geht es hier um ihren Bruder Naukratios, der seinen Wohlstand weggab, damit er frei sein konnte, um als Eremit zu leben und sich um andere zu kümmern, im Speziellen, um kranken Alten mit den eigenen Händen dienstbar zu sein.

möglichte und sich zudem um Kranke kümmerte.¹³⁹ Ähnlich verhielt es sich mit Eulogios, der einen ‚Krüppel' bei sich zuhause aufnahm und ihn 15 Jahre lang nicht nur allgemein, sondern auch pflegerisch versorgte, als er krank wurde. Palladios erzählt, dass er weder Füße noch Hände besaß, weshalb offensichtlich ist, dass auch außerhalb von Krankheitsphasen Eulogios ihn bei Nahrungsaufnahme, Körperhygiene und Mobilisation unterstützen musste.¹⁴⁰ In solch einen häuslichen Kontext darf wohl auch eine nicht namentlich und nur epigraphisch überlieferte Person eingeordnet werden, die laut Grabinschrift sich womöglich pflegerisch um Kranke gekümmert habe.¹⁴¹ Über die Wirkungsstätte einer ‚gefallenen' Jungfrau, die als Buße nach sexueller Verführung, Schwangerschaft und Kindsverlust sich 30 Jahre lang allgemein der Pflege von Kranken und Krüppeln widmete, berichtet Palladios dagegen nichts.¹⁴²

Eine andere Geschichte des Palladios handelt von einem Mönch, der nicht zum Priester geweiht werden wollte, seit 20 Jahren ein asketisches Leben führte und sich beständig beim Bischof von Ankyra aufhielt. Der Asket sei so voller Nächstenliebe gewesen, dass er sich sogar nachts um Arme, Kranke und Gefangene im örtlichen νοσοκομεῖον oder Gefängnis gekümmert habe, was impliziert, dass er im Bedarfsfall eine krankenpflegerische Nachtwache übernommen haben dürfte. Des Weiteren trat er als Advokat der Armen auf und sammelte Spenden für sie. In dieser Geschichte über den Mönch beschreibt Palladios für Ankyra eine ähnliche sozioökonomische Lage, wie sie von seinem Freund¹⁴³ Johannes Chrysostomos während dessen Bischofszeit für Konstantinopel geschildert wird, wenn auch ohne Zahlenangaben, doch dafür literarisch drastischer ausgeschmückt.¹⁴⁴ Indirekt erwähnt Palladios also, dass der Bischof

---

139 Pallad. hist. Laus. XIV. Wacht 2006, Sp. 872, folgert, dass dies eine der Quellenstellen sei, die zeigen würde, dass ein der Krankenfürsorge gewidmetes Leben mit einem asketisch ausgerichteten gleichgesetzt wurde.
140 Pallad. hist. Laus. XX. Des Weitern illustriert die Geschichte sehr schön die psychischen Belastungen, denen pflegende Personen in einem Haushalt ausgesetzt sind, vor allem wenn sie sich langjährig und rund um die Uhr um eine hilfsbedürftige Person kümmern müssen bzw. sich – aus welchen Gründen auch immer (hier aufgrund religiös induzierter Schuld- und Pflichtgefühle) zu dieser Pflege verpflichtet fühlen. Der erwähnte ‚Krüppel' war vermutlich ein Leprakranker, siehe auch: Wacht 2006, Sp. 871.
141 ILCV, 611. Die Inschrift wird in das 5. Jahrhundert n. Chr. datiert. Theoretisch könnte er auch in einem *xenodochium* gearbeitet haben, erwähnt wird dies jedoch nicht, weshalb ein häuslicher Kontext mir mehr plausibel erscheint. Möglicherweise handelte es sich bei ihm auch um einen Arzt. Für die Argumente, in ihm einen Krankenpfleger zu sehen, siehe: Schweikardt/Schulze 2002, 132 f. Inwieweit wiederum der *cubicularius* Anthemius (CIL VI, 9297) als Krankenpfleger tätig war, geht aus dessen Grabinschrift nicht hervor. Hierzu siehe auch: Dies., 132.
142 Pallad. hist. Laus. LXIX.
143 Zum freundschaftlichen Verhältnis, personeller Nähe und Verlässlichkeit der Informationen über das Leben des Chrysostomos aus ‚erster Hand', siehe: Coleman-Norton 1928, lxii–lxix.
144 Pallad. hist. Laus. LXVIII. Obwohl die Beschreibungen ein verbreitetes Elend evozieren, denn täglich hätten Hungernde auf den Treppenstufen der Kirche gelegen und um Brot gebettelt, darf trotzdem davon ausgegangen werden, dass die Beschreibung von Hilfsbedürftigen in Ankyra nicht komplett christlich-hagiographischer Propaganda entsprungen ist, sondern es soziale Probleme in den Metropolen des Römischen Reiches gab und diese von Christen wahrgenommen und angegangen wurden. Dafür spricht

von Ankyra ein νοσοκομεῖον betrieben hat, welches aber vermutlich keine Spenden der ‚frommen' Frau aus Ankyra erhielt, die im vorangestellten Kapitel Erwähnung findet, obwohl sie ihren Wohlstand an andere Xenodochien und/oder Arme spendete oder das Geld Bischöfen gab, die auf der Durchreise waren.[145] Für die Mitte des 5. Jahrhunderts ist gleichfalls ein νοσοκομεῖον überliefert, was daraufhin deutet, dass die Einrichtung länger Bestand hatte.[146]

In Edessa wiederum managte Ephraim, Diakon der örtlichen Kirche, der es meistens vorzog, sich in seine Zelle zurückzuziehen, dann doch während einer Hungersnot in der Stadt als ξενοδόχος eine temporäre Einrichtung in einer Säulenhalle mit 300 Betten, indem er das Vertrauen der Reichen der Stadt und entsprechend finanzielle Mittel gewinnen konnte. Die Beschreibung erweckt den Eindruck, dass er sich allein um die Versorgung und Pflege der Ausgehungerten gekümmert und die Toten begraben habe, was der eulogischen Natur der Erzählung geschuldet sein dürfte. Sollte es sich tatsächlich um 300 Betten gehandelt haben, darf wohl davon ausgegangen werden, dass er hierbei Hilfe hatte und eher die Leitung des Ganzen übernahm, worauf der Titel des ξενοδόχος hinweist.[147] In Konstantinopel sollen die ersten Gründungen auf als Stadtmönche lebende Laien zurückgehen. Entsprechend wird in der Forschung die Meinung vertreten, dass das erste Xenodochium, welches in einer ‚orthodoxen' Klostergemeinschaft in Konstantinopel im Jahr 382 gegründet wurde, auf einen Mann namens Dalmatos zurückgehe.[148]

---

die große Anzahl an Quellen, die über die Notwendigkeit von Armen- und Krankenfürsorge schreiben, die, auch wenn sie mit Brown 2002 als selbst-legitimatorische Propaganda der Bischöfe jener Zeit angesehen werden, auf einem reellen Fundament gestanden haben dürften, denn sonst wäre die von Brown postulierte Programmatik sicherlich ins Leere gelaufen. Erwähnenswert ist hier noch, dass der Mönch aus Ankyra eines Nachts sich sogar als Hebamme betätigte, was durchaus realistisch ist – im Sinne einer spontanen Geburt oder dem Einsetzen der Geburt bei einer aus ihrem Sozialverband ausgestoßenen Schwangeren – aber selbstredend literarisch primär dazu dient, die Vollkommenheit der Nächstenliebe des Mönches ‚panegyrisch' auszumalen.

145 Pallad. hist. Laus. LXVII.
146 Vit. Dan. Styl. 87. und weiter unten: Kap. 5.7.
147 Pallad. hist. Laus. XL. Diese Geschichte ähnlich auch bei: Soz. hist. eccl. 3,16,15 (hier lässt er die Betten in mehreren öffentlich zugänglichen Säulengängen (δημόσιοι ἔμβολοι) aufstellen sowie keine Erwähnung des Bestattungsdienstes). Hiltbrunner 2006, 898, betont den Charakter als Notbehelf. Dabei mag es möglich sein, dass die erwähnten ‚Überbleibsel' der Einrichtung das mangelhaft finanzierte Xenodochium darstellen, das später von Rabbula als Bischof von Edessa zu neuem ‚hygienischen' Glanz gebracht wurde. Diesen Gedanken formulierend: Blum 1969, 78; sowie Allen 1990, 452 f., der es für eine Einrichtung ähnlich der des Basileios und den parallelen Zeitraum für bedenkenswert hält. Für Pavey 1938, 114, ist die Einrichtung das erste christliche Krankenhaus, welches aus ‚freiwilligen Spenden' gegründet wurde. Zu Rabbulas Xenodochien in Edessa, siehe zudem weiter unten im Text.
148 Hiltbrunner 2005, 194, leider ohne Quellennachweis. Vergleichend mit Jülicher 1901, Sp. 2456 f., dürfte es sich hierbei um den sogenannten Delmatius handeln, einem Archimandriten und Presbyter und πατὴρ μοναστηρίων in Konstantinopel. Der ehemalige Soldat soll durch den berühmten Asketen Isaak, der Valens vor dessen Niederlage in der Schlacht von Adrianopel gewarnt habe (Soz. hist. eccl. 6,40,1; Theodor. hist. eccl. IV,34.), in das Mönchsleben eingeweiht worden sein. Delmatius war wohl während des Konzils von Ephesos (431) ein erfolgreicher Redner für die Partei des Kyrill von Alexandria, da er in den Jahren

5.6   Einrichtungen von Bischöfen und privaten Stiftern

Inwieweit sich klösterliche Einrichtungen von denen des Johannes Chrysostomos in Konstantinopel unterschieden haben, erfahren wir leider nicht, aber Palladios verwendet in seiner Biographie des sogenannten ‚Goldmund' nicht den Begriff des Xenodochiums, sondern bezeichnet die Einrichtungen als νοσοκομεία. Daher dürfte offensichtlich sein, dass nicht so sehr die Gastfreundschaft an Fremden als die Behandlung von Kranken im Fokus stand, wofür außerdem die Organisationsstruktur spricht.[149] Zu der finanztechnischen Information, dass Chrysostomos nach der Prüfung der gemeindlichen Buchhaltung entschied, vermeintlich unnütze und verschwenderische Ausgaben vorheriger Bischöfe, womöglich für deren eigene Lebenshaltung, zu streichen, das so freiwerdende Geld einer schon bestehenden Einrichtung zuzuweisen und zusätzlich weitere solcher νοσοκομεία einzurichten, erfahren wir, dass er zwei Presbyter beauftragte sie zu verwalten.[150] Zum Personal gehörten Köche, Pflegepersonal und

---

zuvor in Konstantinopel in Mönchskreisen und am Kaiserhof anscheinend zu Einfluss gekommen war. Von ihm sind zwei kurze Briefe an die Synode und eine Ἀπολογία über seine antinestorianische Agitation überliefert. Die byzantinische Tradition hat ihn dann anscheinend als Gründer oder Vorsteher des eponymen, im 6. Jahrhundert hochangesehenen, Klosters in Konstantinopel verewigt (vgl. Jülicher 1901, Sp. 2456f.; zur vermutlichen Lokalisation, siehe: Müller-Wiener 1977, 200, jedoch ohne historische Informationen). Die syrische Übersetzung der Schrift „The Bazaar of Heracleides" (273–278; Übers. Driver) des Nestorius bestätigt zwar die Agitation des Dalmatius beim Kaiser gegen ihn, aber ein Xenodochium wird hier nicht erwähnt. Seine Zeitgenossen Sozomenos, Sokrates und Theodoret würdigen den „père des moines de la capitale" (Dargon 1974, 514) überhaupt nicht mit Worten. Schließlich erwähnt die Vita S. Isaac ab. confess. IV,17 (AA.SS., mai VII, 251–253) gleichfalls kein Xenodochium, sondern nur dass Isaak Dalmatios als Nachfolger bestimmt habe (vgl. auch Dagron 1974, 185).
149   Merkwürdigerweise bezeichnet Chrysostomos selbst in Mt. Hom. 66,3 seine Einrichtungen als Xenodochien und in einem seiner Briefe an Olympias (ep. IX,2a) schreibt er von καταγώγιον, vermutlich, weil es sich bei der Einrichtung um ein normales Gasthaus in Caesarea gehandelt hat, in dem der örtliche Klerus nur ambulant tätig war, siehe auch: Anfang Kap. 5.4. Den merkwürdigen Umstand, dass er seine Einrichtungen selbst nie als *nosokomeia* bezeichnet, hat schon van Minnen 1995, 159, vermerkt. Allerdings verwendet z. B. Basileios gleichfalls verschiedene Begriffe und bezeichnete sein ‚Krankenhaus' (ders. 1995, 156) an keiner Stelle als *nosokomeion*.
150   Pallad. vit. Joh. Chrys. V,128–139. Interessant sind die Aussagen über die allgemeine Häufigkeit solcher Anlagen, von denen es zu wenige in der Stadt gegeben habe. Neben solchen ordnungspolitischen, finden sich auch ideologische Motive für die Gründungen: Das Gute, um dessen selbst Willen und zur ‚Ehre des Erlösers', also letztlich einer Form der *imitatio Christi*. Vergleiche: Basil. ep. XLIV, hier allerdings keine Konkretisierung der inneren Struktur; siehe zudem: Hiltbrunner 1967, Sp. 1491; 2006, Sp. 896; 2005, 195f., der hierzu betont, dass deutlich zu erkennen sei, „wie sehr man sich immer dessen bewusst blieb, dass das Krankenhaus seinen Ursprung in der Pilgerherberge hatte". Miller 1997, 123, vermutet, dass die Reorganisation der Einrichtungen durch Chrysostomos Teil von dessen Plan war, die bischöfliche Macht über die örtliche Kirche und die städtischen Mönche zu stärken. Dies schon bei Dagron 1974, 511, der Chrysostomos als Reformator, denn als Innovator sieht, da er die seit Marathonios existierenden Einrichtungen dem klösterlichen Einfluss entzogen habe, um sie der patriarchalen Verfügung anzubinden. Zu den frühen Einrichtungen, siehe: Kap. 5.2.

Ärzte,¹⁵¹ doch über die Pflegekräfte wird nur verraten, dass sie unverheiratet waren.¹⁵² Entsprechend erfahren wir über den Arbeitsalltag in den Einrichtungen nichts.¹⁵³ Ähnlich detailarm äußert sich Theodoret in seiner Kirchengeschichte. So soll die Ehefrau des ersten Theodosius, Aelia Flaccilla, Bettlägerige krankenpflegerisch betreut haben als sie in den Einrichtungen der örtlichen Kirche unterwegs war, aber sie habe keine eigene Einrichtung betrieben.¹⁵⁴

Dagegen sind die Stiftungen des Paulinos, Magistrat am kaiserlichen Hof und ‚Freund' des Kaisers, der sie vermutlich den beiden christlichen Ärzten und Wunderheilern Kosmas und Damianos widmete, fast ausschließlich aus byzantinischen Quellen zu rekonstruieren.¹⁵⁵ Dabei ist für diese Arbeit einerseits die Erwähnung von chirurgischen Operationen interessant, und andererseits von Personen, die als Pflegekräfte bezeichnet werden können (ἐπιμελησάμενοι) und zusätzlich den Krankentransport übernahmen.¹⁵⁶ Allerdings ist die Beschreibung des Xenon eben nicht genuin spätantik, sondern dürfte den mittelbyzantinischen Zustand solcher Einrichtungen zur Zeit der literarischen Niederschrift darstellen. Ein Indiz hierfür ist Millers Feststellung, dass die Beschreibung stark an das berühmte Pantokrator-Krankenhaus in Konstantinopel aus dem 12. Jahrhundert erinnert – obwohl Miller eher unkritisch davon ausgeht, dass die Beschreibung durchaus den Zustand im sechsten oder sogar fünften Jahrhundert

---

151 Bemerkenswert ist laut Miller 1997, 90, dass Palladios die einzige zeitgenössische Quelle sei, die Ärzte in solchen Einrichtungen nachweise. Dem mag für Konstantinopel und die Mönchssiedlung im Nitras-Gebirge zugestimmt werden, verwiesen sei jedoch auf Basileios (ep. XCIV), der immerhin von Personen schreibt, die in seinen Einrichtungen ‚medizinisch behandelten' (τούς Ἰατρεύοντας).

152 Dies mag theoretisch bedeuten, dass sie entweder einem nicht monastisch-christlichen Askeseideal folgten und/oder einem sozioökonomisch ‚niedrigen' Stand angehörten oder einfach nicht verheiratet waren. Allen 1990, 450; sowie Miller 1997, 120; 123, halten die Pflegekräfte für Mönche, was eine naheliegende Interpretation ist, jedoch nicht erklärt, warum dann nicht gleich ein eindeutiger Term wie μοναχός Verwendung fand. Womöglich weil eben nicht alle Pflegekräfte dezidiert Mönche waren, sondern einfach nur unverheiratet und dies aus diversen Gründen.

153 Horden 2012, 51, meint, dass wir so wenig hierüber wissen, sei kein Zufall, denn die Biographen oder Chronisten hätten sich wenig für den profanen Alltag oder Verwaltungsdokumente jener Zeit interessiert, sondern mehr für ‚Heilige, die sich als Bettler verkleidet' hätten.

154 Theodor. hist. eccl. V,19,3: Hiltbrunner 1967, 1492; Wacht 2006, Sp. 871 (beide ohne Zweifel an der Darstellung); und ebenso Hunger 1965, 176, geht (ohne Quellennachweis) davon aus, dass Flaccilla „durch persönliche Dienstleistungen in der Krankenpflege ein erfreuliches Beispiel" gab. Doch ob eine Kaisergattin tatsächlich so intensiv pflegerisch tätig war, wie von Theodoret angedeutet und wie es Hieronymus z. B. für Fabiola beschreibt (siehe im Haupttext weiter unten; sowie Lake 2004, 159 f.), mag aufgrund des sozialen Status der Kaisergattin bezweifelt werden. Plausibel erscheint mir nur, dass sie ab und zu solche Einrichtungen besuchte, den Kranken gut zusprach, sich über die Arbeit dort informierte, vielleicht Aufwendungen versprach und öffentlichkeitswirksam hier und da kurz mit Hand anlegte (als heutige Parallele mögen einem z. B. die Fotos von Politiker:innen in den Sinn kommen, die mit Schaufeln in der Hand beim Spatenstich symbolisch ihre Verbundenheit mit körperlicher, produktiver, „reale Werte schaffende" Arbeit simulieren. Die Schwester des Kaisers soll dagegen laut dem byzantinischen Historiker Theophanes solche Einrichtungen gestiftet haben, siehe: Philipsborn 1961, 348 (Fn 13).

155 Miller 1997, 124 f.

156 Kosmas und Damianos, mir. 30,50–51 (ed. Deubner, 175).

widerspiegelt, weil er deutliche Parallelen zu den Einrichtungen des Basileios sieht, die womöglich als Vorbild gedient hätten. Entsprechend vermutet er ein *nosokomeion* innerhalb der Einrichtungen, da sie den beiden christlichen Wunderärzten gewidmet waren.[157]

Der von Miller an gleicher Stelle als Argument angeführte, angebliche ‚Stadtcharakter' der Einrichtungen ist allerdings kein zwingender Nachweis für die medizinisch-pflegerische Ausdifferenzierung und Spezialisierung der Einrichtungen, wie sie in mittel- und spätbyzantinischen Quellen beschrieben sind, sondern höchstens ein Indiz dafür, dass es hier mehr als nur eine einzige philanthropische Einrichtung gegeben hat. Denn auch wenn der ‚urbane Charakter' der basileischen Einrichtungen nicht nur für eine panegyrische Übertreibung des Gregor von Nazianz gehalten wird, ist aus den sonstigen Beschreibungen nur ersichtlich, dass sie Armenhäuser und/oder Pflegeeinrichtungen waren, in denen womöglich auch Ärzte tätig waren,[158] was sie aber noch nicht zu medizinisch-spezialisierten Krankenhäuser macht, welche, wie Miller wiederum richtig feststellt, erst für die justinianische Zeit nachzuweisen sind.[159]

Ähnlich spärlich formuliert der Autor der Vita des Rabbula von Edessa über Pflegekräfte und ihre Aufgaben. Sein Fokus liegt primär darauf, zu beschreiben, wie der damalige Bischof der Stadt die Finanzierung der lokalen Einrichtung organisierte und damit ihren schlechten Allgemeinzustand beendete. So hat er nicht wie Basileios von Kappadokien oder Gregor von Nazianz den örtlichen *praefectus* oder *numerus* um eine Streichung oder Reduktion der Grundsteuer gebeten, denn er sonderte bestimmte Grundstücke aus den Kirchengütern aus und dedizierte die Einkünfte für die Ausgaben zum Unterhalt der Xenodochien. Dies führte anscheinend dazu, dass viele Bürger der Stadt dadurch inspiriert wurden und ihrerseits den Einrichtungen Geld zukommen ließen,

---

157 Miller 1997, 124 f. Des Weiteren weist Hunger 1965, 177, daraufhin, dass die beiden Arztheiligen, die „zu den beliebtesten Figuren der byzantinischen Hagiographie" gehören, in vielen Städten verehrt wurden, und dass es neben dem Kosmodion des Paulinos in Konstantinopel weitere fünf Kirchen gab, die ihnen geweiht waren. Weiterhin interessant ist, dass Hunger auf die Parallelen der dortigen therapeutischen Praxis mit denen in einem Asklepieion hinweist, die sich darin zeigen, dass die Kranken eine Nacht in der Basilika verbrachten, die beiden Heiligen ihnen im Traum erschienen und Medikamente verordneten. Des Weiteren wurden den Patienten Wunderberichte vorgelesen; was an die auf Stelen eingravierten Zeugnisse der Wunderheilungen (z. B. in Epidauros oder Lebena) erinnert, wenn auch nur in oraler und nicht in Stein gemeißelter Form. Während die paganen Inschriften elementar zum offiziellen Kult um Asklepios gehörten, fanden, laut Hunger, die der Volksfrömmigkeit entsprungenen Texte über die Taten der christlichen Arztheiligen nie den Weg in die „orthodoxe Liturgie". Neben den beiden gab es noch elf weitere Arztheilige, die kein Geld für ihre Arbeit genommen haben sollen *(Anargyroi)*. In der in Menuthis für den vor allem in Ägypten populären Wunderarzt Kyros, der angeblich sein Martyrium gleichfalls unter Diokletian fand, errichteten Kirche fanden anscheinend ganz ähnliche Inkubationsrituale statt. Die Ähnlichkeit zur Kultpraxis der Asklepieia wird zudem von Hiltbrunner 2005, 195, betont, so wie die wichtige Differenz, dass das Kosmodion des Paulinos eine Kirche und kein Xenodochium war. Zur Ähnlichkeit und Konkurrenz zwischen Asklepios und Christus, siehe grundlegend: Edelstein 1945, 132–138; und kurz theologisch vergleichend: Weissenrieder/Etzelmüller 2010, 15–17; Neumann 2010, 47 f.
158 Basil. ep. XCIV.
159 Miller 1997, 124 f.

weshalb das jährliche Budget letztlich 1000 Denare betragen haben soll.¹⁶⁰ In der Folge wurde die Hygiene stark verbessert, was sich daran zeigt, dass kein schmutziges oder abgenutztes Bettzeug dort zu finden war. Die Leitung übertrug er Diakonen, denen als Hilfe Ordensbrüder beigestellt wurden. Doch ob sie nun die Pflege der Kranken übernahmen, ist nicht klar ersichtlich, aber wahrscheinlich, wenn die Organisation parallel zu dem unter Rabbulas Ägide neu errichteten Xenodochium für Frauen ablief, in dem Nonnen den Pflegedienst unter der Leitung einer Diakonissin durchführten.¹⁶¹ Auffällig ist weiterhin, dass die lokalen Aussätzigen offensichtlich nicht in den örtlichen Xenodochien behandelt wurden, da sie anscheinend die Stadt nicht betreten durften und sich außerhalb aufhalten mussten. Rabbula sandte, um ihr Leid zu lindern, einen Diakon, zusammen mit ein paar Mönchen, als permanente Begleitung zu ihnen. Doch ob der notwendige Lebensunterhalt, der aus dem Vermögen der Kirche bestritten wurde, ebenfalls aus dem Fond für die Xenodochien beglichen wurde, darüber gibt die Vita keine Auskunft. Dafür erfahren wir, dass Rabbula in der Krankenpflege selbst nicht direkt tätig war. Neben der Predigt der ‚Worte Gottes', war die oben skizzierte Organisation seine praktische Arbeit bei der ‚Tröstung der Seelen'.¹⁶²

Von einer Trennung der Geschlechter oder einer Ausgrenzung der Aussätzigen berichtet Hieronymus in Bezug auf das νοσοκομεῖον der Fabiola nicht. Im Gegenteil, er

---

160 Vit. Rab. 50. Die Maßnahmen scheinen die Einrichtung(en) nachhaltig gesichert zu haben, wie aus der syrischen Chronik des Josua Stylites (Kap. 41–43) abgeleitet werden kann. Hier wird eine Hungersnot in Edessa im Winter 500/1 beschrieben, in der eine ‚Herberge' Erwähnung findet, sowie der Umstand, dass zusätzlich in den Gebäuden der Kirche eine ‚Krankenstation' eingerichtet wurde (Kap. 42). Jedoch war dies anscheinend immer noch nicht ausreichend, weshalb der Statthalter, lokale Honoraren sowie eine Gruppe, die nur als ‚Römer' bezeichnet wird, weitere Krankenlager einrichteten (Kap. 43). Von Krankenpflege wird nicht berichtet, sondern nur, dass auf Betreiben des Leiters der Herberge die ‚Brüder' umhergingen und sich um die unzähligen Toten und deren Begräbnis kümmerten. Luther 1997, 175, ist gleichfalls der Meinung, dass es sich bei dem erwähnten Xenodochium um dasselbe handelt, welches von Rabbula ‚erneuert' wurde. Hierzu siehe auch: Allen 1990, 453.
161 Vit. Rab. 50. Hiltbrunner 2006, Sp. 898, schreibt, dass die Beschreibung auf der Krankenpflege liege. Erwähnenswert erscheint noch der Umstand, dass das Frauen-Xenodochium aus den Trümmern von vier auf Rabbulas Befehl hin zerstörten heidnischen Tempeln erbaut wurde. Welchen paganen Göttern die vormaligen Tempel dediziert waren, wird leider nicht verraten. Hierzu siehe auch: Blum 1969, 79, geht davon aus, dass im Xenodochium für Männer „keusche Brüder" unter der Leitung von Diakonen das Pflegepersonal bildeten, analog zu den Frauen. Die Betonung der besonders guten Hygiene versteht Blum als Hinweis darauf, dass diese und auch die Verpflegung unter Rabbulas Vorgängern „sehr zu wünschen übrig" ließ. Bei der Finanzierung durch die Privatpersonen geht er von testamentarischen Stiftungen aus. Außerdem vermutet er eine Mischanstalt, also „Krankenhaus und Armenherberge" in einem.
162 Vit. Rab. 51. Die Mönche gehörten womöglich zu den grundlegenden Unterstützern des Rabbula in der örtlichen Kirche, hierzu siehe: Phenix/Horn 2017, ccxii. So schon Blum 1969, 80 f., der vermutet, dass sich Rabbula primär als Mönch verstand und als Bischof ein tugendhaftes Vorbild des monastischen Lebens sein wollte (81); entsprechend hätte Rabbula seine karitative Arbeit als „Konkretisierung seiner Seelsorge" und notwendige „Realisierung seiner Predigt" in der Nachfolge Christi verstanden. Mittel dafür sei der rigorose monastische Lebensstil gewesen, der bei ihm nicht eine ‚egoistische' und ‚steril-fromme' Abkapselung von der Welt zur Folge habe, sondern eine gezielte Hinwendung zu ihr und ihren sozialen Problemen, um diese durch karitative Tätigkeiten zu lösen (80). Zur Einrichtung allgemein und ihrer vermutlich nicht ganz so langen Lebensdauer, siehe: Miller/Nesbitt, 84.

deutet sogar an, dass die Matrone Fabiola sich in Rom um alle besonders Hilfsbedürftigen gekümmert habe. Seiner Zeitgenossin und persönlichen Bekannten setzt er in einem Brief an Oceanus ein eulogisches Denkmal, in dem er ihre krankenpflegerische Arbeit als vorbildliches christliches Lebenswerk darstellt.[163] Fabiola habe ihr ganzes – entsprechend ihrer noblen Herkunft – umfangreiches Vermögen liquidiert,[164] um damit den Armen zu helfen. Die Hilfe sah zuerst die Einrichtung eines νοσοκομεῖον vor, in dem die Kranken von der Straße, also wohl Aussätzige, aufgenommen wurden.[165] An pflegerischen Tätigkeiten, mit denen die Insassen versorgt wurden, erwähnt Hieronymus zuerst einmal die Gabe bzw. das Anreichen von Speisen, um die Kranken zu stärken. Manche Kranken konnten, trotz schwacher Glieder, noch selbstständig essen. Andere wiederum, wie die mit ‚leichenblassen' Händen oder die mit den ‚ausgestochenen' Augen, also Blinde, werden beim Essen Hilfestellung benötigt haben, genauso wie die ‚noch lebenden Kadaver', denen Fabiola die Suppe persönlich eingab. Daneben mobilisierte sie entkräftete Patienten und betrieb Wundversorgung.[166]

---

163 Hier. ep. 77,6. Fabiola scheint jedoch die einzige Frau aus dem Hieronymus-Kreis gewesen zu sein, die sich persönlich pflegerisch um Kranke gekümmert und dafür extra eine Einrichtung gegründet hat, während die anderen sich mit Askese und Almosen zufriedengaben, vgl. z. B. Paula in Hier. ep. 108,5.
164 Lake 2004, 155; 158, hegt Zweifel daran, dass Fabiola, da aus der *gens* der *Fabia* stammend, auf ihr ganzes Vermögen verzichte habe, sondern hält die Behauptung des Hieronymus für eine rhetorische Strategie, um den ‚radikalen Wandel' ihres sozialen Ranges zu illustrieren.
165 Dass jene Menschen Aussätzige waren, ergibt sich aus der Beschreibung der Erkrankungen, denn auch für den Fall, dass Hieronymus' Beschreibung hier hyperbolisch erscheint und das Schrecklichste vom Schrecklichen aufzählt, unter dem ein Mensch leiden kann, werden im Kern realistische Leiden von Menschen beschrieben, die keinen Zugang zu medizinisch-pflegerischer Versorgung hatten. Miller/Nesbitt 2014, 121 f., gehen davon aus, dass es sich um Lepröse gehandelt hat, weshalb sie meinen, dass die Einrichtung der Fabiola ein „hospital for lepers" gewesen sei. Daher sehen sie kein Problem darin, dass Hieronymus den Begriff des *nosocomium* verwendet hat, da sie der Meinung sind, dass der Begriff gelegentlich in den byzantinischen Quellen verwendet wurde, um ‚Leprosorien' zu benennen. Dem möchte ich insoweit widersprechen, als dies nicht wirklich der Fall ist, denn *nosokomeia* sind zumindest in sonstigen Quellen tendenziell Räume oder gar Häuser für jede Art von Kranken. Siehe hierzu auch das ganze Kapitel zur Entwicklung der Begriffe für die verschiedenen Einrichtungen. Hieronymus dürfte also mit der Wahl des Begriffs betont haben wollen, dass Fabiola alle Kranken versorgte, auch wenn er aufgrund einer narrativen Drastik als Synonym offensichtlich Aussätzige bzw. Lepröse gewählt hat. Mit der Überlegung, dass er weder Lepra noch *elephantiasis* als Begriffe verwendet hat, weil es im Lateinischen zu diesem Zeitpunkt noch Verwirrung über den korrekten Namen für die Krankheit gegeben hat, mögen Miller/Nesbitt Recht haben.
166 Hieronymus schreibt nur vom Auswaschen der Wunden und nicht vom Verbinden oder dem Anwenden von den Heilungsprozess unterstützenden Salben; ihm ist es wichtiger, im Sinne einer der Leistungen der Fabiola überhöhenden Lobpreisung, darzustellen, wie herausragend das Handeln ihrerseits war: denn andere hätten die eiternden Wunden nicht einmal ansehen können. Analog hierzu scheint bei der Mobilisation der Körperkontakt mit den als ansteckend durch Hautberührung geltenden ‚Gelbsüchtigen' *(morbo regio)* für Hieronymus die primäre Leistung gewesen zu sein, denn sonst hätte er wohl die Schwere der Mobilisation eines schwachen und unter niedrigem Muskeltonus leidenden, also quasi immobilen, Patienten stärker betont. Ähnlich formuliert Gregor von Nazianz, wenn auch nicht auf eine einzelne Person bezogen, sondern allgemein als Imperativ zur Krankenpflege als essenzielle Tat für einen Christen, weil das Kümmern um Aussätzige allgemein als etwas Abstoßendes und Abschreckendes verstanden wurde (or. XIV,27). An anderer Stelle (or. XIV,10) betont er die ‚Schrecklichkeit' der Kranken, die an den meisten Gliedern so verstümmelt gewesen seien, dass nicht einmal ihre Familie sie noch erkannt haben.

Wie der sonstige Alltag und die Organisation im ‚Krankenhaus'[167] der Fabiola aussahen, ob sie vielleicht Helfer hatte oder einen Arzt für bestimmte Fälle kommen ließ und ihn bezahlte, darüber berichtet Hieronymus nichts. Entweder pflegte Fabiola ihre Patienten tatsächlich selbst und ohne Hilfe, was bedeuten würde, dass die Einrichtung eher nicht besonders groß war, oder Hieronymus wollte in seiner Panegyrik die Leistungen der Fabiola besonders herausstreichen, weshalb er etwaige Hilfskräfte verschwiegen hat.[168] Sollte ihre Einrichtung, ähnlich anderer Einrichtungen wie z. B. in Konstantinopel oder Edessa, Personal beschäftigt haben und Fabiola entsprechend vielleicht sogar selbst primär mit der Organisation beschäftigt gewesen sein, dann hat sie sich darüber hinaus im Gegensatz zu ihren männlichen Äquivalenten anscheinend aber direkt bei der Pflege der Kranken engagiert. Allerdings waren Rabbula und Chrysostomos als Bischöfe in ihren Kirchen organisatorisch anderweitig eingebunden als eine reiche Römerin, die ihr Leben und ihr ganzes Vermögen anscheinend der Krankenfürsorge widmen konnte.[169] Trotzdem ist die Beschreibung des Hieronymus eine von ihrer inhaltlichen Qualität her wertvolle Quelle, da sie einen so ansonsten kaum gegebenen, mikroskopischen Blick in die Pflegepraktiken und den Alltag in einer antiken, christlichen Krankenanstalt gibt.[170] Daneben ist eine weitere Besonderheit, dass das νοσοκομεῖον der Fabiola in der Großstadt Rom anscheinend das einzige zu diesem Zeitpunkt war, zumindest ist ansonsten keines bezeugt.[171] Nun könnte erwartet wer-

---

167 So in der Übersetzung von L. Schade 1914, 172, sowie der von J. Labourt 1954, 45: „hôpital".
168 Lake 2004, 163; 169, hält es für möglich, dass die Beschreibungen der Aktivitäten der Fabiola sowie die Verwendung des Wortes *nosokomeion* eine Übertreibung von Seiten des Hieronymus ist, da der Term eine medizinische Versorgung andeuten würde, die aber nicht beschrieben sei. Dabei bezweifelt er nicht, dass sie eine Art von Wohltätigkeit organisierte, aber dass sie alles allein durchgeführt habe. Krumeich 1993, 158; 288; 292, hegt keine Zweifel an den Beschreibungen des Hieronymus.
169 Ein interessanter Vergleich mag Melania die Jüngere sein, die ähnlich der Fabiola ihr großes Vermögen im Sinne der Fürsorge für Bedürftige einsetzte, wobei Melania kein eigenes Xenodochium gründete, sondern Fremde bei sich ‚nur' gastfreundschaftlich aufnahm und Almosen an Bedürftige gab. Dafür ging sie in der Tradition des frühen Christentums Kranke besuchen, schaute nach ihnen und kümmerte sich; inwieweit sie tatsächlich pflegerisch tätig war, verrät uns ihr Biograf Gerontius nicht im Detail, siehe: Geront. vit. Mel. 9 (gr. Ver.) bzw. I,9 (lat. Ver.). Liese 1922, 120, zitiert nach der deutschen Übersetzung von Storf (1912), dass sie pflegerisch tätig war, was aus dem im Original verwendeten θεραπεύω gefolgert werden kann und im Kontext der Erwähnung des Krankenbesuches durchaus plausibel ist, aber hier womöglich nur ein allgemeines Kümmern oder einen spirituellen Beistand meint. In der lateinischen Version heißt es hingegen nur, dass sie Kranke besuchte, ohne das angegeben wäre, was sie dort genau getan hat.
170 Robinson 1946, 29, hält den Brief des Hieronymus sogar für das erste ‚literarische' Dokument in der Geschichte der Pflege, was, wie in dieser Arbeit gezeigt werden konnte, nicht wirklich den Tatsachen entspricht, wobei die literarische Ausschmückung und der Fokus auf pflegerische Tätigkeit in der Form, wie Hieronymus dies hier schreibt, in der antiken Literatur selten ist. Die Betonung der pflegerischen Aufopferung durch die Hauptfigur der Erzählung findet sich – wenn auch weniger drastisch formuliert – tendenziell nur in den Gerichtsreden klassisch-griechischer Zeit.
171 Insoweit ist die Aussage des Hieronymus *primo omnium nosokomion instituit* womöglich nicht gänzlich falsch und so zu verstehen, dass nämlich Fabiola die Erste in Rom bzw. im Westen war, die eine solche ‚krankenfürsorgliche' Einrichtung gegründet hat, was im Rahmen einer Eulogie selbstredend eine ‚Betonung' verdient, hierzu siehe: Horden 2005, 68; denn laut Hiltbrunner 2006, Sp. 905, war es das einzige aus

den, dass der Bischof von Rom eine solche Einrichtung betreiben würde, doch erst für Symmachus, Papst von 498–514, ist der Bau von Wohnungen für Arme überliefert[172] und – ähnlich spät – hat Justinians General Belisar auf seinen Rückeroberungskampagnen zwei Xenodochien in Rom einrichten lassen.[173] Am Ende des 6. Jahrhunderts ließ dann der zweite Pelagius ebenfalls ein Armenhaus einrichten – womöglich gar seinen privaten Wohnsitz hierfür umwidmen.[174]

Im nordafrikanischen Hippo hat Augustinus vermutlich durch einen Presbyter ein *xenodochium* errichten lassen. Das Geld für den Bau ist der Kirche vermutlich gespendet worden, aber ob es ein Armenhaus war oder welche Pflegepraktik dort ausgeübt wurde, dazu schreibt der Bischof nichts.[175] Epigraphische Zeugnisse lassen vermuten, dass es in jener Region wohl in der Folgezeit weitere solcher Einrichtungen gab, sicher zu belegen ist dies jedoch nicht. Eine der beiden Inschriften spricht von einem Valentinus, der unter dem vermutlich zweiten Kaiser Theodosios mit persönlichen Geldern eine Ruine renovieren ließ, um die Gastfreundschaft für Fremde zu verbessern. Es handelte sich also vielleicht um ein Xenodochium, aber der Begriff ist hier nicht überliefert. Dies gilt auch für eine zweite Inschrift, in der nur von der Tür eines Hauses gesprochen wird, welches Fremden und möglicherweise – dieser Teil der Inschrift ist unvollständig – Armen Unterschlupf bot.[176] Für Karthago überliefert Victor von Vita nur, dass, nach der Plünderung Roms 455 durch die Vandalen, der örtliche Bischof Deogratias zwei Basiliken als temporäre Notlager einrichten ließ, um die teilweise erkrankten Verschleppten und Geiseln medizinisch und pflegerisch behandeln zu lassen.[177] Ob dies notwendig wurde, weil das örtliche Xenodochium aufgrund der

---

den Quellen bekannte Nosokomeion im Westen, wobei zeitgleich der Senator Pammachius in Portus Traiani laut Hieronymus (ep. 66,11) ein Xenodochium errichtet habe, welches allerdings eine klassische Herberge gewesen sei; so auch Lake 2004, 166. Krumeich 1993, 295, geht davon aus, dass in jenem genauso Kranke aufgenommen wurden. Der römische Bischof Symmachus wiederum habe ‚nur' Armenhäuser betrieben, siehe: Hiltbrunner 1967, Sp. 1499 f.; ders. 2005, 200–202, konkretisiert mit den Worten eines späteren Briefs des Hieronymus (ep. 77,10), dass das anscheinend weltberühmte Xenodochium, obwohl primär für Reisende, zudem für die Armenfürsorge gedacht war. Hiltbrunner geht davon aus, dass beide Einrichtungen die Plünderung der Stadt 410 durch die Goten nicht überstanden haben. Besser erging es wohl den Einrichtungen des Paulinus, des Bischofs von Nola, in Kampanien, siehe: Hiltbrunner 2005, 202 f.; Lehmann 2006c, 116–119. Dort kümmerte man sich höchstwahrscheinlich auch um Kranke und Arme, aber eine Erwähnung von tatsächlicher Krankenpflege findet sich in den Quellen nicht, vgl: Paul. Nol. carm. 21,386–394.

172 Lib. Pontif. S. 124, Z. 23.
173 Lib. Pontif. S. 149, Z. 13–15: Interessanterweise scheinen die Einrichtungen gezielt für die *pauperes* der Stadt errichtet worden zu sein.
174 Lib. Pontif. S. 160, Z. 7: In den handschriftlichen Überlieferungen finden sich verschiedene Bezeichnungen, neben verschiedenen Varianten des *ptochium* auch *xenodochium* und *hospicium*. Klar ersichtlich ist nur, dass es für *pauperes* war.
175 Aug. serm. CCCLVI,10. Hierzu siehe auch: Hiltbrunner 1967, Sp. 1500; ders. 2005, 204.
176 CIL VIII, 8052; 839: Hiltbrunner 1967, Sp. 1500/1, meint, dass beide wahrscheinlich Xenodochien waren.
177 Vict. vit. 1,25–26 (I,8). Wobei Victor den Bischof hier als *nutrix* bezeichnet. Von Pflegekräften spricht er nicht, angeblich habe der Bischof sich allein um alle Personen, auch nachts, unermüdlich gekümmert,

großen Anzahl der Bedürftigen überlastet war, oder ob es tatsächlich keine dauerhafte Institution solcher Art gegeben hat, ist aus dem Bericht des Victor nicht ersichtlich.[178]

Aufgrund des geographisch-quantitativen Befunds einerseits und der Bezeichnung des Xenodochiums andererseits ist es also durchaus plausibel anzunehmen, dass die Entwicklung der Einrichtungen christlicher Krankenfürsorge sich hauptsächlich im Osten des Römischen Reiches abgespielt hat, und zwar analog zum hier wesentlich früher und auch stärker ausgeprägten Klöster- und Pilgerwesen.[179] Hier sollte noch der Befund von T. S. Miller Erwähnung finden, dass – wie oben schon teilweise erkannt werden konnte – die Mehrheit der philanthropischen Einrichtungen durch das urbane Mönchswesen getragen wurde. Zumindest war dies bis zum Konzil von Chalcedon 451 der Fall, nach dessen Regelungen die örtlichen Bischöfe juristisch verstärkt Kontrolle über die Mönche ausübten, was sich sodann auf die Trägerschaft und Organisation der Xenodochien und Nosokomeia auswirkte. Im Anschluss an das Konzil haben die Kaiser das römische Recht um die Beschlüsse des Konzils erweitert, bis schließlich von Justinian die Autorität des örtlichen Bischofs über alle Einrichtungen – auch über die nominell von der Kirche unabhängigen – letztlich bestätigt wurde.[180] Als personelle

---

trotz seines hohen und gebrechlichen Alters. Allerdings schreibt Victor, dass deswegen ‚die Arianer' ihn gehasst und sicherlich geplant hätten, ihm etwas anzutun, weshalb Gott ihn vorsorglich zu sich nahm (1,27 [I,8]), was wiederum der kurzen Erzählung einen eulogischen Charakter gibt. Vermutlich wird er sich über den Zustand der Verschleppten regelmäßig informiert haben, aber bei tatsächlichem Bedarf von Krankenpflege wird diese wohl eher von Personen aus seiner Gefolgschaft übernommen worden sein.

178 Hiltbrunner 1967, Sp. 1501, geht davon aus, dass es zu dem Zeitpunkt keine feste Einrichtung gegeben hat; ders. 2005, 204, spricht nur von ‚notdürftig improvisierter Hilfe'.

179 Hiltbrunner 2005, 184–187, allgemein über die Ursprünge der Xenodochien aus dem Pilger- und christlichen Reisewesen; wobei die Hauptmotivation darin gelegen haben soll, die Glaubensbrüder vor den schlecht beleumundeten Pandocheia, den paganen Wirtshäusern, zu bewahren und sie wie Gastfreunde *(xenoi)* aufzunehmen (184). Die Häuser seien so erfolgreich gewesen, dass sie nicht nur Durchreisende, sondern Arme und Bedürftige jeder Art angezogen hätten. Aufgrund der karitativen Grundidee wurden sie nicht abgewiesen. Die Einrichtungen hätten sich alsbald ausdifferenziert. In den klassisch gebliebenen Xenodochien hätten die Betreiber dem Umstand der großen Nachfrage insoweit Rechnung getragen, als sie in ihre allen offenstehenden Anlagen meistens doch nur ‚rechtgläubige' Christen und eher keine Landstreicher eingelassen hätten (185 f.). Außerdem hätten sie es vermieden ‚Häretiker' aufzunehmen, wie aus einem Brief des Hieronymus (ep. adv. Rufin. 17) hervorgehe. Wobei aus dem Brief nicht klar wird, ob Rufinus aus Hieronymus' Sicht nur Häretiker aufnahm oder unterschiedslos alle, weil er bei seiner Nächstenliebe keinen Unterschied machte. Einen archäologischen Überblick über die Besiedlung und Bebauung von Wallfahrtsorten im Osten, wie im Westen, auch in Bezug auf Pilgerherbergen und -hospize, gibt: Reekmans 1980, 327; 332; 336; 338; 243 f.; 353.

180 Miller 1997, 100 f. u. Kap. 8 im Allgemeinen zu den Leistungen des Mönchswesens beim Betreiben solcher Einrichtungen und 126 f. im Speziellen zum Niedergang der selbständigen Organisation der Mönche. Zu Justinians Gesetz, siehe: Nov. Iust. 120; 131. Hiltbrunner 2005, 198, erwähnt den interessanten Umstand, dass im nachträglich beigefügten Canon 70 des ursprünglich nur 20 Canones umfassenden Konzils von Nikaia (325) in allen Städten ein Xenodochium für Fremde, Kranke und Arme eingerichtet werden sollte und der Bischof einen von den in der Wüste wohnenden (!) Brüdern zur Leitung auswählen sollte. Hiltbrunner interpretiert es als Scham der späteren Autoren darüber, dass die Gründungen der Xenodochien im palästinensisch-syrischen Raum zuerst nur zögerlich vonstattengingen. Womöglich steht hier aber auch der Aspekt im Vordergrund, dass die Bischöfe mit solch einer Fälschung ihren Führungsanspruch

Konsequenz bedeutete dies, dass im Laufe des 5. und 6. Jahrhunderts sich Mönche als Mitarbeiter aus solchen, primär urbanen, Einrichtungen immer weiter zurückzogen und durch anderes Personal – wie z. B. die schon seit Hippokrates als Mitarbeiter von Ärzten bekannten ὑπηρέται – ersetzt wurden.[181]

5.7 Weitere Entwicklungen und Ausdifferenzierung

Diesem kirchenpolitischen Hintergrund dürfte es geschuldet sein, dass im weiteren Verlauf der Spätantike das Wort ξενοδοχεῖον als Bezeichnung für die Einrichtungen der sozialen Fürsorge in den Quellen prävalent bleibt, der Begriff des νοσοκομεῖον jedoch nach wie vor geläufig ist, wie z. B. in der Vita des ‚Wunderheiler' Daniel Stylites. Hierin wird eine Episode über einen Reisenden erzählt, der um 475 auf dem Weg nach Konstantinopel war und von Räubern überfallen wurde, die ihn so schlimm zurichteten, dass er von einer Reisegesellschaft, die ihn eher zufällig fand, in die nächste Stadt gebracht werden musste. Es handelte sich um Ankyra, wo der örtliche Bischof eine Krankenanstalt betrieb, in der man sich um den Reisenden kümmerte und seine Wunden behandelte.[182] Bei dem νοσοκομεῖον der Mönchsgemeinschaft, das von den Eremiten Barsanouphios und Johannes von Gaza Mitte des 6. Jahrhunderts geleitet wurde, dürfte es sich um die Krankenstation des Klosters gehandelt haben. In der wiederum deren Schüler Dorotheos von Gaza eher widerwillig Dienst tat.[183] Die Einrich-

---

über die ursprünglich unabhängigen Xenodochien der Wüstenbrüder durch eine vorverlegte Datierung zusätzlich legitimiert wissen wollten.
181 Miller 1997, 126–130, betont, dass wir für Konstantinopel keine Informationen bezüglich urbaner Mönche in den Xenones haben und dass die Quellen verschiedenes, sogar bezahltes, Personal in den Einrichtungen erwähnen, jedoch von Asketen oder Mönchen schweigen (127). Zwar gab es urbane Klöster, Kirchen und Einrichtungen, wie das Kosmodion, in denen das urbane Mönchswesen Xenones betrieb, aber insgesamt sich überwiegend von der Arbeit in den öffentlichen ‚Krankenhäusern' von Konstantinopel zurückgezogen habe. Die Ausnahme hiervon waren die in der 59. justinianischen Novelle beschriebenen *asketriai*, welche jedoch vermutlich in den Xenones pflegerisch nicht tätig waren, sondern bei Beerdigungen zu singen hatten (128), sowie die ebenfalls erwähnten *dekanoi*, die Miller als Sargträger ansieht (129). In Alexandria habe es zwar die asketisch lebenden *philoponoi* gegeben, die sich um Arme und Kranke gekümmert hätten, jedoch wahrscheinlich nicht in den öffentlichen ‚Krankenhäusern', da diese angestelltes Personal besaßen – welches wiederum im 6. Jahrhundert sogar seine eigene „guild" bilden konnte. Die *philoponi* beschränkten sich womöglich auf Transportdienste (130).
182 Vit. Dan. Styl. 87. Zur Datierung: Im Kapitel 85 wird von Zenons Rückkehr auf den Thron im August 476 berichtet, wenn die Kapitel also chronologisch anschließen, dann dürfte die Episode in einem Zeitraum kurz danach spielen. Da im Kontext des Kapitels 87 ersichtlich ist, dass Daniel schon auf seiner Säule saß und für seine Wunderheilungen berühmt war, dürfte der Terminus post quem nach 460 sein. Miller 1997, 94 f., sieht die Erwähnung sowie den Grabstein eines Arztes mit Namen Theodor aus Devisos in Asia Minor (CIG IV, 9256), der im 5. oder 6. Jahrhundert in einem ähnlich provinziellen Nosokomeion gearbeitet habe, als Nachweis dafür, dass ‚Krankenhäuser' zu jener Zeit nicht nur in großen Metropolen, sondern auch in regionalen Zentren gewöhnlich gewesen sein.
183 Barsan. Quest. 313; 316; 323; 327; 333; 334. Miller 1997, 133, zeigt auf Basis des Briefverkehrs zwischen ihm und den Eremiten Johannes und Barsanouphios (quest. 313; 316; 333), dass Dorotheos nur ungern seine

tung stand offensichtlich Auswärtigen offen und war nicht exklusiv für die Mitglieder der Mönchsgemeinschaft reserviert.[184] Das νοσοκομεῖον, das Dorotheos von Gaza in seinen Doctrinae diversae zweimal erwähnt, war vermutlich ebenso nur ein Krankenraum in dem von ihm gegründeten und geleiteten Kloster.[185] Des Weitern taucht die Bezeichnung in der Vita des Sabas, aus dem Kalamos des Kyrillos von Skythopolis, auf. Hier dürfte νοσοκομεῖον gleichfalls nur den Krankenraum beschreiben, in diesem Fall den einer Einsiedlerkolonie.[186] An anderer Stelle in der Lebensbeschreibung des Mönchs steht der Begriff eindeutig für ein Xenodochium ein, wenn aus einem Brief an Justinian zitiert wird, in dem Sabas, damit er niedergebrannte Kirchenbauten wieder errichten lassen konnte, um einen Steuererlass bittet sowie darum, dass Justinian ein νοσοκομεῖον für kranke Pilger bauen solle.[187] Konsequenterweise benutzt Kyrillos den Term ξενοδοχεῖον ansonsten eher für das Gästezimmer oder die Gasthäuser der Klöster bzw. Lawren, die Sabas gegründet und/oder geleitet hat.[188] Gleiches gilt für seine Vita des Mönchs Theodosios, der oberhalb seiner Höhle ein Xenodochium errichtet hat, in der er alle empfing, die zu ihm kamen. Er soll die Gastfreundschaft wohl beson-

---

Pflichten in der Einrichtung übernahm, gerade wenn es um das Betreuen von Kranken ging. Außerdem fühlte er sich von den Fragen des Personals – Mönchsbrüder und Laien – mehr als einmal belästigt, da er sich eigentlich nur nach Ruhe und innerer Einkehr sehnte (quest. 314 [was auch gut in quest. 334 zu erkennen ist]). Interessant erscheint hier noch, dass zum Personal, laut Miller, Ärzte gehörten (quest. 316; 327). Dies ist zwar möglich, konkret erwähnt werden sie hier jedoch nicht. Mir erscheint es eher so, als gab es nur Mönche und Laien in den Einrichtungen, denn Dorotheos überlegte, sich medizinisch weiterzubilden, befürchtete aber, dass dies seinen Intellekt ablenken und seinen Auftritt dünkelhaft machen würde. Nirgends wird erwähnt, dass die Personen, die er zu medizinischen Dingen befragte, auch im νοσοκομεῖον der Mönche arbeiteten. Relevant erscheint mir noch der Umstand, dass seine grundlegenden Kenntnisse von Öleinreibungen, Feuer und Salbungen, ihm für seine Arbeit dort ausreichend erschienen (quest. 327).
184 Barsan. Quest. 313; 333.
185 Dorroth. Gaz. Doctr. IV,57; XI,121: Beide Stellen geben zu Krankenpflege keine Informationen. Aus letzterer ist nur ersichtlich, dass der Dienstplan im νοσοκομεῖον der Rotation unterlag und Dorotheos als Gründer und Vorsteher seines Klosters zumindest ab und zu selbst Dienst hatte. Ansonsten hat es den Eindruck, als habe der Bruder, der zum Dienst eingeteilt war, ebenso die Essensausgabe als Aufgabe. Die Datierung ist unsicher, dürfte aber in den Zeitraum zwischen seiner Übernahme der Klosterleitung und seines Todes fallen. Gegründet wurde das Kloster vermutlich kurz nach 540, gestorben ist er wahrscheinlich spätestens 580, siehe: Regnault 1963, 10; 33 f.
186 Kyr. Skyth. vit. Sab. 32. Die Lawren befanden sich unter einer Kirche und hatten neben dem νοσοκομεῖον auch eine Backstube (μαγκιπεῖον), womöglich zur leiblichen Versorgung der Einsiedler.
187 Kyr. Skyth. vit. Sab. 72. Außerdem sollte Justinian die Gottesmutter-Kirche neu bauen lassen, die einst von Erzbischof Helios in Jerusalem begründet worden war. Miller 1997, 93, meint, dass Kyrillos über Sabas an gleicher Stelle berichten würde, dass er den Kaiser Anastasios gebeten habe, aufgrund der hohen Anzahl an ‚Touristen' bzw. Pilger und aus dem Umland zugezogenen Armen, ein riesiges Nosokomeion in Jerusalem zu bauen. Aus dem Kontext der Stelle – vor allem Kap. 71, Kaisergattin Theodora möchte, dass Sabas für ihre Furchtbarkeit bete – ist zu erkennen, dass Miller sich hier irrt und Sabas eindeutig an Justinian die Bitte richtet. Womöglich kommt die Verwechslung daher zustande, weil es in Kap. 71 heißt, dass Justinian ebenso wie Anastasios beim ersten Aufeinandertreffen eine göttliche Aureole um Sabas wahrgenommen habe. So findet sich keine Erwähnung einer solchen Bitte in den Kapiteln 50–54, in denen Sabas am Hof des Anastasios weilte, der ihm wiederum ‚nur' Gold schenkte, mit welchem er in seinem Heimatort eine Kirche für Kosmas und Damianos errichten ließ (Kap. 55).
188 Kyr. Skyth. vit. Sab. 26; 31; 40.

ders gegenüber Armen und Bettlern ausgeübt haben.[189] Laut einem anderen Biographen, Theodor, hat er in Jerusalem drei separate Häuser bauen lassen, eines für kranke Mönche, eines für kranke Bettler und ein νοσοκομεῖον.[190]

Die funktionelle Unterscheidung der Begriffe ξενοδοχεῖον und νοσοκομεῖον, die Kyrillos Mitte des 6. Jahrhunderts in seinen Schriften vornahm, findet sich in den offiziellen kirchlichen oder staatlichen Dokumenten nicht.[191] Der Begriff Xenodochium und seine Variante Xenon funktionieren hier als pars pro toto für alle Bezeichnungen von Einrichtungen, in denen anscheinend auch Krankenpflege getätigt wurde. Eine Abgrenzung findet nur zum Armenhaus, dem πτωχεῖον, statt, wie einerseits aus den Akten des Konzils von Chalcedon und andererseits aus den Gesetzestexten des Codex Iustinianus zu erkennen ist. Dieses Konzil fand schon Ende 451 statt und es könnte überlegt werden, ob erst später eine Unterscheidung zwischen den Einrichtungen getroffen wurde,[192] allerdings existiert eine solche im rund 80 Jahre später in Kraft getretenen Codex Iustinianus ebenso wenig. Die Gesetze unterscheiden nur zwischen Weisen- und Armenhäusern sowie Xenodochien bzw. Xenones.[193] Die etwaige Überlegung, dass es keinen lateinischen Terminus für νοσοκομεῖον gab, mag nicht überzeugen, denn eine Latinisierung ist uns einerseits bei Johannes Cassianus überliefert und andererseits wurde das Wort *xenodochium* ebenfalls aus dem Griechischen übernommen.[194] Denkbar ist allenfalls, dass die Autoren, die den Begriff νοσοκομεῖον verwandten, den Aspekt der Krankenfürsorge in den Einrichtungen, die sie beschreiben, herausstrei-

---

189 Kyr. Skyth. vit. Theod. [3;4] [Kapiteleinteilung nach Festugière 1963, keine Kapiteleinteilung bei Schwartz 1939]. Der Mönch Theodosios starb laut Kyrillos im 22. Monat der Herrschaft Justinians, also vermutlich im Januar 529, siehe auch: Festugière 1963, 61 (Fn 7).
190 Vit. Theod. 40 (Ed. Usener); Miller 1997, 93; 132 f., geht davon aus, dass Theodosios entweder Personal für die Einrichtungen anheuerte oder seine Mönchskollegen ausbildete und einsetzte, was eine plausible Überlegung ist, wird bedacht, wie sehr in der Quelle der Aspekt des Krankseins betont wird. Des Weiteren vermutet Miller, da Theodosios aus Kappadokien stammte, dass er von Basileios Einrichtungen inspiriert gewesen sei. Diese Meinung findet sich auch bei Miller/Nesbitt 2014, 84, hier ergänzt um die Fürsorge für Lepröse durch Basileios und dessen Leprosorium. Wobei sie vermutlich die Einrichtung für kranke Bettler meinen, die i. d. R. wohl Leprakranke gewesen sein dürften.
191 Zu den Forschungsmeinungen, die eine klare Trennung in der Funktionalität der Anlagen sehen, siehe Anfang des Kap. 5.2.
192 Acta Conc. Chalc. VII,8 (nur πτωχεῖον); VII,10 (πτωχεῖον und ξενοδοχεῖον). Und auch im *libellus* des Diakon Ischyrion aus Alexandria an selbiges Konzil wird nur zwischen *xenodochia* und *ptochia* unterschieden; welche in dem Fall von einer gewissen Peristeria mit reichlich Geld testamentarisch bedacht wurden, siehe: Acta Conc. Chalc. Gest. Ver. Rust. Ed. III [II],51.
193 Cod. Iust. I,3,34,pr (*orphanotrophio, ptochiis, xenodochiis*); VII,6,1,3 (*xenon*); VII,37,3,3 (*xenon, ptochotrophiis*); Iust. Nov. 120,7 (*orphanotrophiis, xenonibus et ptochiis*). Miller 1997, 100 f., meint sogar, dass die justinianischen Gesetze alle caritativen Einrichtungen als eine einzige Klasse („single class") behandeln würden. So fänden sich nur rechtliche Unterschiede zwischen kirchlich und privat betriebenen Einrichtungen. Die Träger der von der Kirche unabhängigen Einrichtungen benötigten bei Verpachtung oder Verkauf keine Zustimmung des örtlichen Bischofs, der beim Vertragsabschluss nur anwesend sein musste (Nov. 120). Als unabhängig galten solche Einrichtungen, die von wohlhabenden Privatpersonen in ihrem eigenen Namen gestiftet und ausschließlich mit Stiftungsvermögen betrieben wurden (Nov. 130).
194 Cassian. conl. XVIII,7,6.

chen wollten, und dass es aufgrund der fließenden Übergänge zwischen Einrichtungen grundsätzlicher Krankenversorgung und den primären ‚Gasthäusern' in der Realität keine wirklich großen Unterschiede gab, weshalb die römischen Juristen der Spätantike es nicht für nötig hielten, weiter zu differenzieren und als rechtlichen Oberbegriff das vermutlich prävalent gebrauchte Xenodochium bzw. Xenon wählten.[195]

5.8 Finanzierung der Einrichtungen und Entwicklung in der ausgehenden Antike

In den Gesetzestexten geht es also nicht um sprachliche Details, sondern um die Sicherstellung der dauerhaften Finanzierbarkeit der Einrichtungen. Dies ist aus der Präambel eines Gesetzes der Kaiser Leo und Anthemius von Ende 472 ersichtlich, in dem eine Bestätigung aller bis dahin von Kaisern gegebenen oder durch richterliche Verfügungen entstandenen Privilegien bezüglich der Vorsteher (*praestita*) von Waisenhäusern, Klöstern, Kirchen, Armenhäuser, Xenodochien und Einsiedeleien gegeben wird, damit die Fürsorge, deren Verantwortung an die Kirchenvorsteher gegeben wurde, weiterhin umgesetzt werden konnte. Vor allem die Erziehung der Waisen und der Unterhalt der Armen sollte durch eine ausreichende Finanzierung bzw. Privilegierung sichergestellt werden.[196] Bei den Privilegien wird es sich vermutlich primär um die automatische Befreiung von der *extraordinaria munera* gehandelt haben,[197] da eine solche zuvor womöglich bei jedem Wechsel der Administration erneut erbeten werden musste.[198] Dies legt nahe, dass i. d. R. ohne solche Privilegien die Finanzierung durch die schon angesprochenen Schenkungen, die in vielen Fällen in Stiftungsvermögen überführt wurden, nicht dauerhaft zu stemmen war. Dabei unterstand die Aufsicht über das

---

195 Bzw. nach 529 dann tendenziell den Begriff des Xenons: Hiltbrunner 2005, 185 f., meint allgemein hierzu, dass im Byzantinischen Reich neben dem Wort Xenodocheion das kürzere Wort Xenon als Oberbegriff für die verschiedenen Anlagen bevorzugt wurde, welches schon immer den Raum bezeichnet habe, in dem der private Gast untergebracht war. Die kürzere Variante sei jedoch nicht ins Lateinische übernommen worden, im Gegensatz zum Xenodochium [was sich z. B. an einem solch späten lateinischen Text wie dem des Pilgers aus Piacenza zeigt]. Zu den verschiedenen Forschungsmeinungen bezüglich der Differenzierung der Einrichtungen, siehe Anfang (und Fußnoten) des Kap. 5.2.
196 Cod. Iust. I,3,34,pr.: *praestita sunt orphanotrophio sive asceteriis vel ecclesiis aut ptochiis seu xenodochiis aut monasteriis*. Des Weiteren findet sich hier ein Verweis auf jenen Zotikos, der zum ersten Mal solche Einrichtungen der Fürsorge in Konstantinopel eingeführt haben soll (hierzu siehe: Kap. 5.2).
197 Cod. Iust. I,3,32,7; sowie: Hiltbrunner 1967, Sp. 1493 f.
198 Miller 1997, 105, mit Verweis auf Nov. Iust. 131,5–6, sieht spätestens ab der Novellierung eine partielle Befreiung von der Steuerlast. Dies könnte, laut Hagemann 1956, 270–273; 277, daran gelegen haben, dass die Einrichtungen zu diesem Zeitpunkt „lediglich als von der Steuer zu befreiende Sonderkomplexe des Kirchenvermögens betrachtet wurden" oder als Subjekte steuerrechtlicher Privilegien, aber noch nicht als eigenständige Rechtssubjekte, wie in späterer Zeit Ende des 5. und 6. Jahrhunderts aus den entsprechenden Gesetzen herausgelesen werden könne, auch wenn die Bischöfe weiterhin Einfluss auf die nun nominell eigenständigen *Piae Causae* hatten und diese reell immer noch Teil von Grundherrschaft sein konnten.

Stiftungsvermögen, mit dem die Einrichtung gebaut und betrieben wurde, in letzter Instanz dem örtlichen Bischof, der für die Erfüllung des Willens des Stifters zu sorgen hatte – auch wenn die konkrete Verwaltung und Organisation oft von einer extra bestellten Person durchgeführt wurde.[199] Die Details hierzu, gerade die Stiftungsgelder betreffend, sind in der kaiserlichen Gesetzgebung teilweise recht kleinteilig geregelt, die – wie schon angedeutet – ganz offensichtlich darauf angelegt war, den Fortbestand der Anlagen zu garantieren.[200] Trotz der als Unterstützung gedachten Regelungen hatten die meisten Anlagen wahrscheinlich keinen dauerhaften Bestand,[201] da trotzdem keine ausreichende Finanzierung gelang.[202] Ein weiterer Aspekt privat gestifteter Einrichtungen war laut Miller, dass Justinian und seine Vorgänger damit die Möglichkeit gaben, das antik-hellenistische Ethos des bürgerlichen Stolzes, der eigenen Polis

---

199 Hiltbrunner 1967, Sp. 1491; 2005, 194; 2006, Sp. 894. Der Bischof konnte bei schlechter Ausführung durch den Verwalter einschreiten oder im Falle des Versterbens des Stifters, sollten dessen Erben nicht innerhalb eines Jahres das Xenodochium fertig gestellt haben, die nötigen Mittel hierfür von ihnen einziehen. Dies ist aus Typika, den Gründungsurkunden für solche Einrichtungen, zu erkennen, welche wiederum erst seit dem 9. Jahrhundert überliefert sind. Trotzdem geht Hiltbrunner davon aus, dass die Inhalte ähnlicher Art waren, siehe: Ders. 2005, 194.
200 Cod. Iust. I,3,45,1b; I,2,17; Nov. Iust. 120, 7; siehe: Hiltbrunner 1967, Sp. 1491/94; ders. 2006, Sp. 894. Ein wichtiger Bestandteil war sicherlich, dass das Vermögen, welches unter der Ägide eines Bischofs oder eines Vorstehers solch einer Anlage während dessen Amtszeit erworben wurde, nominell als dessen Eigentum behandelt wurde, aber nach dessen Tod der Anlage als Besitz zugesprochen werden sollte. Zu diesem Umstand, siehe: Hagemann 1956, 282.
201 Hiltbrunner 2006, Sp. 894 f., (auf das ganze Reich bezogen); Miller 1997, 106–109, meint davon abweichend, dass die Xenones in Konstantinopel und manche der regionalen Einrichtungen nach ihrem ersten Höhepunkt unter Justinian und dessen Reformen aufgrund der ‚Schocks', die das Reich nach dessen Tod erschütterten, nicht zusammenbrachen, sondern weiterbestanden. Jedoch sei das justinianische System der Verwaltung der Einrichtungen zusammengebrochen, genauso wie die privaten Stiftungen unter bischöflicher Aufsicht. Dies habe daran gelegen, dass die Stifter das Stiftungsvermögen nicht von ihrem privaten abgetrennt hätten und es nur wenige selbstverwaltete Einrichtungen gegeben habe, deren Vermögen juristisch eigenständig war, also unabhängig von der finanziellen Situation des Stifters. Die justinianische Gesetzgebung habe es verpasst, die Etablierung von ‚unabhängigen' bzw. privaten Stiftungen zu ermöglichen, denn die Gesetze in Cod. Ius. I,3,45 und Nov. Iust. 120; 130 seien nur dazu gedacht gewesen, den Willen des Stifters zu schützen und nicht die Stiftungen als unabhängige juristische Personen zu etablieren (106 f.) Da die Erben des Stifters volle Kontrolle über das Vermögen hatten, konnten sie durch finanzielle Fehlorganisation oder private Gier die Einrichtungsleistungen reduzieren oder sie gleich ganz schließen. Die Einrichtungen in Norditalien nach dem Verfall des oströmischen Einflusses (568) seien ein gutes Beispiel, wie eine absolut-private Kontrolle dazu geführt habe, dass ein erheblicher Anteil an caritativen, privatorganisierten Einrichtungen aufgehört habe zu existieren (109).
202 Laut Hiltbrunner 2006, Sp. 905 f., lag die mangelnde Finanzierung im Westen mitunter an den Folgen der ‚Völkerwanderung'; so hätten die Goten mit ihrer Plünderung Roms (410) die monetären Grundlagen für die Stiftungen zerstört. Leider gibt er keine Quellennachweise. Wobei eine solche These nicht bewiesen werden kann, da zwar im ersten Schritt eine logische Überlegung, tatsächlich aber eine mögliche Variabel ex eventu ist, die bei anderem Ausgang nicht zwingend zum vermuteten Ergebnis geführt haben müsste; sprich: nur weil vielleicht mehr Vermögen ohne die Plünderungen vorhanden gewesen wäre, heißt dies nicht, dass vermögende Christen tatsächlich das mögliche Mehrvermögen in solche Anlagen investiert hätten. Laut Hiltbrunner 1967, Sp. 1499–1502, seien erst ab dem 6. Jahrhundert Xenodochien im Westen reich bezeugt, meist aber als kleine Anlagen mit nur zwölf Betten. Ärzte und Pflegekräfte würden in den Quellen selten erwähnt.

‚Gutes' zu tun, in eine christliche Richtung zu lenken.²⁰³ Eine solche Großzügigkeit, die sich schon bei hellenistischen Herrschern findet und von den paganen römischen Kaisern übernommen wurde, ist schließlich von den christlichen Monarchen in Form der *agape* weitergeführt worden. Dabei betont Miller, dass pagane Philanthropie häufig mit der Ausübung von Medizin verbunden war – nicht umsonst galt Asklepios als der ‚am meisten philanthropische' Gott. Entsprechend könne die christlich-kaiserliche Philanthropie in den Schenkungen gegenüber den ‚medizinischen' Einrichtungen oder gar in der Errichtung solcher Anlagen im eigenen Namen erkannt werden.²⁰⁴

Ein prominentes Beispiel dürfte Eudokia, die Frau des zweiten Theodosios, gewesen sein. Laut der Vita des Euthymios aus der Feder des Kyrillos von Skythopolis hat sie aus ihrem Privatvermögen Armenhäuser (πτωχεία) und große Altenheime (τοσαῦτα γηροκομεία) bauen lassen.²⁰⁵ Der spätbyzantinische Kirchenhistoriker Nikephoros Kallistou Xanthopoulos ergänzt hierzu Xenodochien und νοσοκομεία sowie die Aussage, dass sie ausreichend finanziert gewesen seien, ohne auf pflegerische oder medizinische Akteure oder Leistungen einzugehen.²⁰⁶ Miller postuliert, dass Euagrios, neben Eudokias großer Stiftungstätigkeit, zusätzlich ihre Verbundenheit mit den städtischen Mönchen betonen würde, welche wiederum bei der Hilfe für Kranke besonders motiviert gewesen seien, weshalb er davon ausgeht, dass deren Bemühungen sich besonders auf die Organisation von und der Arbeit in den Xenodochien und Nosokomeia fokussiert haben.²⁰⁷ Hiergegen sollte betont werden, dass Euagrios zwar tatsächlich die Stiftungstätigkeit der Eudokia preist, aber nur Lawren und Kirchen und keine *nosokomeia* oder Xenodochien erwähnt und die Mönche nur als Asketen mit ‚perfekter Körperkontrolle' dargestellt werden. Trotz der Gastfreundschaft gegenüber Fremden ist von Krankenpflege, zumindest in dieser Textpassage, keine Rede. Außerdem sei unter ihrem Namen angeblich eine Leproserie mit 400 Betten betrieben worden.²⁰⁸ Interessant ist für das Wirken der Kaisergattin die Annahme in der Forschung, dass es erst mit ihr eine reichliche Bautätigkeit solcher Einrichtungen in Jerusalem gegeben habe. Das

---

203 Miller 1997, 102.
204 Miller 1997, 103–105 gibt Beispiele von Philanthropie paganer Herrscher und den unterschiedlichen juristischen Möglichkeiten christlich-kaiserlicher Philanthropie. Zur Verwendung des Begriffs der ‚Philanthropia' im religiösen und herrschaftlichen Kontext während der Antike, siehe auch: Hunger 1963, 2–11; Hunger 1965, 174, mit Verweis auf Philipsborn 1961, 340, betont die Unterschiede zwischen dem selektiven „Gnadenerweisen des paganen Herrschers", der Pflegeeinrichtungen reicher Grundbesitzer für deren Sklaven oder der Errichtung militärischer Lazarette einerseits und der christlichen Philanthropie, die ausnahmslos allen gegolten habe, andererseits.
205 Kyr. Skyth. vit. Euthym. 35.
206 Kallistos, PG 146,1240.
207 Euagrios, hist. eccl. 1,21–22; Miller 1997, 93 u. 126.
208 Hunger 1965, 178; allerdings ohne Quellenangabe.

erste Nosokomeion für erkrankte Jerusalem-Pilger sei aber sogar erst auf Betreiben des Sabas durch Justinian errichtet worden.[209]

So trat Justinian, teilweise zusammen mit seiner Gattin, rund 50 Jahre später selbst als Stifter solcher im weitesten Sinne sozialfürsorglicher Anlagen auf, wie aus dem Werk des Prokopios über die Bauten des Kaisers ersichtlich ist. In der Hauptstadt ließ Justinian zwischen der Kirche der hl. Irene und der Sophienkirche ein Xenon errichten bzw. erneuern, welches ursprünglich womöglich – wie oben schon angesprochen – von Sampson gegründet worden war. Zielgruppe seien bedürftige und schwerkranke Menschen gewesen, die unter ihrem körperlichen Zustand bzw. ihrer Krankheit zu leiden hatten. Gegenüber der Einrichtung wurden zusätzlich zwei als ‚Fremdenzimmer' bezeichnete Gebäude in seinem Namen erbaut, wobei die Kaisergattin sich an der Finanzierung beteiligt haben soll.[210] Am sogenannten Argyronion-Platz in Byzanz ließ Justinian eine Altersherberge für unheilbar Kranke renovieren.[211] In Antiochia wurden unter seinem Namen Häuser für ausgezehrte Bettler bzw. Arme gebaut sowie alles bereitgestellt, was zur Pflege und Heilung von Krankheiten von Nöten war. Außerdem finanzierte er eine Herberge für Fremde.[212] In Kappadokien ließ der Kaiser das Lager Mokesos zur Stadt ausbauen, zu Kirchen und öffentlichen Bädern zudem Xenones errichten.[213] Neben den zwei ξενῶνες, die auf Justinians Geheiß in Jerusalem gegenüber der ‚Neuen Kirche' einrichtet wurden, wobei eines der Gebäude als eine Herberge (καταλυτήριον) für Fremde, womöglich Pilger, und das andere als Ruheort für mittellose Kranke gedacht war,[214] erwähnt Prokopios aufzählend in einer Liste noch eine Reihe von Armenhäusern in kleineren Städten wie Bostra, Apameia oder Kurikos.[215] Die fehlenden Informationen über Personal und deren Tätigkeiten in den Einrichtun-

---

209 Hiltbrunner 2005, 196 f. Hierbei ist allerdings anzumerken, dass Palladios (hist. Laus. XLVI) schreibt, dass Melania und Rufinus in ihrem Kloster in Jerusalem Pilger, Bischöfe, Mönche und Jungfrauen mit ihrer opferwilligen Nächstenliebe erbauten, es also angenommen werden kann, dass von den beiden schon eine Art Xenodochium betrieben wurde, auch wenn Palladios es nicht explizit so benennt.
210 Prok. aed. I,2,14–17. Das Chronicon Paschale, 622, 11–15 (Ed. Dindorf) und Theoph. chron. 6024 (Ed. Boor, 184, 24/25) berichten über einen Brand, der unter anderem dieses Xenon und in Teilen die Kirche der hl. Irene im Jahr 531/2 zerstört habe. Justinian hat also womöglich die Gebäude anschließend sanieren bzw. wieder in Stand setzen lassen. Beide Quellen berichten jedoch ebenfalls nichts über die Arbeitsabläufe dort, Theophanes nur, dass die ‚Schwachen' bzw. ‚Kranken' beim Brand getötet wurden.
211 Prok. aed. I,9,12. Miller/Nesbitt 2014, 75–77, meinen, dass jenes καταγώγιον eine Einrichtung für Lepröse gewesen sei. Prokopios hätte deshalb nicht das Wort ‚ptochotropheion' verwendet, weil keiner der klassischen Autoren es verwendet habe. Zusätzlich schreibe er, dass die Einrichtung seit alters her existiert habe, aber vernachlässigt worden sei. Außerdem gehen sie aufgrund der Lokalisierung davon aus, dass sie als Vorbild für diejenigen des Eustathios und Basileios gedient habe und womöglich das nur durch byzantinische Legenden überlieferte Leprosorium des Zotikos gewesen ist. Hierzu, siehe weiter oben im Text: Kap. 5.2.
212 Prok. aed. II,10,25.
213 Prok. aed. V,4,15–16.
214 Prok. aed. V,6,25.
215 Prok. aed. V,9,22; 27; 35.

gen dürften dem panegyrischen Kontext, der Verherrlichung des Bauprogramms des Kaisers, geschuldet sein.[216]

Genauso wenig ist ersichtlich, ob und wenn ja, auf welche der Gebäude sich die zwei justinianischen Gesetze bezogen, in denen konkret die Zuwendungen für solche Einrichtungen durch das kaiserliche Privatvermögen geregelt waren. Das erste der beiden, erlassen Ende November 531, regelte, dass die Schenkungen des Kaisers und seiner Gemahlin aus Privatvermögen ohne Ausnahme den Personen und Einrichtungen, die die Zuwendungen bekamen, auf ewig zustanden und niemand einen Rechtsanspruch hatte, die Schenkungen oder die getätigten Verkäufe hiermit ein- oder zurückzufordern. Klagen durften nur gegen den Kaiser persönlich erhoben werden und nur vom Zeitpunkt der Schenkung an für maximal vier Jahre. Als Begünstigte werden unter anderem Kirchen, Xenones, Armenhäuser, Bischöfe und Mönche und unzählige andere Personen konkretisiert.[217] Anscheinend wurden die Stiftungsgelder jedoch teilweise von den Begünstigten zweckentfremdet, worauf der Kaiser mit einer Novelle von Mitte Mai 544 reagierte. So gab es wohl mehrere Fälle, in denen die Schenkungsgelder aus den Haushaltskassen der Einrichtungen oder der Bischöfe an Privatvermögen auf verschiedenste Arten, wie durch Verkauf, Tausch oder Weiterschenkungen, übertragen wurden, was wiederum sehr wahrscheinlich die Finanzierung der Einrichtungen gefährdet hat und somit die christliche Fürsorge. Entsprechend durften in den Einrichtungen zu Konstantinopel und in der Umgebung bzw. in Einrichtungen, die zu den Kirchen der östlichen Hauptstadt gehörten, kaiserliche Schenkungen nicht mehr veräußert werden, sollten also eine Art finanzielles Grundpolster oder Notfallreserve sein.[218]

Die Regelungen waren vermutlich – zumindest langfristig – erfolgreich, wie an der weiteren Entwicklung der Einrichtungen während des ‚Byzantinischen Reiches' gesehen werden kann.[219] Für Konstantinopel kann dies z. B. aus dem 22. Wunder der Samm-

---

216 Dagegen wird in der syrischen Kirchengeschichte des Johannes von Ephesos (II,4–6) ein Jüngling erwähnt, der sich vermeintlich um den sich im Xenon des Eubolos als Gefangener befindenden ‚Häretiker' Johannes ‚engelhaft' kümmerte. Im ‚Fieberwahn' hielt Johannes ihn für einen der ‚Hilfskräfte', die dort normalerweise sich um Kranke kümmern sollten. Interessant ist hierbei, dass der Text anscheinend das syrische Wort für ὑπηρέτης verwendet, siehe: Schönfelder 1862, 50. Die Einrichtung befand sich womöglich nordöstlich der Hagia Sophia. Zur Quellenstelle, siehe ebenso: Philipsborn 1961, 348; Volk 1983, 53–57 (inklusive der Quellen zur byzantinischen Rezeption).
217 Cod. Iust. VII,37,3,3: *ecclesiis et xenonibus et ptochotrophiis et episcopis et monachis et aliis innumerabilibus personis.*
218 Nov. Iust. 120,7.
219 Siehe allgemein Miller 1997 pass.; im Speziellen meint Miller (98), dass zur Zeit Justinians die caritativen Einrichtungen schon einen permanenten Charakter hatten und neben solch städtischen Einrichtungen wie Theatern, Bädern, Stoae und anderen öffentlichen Gebäuden als essentielle Bestandteile einer wahren Polis bestanden. Hierzu kritisch anzumerken ist der Umstand, dass die Gesetzgebung des Kaisers und seine anscheinend exzessive Bautätigkeit eher dafürsprechen, dass die Permanenz erst durch seine Politik erreicht wurde und die durch begrenzte private Stiftungsgelder finanzierten Einrichtungen häufig wieder ‚verschwanden'. Zum Problem einer stabilen, dauerhaften Finanzierung, siehe: Hiltbrunner 2006, Sp. 894 f.

lung über die Taten des hl. Artemios geschlossen werden. Unabhängig vom Wahrheitsgehalt der wundersamen Heilung des Patienten dürfte die Beschreibung des Xenons den Zustand in der zweiten Hälfte oder am Ende des 7. Jahrhunderts korrekt wiedergeben. Als Personal gab es, neben den *archiatroi*, sogenannte *hypourgoi* und *hypêretai*. In der Forschung werden von den Hilfskräften erstere als medizinische Assistenten bzw. als professionelle Pflegekräfte und letztere als Pflegehelfer bezeichnet.[220] Neben der Erwähnung von ‚allgemeiner' Pflege oder Betreuung für den Patienten, die hier aber genauso die Behandlung durch die *archiatroi* meint,[221] fällt die Tätigkeit des *hypourgos* in jenem Wunder sicherlich unter den Aspekt der Behandlungspflege, wenn es heißt, dass er die beim Patienten austretenden Substanzen – Eiter, Flüssigkeit und Blut – entfernt habe. Anschließend rieb er die Wunde anscheinend mit einem Schwamm aus und behandelte sie, wie ihm im Traum vom hl. Artemios aufgetragen worden war. Für die Prozedur mobilisierte er den Patienten aus dem Bett sowie anschließend wieder in es hinein. Über die Tätigkeit der anwesenden Hilfskräfte erfahren wir nur, dass sie vom *hypourgos* beauftragt wurden, ihm eine Lampe zu bringen, aber ob sie ihm auch bei der Mobilisation halfen, kann nur angenommen werden, wobei der Text den Anschein erweckt, er habe dies allein ausgeführt.[222]

Dass im Christentum das asklepieische Konzept der Wunderheilung bzw. der Vermittlung der heilenden Therapie im Traum spätestens zu jenem Zeitpunkt übernommen worden war, zeigt sich außerdem im Reisebericht des anonymen ‚Pilgers aus Piacenza' über das ‚Heilige Land'. Dort wird eine bemerkenswerte Einrichtung beschrieben, die wahrscheinlich eine Art Vorgänger der heutigen israelischen Thermenanlage Hamat Gadar war. Hier wurden auf ‚öffentliche Kosten' Aussätzige oder Leprakranke gereinigt, in dem sie nachts in warmem Quellwasser sitzend, benebelt von Weihrauch, eine Vision erhielten, die, öffentlich vorgetragen, den Kranken innerhalb von sieben Tagen sodann angeblich ‚gesunden' ließ.[223] Interessant ist hier der eben angesprochene Umstand, dass das beschriebene Ritual frappierende Ähnlichkeiten mit

---

220 Artem. Mir. 22. Siehe hierzu zudem Miller 2013, 203–207, der daneben auf Ähnlichkeiten und Unterschiede zum Kosmodion (Kap. 5.6) und zum Xenon des Sampson (Kap. 5.2) hinweist sowie bzgl. der Arbeitsstrukturen auf das hochbyzantinische Pantokrator. Zur Datierung der Sammlung in die 2. Hälfte des 7. Jahrhunderts, der Autorenschaft und zum historischen Hintergrund, siehe: Crisafulli/Nesbitt 1997, xix–xx; 33 ff.
221 Artem. Mir. 22 [S. 130, Z. 14–16].
222 Artem. mir. 22 [S. 134, Z. 21 – S. 136 Z. 10; S. 134, Z. 26: ἐγείρας δὲ αὐτόν ἐκ τῆς κλίνης]. Doch ob der *hypourgos* dem Kranken zudem anschließend Nahrung angereicht oder eingegeben hat („after he fed him, he departed", wie Crisafulli/Nesbitt 1997, 137, übersetzen), oder ob das Wort θρέψας [S. 136, Z. 9 f.] hier nicht eher im Sinn von ‚Sorgen' oder ‚Kümmern' zu verstehen ist, also als abschließende ‚Zusammenfassung' der vorangegangenen medizinisch-pflegerischen Intervention, mag ich nicht beurteilen.
223 Anton. Plac. itin. 7. In welchem Sinne die *publicos delicias* zu verstehen sind, erläutert der Autor nicht. Zur geographischen Verortung: Der Autor schreibt, dass die Anlage circa drei Meilen von der Stadt Gadara entfernt gewesen sei, was in etwa die Luftlinienentfernung zwischen den Ruinen von Gadara beim heutigen Umm Qais in Jordanien und der israelischen Spa- und Thermenanlage ist.

der Kultpraxis der asklepieischen Inkubation aufweist, was womöglich ein Hinweis auf eine christliche Kultumwidmung eines früheren Asklepieions oder Tempels eines anderen paganen Heilgottes an diesem Ort sein könnte.[224] Allerdings sind archäologisch sicher nachgewiesen nur eine römische Thermenanlage, deren Grundstein wahrscheinlich unter Antoninus Pius gelegt wurde, eine Synagoge aus dem frühen 5. Jahrhundert n. Chr. und eine byzantinisch/spätantike Kirche, die wiederum vermutlich ein paganes Heiligtum aus dem zweiten oder dritten nachchristlichen Jahrhundert ersetzte.[225]

Doch dies war offensichtlich nicht die einzige medizinisch-pflegerische Einrichtung im Heiligen Land, wie neben dem ‚Pilger aus Piacenza' auch Johannes Moschos für Jerusalem zeigt. Während Moschos sogar von einem νοσοκομεῖον des Patriarchen der heiligen Stadt schreibt,[226] ist bei ersterem nur von Xenodochien die Rede. Ein Umstand allerdings, der beim wichtigsten Pilger- und Wallfahrtsort der nicht nur antiken Christenheit kaum verwundern mag. Der Autor des auch *Antonini Placentini Itinerarium* genannten Reise- und Pilgerberichts ins ‚Heilige Land' erwähnt für Jerusalem sogar die Anzahl von 3000 Krankenbetten. In der Forschung wird die Anzahl als Übertreibung abgetan.[227] Wird aber berücksichtigt, dass die Xenodochien zuerst einmal Pilgerherbergen waren, dann erscheint in der wichtigsten religiösen Stadt des Christentums ein solcher Aufwand an ‚Verpflegung' wegen der großen Anzahl an Pilgern in jener Zeit nicht unwahrscheinlich.[228] Denn aus dem Bericht ist deutlich erkennbar, dass in den

---

224 Zu Parallelen, Nachahmungen und Unterschieden zwischen asklepieischer Inkubation und christlicher Wunderheilung im Traum am Beispiel der Historia Lausiaca des Palladios, siehe: Schulze 2013, 93–100; zur Weiterentwicklung christlicher Inkubationsdarstellungen in byzantinischer Zeit, siehe: Pratsch 2013 passim; allgemein zur Kultumwidmung paganer Bauten in christliche, siehe: Meier 1996 passim; Lehmann 2006a, 83–85; ders. 2006b, 109–115.
225 Hirschfeld 1987 passim. Von dem vermuteten paganen Tempel ist nur ein korinthisches Kapitel übriggeblieben, welches aufgrund des Ornamentenstils auf oben genannte Jahrhunderte datiert wird; ansonsten finden sich keine Hinweise auf eine pagane Heil-Gottheit (113). Bei der Anlage handelte es sich eher um eine klassische Thermenanlage, wie erstens die Ergebnisse der Ausgrabungen zeigen (108–111) und zweitens von Eunapios von Sardes bestätigt wird, wenn er die Anlagen als unvergleichlich bezeichnet und ergänzt, dass sie nur denen in Baiae untergeordnet seien (Eun. vit. V,2,2) (104). Die Thermen waren womöglich schon zur Gründung nach dem Propheten Elias benannt, obwohl dessen Schüler Elischa die Heilung eines Offiziers vom Hautausschlag zugeschrieben wird (105). Darüber hinaus zeigen Inschriften, unter anderem eine längere Inschrift der Kaiserin Eudokia, dass sich die Thermen auch bei der christlichen Oberschicht des 5. Jahrhunderts einer gewissen Beliebtheit erfreuten (106).
226 Joh. Mosch. XLII: Ἀνηνέγκαμεν οὖν αὐτὸν ἐν τῷ νοσοκομείῳ τοῦ πατριάρχου ἐν τῇ ἁγίᾳ πόλει. Johannes Moschos, geb. vermutlich kurz nach 550, gestorben um 620 in Rom, war ein byzantinischer Mönch, Asket und Schriftsteller, siehe: Jülicher 1916, Sp. 1810. Moschos schreibt aus eigener Erfahrung, dass er mit seiner Gruppe einen Kranken ins νοσοκομεῖον des Patriarchen gebracht habe, weshalb es sich um einen nachjustinianischen Zeitraum handeln dürfte.
227 So Hiltbrunner 1967, Sp. 1496; ders. 2006, Sp. 900; auch Hunger 1965, 178, scheint die Zahl für zweifelhaft zu halten („angeblich").
228 Steidle 1964, 454, schreibt allgemein hierzu, dass gerade an den christlichen Wallfahrtsorten, an denen eine große Menge an kranken Pilgern zusammenkam, solche Einrichtungen notwendig waren. Zur Entwicklung der Xenodochien aus Pilgerherbergen im weitesten Sinne, siehe vor allem: Kötting 1950, 366–386.

Xenodochien für Männer und Frauen nicht nur Kranke behandelt wurden, sondern aufgrund der Reise von Müdigkeit ausgezehrte Pilger Hilfe finden konnten. Hierfür spricht, dass als alternative Lesart aus den Handschriften statt *lecta aegrotorum* auch *lecta languentium* möglich ist.[229] Außerdem wurden genau diese *languores* mit dem ‚magischen' Tau vom Berg Hermon in den Xenodochien oder direkt vor Ort behandelt. Jedenfalls waren die Kirchen der hl. Maria und hl. Sophia anscheinend in Sichtweite des Berghangs, was die Vermutung nahelegt, dass die erwähnten Xenodochien, in die der Tau geliefert wurde, die sein könnten, die in Kapitel 23 in Nähe jener Kirchen erwähnt werden. Da die Ärzte den Tau sammelten, ist es plausibel anzunehmen, dass die Pilger, die *languentes* waren, ebenfalls als Kranke angesehen wurden.[230] Die 3000 Betten und die ‚unzähligen Tische' sind also vermutlich eine Beschreibung des örtlichen Beherbergungsbetriebs. Ein Teil der Betten wird sicherlich für von der Pilgerreise Ausgezehrte und für Kranke reserviert gewesen sein, die von Ärzten, Pflegekräften oder Klosterpersonal versorgt wurden, aber ein einziges „Krankenhaus" mit 3000 Betten, wie vom ‚Pilger aus Piacenza' suggeriert, dürfte nicht der Realität entsprochen haben.

Doch Jerusalem war nicht der einzige Ort im ‚heiligen Land', an dem Xenodochien bestanden. Die anderen im Reisebericht erwähnten Einrichtungen befanden sich entlang des Jordans, in Jericho,[231] der Wüste Negev sowie vermutlich auf der Sinai-Halbinsel; wobei vor allem bei Letzteren primär ein Herbergscharakter aus der Beschreibung ersichtlich ist.[232] Zumindest ist aus dem Text klar ersichtlich, dass sich das Wort Xenodochium anscheinend gleichfalls im lateinischen Westen als eine Art Oberbegriff für solche Anlagen durchgesetzt hat, egal ob sie nun in erster Linie medizinisch-pflegerisch oder, der ursprünglichen Bedeutung folgend, gastfreundschaftlich orientiert waren.

Parallel dazu war zum frühmittelalterlichen Zeitpunkt die Entwicklung solcher Einrichtungen im lateinischen Westen vorangeschritten,[233] wie sich unter anderem aus den Briefen des Papstes Gregor I. erahnen lässt. Auch wenn aus den Briefen nicht zu

---

229 Anton. Plac. itin. 23.
230 Anton. Plac. itin. 9 (u. 23). Dies steht durchaus in der frühgriechischen bzw. hippokratischen Tradition der Bezeichnung von Kranken als ὁ ἀσθενής (der Nichtkräftige) oder als jemand, der schlaff oder müde ist, siehe hierzu: Müri 1936/19.
231 Anton. Plac. itin. 12/13.
232 Anton. Plac. itin. 35 (Negev: Von Elusa ging die Reisegruppe in die Wüste) u. 41 (Sinai: an den besuchten Orten sollen die Israeliten beim Auszug aus Ägypten das Rote Meer passiert haben). In Bethlehem (29/30) werden auffälligerweise keine Xenodochien erwähnt.
233 Hierzu siehe Hiltbrunner 2005, 204–206. So habe sich die Lage am Ende des 6. Jahrhunderts stabilisiert, nachdem im 5. Jahrhundert der Großteil des Westens unter den „Beutezügen der Völkerwanderung" gelitten habe und somit das nötige Kapital für solch caritative Stiftungen überwiegend verloren gegangen sei. Nordafrika immerhin sah bis zur Eroberung durch die Vandalen, Mitte des Jahrhunderts, Gründungen von Xenodochien, wie das durch Augustinus (serm. CCCLVI,10) bekannte Beispiel des Priesters Leporius zeige. Die Einrichtungen des Deogratias, Bischof von Karthago, waren laut Victor von Vita (1,25–26 [I,8]) im Jahr 455 nur notdürftig improvisierte Hilfe für die Verschleppten aus Rom. Zum Problem der Nachprüfbarkeit der These mangelnder finanzieller Möglichkeiten, siehe weiter oben in diesem Kapitel. Zur weiteren

erkennen ist, ob es sich bei den erwähnten *xenodochia* um (Pilger-)Herbergen, Einrichtungen der sozialen oder gar Krankenfürsorge gehandelt hat, da keine Krankenpflege oder Personal erwähnt wird. In den Briefen geht es primär um Finanzierungsfragen bezüglich der Einrichtungen.[234] Eine Erwähnung von Personal für den im weitesten Sinne Pflegedienst findet sich dafür in der Vita des Caesarius, des Bischofs von Arles um die Mitte des 6. Jahrhunderts.[235] Außerdem ließ wohl Massona, Bischof von Merida, Ende des 6. Jahrhunderts anordnen, dass Pflegekräfte und sogar Ärzte durch die Straßen gehen sollten, um alle Kranken – gleich welcher Religion – in die von ihm betriebenen Xenodochien zu bringen.[236]

5.9 Abschließende Bemerkungen zu den christlichen Institutionen

Als abschließender Befund zu den christlichen Einrichtungen der Sozial- wie Krankenfürsorge mag festgehalten werden, dass sie nicht vor der Mitte des 4. Jahrhunderts aus den Quellen nachzuweisen sind.[237] Sie waren nicht nur in den urbanen Ballungszentren des Römischen Reiches zu finden, sondern auch regional weit verbreitet.[238] Der Umstand einer regionalen Verteilung kann durchaus als Indiz für einen sozialpolitischen Charakter der Einrichtungen angesehen werden. Eine sozialpolitische Dimension hatten sicherlich auch – um sie nicht zu verschweigen – die *parabalani*. Nur bestand die nur für Alexandria bezeugte, dem Bischof unterstellte Gruppe weniger aus Krankenpflegepersonal,[239] sondern war vermutlich eine Art ‚Hygienepolizei', die

---

Entwicklung der Xenodochien in Italien und Frankreich im frühen Mittelalter, vor allem ihrer rechtlichen Stellung, siehe: Schönfeld 1922 pass.
234 Greg. M. Epist. I,9; I,42; IV,8; IV,24; IX,8–9; IX,35; IX,63; XIV,2. Teilweise zu den finanziellen Details, siehe: Hiltbrunner 2005, 204–206. Dabei hatte schon Gregors Vorgänger Pelagius I. Anweisungen bezüglich der Verwaltung von Xenodochien getroffen, siehe: ebd. (205/6).
235 Vit. Caes. epis. Arleat. I,20 (MGH SS rer. Merov. 3, S. 464), siehe: Hiltbrunner 2005, 206.
236 Vit. Patr. Emert. V,III,13–26. Hierzu siehe: García Moreno 1974, 166–169, Nr. 435; und Hiltbrunner, 2005, 188, 206.
237 Ähnlich Miller 1997, 68; 73, der die Einführung spezieller Einrichtungen zur Behandlung von Kranken auf das Ende des 4. Jahrhunderts datiert, jedoch auch allgemeiner formuliert, dass das 4. Jahrhundert die ‚Geburt des Krankenhauses' gesehen habe und die sozialen, religiösen und politischen Kräfte jener Jahre sicherlich die christlichen Führungspersönlichkeiten der östlichen Provinzen beeinflusst haben, neuartige Einrichtungen für Kranke einzurichten (68). Denn die christlichen Gemeinden im Osten hätten schon unter Kaiser Julian Einrichtungen zur Armenspeisung und -fürsorge gegründet (73).
238 Grundsätzlich siehe hierzu, vor allem nach geographischer Verteilung sortiert: Hiltbrunner 1967, Sp. 1494–1502; 2006, Sp. 895–907.
239 Wacht 2006, Sp. 865, schreibt von niederem Pflegepersonal, dessen genaue Arbeit nicht aus den Quellen zu eruieren sei. Ferngren 2005, Sp. 670, bezeichnet die *parabalani* als ‚medizinische Helfer aus ärmeren Klassen, die Kranke transportierten und pflegten', sich um Pestkranke kümmerten, aber auch als ‚Schlägertruppe' gefürchtet waren und so den Ruf hatten, bei religiösen und politischen Kontroversen die organisierte Gewalt zu fördern. Leven/Seidler 2003, 80: „niedere Gehilfen der alexandrinischen Hospitäler"; van Minnen 1995, 160, möchte zumindest nicht ausschließen, dass sie „hospital attendants" waren. Hiltbrunner

im Fall von Seuchen die Kranken womöglich pflegerisch zu betreuen, sicherlich aber auch zu isolieren hatten, um so die Gefahr weiterer Ansteckung zu reduzieren.[240] Von diesem Arbeitsauftrag aus gesehen, erklären sich die Vorwürfe, dass sie zeitweise als Schlägertruppe in der Stadt unterwegs gewesen sein sollen.[241] Wenn, dann waren wohl eher die für Mitte des 6. Jahrhunderts in Ägypten bezeugten ὑπουργοί, die nachweislich in den pflegerisch-medizinischen Einrichtungen dort arbeiteten, für die Krankenpflege mit zuständig – wobei vielleicht auch nur für die in der Einleitung als Behandlungspflege skizzierten Tätigkeiten.[242]

Nun sollte noch Erwähnung finden, dass Krankenpflege auch weiterhin im privaten Kontext getätigt wurde – zumindest ist dies aus der Beschreibung der Wirkung der sogenannten Seuche des Justinian in Konstantinopel durch Prokopios anzunehmen.[243] Er beschreibt grundlegende Pflegepraktiken, die die Personen (θεραπεύοντες), die sich um die Kranken kümmerten, ausführen mussten. Grundsätzlich gehörten hierzu die permanente Bewachung der Kranken, da sie suizidale Tendenzen gehabt hätten,

---

1967, Sp. 1492, bezeichnet sie als „Organisation niederen Krankenpflegepersonals", vermerkt gleichzeitig, dass ihre Aufgabenzuteilung nicht klar aus den Quellen zu erkennen ist. Pavey 1938, 113 f., interpretiert sie als Teil eines Ordens, den Basileios angeblich als ‚Pflegekräfte und Ärzte' beschriebe, deren Hauptaufgabe darin bestanden hätte, nach Kranken und Bedürftigen Ausschau zu halten und sie ins Xenodochium zu bringen. Anfänglich seien Männer und Frauen Teil der Gruppe gewesen, die sich in ihren Häusern und in Zeiten von Seuchen, unter großem Mut, um die Kranken gekümmert hätten, aber als Organisation allmählich zu Personenschützern von ‚turbulenten' Bischöfen hinabgesunken sei.

240   Philipsborn 1950, 185–190, formuliert weniger drastisch: Sie hätten bettelnde Aussätzige und Bettler vor den Thermen einsammeln und in Krankenhäuser bringen sollen; dies ähnlich bei Miller/Nesbitt 2014, 82–85, die von Leprösen schreiben und die Etablierung auf Bischof Gregor von Kappadokien zurückführen (82 f.), dabei weisen sie auf die palästinensischen ‚Lazariotai' hin, für welche sie ein ähnliches Aufgabenspektrum für plausibel halten (85); Schubert 1954, 99–101, schreibt, dass Krankenpflege zusätzlich „irgendwie" auch ihre Aufgabe gewesen sei bzw. hätten sie darin Erfahrung gesammelt und seien Fachleute geworden.

241   Hiltbrunner 1967, Sp. 1492, mit Verweis auf: Cod. Iust. I,3,17–18; Cod. Th. XVI,2,42–43. Konkret durften sie im Theater und vor Gericht nur noch einzeln erscheinen, und zwar nur, wenn sie als Kläger auftraten, als Zeuge oder Angeklagter vorgeladen waren (I,3,17). Außerdem wurde ihre Anzahl auf 600 beschränkt (I,3,18). Dies ist zwar kein Beweis, aber ein klares Indiz für eine gruppendynamische, größere ‚Unruhe', der gesetzlich ein Riegel vorgeschoben werden sollte; siehe auch Schubert 1954, 99–101.

242   P. Lond. 3,1028 (S. 276–77). Auch wenn der Papyrus erst in das frühe 7. Jahrhundert datiert wird, mag Miller 1997, 93 f., gefolgt werden, der in dem Kontext auf einen weiteren Papyrus verweist (P. Cair. Masp. 2, 67151), aus dem klar ersichtlich ist, dass Ärzte schon Mitte des 6. Jahrhunderts Xenones in Ägypten leiteten, zwar nur nachgewiesen in Antinopolis, aber die Überlegung, dass dies in der Hauptstadt der Provinz ebenso der Fall war, erscheint mir gleichfalls plausibel. Da außerdem der Begriff des ὑπηρέτης schon im Corpus Hippocraticum einen Arztgehilfen bezeichnet, dürfte der Zusammenhang offensichtlich sein: Ärzte bzw. Archiater leiteten seit den Reformen des Justinian solche Einrichtungen und ‚ihre Gehilfen' waren für die – im weitesten Sinne – Pflegearbeit zuständig. Zur Annahme einer Organisation und entsprechender Professionalität von männlichen Pflegekräften in Ägypten, zumindest in Hermopolis, und zur Leitung von privaten *nosokomeia* durch Ärzte, siehe auch schon: van Minnen 1995, 161–166.

243   Allgemein zur Auswirkung der Seuche auf die antike Welt, siehe z. B. Horden 2005a pass.; kritisch zu den politischen und ökonomischen Auswirkungen der Seuche, die i. d. F. postuliert sind, siehe ebd.; oder Meier 2005 pass., der zumindest durch die Seuche eine Zäsur in der Herrschaftsgestaltung des Justinian erkennen mag.

außerdem die Rückmobilisierung aus dem Bett Gefallener und die Nahrungseingabe oder die Assistenz bei der Einnahme, die nur unter Beschwerden für viele Kranke möglich gewesen sei. Hierbei erwähnt Prokopios nicht, dass diese Krankenpflege in den örtlichen Xenodochien und Nosokomeia stattfand.[244] Dies mag vermutlich daran liegen, dass im Falle von Seuchen oder Hungersnöten – siehe weiter oben im Text das Beispiel Edessa – die Einrichtungen dafür nicht ausreichend Kapazitäten hatten, weshalb eine Krankenversorgung im Privaten, wo möglich, plausibel erscheint. Weiterhin ist der Umstand relevant, dass ohne einen Betreuer die meisten ums Leben kamen, womit Prokopios vermutlich vor allem die Personen meint, die ohne Versorgung auf die Straßen drängten und dort verstarben oder sich ins Meer stürzten.[245] Es wäre sicherlich widersinnig anzunehmen, dass Prokopios in die meisten Privathaushalte Einblick hatte. Aus der Situation in den Xenodochien, ihm zugänglichen Privathäusern, der chaotischen Situation auf den Straßen sowie der beobachteten suizidalen Tendenz der Patienten, wird er jedoch vermutlich geschlussfolgert haben, dass ein Betreuer der wichtigste Faktor für das Überleben war. Interessant ist hier außerdem, dass Prokopios schreibt, dass nicht aufgrund der Ansteckungsgefahr, sondern wegen der Intensität der zu erbringenden Krankenpflege die Menschen mit den Betreuern ebenso Mitgefühl hatten wie mit den Patienten. Denn Prokopios behauptet, dass die Personen, die die Kranken berührten, sich nicht zwangsläufig infizierten, während andere ohne weiteres befallen wurden.[246] Nächstenliebe wurde in dem Fall, wenn auch Prokopios das nicht explizit schreibt, im Gegensatz zu früheren Seuchen offensichtlich nicht mit dem eigenen Tod bestraft oder – je nach Sichtweise – mit dem Martyrium belohnt.

Die grundsätzliche Motivation für Christen mag also individuell durchaus in der *imitatio Christi* oder dem caritativen Gedanken gelegen haben,[247] wobei überlegt werden sollte, ob in der Folge der Aussagen des Dionysios von Alexandria, das Sich-Kümmern um Aussätzige und Kranke im Allgemeinen nicht eine Ersatzhandlung für die nach Konstantin nur noch selten mögliche ultimative *imitatio Christi* gewesen ist. Denn unter einem rechtgläubigen Herrscher war das Blutzeugnis nicht mehr wirklich möglich, sehr wohl aber eine Arbeit, bei der man sich zumindest symbolisch ‚aufopfern' konnte, um wenigstens auf diesem Wege seine eigene, besonders ausgeprägte und feste Gläu-

---

244 Prok. Bell. Pers. II,22,22–25. Horden 2012, 46, meint hierzu allgemein, dass die Seuche ein „nonevent in the world of hospitals" gewesen sei, genauso wie in der ‚medizinischen Welt', denn es gebe keinen Hinweis auf Häuser extra für Seuchenopfer, wenn auch die Gründungen im späten 6. Jahrhundert die Auswirkungen der Seuche indirekt widerspiegeln mögen.
245 Prok. Bell. Pers. II,22,25/26.
246 Prok. Bell. Pers. II,22,23. Der Umstand der Nichtansteckung war also allgemein bekannt und ist vermutlich keine Erfindung des sich literarisch an Thukydides orientierenden Prokopios, der den Umstand entsprechend „widersinnig" fand, hierzu siehe vor allem: Leven 1992, 59f.
247 Käppeli 2004, 13, geht davon aus, dass die Idee des „mit-leidenden Gottes" und dessen *imitatio* das Ur- und Vorbild für die spätantike christliche Krankenpflege gewesen sei. Zu den Begründungen für die weitergefasste ‚Krankenfürsorge', die auch die Armenfürsorge beinhaltete, sich also mit der allgemeinen Wohltätigkeit überschnitt, siehe: Wacht 2006, Sp. 866; 876–879.

bigkeit öffentlich zu demonstrieren.²⁴⁸ Dagegen dürften die gesamtgesellschaftlichen Motive der Religionsgemeinschaft für die medizinisch-pflegerische Versorgung von Armen und Bedürftigen sowie die Aufrechterhaltung einer urbanen Sanität durchaus in sozial-politischen Überlegungen, genauso aber in missionarischen und selbst-legitimatorischen Gründen, zu suchen sein.²⁴⁹ Zumindest ist offensichtlich, dass die Nächstenliebe für Christen in der Spätantike unter anderem ein Mittel war, um für ihren Glauben zu werben, wie z. B. Eusebios unumwunden zugibt.²⁵⁰ Miller geht sogar davon aus, dass neben den ideellen Änderungen im antiken Christentum und der zunehmenden Übernahme lokaler Verwaltungsverantwortung die Entwicklung der caritativen Einrichtungen in der zweiten Hälfte des 4. Jahrhunderts auch eine Antwort auf die demographischen Entwicklungen, neuen politischen und sozialen Strukturen sowie auf den dem Arianismus geschuldeten innerkirchlichen Druck waren. Jene Trends hätten den Bischöfen des Ostens vor Augen geführt, dass die Praxis der Philanthropie nicht

---

248   Solch eine Überlegung schon bei Harnack 1892, 110: „Man pflegte die Kranken auch um der eigenen Seligkeit willen. Wenn man wirklich seine Freude und Seligkeit in diesem Dienste fand, so ist nichts zu erinnern; aber wenn man des himmlischen Lohnes wegen diente, so diente man im Grunde nicht dem Kranken, sondern sich selber."; hierzu, siehe ebenfalls: Wacht 2006, Sp. 876. Horden 2012, 48, betont gleichfalls den Aspekt des Eigeninteresses, sieht aber im Ganzen ideologisch-gesellschaftspolitische Gründe.
249   Harig/Kollesch 1973, 283–285, gehen gar so weit zu postulieren, dass „die entscheidende Rolle bei der Entwicklung der caritativen Einrichtungen nur dem [byzantinischen] Staat zukommen konnte und daß die Kirche in dieser Beziehung lediglich als Helfer des Staates zu fungieren hatte" (283). Die Einrichtungen seien also keineswegs nur der caritativen Tätigkeit der Kirche geschuldet gewesen, die Kirche sei primär, aus der Tradition heraus und ihrer engen Verbindung mit dem christlichen Staat wegen, als Organisator und Durchführender bestimmt worden. Gleichzeitig betonen sie einen Ost/West-Unterschied bei der Entwicklung, denn die Politik im ‚byzantinischen' Reichsteil habe den im Westen klerikalen Charakter der Einrichtung durchbrochen. In jenem „ausgeprägten staatlich-laizistischen Charakter", zusammen mit der Prägung durch die Tradition des antiken Wissenschaftsgedankens der „byzantinischen caritativen Einrichtungen", sei sodann die eigentliche Ursache für die Entstehung des Krankenhauses zu suchen. Constantelos 1991, 45 f.; 89; 102; 115; 119; formuliert ähnlich, gibt aber zu bedenken, dass aus byzantinischer Sicht keine klare Trennung zwischen Staat und Kirche gezogen werden könne (45), was gerade auch aus der Gesetzgebung unter Basileios I. erkannt werden könne (115). Das Errichten von Krankenhäusern und Kliniken sei das Werk der Kirche, des Kaisers oder des Staats im Allgemeinen sowie von frommen Laienwohltätern gewesen (119). Der Kaiser sei zwar die Verkörperung des Staates, aber gleichzeitig auch der „chief servant" Gottes gewesen (45), der darüber hinaus Gott durch wohltätige Taten imitieren sollte, um als profaner König die caritativen Attribute des himmlischen Königs widerzuspiegeln (89). Somit habe er sich nicht nur um das Wohl und die Administration des Staates gekümmert, sondern ebenso um das der Kirche und Klöster, die zwar nominell unabhängig gewesen seien, aber doch im allumfassenden ‚Organismus' der Kirche eingebettet waren. Allerdings sieht auch er die Kirche als wichtigste Institution im byzantinischen Imperium bezüglich der Umsetzung philanthropischer Unternehmungen (45 f.). Constantelos geht gleichfalls davon aus, dass zeitweilig von manchen Kaisern Philanthropie aus eher politischen Gründen getätigt wurde, aber aufgrund des dominanten Einflusses christlicher Ideale, der caritative Gedanke ansonsten im Mittelpunkt stand (102). Wettwer 2020, 253 f.; 256 f., vertritt in seiner Re-Evaluierung des Forschungsstandes zur Geschichte des frühen Krankenhauses die Meinung, dass das Zusammenspiel von ‚starken' Herrschern und ‚mächtigen' Klerikern „den karitativen Gedanken im Interesse der Armen und Kranken" vorangebracht hätte, wobei nicht immer die Caritas im Vordergrund gestanden habe, sondern auch weltliches Ansehen sowie politische Macht und Kalkül, was aber den positiven Effekt für die Bedürftigen „ja auch nicht störte".
250   Eus. hist. eccl. 9,8,13–15. Hierzu siehe auch: Leven 1994, 35.

länger exklusiv innergemeindlich praktiziert werden sollte, sondern sie sahen dies nun als ‚Kraft' an, mit der die pagane Welt, repräsentiert durch die antike Polis, in eine wahrhaft christliche Gesellschaft transformiert werden konnte.[251]

---

251 Miller 1997, 96–98. Als Beispiele führt er Gregor von Nazianz und Johannes Chrysostomos an, die in ihrer jeweiligen Zeit als Bischof von Konstantinopel ihre Gemeindemitglieder dazu aufgerufen haben, aus der Stadt eine Stadt Gottes zu machen, indem sie sich von den paganen Vergnügungen abwenden sollten, um durch aktive *caritas* eine wahrhaft tugendhafte Stadt zu errichten, um so eine neue Gesellschaft zu erschaffen – vor allem durch das Spenden ihres Reichtums, um Mittellose mit Essen versorgen zu können. Passend dazu nannte Gregor in seiner Eulogie die Einrichtungen des Basileios – wie weiter oben schon angemerkt – eine Stadt (97). Der steigende Einfluss des Christentums auf die Verwaltung der Städte des Ostens könne beim Studium der Ruinen der großen christlichen Basiliken erkannt werden, insofern als diese einerseits die Fusion des Christentums mit der klassischen Kultur in der realen Stadt aufzeigen würden und andererseits, dass sie, die alten Tempel ersetzend, nun die Zentren der antiken Städte geworden seien (96). Miller meint des Weitern, dass die philanthropischen Einrichtungen auch deshalb in griechischen Städten ‚Wurzeln schlugen', weil sie grundsätzlich die sozialen Bedürfnisse („critical social needs") der lokalen Bevölkerung adressierten, denn hier hätten diejenigen, die ansonsten keinen Zugang zu Krankenpflege oder gar ausgebildeten Ärzten gehabt hätten, Zugang bekommen können (98). Horden 2012, 48–50; 52, hält caritative Wohltätigkeit als Grund für zu allgemein, da diese nicht alleine die Xenodochien im Speziellen erklären könne. Außerdem bezweifelt er den ‚arianischen Druck', da er ‚Arianismus' außerhalb der Polemiken der selbsternannten Orthodoxen als nicht existent ansieht, sondern von einem breiten Spektrum von Ansichten der Christologie ausgeht. Dafür nimmt er an, dass vor dem Hintergrund massiver monetärer Ansammlungen durch die Kirchengemeinden aufgrund von Immunitäten, die Bischöfe sich mit den sozialen Einrichtungen gegenüber der römischen Gesellschaft für diesen neuen Reichtum rechtfertigen wollten, gerade vor dem oben schon erwähnten Hintergrund der Verschiebung des gesellschaftlichen Diskurses von Bürgern und Nichtbürgern zu Reichen und Armen (zu diesem neuen ‚Framing', siehe Brown 2002, 3–9; 34–40 und Kap. 5.2) und dem Umstand, dass auch in der Spätantike die staatliche *cura annonae* mehr bedürftige Arme erreicht habe, als es Plätze in den Xenodochien gab (52).

6 Schlussbetrachtung

Aufgrund der Auswertung der für diese Arbeit ausgewählten Medizinschriftsteller der Werke des Corpus Hippocraticum bis zu denen der römischen Kaiserzeit, namentlich Celsus, Aretaios, Rufus, Soran, einschließlich Caelius Aurelianus, und Galen, kann auf die eingangs gestellte Frage nach einer Krankenpflege durch pagane Träger innerhalb des untersuchten Zeitraums positiv geantwortet werden. Die in jenen Quellen erwähnten krankenpflegerischen Praktiken im Rahmen der medizinischen Therapie können vor allem aufgrund der Beschreibung ihrer Ausübung nicht vom Arzt alleine durchgeführt worden sein, auch weil aus ihnen offensichtlich wird, dass hier einerseits eine Personengruppe tätig gewesen sein musste, und/oder anderseits eine engmaschige bzw. permanente Kontrolle und Beobachtung des Patienten notwendig gewesen war, die logischerweise nicht vom Arzt selbst – wollte er noch andere Patienten behandeln – geleistet werden konnte. Das hippokratische Ideal des bettseitigen Arztes ist also rein praktisch nicht haltbar, was von Celsus auch zugegeben wird und von Galen in den Beschreibungen über seinen Arbeitsalltag indirekt bestätigt wird.

Gleichzeitig geben jene medizinischen Autoren jedoch nicht immer präzise Information über die Träger der beschriebenen krankenpflegerischen Tätigkeiten. In den Schriften des Corpus Hippocraticum werden Hilfskräfte erwähnt, meistens im Rahmen chirurgischer Therapie, ansonsten finden sich überwiegend nur Beschreibungen von Krankheitsbildern, aus deren Kontext eine krankenpflegerische Betreuung offensichtlich ist, aber nur mit vereinzelten Hinweisen, dass sie wahrscheinlich von am Krankenbett anwesenden Personen, also vermutlich Familienangehörigen, getätigt worden sein dürfte. Auch Celsus benennt Hilfskräfte nur bei chirurgischen Behandlungen, obwohl aus den Beschreibungen der krankenpflegerischen Betreuung von durch Krankheit ans Bett Gefesselten einerseits und der von sogenannten ‚Geisteskranken' anderseits die Notwendigkeit von medizinisch-pflegerisch geschultem Personal ersichtlich ist. Dagegen erwähnen Aretaios, Rufus und Soran an mehreren Stellen Hilfskräfte oder krankenpflegerisch tätige Personen, die aber entweder nicht näher bezeichnet werden oder nur auf die Weise, dass eine Zugehörigkeit zum Hausstand des Patienten wahrscheinlich erscheint. Daneben lassen sich gleichfalls Beschreibungen finden, für deren Umsetzung eine Gruppe notwendig ist, ohne dass die einzelnen Träger der Aufgaben präzise benannt würden.[1] Dieser Umstand gilt vor allem für die ‚Gynäkologie' des Soran, in der er zwar andeutet, dass nicht nur Krankenpflege, sondern oft auch die ‚ärztliche' Betreuung bei solchen Erkrankungen von Hebammen übernommen wurde, durchgängig jedoch Behandlungen beschreibt, die zur Durchführung ebenfalls mehrere Personen benötigten. Diese Punkte werden von Galen grundsätzlich bestätigt. Zwar stellt er sich in seinen klinischen Beschreibungen i. d. R. in den Mittelpunkt, erwähnt allerdings zum einen die medizinische Betreuung durch eine Hebamme sowie die krankenpflegerische durch Familienangehörige und einen medizinisch-pflegerisch sowie pharmakologisch geschulten Kammerdiener am kaiserlichen Hof und zum anderen, neben der medizinisch-assistierenden Zuarbeit, krankenpflegerische Praktiken, die von Hilfskräften ausgeführt wurden, wobei nicht immer klar wird, ob sie nun einfache Haushaltssklaven oder die Assistenten von anderen Ärzten gewesen waren.

Aus diesen Auswertungen ergibt sich nun der Befund, dass wahrscheinlich die in der Einleitung definierten beiden großen Tätigkeitsbereiche heutiger Krankenpflege – in dieser Arbeit ‚Grund- und Behandlungspflege' genannt – entsprechend des benötigten medizinisch-pflegerischen Vorwissens von verschiedenen Personengruppen übernommen worden waren. Die grundständige Krankenpflege, solange keine medizinisch-pflegerischen Implikationen zu beachten waren, dürfte, wie die ergänzende Auswertung historiographischer, rhetorischer und sonstiger Quellen von der klassisch-griechischen bis zur spätantiken Zeit – trotz einer teilweise dünnen Quellenlage – ergeben hat, höchstwahrscheinlich i. d. R. von Familienangehörigen oder deren Sklaven durchgeführt worden sein. Assistenz bei medizinischen Behandlungen dagegen, vor allem bei chirurgischen Eingriffen, wurden meistens von entsprechend ausgebildeten oder angelernten Hilfskräften ausgeführt. Die von mir als ‚Behandlungspflege' benannten Tätigkeiten, die nominell zu den Grundlagen der ärztlichen Ausbildung gehörten, wie z. B. das Anlegen von Wundverbänden oder die Beobachtung und Kontrolle des Krankheitsverlaufs, wurden vermutlich einerseits von Ärzten in Ausbildung getätigt oder von medizinisch geschulten oder praktisch erfahrenen Personen, die möglicherweise in solch einem ‚Ausbildungszustand fixiert' worden waren, vielleicht, weil sie nicht ausreichende diagnostische Fähigkeiten zu entwickeln vermocht hatten und/oder durch sozioökonomische Umstände daran gehindert wurden.

Dabei konnte für die private Sphäre des antiken Haushalts und die die Kranken besuchenden und behandelnden Ärzte mit ihren Hilfskräften und Schülern keine essenziellen strukturellen Entwicklungen festgestellt werden. Die Beschreibungen der

---

1 Eine partielle Ausnahme stellt sicherlich der *aliptes* dar; wobei hier zu erwähnen ist, dass die Übungen und ‚klassischen' Massagen, die von diesem durchgeführt wurden, in der Regel im Rahmen von rehabilitierenden Maßnahmen stattfanden, das in den Quellen ebenfalls als *frictio* bezeichnete Frottieren meistens jedoch im Kontext eines häuslich-krankenpflegerischen Kontextes und wohl eher von ‚Krankenpflegekräften' ausgeführt wurde.

Pflege von Kranken sowie die ihrer Betreuer erscheint bei den klassisch-griechischen Rhetorikern und in den frühen ‚hippokratischen' Schriften im Vergleich zu den Autoren der römischen Kaiserzeit tendenziell gleich. Dabei dürfte der größte Unterschied im untersuchten Zeitraum in den sozioökonomischen Unterschieden zu finden sein, da die Quellen vor allem den Zustand in Haushalten der griechischen und römischen Oberschicht beschreiben und nur vereinzelt die Situation in nichtaristokratischen Haushalten angedeutet wird, in dem Sinn, dass in Haushalten, die Sklaven besaßen, die grundständige Krankenpflege auch von diesen durchgeführt wurde, während die freien Besitzer, wenn nicht selbst krank darniederliegend, höchstens mit der Organisation von Pflege beschäftigt waren – auch wenn von ihnen zumindest ideologisch, vom athenischen Bürger bis zum römischen Kaiser, erwartet wurde, dass sie sich um die ihnen Anvertrauten zu ‚kümmern' hatten – und wenn es nur der Besuch am Bett kranker Soldaten war.

Analog zu diesen Unsicherheiten kann auch nicht das Aufgabenspektrum der in der Forschung teilweise als Krankenpfleger bezeichneten Mitarbeiter in den privaten und landwirtschaftlichen Valetudinarien bestimmt werden, weil die hierzu überlieferten Quellen nichts darüber verraten, sondern höchstens einen niedrigen sozialen Status nahelegen. Ebenso wenig ist der genaue Tätigkeitsbereich der sogenannten *capsarii* in den militärischen Valetudinarien der römischen Kaiserzeit sicher zu bestimmen. Aufgrund der überlieferten ‚arbeitsrechtlichen' Bedingungen und logischer Schlussfolgerungen aus den archäologischen Überresten solcher Einrichtungen kann aber als Aufgabenbereich, neben dem klassischen Sanitätsdienst, die Krankenpflege stationär behandelter Soldaten angenommen werden. Entsprechend kann hier von einem ‚Militärkrankenhaus' gesprochen werden, da neben den technologischen Entwicklungen der primäre Unterschied systematisch gesehen in der vermutlich nicht öffentlichen Zugänglichkeit gelegen haben dürfte.[2] Dagegen ist eine öffentliche Zugänglichkeit des an das Asklepieion angeschlossenen ‚Seuchenhauses' auf der Tiberinsel höchstwahrscheinlich eine vom Kaiser verantwortete Leistung für ‚randständige' Mitglieder der *plebs urbana* gewesen und nicht eine Einrichtung für Sklaven, wie in der Forschung teilweise postuliert wurde. Allerdings verraten auch hier die vorhandenen Quellen nichts zur inneren Organisation und den alltäglichen Abläufen. Dagegen geben die epigraphischen Zeugnisse anderer Asklepieia, vor allem die aus Epidauros, und teilweise die Schriften des Aelius Aristides, Hinweise auf krankenpflegerische Hilfe durch das Personal in diesen Kultorten. Jene Anlagen können sicherlich nicht mit ‚Krankenhäusern' gleichgesetzt werden, manche Beschreibungen erwecken allerdings den Eindruck, dass bei längeren Kuraufenthalten körperlich eingeschränkte Patienten durchaus krankenpflegerische Hilfestellungen benötigten – auch wenn diese womöglich durch deren eigene Sklaven umgesetzt wurden.

---

2   Wobei es für diese in der Forschung vertretene Annahme strenggenommen keine Beweise gibt.

In der pagan dominierten Antike fand also das Tätigkeitsspektrum der grundständigen Krankenpflege überwiegend im privaten Haushalt statt und wurde in Haushalten der Oberschicht von Sklaven ausgeführt und in Haushalten ohne Sklaven vermutlich von den Angehörigen der Kranken. Behandlungspflegerische Tätigkeiten wurden teilweise von Ärzten selbst, aber häufiger vermutlich von deren Assistenten und Schülern praktiziert. Außerhalb der privaten Sphäre finden sich krankenpflegerische Praktiken in klassisch-griechischer sowie hellenistischer Zeit vereinzelt in Arztpraxen und vermutlich im militärischen Kontext, wie z. B. Wundversorgung. Steinerne Gebäude zur Versorgung und Pflege von Kranken gab es erst in römischer Zeit. Sie waren aber höchstwahrscheinlich nicht öffentlich zugänglich. Eine Ausnahme waren die frei zugänglichen, auf Spendenbasis operierenden Asklepieia, in denen die Kranken von ihren eigenen Sklaven, aber auch von lokalem Hilfspersonal, krankenpflegerisch betreut wurden. Außerdem war es anscheinend auf Reisen möglich, gegen Bezahlung, krankenpflegerische Unterstützung in Herbergen zu bekommen, wie die Geschichte des guten Samariters zeigt.

Die beiden letztgenannten öffentlich zugänglichen Einrichtungen waren dann auch sicherlich die Vorbilder für die verschiedenen, im weitesten Sinne, Krankenpflegeeinrichtungen, die durch christliche Akteure und Organisationen im Laufe der Spätantike gegründet und betrieben wurden. Diese Einrichtungen waren also grundsätzlich nichts genuin Neues für die Antike. Die christliche Leistung bestand daher vornehmlich in der quantitativen Ausweitung öffentlich zugänglicher Einrichtungen, deren sozialpolitischer Charakter in der pagan dominierten Zeit nur in Ansätzen vorhanden war, und so der Heraushebung krankenpflegerischer Praktik aus der privatwirtschaftlichen und militärisch abgeschlossenen Sphäre in eine staatlich-kirchlich-öffentliche. Wobei betont werden sollte, dass der Nachweis bzw. die Beschreibung von Krankenpflege schlechter dokumentiert ist als für die ‚klassische' Zeit. Nur wenige Quellen beschreiben tatsächliche Krankenpflege im Kontext solcher Einrichtungen, wie z. B. Hieronymus' Eulogie über Fabiola. Krankenpflegepersonal wird selten erwähnt. Ausnahmen sind die Berichte über die Einrichtungen des Basileios oder des Johannes Chrysostomos.

Dagegen erwecken einerseits die Beschreibungen des Palladios über krankenpflegerische Akteure außerhalb solcher Einrichtungen sowie die Quellen über Notzeiten wie die sogenannten Cyprianischen und Justinianischen Seuchen den Eindruck, dass auch noch in der ausgehenden Antike Krankenpflege überwiegend in der privaten Sphäre eines Haushalts stattfand. Zu diesem Befund passen die Thesen von Teilen der Forschung, dass es sich bei den christlichen ‚Sozialeinrichtungen' – trotz der verschiedenen Bezeichnungen *(xenodochium, ptochotropheion, nosocomeion, katagogion, etc.)* eigentlich um Einrichtungen für Leprakranke gehandelt hat. Dieser Sichtweise ist für das 4. und 5. Jahrhundert n. Chr. ihre Plausibilität nicht abzusprechen, aber spätestens mit den Quellen aus dem 6. und 7. Jahrhundert n. Chr. wird offensichtlich, dass es daneben auch Einrichtungen für kranke Pilger und prototypische ‚Krankenhäuser' gab, wobei erstere offensichtlich aus dem heidnischen Gastgewerbe entstanden sind und letztere über den Umweg der christlichen Traum- und Wunderärzte aus den Asklepieia. Außerdem hatten die größeren Klöster anscheinend im Laufe ihres Booms im 4. und 5. Jahrhundert n. Chr. einen Raum speziell für die interne Krankenversorgung eingerichtet oder Personal eingeteilt, das sich, wenn nötig, um kranke Gäste kümmern sollte. Davon abgesehen kann ich der in der Forschung behaupteten tendenziellen Veränderung des sozialgesellschaftlichen Status der Akteure, von meistens niederer Sozialstellung während der paganen Antike – wenn die Arztschüler ausgeklammert werden – zu teilweise aristokratischer Herkunft christlicher Matronen, nur teilweise zustimmen, da – mit Ausnahme der Fabiola – mein Befund über das krankenpflegerische Personal der christlichen Einrichtungen nahelegt, dass sie eher nicht aristokratischer Herkunft waren.

Bezüglich der von mir gleichfalls bedachten Frage nach der grundsätzlichen Motivation der Christen ergab sich der Befund, dass sie individuell durchaus in der *imitatio Christi* oder dem caritativen Gedanken gelegen hat, wobei überlegt werden sollte, ob das sich Kümmern um Aussätzige und Kranke im Allgemeinen nicht eher eine Ersatzhandlung für die nach Konstantin nur noch selten mögliche ultimative *imitatio Christi*, nämlich die des Blutzeugnisses, gewesen ist. Denn nun konnte man sich bei jener Arbeit immerhin symbolisch aufopfern, um wenigstens auf diesem Wege seine eigene, besonders ausgeprägte und feste Gläubigkeit öffentlich zu demonstrieren. Dagegen dürften die gesamtgesellschaftlichen Motive der Religionsgemeinschaft für die medizinisch-pflegerische Versorgung von Armen und Bedürftigen sowie die Aufrechterhaltung einer urbanen Sanität durchaus in sozialpolitischen Überlegungen, genauso aber in missionarischen und selbst-legitimatorischen Gründen zu suchen sein. Zumindest ist offensichtlich, dass die Nächstenliebe für Christen in der Spätantike unter anderem ein Mittel war, wie z. B. Eusebios unumwunden zugibt, um für ihren Glauben zu werben. Insoweit war dann die antik-christliche Krankenpflege auf ihre Art ihrem paganen Pendant ganz ähnlich, nämlich weniger selbstlos als: nützlich.

7 Quellen- und Literaturverzeichnis

7.1 Quellen[1]

Acta Sanctorum, Maii Tomus Septimus Continens Tres Ultimos Dies, Operam et Studium Conferentibus F. BAERT; C. JANNING, Paris/Rome 1866.
Aelii Aristidis Smyrnaei Qvae Svpersvnt Omnia, Volume II: Orationes XVII–LIII Continens, ed. B. KEIL, Berlin 1898.
Ammianus Marcellinus, Römische Geschichte. Dritter Teil, Buch 22–25, Lat.-Dt., m. K. v. W. SEYFARTH (= Schriften und Quellen der alten Welt 21,3), Berlin 1970.
Antiphon, Gegen die Stiefmutter und Apollodoros, Gegen Naira (Demosthenes 59). Frauen vor Gericht, eingl., hrsg. u. übers. v. K. BRODERSEN, Darmstadt 2004.
Apollodoros Against Neaira [Demosthenes] 59, edited and translated by C. CAREY (= Greek Orators Vol. VI), Warminster 1992.
Aretaeus, ed. C. HUDE (= CMG 2), Berlin ND1958.
Aristote, Politique. Livres I et II, Texte établi et traduit p. J. AUBONNET, Paris 1960.
Aristote, Politique. Tome III, Première partie Livre VII, Texte établi et traduit p. J. AUBONNET, Paris 1986.
Aristotelis Politica, recognovit brevique adnotatione critica instruxit W. D. ROSS, Oxford ND1973.
Barsanuphius and John, Letters. Volume 1, transl. by J. CHRYSSAVGIS (= The Fathers of the Church. A New Translation 113), Washington 2006.
Barsanuphe et Jean de Gaza, Correspondance Volume II. Aux Cénobites, Tome I. Lettres 224–398, texte critique, notes et index p. F. NEYT; P. de ANGELIS-NOAH, traduction p. L. REGNAULT (= Sources chrétiennes 450), Paris 2000.
Basilius von Cäsarea, 313 kurzgefasste Vorschriften (Regulae brevius tractatae), in: Ausgewählte Schriften des heiligen Basilius des Grossen, übers. v. V. GRÖNE. (= Bibliothek der Kirchenväter, 1 Serie, Band 48), Kempten 1877.
Basilius von Caesarea, Briefe. Erster Teil, eingl. übers., u. erl. v. W.-D. HAUSCHILD (= Bibliothek der griechischen Literatur 32), Stuttgart 1990.
Basilius von Caesarea, Briefe. Zweiter Teil, eingl. übers., u. erl. v. W.-D. HAUSCHILD (= Bibliothek der griechischen Literatur 3), Stuttgart 1973.

---

[1] Forschungsmeinungen aus den Quelleneditionen sind gleich den Werken wie im Literaturverzeichnis abgekürzt, in diesem jedoch nicht extra aufgezählt.

Caelii Aureliani Celerum passionum libri III, Tardarum passionum libri V, Pars I: Cel. pass. lib. I–III, Tard. pass. lib. I–II (= CML VI,1), hrsg. v. G. BENDZ u. übers. v. I. PAPE, Berlin 1990/1993.

Caelii Aureliani Celerum passionum libri III, Tardarum passionum libri V, Pars II: Pars II: Tard. pass. lib. III–V (= CML VI,2), hrsg. hrsg. v. G. BENDZ, übers. v. I. PAPE u.m. Ind. Vers. v. J. KOLLESCH u. D. NICKEL, Berlin 2002.

C. Plini Caecili Secundi epistularum libri decem, recogn. brevique adnotatione critica instruxit R. A. B. MYNORS, Oxford $^{\text{kor.ND}}$1966.

Cassius Dio, Römische Geschichte. Band 5, Epitome der Bücher 61–80, übers. v. O. VEH, Zürich/ München 1987.

Catalogue général des Antiquités Égyptiennes du musée du Caire: Nos 67125–67278. Papyrus Grecs d'époque Byzantine, ed. p. M. J. MASPERO. Tome Second, Kairo (Caire) 1913.

Celse, De la médecine. Tome 1, texte établi, trad. et comm. p. G. SERBAT, Paris 1995.

Celsus, Die medizinische Wissenschaft. Band 1, lat./dt., eingl., übers., u. komm. v. T. LEDERER, Darmstadt 2016.

Celsus, Die medizinische Wissenschaft. Band 2, lat./dt., eingl., übers., u. komm. v. T. LEDERER, Darmstadt 2016.

Celsus, Die medizinische Wissenschaft. Band 3, lat./dt., eingl., übers., u. komm. v. T. LEDERER, Darmstadt 2016.

Celsus, On medicine. Volume I, with an English translation by W. G. SPENCER, London/Cambridge (MA) 1960.

Chronicon Paschale 284–628 AD, transl. with introd. and notes by M. WHITBY; M. WHITBY (= Translated Texts for Historians 7), Liverpool 1989.

Chronicon Paschale ad Exemplar Vaticanum. Vol I, rec. L. DINDORF (= Corpus Scriptorum Historiae Byzantinae XI), Bonn 1832.

Columella, Zwölf Bücher über Landwirtschaft. Buch eines Unbekannten über Baumzüchtung, Band 1, lat./dt., hrsg. u. Übers. v. W. RICHTER, München 1981.

Columella, Zwölf Bücher über Landwirtschaft. Buch eines Unbekannten über Baumzüchtung, Band 3, lat./dt., hrsg. u. Übers. v. W. RICHTER, München 1983.

Concilivm Vniversale Chalcedonense. Volvmen Primvm Pars Altera, Actio Secvnda. Epistvlarvm collectio B, Actiones III–VI, ed. E. SCHWARTZ, Berlin/Leipzig 1933.

Concilivm Vniversale Chalcedonense. Volvmen Tertivm Pars Altera, Actiones II–VI, ed. E. SCHWARTZ, Berlin/Leipzig 1936.

Corpvs Inscriptionvm Graecarvm Vol. IV, ex mat. coll. A. BÖCKH; J. FRANZ, ed. E. CURTIUS; A. KIRCHHOFF; Ind. H. ROEHL, Berlin 1859.

Corpus Inscriptionum Latinarum III. Inscriptiones Asiae, ed. T. MOMMSEN, Berlin 1873.

Corpus Inscriptionum Latinarum VI,2. Inscriptiones urbis Romae, ed. E. BORMANN, G. HENZEN u. C. HÜLSEN, Berlin 1882.

Corpus Inscriptionum Latinarum VI,4,2. Inscriptiones urbis Romae, ed. C. HÜLSEN, Berlin 1902.

Corpus Inscriptionum Latinarum VIII,1. Inscriptiones Africae Latinae, ed. G. WILLMANNS, Berlin 1881.

Corpus Inscriptionum Latinarum VIII, Supp 2. Inscriptiones Provinciae Numidiae, ed. R. CAGNAT u. J. SCHMIDT, Berlin 1894.

Corpus Inscriptionum Latinarum X,1. Bruttiorum, Lucaniae, Campaniae, Siciliae, Sardiniae., ed. T. MOMMSEN, Berlin 1883.

Corpus Inscriptionum Latinarum XIII. Inscriptiones trium Galliarum et Germaniarum, ed. O. HIRSCHFELD u. C. ZANGEMEISTER, Berlin 1899.

Corpus Iuris Civilis Volumen Primum. Digesta, recog. T. Mommsen, retract. P. Krueger, Berlin ¹⁶1954.
Corpus Iuris Civilis Volumen Secundum. Codex Iustinianus, recog. et retract. P. Krueger, Berlin ¹¹1954.
Corpus Iuris Civilis Volumen Tertium. Novellae, recog. R. Schoell, absol. G. Kroll, Berlin ⁶1954.
Corpus Iuris Civilis. Das römische Zivilrecht, Codex Iustiniani nach der zweiten Bearbeitung, übers. v. R. Haller, Markgröningen 2011–18 (= Online-Publikation: http://opera-platonis.de/CI/Codex_Iustiniani.pdf).
Cyrille de Scythopolis, Vie de Saint Saba, traduite p. A.-J. Festugière (= Les Moines d'Orient III/2: Les Moines De Palestine), Paris 1962.
Cyrille de Scythopolis, Vie de Saints Jean L'Hésychaste, Kyriakos, Théodose, Théognios, Abraamios, Théodore de Pétra: Vie de Saint Théodosios, traduite p. A.-J. Festugière (= Les Moines d'Orient III/3: Les Moines De Palestine), Paris 1963.
Demosthenes IV, Private Orations XXVII–XL. With an English translation, by A. T. Murray, London/Cambridge (M.A.) ᴺᴰ1965.
Demosthenes VI, Private Orations L–LVIII; In Neaeram LIX. With an English translation, by A. T. Murray, London/Cambridge (M.A.) ᴺᴰ1964.
Demosthenes VII, Funeral Speech, Erotic Essay (LX, LXI), Exordia and Letters. With an English translation, by N. W. DeWitt; N. J. De Witt, London/Cambridge (MA) ᴺᴰ1962.
Demosthenis Orationes Tomvs III, recognovit apparatv testimoniorvm ornavit adnotatione critica instrvxit M. R. Dilts, Oxford 2008.
Demosthenis Orationes Tomvs IV, recognovit apparatv testimoniorvm ornavit adnotatione critica instrvxit M. R. Dilts, Oxford 2009.
Der Brief des Polykarp von Smyrna an die Gemeinde von Philippi, übers. a. d. Gr. v. F. Zeller, in: Ders. (Hg.) Die Apostolischen Väter (= Bibliothek der Kirchenväter, 1. Reihe, Band 35), München 1918, 163–170.
Die Enzyklopädie des Isidor von Sevilla, übers. u. m. Anm. vers. v. L. Möller, Wiesbaden 2008.
Der heilige Theodosios, Schriften des Theodoros und Kyrillos, hrsg. v. H. Usener, Leipzig 1890.
Des heiligen Bischofs Gregor von Nazianz Reden aus dem Griechischen übers. u. m. Einl. und Anmerk. verseh. v. P. Haeuser (= Bibliothek der Kirchenväter, 1. Reihe, Band 59) Kempten/München 1928.
Des heiligen Kirchenvaters Caecilius Cyprianus Traktate. Des Diakons Pontius Leben des hl. Cyprianus übers. v. J. Baer (= Bibliothek der Kirchenväter: Des heiligen Kirchenvaters Caecilius Cyprianus Sämtliche Schriften aus dem Lateinischen übersetzt, 1. Band), Kempten/München 1918.
Des heiligen Kirchenvaters Eusebius Hieronymus ausgewählte historische, homiletische u. Dogmatische Schriften, übers. v. L. Schade (= Bibliothek der Kirchenväter: Des heiligen Kirchenvaters Eusebius Hieronymus Ausgewählte Schriften, Band 1), Kempten/München 1914.
Des Palladius von Helenopolis Leben der Väter Heiligen Väter, übers. v. S. Krottenthaler (= Bibliothek der Kirchenväter, 1. Reihe, Band 5), München 1912.
Die ältesten Apologeten. Texte mit kurzen Einleitungen, hrsg. v. E. Goodspeed, Göttingen ᴺᴰ1984 (1. Aufl. 1914).
Die auf uns gekommenen Schriften des Kappadociers Aretaeus, übers. v. A. Mann, Wiesbaden ᵘᴺᴰ1969.
Die Benediktsregel. Eine Anleitung zu christlichem Leben, lat./dt., übers. u. erkl. v. G. Holzherr, Zürich 1980.

Die Bibel. Einheitsübersetzung, Kommentierte Studienausgabe, Band 3, Stuttgarter Neues Testament, hrsg. v. M. THEOBALD, Stuttgart 2018.

Die Inschriften des Asklepieions, v. Christian HABICHT, m. e. B. v. M. WÖRRLE (= Altertümer von Pergamon VIII 3), Berlin 1969.

Die Kirchengeschichte des Johannes von Ephesus, aus dem Syrischen übersetzt. Mit einer Abhandlung über die Tritheïten von J. M. SCHÖNFELDEr, München 1862.

Die Regel des Pachomius, in: BACHT, H., Das Vermächtnis des Ursprungs. Studien zum frühen Mönchtum II, Pachomius – Der Mann und sein Werk (= Studien zur Theologie des geistlichen Lebens VIII), Würzburg 1983.

Die Schrift des Rufus von Ephesos über die Gelbsucht in arabischer und lateinischer Übersetzung, hrsg. v. M. ULLMANN (= Abhandlungen der Akademie der Wissenschaften in Göttingen. Philologisch-Historische Klasse 3/138), Göttingen 1983.

Die syrische Chronik des Josua Stylites, übers. v. A. LUTHER (= Untersuchungen zur antiken Literatur und Geschichte 49), Berlin/New York 1997.

Die syrische Didaskalia (= Die ältesten Quellen des orientalischen Kirchenrechts 2), übers. u. erkl. v. H. ACHELIS; J. FLEMMING, Leipzig 1904.

Die Werke des Hippokrates. Die hippokratische Schriftensammlung in neuer deutscher Uebersetzung, Band 1, hrsg. v. R. KAPFERER u. Mitw. v. G. STICKER, Anger ND1995 (Orig. 1933–40).

Die Werke des Hippokrates. Die hippokratische Schriftensammlung in neuer deutscher Uebersetzung, Band 3, hrsg. v. R. KAPFERER u. Mitw. v. G. STICKER, Anger ND1995 (Orig. 1933–40).

Dionysivs Halicarnasevs, Antiqvitates Romanae. Vol. IV, ed. C. JACOBY, Stuttgart 1997.

Dio's Roman History. In Nine Volumes, Vol. 8, with an engl. transl. by E. CARY, on the basis of the version of H. B. FOSTER, London/Cambridge (MA), ND1968.

Dorothée de Gaza, Oeuvres Spirituelles. Introd., texte grec, trad. et notes par L. REGNAUT u. J. de PRÉVILLE (= Sources chrétiennes 92), Paris 1963.

Epiphanius III, Panarion haer. 65–80. De fide, ed. v. Karl HOLL, 2. bearb. Aufl., hrsg. v. J. DUMMER, Berlin 1985.

Epiphanius (Ancoratus und Panárion), Erster Band. Ancoratus und Panarion Haer. 1–33, hrsg. v. K. HOLL, Leipzig 1915.

Epiphanius (Ancoratus und Panárion), Zweiter Band. Panarion Haer. 34–64, hrsg. v. K. HOLL, Leipzig 1922.

Euagrius Scholasticus: Historia Ecclesiastica, Kirchengeschichte. Erster Teilband, übers. u. eingl. v. A. HÜBNER (Fontes Christiani 57/1), Turnhout 2007.

Eunapii Vitae sophistarum, ed. I. GIANGRANDE, Rom 1956.

Eunapios aus Sardes, Biographien über Philosophen und Sophisten. Einleitung, Übersetzung, Kommentar v. M. BECKER, Stuttgart 2013.

Euripides, Hippolytos, hrsg., übers. u. komm. v. P. ROTH, Berlin/München/Boston 2015.

Euripides, Hippolytos. With Introduction and Commentary, ed. W. S. BARRETT, Oxford 1964.

Eusèbe, Histoire ecclésiastique. Livres V–VIII, texte grec et traduction française par É. GRAPIN, Paris 1911.

Eusèbe, Histoire ecclésiastique. Livres IX–X, Sur les martyrs de Palestine, texte grec et traduction francaise avec un index général des deux ouvrages par É. GRAPIN, Paris 1913.

Eusebius Werke. Siebenter Band, Die Chronik des Hieronymus, Hieronymi Chronicon, hrsg. u. i. 2. Aufl. bearb. v. R. HELM, Berlin 1956.

Gaius Plinius Caecilius Secundus, Epistularum libri decem. Briefe, lat./dt. hrsg. u. übers. v. H. KASTEN, München 1968.

C. Svetoni Tranqvilli De Vita Caesarvm Libri VIII, recensvit M. IHM, Leipzig 1907.
Gaius Suetonius Tranquillus, Die Kaiserviten. De Vita Caesarum, Berühmte Männer. De Viris Illustribus, lat./dt., hrsg. u. übers. v. H. MARTINET, Düsseldorf ³2006.
Galen, Hygiene. Books 1–4, ed. a. transl. by I. JOHNSTON, Cambridge (MA)/London 2018.
Galen, Hygiene. Books 5–6, Thrasybulus, On Exercise with a small ball, ed. a. transl. by I. JOHNSTON, Cambridge (MA)/London 2018.
Galen, Method of Medicine, Volume I. Books 1–4, ed. a. transl. by I. JOHNSTON; G. H. R. HORSLEY, Cambridge 2011.
Galen, Method of Medicine, Volume II. Books 5–9, ed. a. transl. by I. JOHNSTON; G. H. R. HORSLEY, Cambridge 2011.
Galen, Method of Medicine, Volume III. Books 10–14, ed. a. transl. by I. JOHNSTON; G. H. R. HORSLEY, Cambridge 2011.
Galen on Bloodletting. A study of the origins, development and validity of his opinions, with a translation of the three works by P. BRAIN, Cambridge 1986.
Galen on the affected parts. Translation from the Greek text with explanatory notes by R. E. SIEGEL, Basel/New York 1976.
Galen, On the anomalous Dyskrasia (de inaequali intemperie). Editio maior, Edition, Translation and Commentary by E. GARCIA NOVO, Berlin 2012.
Galen, On the Therapeutic Method. Books I and II, transl. with an introd. and comm. by R. J. HANKINSON, Oxford 1991.
Galen, Über das Erkennen erkrankter Körperteile I–II (de locis affectis I–II), hrsg., übers., u. erl. v. F. GÄRTNER (= CMG V 6,1,1), Berlin 2015.
Galen, Über das Erkennen erkrankter Körperteile V–VI (de locis affectis V–VI), hrsg. u. übers. v. C. W. BRUNSCHÖN (= CMG V 6,1,3), Berlin 2021.
Galeni De praecognitione. On Prognosis, ed., übers. u. komm. v. V. NUTTON (= CMG V 8,1), Berlin 1979.
Galeni De sanitate tuenda, Libri sex, ed. K. KOCH, in: Academiae Berolinensis Havniensis Lipsiensis (Ed.), CMG V 4,2, Leipzig/Berlin 1923.
Galeni In Hippocratis de officina medici commentatriorum. Versionem Arabicam, übers. v. M. LYONS (= CMG Suppl. Orientale 1), Berlin 1963.
Galens Gesundheitslehre. Buch 1–3, übers. v. E. BEINTKER (= Die Werke des Galenos 1), Stuttgart 1939.
Galens Gesundheitslehre. Buch 4–6, übers. v. E. BEINTKER (= Die Werke des Galenos 2), Stuttgart 1941.
Gerontius's Sanctae Melanie Junioris Vita (The Life of Saint Melania the Younger). A Translation with Introduction, Notes, and Commentary by T. C. PAPALOIZOS, Ann Arbor 1977.
Gestorum Pontificum Romanorum Vol. I. Libri Pontificalis, Pars Prior, ed. T. MOMMSEN, Berlin 1898.
Greek Papyri in the British Museum. Catalogue, with Texts, Vol. III, ed. F. G. KENYON; H. I. BELL, London 1907.
Grégoire de Nazianze, Discours 4–5. Contre Julien, Introduction, texte critique, traduction et notes p. J. BERNARDI (= Sources chrétiennes 309), Paris 1983.
Grégoire de Nazianze, Discours 42–43. Introduction, texte critique, traduction et notes, p. J. BERNARDI (= Sources chrétiennes 384), Paris 1992.
Grégoire de Nazianze, Discours funèbres. En l'honneur de son frère Césaire et de Basile de Césarée, texte grec., trad. française, introd. et index p. F. BOULENGER, Paris 1908.

Grégoire de Nysse, Vie de Sainte Macrine. Introduction, texte critique, traduction, notes et index p. P. MARAVAL (= Sources chrétiennes 178), Paris 1971.

Gregor von Nazianz, Briefe, hrsg. v. P. GALLAY, Berlin 1969.

Gregor von Nazianz, Briefe, eingl. übers. u. m. Anm. verseh., v. M. WITTIG, Stuttgart 1981.

Gregor von Nazianz, Reden. Über den Frieden, Über die Liebe zu Armen, übers v. P. HAEUSER, bearb. v. M. KERTSCH, München 1983.

Hippocrates, Volume VII, edited and translated by W. D. SMITH, Cambridge (MA)/London 1994.

Hippocrates, Volume VIII, edited and translated by W. D. SMITH, Cambridge (MA)/London 1995.

Hippocrates, Volume X, edited and translated by P. POTTER, Cambridge (MA)/London 2012.

Hippocrates, Volume XI, edited and translated by P. POTTER, Cambridge (MA)/London 2018.

Hippocrates with an English Translation. Vol I., ed. by W. H. S. JONES, London/Cambridge (MA) 1957.

Hippocrates with an English Translation. Vol II., ed. by W. H. S. JONES, London/Cambridge (MA) 1959.

Hippocrates with an English Translation. Vol III., ed. by E. T. WITHINGTON, London/Cambridge (MA) 1959.

Hippocrates with an English Translation. Vol IV., ed. by W. H. S. JONES, London/Cambridge (MA) 1959.

Hippocrates with an English Translation. Vol VI., ed. by P. POTTER, Cambridge (MA)/London 1988.

Hippocratis De capitis vulneribus, edidit, in linguam Anglicam vertit, commentatus est M. HANSON (= CMG I 4,1), Berlin 1999.

Hippocratis De morbis III, edidit, in linguam Germanicam vertit, commentatus est P. POTTER (= CMG I 2,3), Berlin 1980.

Hippocratis Indices librorum, Iusiurandum, Lex, De arte, De medico, De decente habitu, Praeceptiones, De prisca medicina, De aere locis aquis, De alimento, De liquidorum usu, De flatibus, ed. J. L. HEIBERG (= CMG I 1), Leipzig/Berlin 1927.

Hippokrates. Über die Krankheiten III, hrsg., übers., u. erl. v. P. Potter (= CMG I 2,3), Berlin 1980.

Inscriptiones Graecae Volvminis II, Inscriptiones Atticae aetatis quae est inter Euclidis annum et Augusti tempora. Pars II, Tabulas magistratuum, catalogos nominum, instrumenta iuris privati continens, ed. U. KÖHLER, Berlin 1883.

Inscriptiones Graecae Volvminis IV, Editio Minor Fascicvlvs Primvs, ed. F. v. GAERTRINGEN, Berlin 1934.

Inscriptiones Latinae Christianae Veteres, Vol. I, ed. E. DIEHL, Berlin 1925–1931.

Inscriptiones Latinae Selectae 3, ed. H. DESSAU, Berlin 1914/16.

Isidori Hispalensis Episcopi Etymologiavm Sive Originvm Libri XX, recognovit breviqve Adnotatione critica istrvxit W. M. LINDSAY, Oxford 1911.

Isocrate, Discours. Tome I, Contre Euthynous, Contre Callimakhos, Contre Lokhitès sur l'attelage, Trapézitique, Éginétique, A Démonicos contre les Sophistes, Hélène, Busiris, Texte établi et traduit p. G. MATHIEU; É. BRÉMOND, Paris 1928.

Isokrates. Sämtliche Werke, Band II (Reden IX–XXI, Briefe, Fragmente), übers. v. C. LAY-HUTTON, eingl. u. erl. v. K. BRODERSON, Stuttgart 1997.

Jean Chyrsostome, Lettres à Olympias. Seconde édition augmentée de la Vie Anonyme d'Olympias, introduction, texte critique, traduction et notes p. v. A.-M. MALINGREY (= Sources chrétiennes 13), Paris 1968.

Johannis Cassiani, Conlationes XXIIII, recensvit et commenatrio critico instrvxit M. PETSCHENIG (= Corpvs Scriptorvm Ecclesiasticorvm Latinorum 13), Prag/Wien/Leipzig 1886.

Johannis Cassiani, De Institvtis Coenobiorvm et De Octo Principalivm Vitiorvm Remediis Libri XII, De Incarnatione Domini Contra Nestorivm Libri VII, recensvit et commenatrio critico instrvxit M. PETSCHENIG (= Corpvs Scriptorvm Ecclesiasticorvm Latinorum 17), Prag/Wien/Leipzig 1888.

Κλαυδιου Γαληνου Απαντα. Clavdii Galeni Pera Omnia. Tomvs VI, ed. C. G. KÜHN, Leipzig 1823.

Κλαυδιου Γαληνου Απαντα. Clavdii Galeni Pera Omnia. Tomvs VII, ed. C. G. KÜHN, Leipzig 1824.

Κλαυδιου Γαληνου Απαντα. Clavdii Galeni Pera Omnia. Tomvs VIII, ed. C. G. KÜHN, Leipzig 1824.

Κλαυδιου Γαληνου Απαντα. Clavdii Galeni Pera Omnia. Tomvs X, ed. C. G. KÜHN, Leipzig 1825.

Κλαυδιου Γαληνου Απαντα. Clavdii Galeni Pera Omnia. Tomvs XI, ed. C. G. KÜHN, Leipzig 1826.

Κλαυδιου Γαληνου Απαντα. Clavdii Galeni Pera Omnia. Tomvs XIV, ed. C. G. KÜHN, Leipzig 1827.

Κλαυδιου Γαληνου Απαντα. Clavdii Galeni Pera Omnia. Tomvs XVIII. Pars II, ed. C. G. KÜHN, Leipzig 1830.

Kosmas und Damian. Texte und Einleitung, ed. L. DEUBNER, Leipzig/Berlin 1907.

Kyrillos von Skythopolis, ed. E. SCHWARTZ (= Texte und Untersuchungen zur Geschichte der altchristlichen Literatur. Archiv für die von der Kirchenväter-Commission der Preussischen Akademie der Wissenschaften unternommene Ausgabe der älteren christlichen Schriftsteller, begründ. O. von GEBHARDT und A. von HARNACK, hrsg. v. W. ELTESTER u. E. KLOSTERMANN, 4. Reihe, 4. Band 2. Heft = 49 Band 2. Heft), Leipzig 1939.

La Vie Latine de Saint Pachome. Traduite du grec par Denys Le Petit, Édition critique p. H. VAN CRANENBURGH, Brüssel 1969.

Le Corpus Athénien de Saint Pachome, ed. F. Halkin; übers. v. A.-J. FESTUGIÈRE, Genf 1982.

Leben der heiligen Melania, übers. v. S. KROTTENTHALER, in: R. STORF (Hg.), Griechische Liturgien (= Bibliothek der Kirchenväter, 1. Reihe, Band 5), München 1912, 444–498.

Leontios' von Neapolis: Leben des Heiligen Johannes des Barmherzigen Erzbischof von Alexandrien. hrsg. v. H. GELZER, Freiburg/Leipzig 1893.

Les Saints Stylites, ed. H. DELEHAYE (= Subsidia Hagiographica 14), Brüssel/Paris 1923.

Livius, Römische Geschichte. Buch XXIV–XXVI, Lateinisch-deutsch, ed. J. FEIX, Darmstadt 1977.

L. Annaei Senecae. Dialogorvm Libri Dvodecim, recog. brev. adnot. crit. instr. L. D. REYNOLDS, Oxford 1977.

L. Annaeus Seneca, Philosophischen Schriften. Lateinisch und Deutsch, Erster Band, Dialoge I–VI, Lateinischer Text. v. A BOURGERY; R. WALTZ, hrsg. übers. u. m. Anmerk. vers. v. M. ROSENBACH, Darmstadt 1980.

Marcus Porcius Cato, Vom Landbau. Fragmente. Alle erhaltenen Schriften, lat./dt., hrsg. v. O. SCHÖNBERGER, München 1980.

M. Tulli Ciceronis Orationes. Vol 1, recogn. breviqve adnotatione critica instrvxit A. C. CLARK, Oxford [ND]1961.

Marcus Tullius Cicero, Sämtliche Reden, Band 2, eingl., übers. u. erl. v. M. FUHRMANN, Zürich/Stuttgart 1970.

M. Valerii Martialis epigrammata, post W. Heraeum, ed. D. R. Shackleton BAILEY, Stuttgart 1990.

M. Valerius Martialis, Epigramme. Lat.-Dt., hrsg. u. übers. v. P. BARIÉ; W. SCHINDLER, Düsseldorf/Zürich ²2002.

Martial, Epigrams V. Edited with an Introduction, Translation & Commentary by P. HOWELL, Warminster 1995.

Michigan Papyri, Vol. VIII. Papyri and Ostraca from Karanis, Second Series, ed. H. C. YOUTIE; J. G. WINTER, Ann Arbor/London 1951.

Nicephoroi Callisti Xanthopuli Ecclesiasticae Historiae Libri XVIII, Tomus Secundus, ed. J.-P. MIGNE (= Patrologia Graeca 146), Paris 1865.

Oeuvres Complètes d'Hippocrate, Traduction nouvelle avec le texte grec en regard, collationné sur les manuscrits et toutes les éditions; accompagnée d'une introduction, de commentaires médicaux, de variantes et de notes philologiques; suivie d'une table génerale des matières. Tome Second, p. É. LITTRÉ, Paris 1840.

Oeuvres Complètes d'Hippocrate, Traduction nouvelle avec le texte grec en regard, collationné sur les manuscrits et toutes les éditions; accompagnée d'une introduction, de commentaires médicaux, de variantes et de notes philologiques; suivie d'une table génerale des matières. Tome Troisième, p. É. LITTRÉ, Paris 1841.

Oeuvres Complètes d'Hippocrate, Traduction nouvelle avec le texte grec en regard, collationné sur les manuscrits et toutes les éditions; accompagnée d'une introduction, de commentaires médicaux, de variantes et de notes philologiques; suivie d'une table génerale des matières. Tome Quatrième, p. É. LITTRÉ, Paris 1844.

Oeuvres Complètes d'Hippocrate, Traduction nouvelle avec le texte grec en regard, collationné sur les manuscrits et toutes les éditions; accompagnée d'une introduction, de commentaires médicaux, de variantes et de notes philologiques; suivie d'une table génerale des matières. Tome Cinquième, p. É. LITTRÉ, Paris 1846.

Oeuvres Complètes d'Hippocrate, Traduction nouvelle avec le texte grec en regard, collationné sur les manuscrits et toutes les éditions; accompagnée d'une introduction, de commentaires médicaux, de variantes et de notes philologiques; suivie d'une table génerale des matières. Tome Sixième, p. É. LITTRÉ, Paris 1849.

Oeuvres Complètes d'Hippocrate, Traduction nouvelle avec le texte grec en regard, collationné sur les manuscrits et toutes les éditions; accompagnée d'une introduction, de commentaires médicaux, de variantes et de notes philologiques; suivie d'une table génerale des matières. Tome Septième, p. É. LITTRÉ, Paris 1851.

Oeuvres Complètes d'Hippocrate, Traduction nouvelle avec le texte grec en regard, collationné sur les manuscrits et toutes les éditions; accompagnée d'une introduction, de commentaires médicaux, de variantes et de notes philologiques; suivie d'une table génerale des matières. Tome Huitième, p. É. LITTRÉ, Paris 1853.

Oeuvres Complètes d'Hippocrate, Traduction nouvelle avec le texte grec en regard, collationné sur les manuscrits et toutes les éditions; accompagnée d'une introduction, de commentaires médicaux, de variantes et de notes philologiques; suivie d'une table génerale des matières. Tome Neuvième, p. É. LITTRÉ, Paris 1861.

Oeuvres de Rufus d'Éphèse, texte collationné sur les manuscrits, trad. pour la 1. fois en français, avec une introd. Publ. commencée p. V. DAREMBERG; continuée et terminée p. C. RUELLE, Paris 1879 (Nachdruck Amsterdam 1963).

Pachomia Latina. Règle et Épites de S. Pachome, Épitre de S. Théodore et ‚Liber' de S. Orsiesius. Texte latin de S. Jérome, ed. D. A. BOON, Appendice: La Règle de S. Pachome. Fragments Coptes et Fragments Grecs, ed. L. Th. LEFORT, Louvain (Löwen) 1932.

Pachomius. Klosteregeln. Gebote, Gebote und Weisungen, Gebote und Entscheidungen, Gebote und Gesetzte, übers. und komm. v. H. BACHT, St. Ottilien 2010 (2. gek. u. akt. v. Bacht 1983).

Palladii Dialogus de Vita S. Joannis Chrysostomi, ed. P. R. COLEMAN-NORTON, Cambridge 1928.

Palladios, Dialogue sur la vie de Jean Chrysostome. Tome 1, introduction, texte critique, traduction et notes p. A.-M. MALINGREY; P. LECLERCQ (= Sources chrétiennes 341), Paris 1988.

Palladius, Das Leben des heiligen Johannes Chrysostomos, hrsg. u. übers. v. L. SCHLÄPFER, eingl. v. W. NIGG, Düsseldorf 1966.

Patres Apostolici, Volumen II, ed. F. X. FUNK; F. DIEKAMP, Tübingen 1913.
Pavsaniae Graeciae Descriptio, Vol. I. Libri I–IV, recensvit editio stereotypa editionis prioris (1903) F. SPIRO, Stuttgart 1959.
Pavsaniae Graeciae Descriptio, Vol. II. Libri V–VIII, recensvit editio stereotypa editionis prioris (1903) F. SPIRO, Stuttgart 1959.
Pausanias, Description of Greece I. In Four Volumes with a Companion Volume containing Maps, Plans and Indices, Books I and II, with an English translation by W. H. S. JONES, London/Cambridge (MA), [ND]1969.
Pausanias, Description of Greece III. In Four Volumes with a Companion Volume containing Maps, Plans and Indices, Books VI and VIII (I–XXI), with an English translation by W. H. S. JONES, London/Cambridge (MA), [ND]1966.
Pausanias, Reisen in Griechenland. Gesamtausgabe in drei Bänden, Band I: Athen, Bücher I–IV, hrsg. v. F. ECKSTEIN a. G. d. komm. Übers. v. E. MEYER, Zürich/München [3]1986.
Platon, Nomoi (Gesetze). Buch I–III, Übersetzung und Kommentar v. K. SCHÖPSDAU (= Platon, Werke. Übersetzung und Kommentar, IX 2), Göttingen 1994.
Platon, Nomoi (Gesetze). Buch IV–VII, Übersetzung und Kommentar v. K. SCHÖPSDAU (= Platon, Werke. Übersetzung und Kommentar, IX 2), Göttingen 2003.
Platon, Nomon A – Σ. Gesetze Buch I – VI (= Platon, Werke in acht Bänden, gr./dt., Band 8/1), gr. Text v. É. DES PLACES, übers. u. bearb. v. K. SCHÖPSDAU, Darmstadt [4]2005.
Platon, Phaidros. Übersetzung und Kommentar v. E. HEITSCH (= Platon, Werke. Übersetzung und Kommentar, III 4), Göttingen [2]1997.
Platon, Politeia. Der Staat (= Platon, Werke in acht Bänden, gr./dt., Band 4), gr. Text v. E. CHAMBRY, übers. v. F. SCHLEIERMACHER, bearb. v. D. KURZ, Darmstadt [4]2005.
Platon, Protagoras. Übersetzung und Kommentar, v. B. MANUWALD, (= Platon, Werke. Übersetzung und Kommentar, VI 2), Göttingen 1999.
Platonis Opera, Tomvs II. Tetralogias III–IV continens, recognovit, breviqve adnotatione critica instrvxit I. BURNET, Oxford [ND]1979.
Platonis Opera, Tomvs III. Tetralogias VI–VII continens, recognovit, breviqve adnotatione critica instrvxit I. BURNET, Oxford [ND]1974.
Platonis Opera, Tomvs IV. Tetralogiam VIII continens, recognovit, breviqve adnotatione critica instrvxit I. BURNET, Oxford [ND]1982.
Platonis Opera, Tomvs V. Tetralogiam IX Definitiones et spvria continens, recognovit, breviqve adnotatione critica instrvxit I. BURNET, Oxford [ND]1982.
Plautus, Komödien. Band III, Curculio – Epidicus – Menaechmi – Mercator, Lat./Dt., hrsg., übers. u. komm. v. P. RAU, Darmstadt 2008.
Plinius der Ältere, Naturkunde. Bücher XXIX/XXX, lat./dt., hrsg. u. übers. v. R. KÖNIG, i. Z. m. J. HOPP, München 1991.
Plinius der Jüngere, Panegyrikus. Lobrede auf den Kaiser Trajan, lat./dt., hrsg., übers., u. m. Erl. vers. v. W. KÜHN, Darmstadt 1985.
Plutarch, Große Griechen und Römer, eingl. u. übers. v. K. ZIEGLER, Zürich/Stuttgart 1957.
Plutarchus Vitae Parallelae, Vol. II.1, ed. K. ZIEGLER, Leipzig 1964.
Plutarque, Oeuvres Morales. Tome II, Consolation a Appolonios, Préceptes de santé, Préceptes de mariage, Le banquet des sept sages, De la superstition, texte établi et traduit, p. J. DEFRADAS; J. HANI; R. KLAERR, Paris 1985.
Polybe, Histoires. Livre III, Texte établi et traduit par J. de FOUCAULT, Paris 1971.
Polybii Historiae, Vol. I. Libri I–III, ed. Th. BUETTNER-WOBST, Stuttgart 1962.
Polybii Historiae, Vol. IV. Libri XX–XXXIX, Fragmenta, ed. Th. BUETTNER-WOBST, Stuttgart 1967.

Polybius, The Histories. In Six Volumes, VI, with an English Translation by W. R. PATON, Cambridge (MA)/London 1968.
Polybius, The Histories. In Six Volumes, II, with an English Translation by W. R. PATON, Cambridge (MA)/London 1975.
Pontius, Caecilii Cyrpriani vita, ed. W. HARTEL (= CSEL 3,3), Wien 1871.
Pontius Meropius Paulinus: Epistulae – Briefe, übers. u. eingl. v. M. SKEB (= Fontes Christiani. Bd. 25, Teilbände 1–3), Freiburg/Basel/Wien 1998.
Procopii Caesariensis Opera omnia, Volumen I. De Bellis Libri I–IV, recognovit J. HAURY, addenda et corrigenda adiecit G. WIRTH, Leipzig 1962.
Procopii Caesariensis Opera omnia, Volumen IV. Peri ktismatōn libri VI sive de aedificiis cum duobus praefatione excerptisque Photii adiectis, recognovit J. HAURY, addenda et corrigenda adiecit G. WIRTH, Leipzig 1964.
Prokop, Perserkriege. Griechisch-deutsch, ed. O. VEH, München 1970.
Prokop, Bauten, Griechisch-deutsch, ed. O. VEH, München 1977.
Pseudo-Hygin, Des Fortifications du Camp, texte établi, trad. et commenté p. M. LENOIR, Paris 1979.
Publius Aelius Aristides, Heilige Berichte, eingl., übers. u. komm. v. H. O. SCHRÖDER, Heidelberg 1986.
Publius Cornelius Tacitus, Annalen, lat./dt., hrsg. v. E. HELLER, Zürich/München 1982.
Quinti Septimi Florentis Tertulliani, De anima, ed. with introd. and commentary by J. H. WASZINK, Amsterdam 1947.
Rufus von Ephesos. Die Fragen des Arztes an den Kranken, hrsg., übers., u. erl. v. H. GÄRTNER (= CMG Supp. 4), Berlin 1962.
Rufus von Ephesos. Krankenjournale, hrsg., übers., u. erl. v. M. ULLMANN, Wiesbaden 1978.
Rufus von Ephesos. Über die Nieren- und Blasensteine, hrsg. u. übers. v. A. SIDERAS (= CMG III,1), Berlin 1977.
Saint Basile, Correspondance. Tome I, Lettres I–C, texte établi et traduit p. Y. COURTONNE, Paris ²2003.
Saint Basile, Correspondance. Tome II, Lettres CI–CCXVIII, texte établi et traduit p. Y. COURTONNE, Paris ²2003.
Saint Jérôme Lettres, Tome IV, texte établi et traduit p. J. LABOURT, Paris 1954.
Sancti Aurelii Augustini Hipponensis Episcopi Opera Omnia, Tomus Quintus. Pars Altera. ed. J.-P. MIGNE (= Patrologia Latinae 39), Paris 1865.
Sancti Cypriani Episcopi opera 2. Ad Donatum, de mortalitate, ad demetrianvm, de opere et eleemosynis, de zelo et livore, ed. M. SIMONETTI (= Corpvs Christianorvm. Series Latina 3a), Turnholt 1976.
Sancti Evsebii Hieronymi Epistvlae, Pars I: Epistvlae I–LXX, recensvit I. HILBERG, (= CSEL 54; Wien/Leipzig 1910) New York/London ND1970.
Sancti Evsebii Hieronymi Epistvlae, Pars II: Epistvlae LXXI–CXX, recensvit I. HILBERG, (CSEL 55; Wien/Leipzig 1912) New York/London ND1961.
S. Hieronymi Presbyteri Opera. Pars III Opera Polemica 1, Contra Rvfinvm (= Corpvs Christianorvm, Series Latina LXXIX), ed. P. LARDET, Turnhout 1982.
S. Melaniae Iunioris. Acta Graeca, ed. H. DELEHAYE, in: C. de SMEDT; F. van ORTROY; J. van den GHEYN, H. DELEHAYE, A. PONCELET (Ed), in: Analecta Bollandiana. Tomus XXII, Brüssel 1903, 5–50.
Sancti Pachomi. Vitae Graecae, ed. Hagiograhi Bollandiani, ex rec. F. HALKIN, Brüssel 1932.

S. Pontii Meropii Pavlini Nolani, Carmina. Indices Volvminvm XXVIIII et XXX, recensvit et commenatario critico instrvxit G. de HARTEL (= CSEL 30,2), Prag/Wien/Leipzig 1894.

Seneca, Ad Lucilium. Epistulae Morales, In Three Volumes, I, with an English Translation by R. M. GUMMERE, London/New York 1917.

Seneca, Ad Lucilium. Epistulae Morales, In Three Volumes, II, with an English Translation by R. M. GUMMERE, London/New York 1920.

Seneca, De ira. Über den Zorn, übers., eingl. u. m. Anmerk. verseh. v. M. ROSENBACH, in: Seneca, Philosophische Schriften. Erster Band, lat./dt., hrsg. v. M. ROSENBACH, Darmstadt 1976.

Seneca, Epistulae Morales I–LXIX. Briefe über Ethik 1–69, übers., eingl. u. m. Anmerk. verseh. v. M. ROSENBACH, in: Seneca, Philosophische Schriften. Dritter Band, lat./dt., hrsg. v. M. ROSENBACH, Darmstadt 1974.

Seneca, Epistulae morales ad Lucilium. Briefe an Lucilius, Band 1, lat./dt., hrsg. u. übers. v. G. FINK, Düsseldorf 2007.

Seneca, Moral Essays. With an English Translation by J. W. BASORE, In Three Volumes, I, London/New York 1928.

Sokrates, Kirchengeschichte, hrsg. v. G. C. HANSEN, m. Beitr. v. M. ŠIRINJAN, Berlin 1995.

Sorani Gynaeciorum libri IV, De signis fracturarum, De fasciis, Vita Hippocratis secundum Soranum (= CMG IV), hrsg. J. ILBERG, Leipzig/Berlin 1927.

Soranus' Gynecology, translated by O. TEMKIN, with the assistance of N. J. EASTMAN, L. EDELSTEIN and A. F. GUTTMACHER, Baltimore/London 1956.

Sozomenos, Historia Ecclesiastica. Kirchengeschichte, Zweiter Teilband, übers. u. eingl. v. G. C. HANSEN (= Fontes Christiani 73/2), Turnhout 2004.

Sozomenos, Historia Ecclesiastica. Kirchengeschichte, Dritter Teilband, übers. u. eingl. v. G. C. HANSEN (= Fontes Christiani 73/3), Turnhout 2004.

Sozomenos, Historia Ecclesiastica. Kirchengeschichte, Vierter Teilband, übers. u. eingl. v. G. C. HANSEN (= Fontes Christiani 73/4), Turnhout 2004.

Sozomenus Kirchengeschichte, hrsg. v. J. BIDEZ, eingl., z. Druck besorg. u. m. Regist. verseh. v. G. C. HANSEN, Berlin 1960.

Suidae Lexicon. Graece et Latine, Vol. 2,2, ad fidem optimorum librorum exactum post T. GAISFORD, recensuit et annotatione critica instruxit G. BERNHARDY, Halle/Braunschweig 1853.

Sylloge Inscriptionum Graecarum. Fasciculus Prior, ed. G. DITTENBERGER, Leipzig 1883.

Tacitus. Dialogus de oratoribus. Das Gespräch über die Redner, lat./dt. hrsg. u. übers. v. H. VOLKMER, München ²1976.

Tertullian, Apologeticum. Verteidigung des Christentums, lat./dt., hrsg., übers. u. erl. v. C. BECKER, München 1952.

Tertullian, Über die Seele. De anima, eingl., übers. u. erl. v. J. H. WASZINK, Zürich/München 1980.

Thasci Caecili Cypriani, De Mortalitate. A Commentary, with an Introduction and Translation by M. L. HANNAN (= The Catholic University of America. Patristic Studies XXXVI), Washington 1933.

The Chronicle of Theophanes Confessor. Byzantine and Near East History AD 284–813, transl. with introd. and commentary by C. MANGO; R. SCOTT, with the assistance of G. GREATREX, Oxford 1997.

The Complete Works of Tacitus. The Annals, The History, The Life of Cnaeus Julius Agricola, Germany and its Tribes, A Dialogue on Oratory, translated from the Latin by A. J. CHURCH; W. J. BRODRIBB, edited with an introduction by M. HADAS, New York 1942.

The Epidaurian Miracle Inscriptions. Text, translation, and commentary by L. R. LiDonnici, Atlanta 1995.
The Epistle of S. Polycarp to the Philippians, edited and translated by B. D. Ehrman, in: idem (Ed.), The Apostolic Fathers. Volume I: I Clement, II Clement, Ignatius, Polycarp, Didache, Cambridge (MA) 2003, 324–356.
The Justinian Code from the Corpus Juris Civilis, edited and translated by S. P. Scott, Cincinnati 1932.
The Lausiac History of Palladius, A critical discussion together with notes on early Egyptian monachism by D. C. Butler, Cambridge 1898.
The Lausiac History of Palladius II, The Greek text edited with introduction and notes by D. C. Butler, Cambridge 1904.
The Menaechmi of Plautus, ed. H. North Fowler, Chicago/New York/Boston 1933.
The Miracles of St. Artemios. A collection of miracle stories by an anonymous author of seventh-century Byzantium, translation by V. A. Crisafulli, with an introduction by J. W. Nesbitt and commentary by V. A. Crisafulli and J. W. Nesbitt. Supplemented by a reprinted Greek text and an Essay by J. F. Haldon, hrsg. v. V. A. Crisafulli; J. W. Nesbitt. Leiden/New York/Köln 1997.
The Panarion of Epiphanius of Salamis. Books I (Sects 1–46), translated by F. Williams, Leiden/New York/Köln 1987.
The Panarion of Epiphanius of Salamis. Books II and III (Sects 47–80, De Fide), translated by F. Williams, Leiden/New York/Köln 1994.
The Rabbula Corpus. Comprising the Life of Rabbula, His Correspondence, a Homily Delivered in Constantinople, Canons and Hymns, with Texts in Syriac and Latin, Translated with an Introduction and Notes by R. R. Phenix Jr.; C. B. Horn, Atlanta 2017.
The Roman Antiquities of Dionysius of Halicarnassus in Seven Volumes, VI. With an English translation by E. Cary, based on the Version by E. Spelman, London/Cambridge (MA) ND1963.
The Shepard of Hermas, ed. a. transl. by B. D. Ehrman, in: idem (Ed.) The Apostolic Fathers. Volume II: Epistle of Barnabas, Papias and Quadratus, Epistle to Diognetus, The Shepherd of Hermas, Cambridge (MA) 2003, 162–475.
The Theodosian Code and Novels and the Sirmondian Constitutions, a translation with commentary by C. Pharr (with the assistance of T. Sherrer Davidson u. M. Brown Pharr, m. E. v. C. Dickerman Williams), New York 1952.
Théodoret de Cyr, Histoire Ecclésiastique. Tome II (Livres III–V), Texte grec de L. Parmentier; G. C. Hansen, avec annotation p. J. Bouffartigue, Introduction p. A. Martin, traduction p. P. Canivet, revue et annotée p. J. Bouffartigue; A. Martin; L. Pietri; F. Thelamon (= Sources chrétiennes 530), Paris 2009.
Theodoret von Cyrus, Kirchengeschichte (Historia ecclesiastica), in: Des Bischofs Theodoret von Cyrus Kirchengeschichte aus dem Griechischen übers. und mit Einl. und Anmerkungen versehen von A. Seider (= Bibliothek der Kirchenväter, 1. Reihe, Band 51) Kempten/München 1926.
Theophanis Chrongraphia. Vol. I, Textvm Graecvm Continens, rec. C. de Boor, Leipzig 1883.
Thodosiani Libri XVI cum Constitutionibus Sirmondianis. Voluminis I pars posterior, ed. T. Mommsen (adsumpto apparatu P. Krueger), Berlin ²1954.
Titi Livi Ab Vrbe Condita, Tomvs I. Libri I–V, recognovervnt et adnotatione critica instrvxervnt R. S. Conway; C. F. Walters, Oxford 1914.
Titi Livi Ab Vrbe Condita, Tomvs II. Libri VI–X, recognovervnt et adnotatione critica instrvxervnt C. F. Walters; R. S. Conway, Oxford ND1965.

Titi Livi Ab Vrbe Condita, Tomvs III. Libri XXI–XXV, recognovervnt et adnotatione critica instrvxervnt C. F. WALTERS; R. S. CONWAY, Oxford ND1967.
T. Livius, Römische Geschichte. Buch I–III, Lat./Dt., hrsg. v. H. J. HILLEN, Darmstadt 1987.
T. Livius, Römische Geschichte. Buch VII–X, Fragmente der zweiten Dekade, Lat./Dt., hrsg. v. H. J. HILLEN, München/Zürich 1994.
Titi Lvcreti Cari De Rervm Natvra Libri Sex, ed. w. Prolegomena, Critical Apparatus, Translation, and Commentary by C. BAILEY, Oxford 1947.
T. Macci Plavti, Menaechmi, ed. with introd. and notes by P. THORESBY JONES, Oxford ND1961.
Του εν αγιοις πατρος ημων Βασιλείου, αρχιεπισκοπου Καισαρειας Καππαδοκιας, τα ευρισκομενα παντα. Tomus tertius, ed. J.-P. MIGNE (= Patrologia Graeca 31), Paris 1857.
Του εν αγιοις πατρος ημων Γρηγοριου του θεολογου αρχιεπισκοπου Κονσταντινουπολεως τα ευρισκομενα παντα. Tomus primus, ed. J.-P. MIGNE (= Patrologia Graeca 35), Paris 1857.
Του εν αγιοις πατρος ημων Ιωαννου, αρχιεπισκοπου Κονσταντινουπολεως, τα ευρισκομενα παντα. Tomi primi pars prior, ed. J.-P. MIGNE (= Patrologia Graeca 47), Paris 1863.
Του εν αγιοις πατρος ημων Ιωαννου, αρχιεπισκοπου Κονσταντινουπολεως, τα ευρισκομενα παντα. Tomi septimi pars prior, ed. J.-P. MIGNE (= Patrologia Graeca 57), Paris 1862.
Vegetius, Epitoma Rei Militaris. Das gesamte Kriegswesen, lat./dt. übers. u. komm. v. F. WILLE, Aarau/Frankfurt a. M./Salzburg 1986.
Victor von Vita, Kirchenkampf und Verfolgung unter den Vandalen in Africa, hrsg., eingl. u. übers. v. K. VÖSSING, Darmstadt 2011.
Vita a Sanctae Melaniae Junioris Auctore Coaevo et Sanctae Familiari, in: C. de SMEDT; J. de BACKER, C. HOUZE; F. van ORTROY; J. van den GHEYN (Ed.), Analecta Bollandiana. Tomus VIII, Paris/Brüssel 1889, 16–63.
Vita di Cipriano, Vita di Ambrogio, Vita di Agostino, eingl. v. C. MOHRMANN, krit. Text u. Komm. v. A. A. R. BASTIAENSEN, übers. v. L. CANALI u. C. CARENA, Verona 1975.
Vitae Caesarii Episcopi Arelatensis Libri Duo, in: Passiones Vitaeque Sanctorum Aevi Merovingici et Antiquiorum Aliquot, ed. B. KRUSCH (= MGH Scriptores rerum Merovingicarum III), Hannover 1896, 433–501.
Vitas Sanctorvm Patrvm Emeritensivm, ed. A. M. SÁNCHEZ (= Corpvs Christianorvm. Series Latina 116), Turnholt 1992.
Vitruvii De architectura libri decem, ed. F. KROHN, Leipzig 1912.
Writings of Basil. The Nine Homilies of the Hexæmeron and the Letters, The Treatise de Spiritu Sancto, The Nine Homilies of the Hexæmeron and the Letters of Saint Basil the Great, Archbishop of Cæsaria, Translated with Notes by B. JACKSON, under Supervision of P. SCHAFF and H. WACE. Edinburgh 1895.
Xenophon, Anabasis. Der Zug der Zehntausend, Griechisch-Deutsch, hrsg. v. W. MÜRI; B. ZIMMERMANN, München 1990.
Xenophon, Hellenika, gr./dt., hrsg. v. G. STRASBURGER, Düsseldorf ⁴2005.
Xenophon, Oeconomicus. A Social and Historical Commentary, with a new English translation by S. B. POMEROY, Oxford 1994.
Xenophontis opera omnia, Vol. 1. Historia Graeca, recogn. breviqve annot. crit. instruxit E. C. MARCHANT, Oxford 1958.
Xenophontis opera omnia, Vol. 2. Commentarii, Oeconomicus, Convivium, Apologia Socratis, recogn. breviqve annot. crit. instruxit E. C. MARCHANT, Oxford 1962.
Xenophontis opera omnia, Vol. 3. Expeditio Cyri, recogn. breviqve annot. crit. instruxit E. C. MARCHANT, Oxford 1957.

7.2 Literatur

Amand de Mendieta 1957
: Amand de Mendieta, E., Le système cénobitique basilien comparé au système cénobitique pachômien, in: Revue de l'histoire des religions 152/1 (1957), 31–80.

Alexandru 2014
: Alexandru. S., Some Textual Difficulties of Galen's Treatise „De praecognitione" in the New Light of Codex Thessalonicensis Vlatadon 14, in: Zeitschrift für Papyrologie und Epigraphik 189 (2014), 91–104.

Allen 1990
: Allen, N., Hospice to Hospital in the Near East. An Instance of Continuity and Change in Late Antiquity, in: Bulletin of the History of Medicine 64,3 (1990), 446–462.

Althoff 2014
: Althoff, J., Soranos von Ephesos, in: B. Zimmermann; A. Rengakos (Hg.), Die Literatur der Klassischen und Hellenistischen Zeit (= Handbuch der griechischen Literatur der Antike 2 = Handbuch der Altertumswissenschaften 7.2), München 2014, 581–583.

Ausbüttel 1984
: Ausbüttel, F. M., Untersuchungen zu den Vereinen im Westen des Römischen Reiches (= Frankfurter Althistorische Studien 11), Kallmünz 1982.

Baas 2014
: Baas, K., Uranfänge und Frühgeschichte der Krankenpflege, in: Archiv für Geschichte der Medizin 8 (1914), 146–164.

Baker 2002
: Baker, P. A., The Roman Military Valetudinaria. Fact or Fiction?, in: R. Arnott (Hg.), The Archaeology of medicine. Papers given at a session of the annual conference of the Theoretical Archaeology Group held at the University of Birmingham on 20 December 1998, Oxford 2002, 69–80.

Baker 2004
: Baker, P. A., Medical Care for the Roman Army on the Rhine, Danube and British Frontiers in the First, Second and Early Third Centuries AD (= BAR International Series 1286), Oxford 2004.

Bauer 1965
: Bauer, F., Geschichte der Krankenpflege. Handbuch der Entstehung und Entwicklung der Krankenpflege von der Frühzeit bis zur Gegenwart (= Schriftenreihe zur Theorie und Praxis der Krankenpflege 1), Kulmbach 1965.

Behr 1968
: Behr, C. A., Aelius Aristides and the Sacred Tales, Amsterdam 1968.

Beyen 1951
: Beyen, H. G., The Workshops of the „Fourth Style" at Pompeii and in Its Neighbourhood (I), in: Mnemosyne, Fourth Series, Vol 4, Fasc. 3/4 (1951), 235–257.

Blum 1969
: Blum, G. G., Rabbula von Edessa. Der Christ, der Bischof, der Theologe (= Corpus Scriptorum Christianorum Orientalium 300. Subsidia Tomus 34), Löwen (Leuven) 1969.

Bond 2015
: Bond, S. E., „As Trainers for the Healthy". Massage Therapists, Anointers, and Healing in the Late Latin West, in: Journal of Late Antiquity 8,2 (2015), 386–404.

Boschung 1987	Boschung, D., Antike Grabaltare aus den Nekropolen Roms, Bern 1987.
Boudon-Millot 2020	Boudon-Millot, V., The Cost of Health. Rich and Poor in Imperial Rom, in: L. M. V. Totelin; R. Flemming (Hg.), Medicine and Markets in the Graeco-Roman World and Beyond. Essays on Ancient Medicine in Honour of Vivian Nutton, Swansea 2020, 1–16.
Brandt 2002	Brandt, H., s. v. Vegetius, in: Der Neue Pauly 12/1 (2002), Sp. 1155–1157.
Brockmann 2013	Brockmann, C., Galen und Asklepios, in: Zeitschrift für Antikes Christentum 17 (2013), 51–67.
Brown 2002	Brown, P., Poverty and Leadership in the Later Roman Empire, Hanover (NH) 2002.
Bullough 1979	Bullough, V.; Bullough, B., The Care of the Sick: The Emergence of Modern Nursing, London 1979.
Bunge/Vogüé 1994	Bunge, G.; de Vogüé, A., Quare Ermites Égyptiens. D'après les fragments coptes de l'Histoire Lausiaque (= Spiritualité Orientale 60), Bégrolles-en-Mauges 1994.
Burchard 2000	Burchard, C., Der Jakobusbrief (= Handbuch zum Neuen Testament 15/I), Tübingen 2000.
Byl 1992	Byl. S., Le traitement de la douleur dans le Corpus hippocratique, in: J. A. López Férez (Hg.), Tratados Hipocráticos (estudios acerca de su contenido, forma e influencia). Actas del VIIe Colloque international hippocratique (Madrid, 24–29 de septiembre de 1990), Madrid 1992, 203–213.
Caner 2018	Caner, D., Not a hospital but a Leprosarium. Basil's Basilias and an Early Byzantine Concept of the Deserving Poor, in: Dumbarton Oaks Papers 72 (2018), 25–48.
Cartelli 1991	Cartelli, P., Testi e Monumenti. Decreto del Damos Coo di Halasarna in honore del medico Onaasandros, in: La Parola del Passato. Rivista di Studi Antichi 46 (1991), 135–140.
Chitty 1954	Chitty, D. J., Pachomian Sources Reconsidered, in: The Journal of Ecclesiastical History 5 (1954), 38–77.
Chitty 1970	Chitty, D. J., Pachomian Sources once more, in: F. L. Cross (Hg.), Studia patristica 10 (Papers presented to the fifth International Conference on Patristic Studies held in Oxford 1967, Pt. 1, Editiones, critica, philologica, biblica, historica, liturgica et ascetica), Berlin 1970, 54–64.
Cilliers/Retief 2013	Cilliers, L.; Retief, F. P., Dream Healing in Asclepieia in the Mediterranean, in: S. M. Oberhelman (Hg.), Dreams, Healing, and Medicine in Greece. From Antiquity to the Present, London 2013, 69–92.
Constantelos 1991	Constantelos, D. J., Byzantine Philanthropy and Social Welfare, New Rochelle (NY) ²1991.
Crislip 2005	Crislip, A. T., From Monastery to Hospital. Christian Monasticism and the Transformation of Health Care in Late Antiquity, Ann Arbor 2005.

Daumann 2009	Daumann, S.; Wundmanagement und Wunddokumentation, Stuttgart ³2009.
Deichgräber 1971	Deichgräber, K., Aretaus von Kappadozien als medizinischer Schriftsteller. Mit Anhang: Der kranke Gelehrte (= Abhandlungen der Sächsischen Akademie der Wissenschaften zu Leipzig. Philologisch-historische Klasse 63/3), Berlin 1971.
Deichgräber 1975	Deichgräber, K., Die Epidemien und das Corpus Hippocraticum. Voruntersuchungen zu einer Geschichte der koischen Ärzteschule, Berlin $^{erw.ND}$1975 (Org. 1933).
Deichgräber 1982	Deichgräber, K., Die Patienten des Hippokrates. Historisch-prosopographische Beiträge zu den Epidemien des Corpus Hippocraticum (= Akad. d. Wiss. u. d. Literatur, Mainz. Abhandl. d. Geistes- und Sozialwiss. Kl. 1982/9), Wiesbaden 1982.
Demont 1990	Demont, P., La description des maladies dans les passages parallèles de Maladies II et des Aphorimes, in: P. Potter; G. Maloney, J. Desautels (Hg.), La maladie et les maladies dans la Collection hippocratique. Actes du VIe colloque international hippocratique (Québec, du 28 septembre au 3 octobre 1987), Québec 1990, 171–185.
Dibelius 1921	Dibelius, M., Der Brief des Jakobus. Erklärt von dems., mit Ergänzungen v. H. Greeve, 6. Auflage dieser Auslegung mit einem Literaturverzeichnis und Nachtrag hrsg. v. F. Hahn (= Kritisch-exegetischer Kommentar über das Neue Testament 15, 12. Auflage, Der Brief des Jakobus), Göttingen 1984.
Diller 1964	Diller, H., Ausdrucksformen des methodischen Bewußtseins, in: Archiv für Begriffsgeschichte 9 (1964), 133–150 (= Ders., Ausdrucksformen des methodischen Bewußtseins, in: G. Baader; H. Grensemann (Hg.), Hans Diller. Kleine Schriften zur antiken Medizin (= Ars medica, II. Abteilung. Griechisch-lateinische Medizin 3), Berlin 1973, 106–123).
Dock/Stewart 1920	Dock, L. L.; Maitland Stewart, I., A Short History of Nursing. From the Earliest Times to the Present Day, New York/London 1920.
Dörnemann 2013	Dörnemann, M., Einer ist Arzt, Christus. Medizinales Verständnis von Erlösung in der Theologie der griechischen Kirchenväter des zweiten bis vierten Jahrhunderts, in: Zeitschrift für Antikes Christentum 17 (2013), 102–124.
Dagron 1970	Dargon, G., Les moins et la ville. Le monachisme à Constantinople jusqu'au concile de Chalcédoine (451), in: Travaux et mémoires. Centre de Recherche d'Histroire et Civilisation Byzantines 4 (1970), 229–276.
Dagron 1974	Dagron, G., Naissance d'une Capitale. Constantinople et ses institutions de 330 à 451, Paris 1974.
Edelstein 1931	Edelstein, L., ΠΕΡΙ ΑΕΡΩΝ und die Sammlung der hippokratischen Schriften (= Problemata 4), Berlin 1931.

Edelstein 1945a	Edelstein, E. J.; Edelstein, L., Asclepius. A Collection and Interpretation of the Testimonies, Vol. I, Baltimore 1945.
Edelstein 1945b	Edelstein, E. J.; Edelstein, L., Asclepius. A Collection and Interpretation of the Testimonies, Vol. II, Baltimore 1945.
Eichholz 1951	Eichholz, D. E., Galen and his Environment, in: Greece & Rome Vol. 20, Iss. 59 (1951), 60–71.
van der Eijk 2008	Eijk, P. J. van der, Therapeutics, in: R. J. Hankinson (Hg.), The Cambridge Companion to Galen, Cambridge 2008, 283–303.
Eißing 2004	Eißing, E., Basale Stimulation, in: A. Lauber; P. Schmalstieg (Hg.), Verstehen und Pflegen 4. Prävention und Rehabilitation, Stuttgart 2004, 99–118.
Elsperger 1907	Elsperger, W., s. v. Caritas, in: Thesaurus linguae Latinae, Vol III. Fasc. II candidus – caro, Stuttgart/Leipzig 1907, 459–462.
Ferngren 2005	Ferngren, G. B., s. v. Parabalani, in: K.-H. Leven (Hg.), Antike Medizin. Ein Lexikon, München 2005, Sp. 670.
Festugière 1969	Festugière, A.-J., Sur les ‚Discours sacrés' d'Aelius Aristide, in: Revue des Études Grecques LXXXII (1969), 117–53.
Fischer 2005	Fischer, K.-D., s. v. Caelius Aurelianus, in: K.-H. Leven (Hg.), Antike Medizin. Ein Lexikon, München 2005, Sp. 182–184.
Flashar 2016	Flashar, H., Hippokrates. Meister der Heilkunst, Leben und Werk, München 2016.
Fleischer 1939	Fleischer, U., Untersuchungen zu den pseudohippokratischen Schriften ΠΑΡΑΓΓΕΛΙΑΙ, ΠΕΡΙ ΙΗΤΡΟΥ und ΕΥΣΧΗΜΟΣΥΝΗΣ, Berlin 1939.
García-Ballester 1981	García-Ballester, L., Galen as a medical practitioner. Problems in diagnosis, in: V. Nutton (Hg.), Galen. Problems and Prospects 1981, London 13–46.
García-Ballester 1994	García-Ballester, L., Galen as a Clinican. His Methods in Diagnosis, in: W. Haase (Hg.), Aufstieg und Niedergang der römischen Welt II.37.2, 1336–1671.
García Moreno 1974	García Moreno, L. A., Prosopografía del reino visigodo de Toledo, Salamanca 1974.
Georges 2013	Georges, K.-E., Der Neue Georges. Ausführliches lateinisch-deutsches Handwörterbuch (2 Bände), hrsg. v. T. Baier u. bearb. v. T. Dänzer, Darmstadt 2013.
Gindele 1973	Gindele, C., Zur Frühgeschichte klösterlichen Krankendienstes, in: Studien und Mitteilungen zur Geschichte des Benediktiner-Ordens und seiner Zweige 84 (1973), 451–458.
Golder 2007	Golder, W. Hippokrates und das Corpus Hippocraticum. Eine Einführung für Philologen und Mediziner, Würzburg 2007.
Golder 2019	Celsus und die antike Wissenschaft, lat./gr./dt., hrsg. u. Übers. v. W. A. Golder, Berlin/Boston 2019.
Goltz 1974	Goltz, D., Studien zur altorientalischen und griechischen Heilkunde. Therapie – Arzneibereitung – Rezeptstruktur (= Sudhoffs Archiv Beihefte 16), Wiesbaden 1974.
Graf 1990	Graf, F., Heiligtum und Ritual. Das Beispiel der griechisch-römischen Asklepieia, in: A. Schachter; J. Bingen (Hg.), Le sanc-

	tuaire grec. Huit exposés suivis de discussions, Vandœuvres-Genève 20–25 août 1990, Genf 1992, 159–203.
Grensemann 1969	Grensemann, H., Die Krankheit der Tochter des Theodoros. Eine Studie zum siebten hippokratischen Epidemienbuch, in: Clio Medica 4 (1969), 71–83.
Grensemann 1975a	Grensemann, H., Eine jüngere Schicht in den gynäkologischen Schriften, in: Centre de Recherches sur la Grèce Antique, avec le concours des Facultés de Philosophie et des Langues Classiques (Hg.), La collection hippocratique et son rôle dans l'histoire de la médecine. Colloque de Strasbourg (23–27 oct. 1972), Leiden 1975, 151–169.
Grensemann 1975b	Grensemann, H., Knidische Medizin. Teil I: Die Testimonien zur ältesten knidischen Lehre und Analysen knidischer Schriften im Corpus Hippocraticum (= Ars medica, II. Abteilung. Griechisch-lateinische Medizin 4,1), Berlin 1975.
Grensemann 1987	Grensemann, H., Knidische Medizin Teil II. Versuch einer weiteren Analyse der Schicht A in den pseudohippokratischen Schriften De Natura Muliebri und De Mulieribus I und II (= Hermes Einzelschriften 51), Stuttgart 1987.
Groß-Albenhausen 2005	Groß-Albenhausen, K., Seuchen im 3. Jahrhundert – ein methodisches Problem, in: M. Meier (Hg.), Pest. Die Geschichte eines Menschheitstraumas, Stuttgart 2005, 78–85; 394–395.
Groslambert 2010	Groslambert, A., Lambèse sous le Haut-Empire (Ier – IIIe siècles). Du camp à la cité (= Collection du Centre d'Études et de Recherches sur l'Occident Romain – CEROR 36), Paris 2010.
Gruber 1993	Gruber, A., Natürliche Heilung und ärztliche Behandlung in den Hippokratischen Epidemiebüchern, München 1993.
Gummerus 1932	Gummerus, H., Der Arztstand im römischen Reiche nach den Inschriften, Helsinki 1932.
Gundert 2005	Gundert, B., s.v. Krankheit, in: K.-H. Leven (Hg.), Antike Medizin. Ein Lexikon, München 2005, Sp. 530–533.
Haferkamp 2005	Haferkampf, A., et al., Vesikovaginale Fisteln. Diagnostik und Therapie, in: Der Urloge 44.3 (2005), 270–276.
Hagemann 1956	Hagemann, H.-R., Die rechtliche Stellung der christlichen Wohltätigkeitsanstalten in der östlichen Reichshälfte, in: Revue internationale des droits de l'antiquité Ser. 3, vol. 3 (1956), 265–284.
Hanson 1975	Hanson, A.E., Hippocrates. Diseases of Women 1, in: Signs 1 (1975), 567–584.
Hanson/Green 1994	Hanson, A.E.; Green, M.H., Soranus of Ephesus: Methodicorum princeps, in: W. Haase (Hg.), Berlin 1994, Aufstieg und Niedergang der römischen Welt II.37.2, 968–1075.
Harig 1971	Harig, G., Zum Problem „Krankenhaus" in der Antike, in: Klio 53 (1971), 179–195.
Harig/Kollesch 1972	Harig, G.; Kollesch, J., Galen und Hippokrates, in: Centre de Recherches sur la Grèce Antique, avec le concours des Facultés de Philosophie et des Langues Classiques (Hg.), La collec-

	tion hippocratique et son rôle dans l'histoire de la médecine. Colloque de Strasbourg (23–27 oct. 1972), Leiden 1975, 257–274.
Harig/Kollesch 1973/74	Harig, G.; Kollesch, J., Arzt, Kranker und Krankenpflege in der Griechisch-Römischen Antike und im byzantinischen Mittelalter, in: Helikon 13/14 (1973/74), 256–292.
Harnack 1892	Harnack, A., Medicinisches aus der ältesten Kirchengeschichte, Leipzig 1892.
Harper 2017	Harper, K., Climate, Disease and the Fate of Rome, Princeton (NJ) 2017.
Hau 2005	Hau, F., s. v. Ibn Riḍwān, in: W. Gerabek; B. D. Haage; G. Keil; W. Wegner (Hg.), Enzyklopädie Medizingeschichte, Berlin/ New York 2005, 1251.
Hauser-Meury 1960	Hauser-Meury, M.-M., Prosopographie zu den Schriften Gregors von Nazianz, Bonn 1960.
Hecker 1834	Hecker, s. v. Metasyncrisis, in: J. N. Rust (Hg.), Theoretisch-Praktisches Handwörterbuch der Chirurgie 12, Berlin/Wien 1834, 40–44.
Heimberg 2011	Heimberg, U., Villa rustica. Leben und Arbeiten auf römischen Landgütern, Darmstadt 2011.
Heinz 1996	Heinz, W., Antike Balneologie in späthellenistischer und römischer Zeit. Zur medizinischen Wirkung römischer Bäder, in: W. Haase (Hg.), Aufstieg und Niedergang der römischen Welt II.37.3, Berlin 1996, 2411–2432.
Henderson 1997	Henderson, V., Basic Principles of Nursing Care, Washington ²1997.
Herzog 1931	Herzog, R., Die Wunderheilungen von Epidauros. Ein Beitrag zur Geschichte der Medizin und der Religion (= Philologus Supplementband XXII, Heft III), Leipzig 1931.
Hiltbrunner 1967	Hiltbrunner, O., s. v. Xenodochium, in: Paulys Realencyclopädie der classischen Altertumswissenschaft IX A,2 (1967), Sp. 1487–1503.
Hiltbrunner 1988	Hiltbrunner, O., s. v. Herberge, in: Reallexikon für Antike und Christentum 14 (1988), Sp. 602–626.
Hiltbrunner 2005	Hiltbrunner, O., Gastfreundschaft in der Antike und im frühen Christentum, Darmstadt 2005.
Hiltbrunner 2006	Hiltbrunner, O., s. v. Krankenhaus, in: Reallexikon für Antike und Christentum 21 (2006), Sp. 882–914.
Hirschfeld 1987	Hirschfeld, Y., The History and Town-Plan of Ancient Ḥammat Gādēr, in: Zeitschrift des Deutschen Palästina-Vereins 103 (1987), 101–116.
Hollerich 1982	Hollerich, M. J., The Alexandrian Bishops and the Grain Trade: Ecclesiastical Commerce in Late Roman Egypt, in: Journal of the Economic and Social History of the Orient 25/2 (1982), 187–207.

Horden 1999	Horden, P., Pain in Hippocratic medicine, in: J. R. Hinnells; R. Porter (Hg.), Religion, Health and Suffering, London/New York 1999, 295–315.
Horden 2001	Horden, P., Religion as Medicine. Music in Medieval Hospitals, in: P. Biller; J. Ziegler (Hg.), Religion and Medicine in the Middle Ages, Woodbridge/Rochester (NY) 2001, 135–153.
Horden 2004	Horden, P., The Christian Hospital in Late Antiquity. Break or Bridge?, in: F. Steger; K. P Jankrift (Hg.), Gesundheit – Krankheit. Kulturtransfer medizinischen Wissens von der Spätantike bis in die Frühe Neuzeit (= Beihefte zum Archiv für Kulturgeschichte 55), Köln 2004, 77–99.
Horden 2005	Horden, P., The Earliest Hospitals in Byzantium, Western Europe, and Islam, in: Ders. (Hg.), Cultures of Healing. Medieval and After, Collected Studies, London/New York 2019, 63–90 [urspr. ersch. in: M. Cohen (Hg.), Poverty and Charity. Judaism, Christianity, Islam (= Journal of Interdisciplinary History, special issue, 35.3 (2005), 361–389].
Horden 2005a	Horden, P., Mediterranean Plague in the Age of Justinian, in: M. Maas (Hg.), The Cambridge Companion to the Age of Justinian, Cambridge 2005.
Horden 2012	Horden, P., Poverty, Charity, and the Invention of the Hospital, in: Ders. (Hg.), Cultures of Healing. Medieval and After, Collected Studies, London/New York 2019, 33–62 [urspr. ersch. in: S. F. Johnson (Hg.), The Oxford Handbook of Late Antiquity, Oxford 2012, 715–743].
Horden 2015	Horden, P., Cities Within Cities. Early hospital foundations and urban space, in: Ders. (Hg.), Cultures of Healing. Medieval and After, Collected Studies, London/New York 2019, 178–194 [urspr. ersch. in: S. von Reden (Hg.), Stiftungen zwischen Politik und Wirtschaft. Ein Dialog zwischen Geschichte und Gegenwart (= HZ Beiheft 65), München 2015, 157–175].
Horstmanshoff 1995	Horstmanshoff, H. F. J., Galen and his patients, in: ders.; P. J. van der Eijk, P. H. Schrijvers (Hg.), Ancient Medicine in Its Socio-cultural Context. Papers Read at the Congress Held at Leiden University, 13–15 April 1992 (= Clio Medica 28), Amsterdam 1995, 83–99.
Hunger 1963	Hunger, H., Philanthropia. Eine griechische Wortprägung auf ihrem Wege von Aeschylos bis Theodoros Metochites, in: Anzeiger phil.-hist. Klasse, Österreichische Akademie der Wissenschaft 100 (1963), 1–21.
Hunger 1965	Hunger, H., Reich der neuen Mitte. Der christliche Geist der byzantinischen Kultur, Graz/Wien/Köln 1965.
Hunt 2017	Hunt, D. D., Fast Facts About the Nursing Profession. Historical Perspectives in a Nutshell, New York 2017.
Ihm 2005	Ihm, S., s. v. Soran, in: K.-H. Leven (Hg.), Antike Medizin. Ein Lexikon, München 2005, Sp. 822–823.

Ihm 2005b	Ihm, S., s.v. Themison v. Laodikeia, in: K.-H. Leven (Hg.), Antike Medizin. Ein Lexikon, München 2005, Sp. 849–850.
Ilberg 1905	Ilberg, J., Aus Galens Praxis. Ein Kulturbild aus der römischen Kaiserzeit (= Sonderabdruck aus den neuen Jahrbüchern für das Klassische Altertum, Geschichte und Deutsche Literatur 15), Leipzig 1905.
Jones 1909	Jones, W. H. S., Malaria and Greek history, Manchester 1909.
Jouanna 1977	Jouanna, J., Le problème de l'unité du traité du Régime dans les maladies aiguës, in: R. Joly (Hg.), Corpus Hippocraticum. Actes du Colloque hippocratique de Mons (22–26 septembre 1975), Mons 1977, 291–312.
Jouanna 1992	Jouanna, J., Hippocrate, Paris 1992.
Jouanna 1999	Jouanna, J., Hippocrates, transl. by M. B. DeBevoise, Baltimore/London 1999.
Juchli 1983	Juchli, L., Krankenpflege. Praxis und Theorie der Gesundheitsförderung und Pflege Kranker, didaktische Mitarbeit v. A. Vogel, Stuttgart/New York ⁴1983.
Jülicher 1893	Jülicher, G. A., s.v. Agape, in: Paulys Realencyclopädie der classischen Altertumswissenschaft I,1 (1893), Sp. 733.
Jülicher 1901	Jülicher, G. A., s.v. Delmatius 4, in: Paulys Realencyclopädie der classischen Altertumswissenschaft IV,2 (1901), Sp. 2456–2457.
Jülicher 1916	Jülicher, G. A., s.v. Johannes 53, in: Paulys Realencyclopädie der classischen Altertumswissenschaft IX,2 (1916), Sp. 1810.
Kahrstedt 1932	Karstedt, U., s.v. Συντέλεια 1, in: Paulys Realencyclopädie der classischen Altertumswissenschaft IV,2 (1932), Sp. 1456–1457.
Käppeli 2004	Käppeli, S., Vom Glaubenswerk zur Pflegewissenschaft. Geschichte des Mit-Leidens in der christlichen, jüdischen und freiberuflichen Krankenpflege, Bern 2004.
Käser 2014	Käser Merz, B.; Kohler-von Siebenthal, E.; Wundmanagement, Bern ³2014.
Kessels 1978	Kessels, A. H. M., Notes on Ps.-Hippocrates „De Medico", in: Mnemosyne [4th Series] 31 (1978), 113–133.
Kind 1927	Kind, F. E., s.v. Soranos, in: Paulys Realencyclopädie der classischen Altertumswissenschaft III A,1 (1927), Sp. 1113–1130.
Kind 1927b	Kind, E., Indices, in: J. Ilberg (Ed./Hg.), Corpus Medicorum Graecorum IV. Soranus, Leipzig/Berlin 1927, 183–282.
King 1991	King, H., Using the Past. Nursing and the Medical Profession in Ancient Greece, in: P. Holden; J. Littlewood (Hg.), Anthropology and Nursing, London ᴺᴰ2016 (Orig. 1991), 7–24.
King 2009	King, H., s.v. Nurses and nursing, in: G. Shipley; J. Vanderspoel; D. Mattingly; L. Foxhall (Hg.), The Cambridge Dictionary of Classical Civilization, Cambridge 2009 (Reprint).
Kislinger 1982	Kislinger, E., Gastgewerbe und Beherbergung in frühbyzantinischer Zeit. Eine realienkundliche Studie aufgrund hagiographischer und historiographischer Quellen, Wien 1982.

Kislinger 1984	Kislinger, E., Kaiser Julian und die (christlichen) Xenodochien, in: W. Hörandner; J. Koder; O. Kresten; E. Trapp (Hg.), ΒΥΖΑΝΤΙΟΣ. Festschrift für Herbert Hunger zum 70. Geburtstag, dargebracht von Schülern und Mitarbeitern, Wien 1984, 171–184.
Kislinger 2005	Kislinger, E., s.v. Hospital, in: K.-H. Leven (Hg.), Antike Medizin. Ein Lexikon, München 2005, Sp. 432–434.
Kisten 1954	Kisten, K., s.v. Chorbischof, in: Reallexikon für Antike und Christentum 2 (1954), Sp. 1105–1114.
Knorr 1968	Knorr, U.W., Basilius der Grosse. Sein Beitrag zur christlichen Durchdringung Kleinasiens, Tübingen 1968.
Kollesch 1965	Kollesch, J., Galen und seine ärztlichen Kollegen, in: Das Altertum 11 (1965), 47–53.
Kollesch 1997	Kollesch, J., Zur Übersetzungstätigkeit des Caelius Aurelianus, in: M. Hubenstorf; H.-U. Lammel; R. Münch; S. Schleiermacher; H.P. Schmiedbach; S. Stöckel (Hg.), Medizingeschichte und Gesellschaftskritik. Festschrift für Gerhard Baader (= Abhandlungen zur Geschichte der Medizin und der Naturwissenschaften 81), Husum 1997, 19–25.
Kolster 2010	Kolster, B.C., Massage. Klassische Massage, Querfriktionen, Funktionsmassage, u.M.v.F. van den Berg, A. Waskowiak, U. Wolf, Berlin/Heidelberg ³2010.
Konradi 1831	Konradi, J.W.H., Handbuch der speciellen Pathologie und Therapie zum Gebrauch bei seinen Vorlesungen. Erster Band, Von den Fiebern, Entzündungen und Hautausschlägen, Marburg/Kassel ⁴1831.
Korpela 1987	Korpela, J., Das Medizinpersonal im antiken Rom. Eine sozialgeschichtliche Studie, Helsinki 1987.
Kötting 1950	Kötting, B., Peregrinatio Religiosa. Wallfahrten in der Antike und das Pilgerwesen in der alten Kirche, Regensburg/Münster 1950.
Krug 1993	Krug, A., Heilkunst und Heilkult. Medizin in der Antike, München ²1993.
Krumeich 1993	Krumeich, C., Hieronymus und die christlichen Feminae Clarissimae (= Habelts Dissertationsdrucke. Reihe Alte Geschichte 36), Bonn 1993.
Kudlien 1962	Kudlien, F., Poseidonios und die Ärzteschule der Pneumatiker, in: Hermes 90 (1962), 419–429.
Kudlien 1964	Kudlien, F., Untersuchungen zu Aretaios von Kappadokien (= Akademie der Wissenschaften und der Literatur in Mainz. Abhandlungen der Geistes- und Sozialwissenschaftlichen Klasse 1963/11), Wiesbaden 1964.
Kudlien 1966	Kudlien, F., Mutmassungen über die Schrift ΠΕΡΙ ΙΗΤΡΟΥ, in: Hermes 94 (1966), 54–59.

Kudlien 1967	Kudlien, F., Der Beginn des medizinischen Denkens bei den Griechen. Von Homer bis Hippokrates, Zürich/Stuttgart 1967.
Kudlien 1975	Kudlien, F., s. v. Rufus of Ephesus, in: C. Coulston Gillispie (Hg.), Dictionary of Scientific Biography Vol. XI (A. Pitcairn – B. Rush), New York 1975, 601–603.
Kudlien 1979	Kudlien, F., Der griechische Arzt im Zeitalter des Hellenismus. Seine Stellung in Staat und Gesellschaft, Mainz/Wiesbaden 1979.
Kudlien 1988	Kudlien, F., „Krankensicherung" in der griechisch-römischen Antike, in: H. Kloft (Hg.), Sozialmassnahmen und Fürsorge. Zur Eigenart antiker Sozialpolitik, Graz 1988, 75–102.
Kunstmann 1976	Kunstmann, H.-D., Die Diät bei akuten Krankheiten. Eine Untersuchung zweier Schriften des Corpus Hippocraticum, Hamburg 1976.
Künzl 1991	Künzl, E., Die medizinische Versorgung der römischen Armee zur Zeit des Kaisers Augustus und die Reaktion der Römer auf die Situation bei den Kelten und Germanen, in: R. Aßkamp (Hg.), Die römische Okkupation nördlich der Alpen zur Zeit des Augustus, Münster 1991, 185–202.
Künzl 2005	Künzl, E., Aesculapius im Valetudinarium, in: Archäologisches Korrespondenzblatt 35/1 (2005), Mainz 2005.
Lake 2004	Lake, S., Fabiola and the Sick. Jerome, epistula 77, in: B. Feichtinger; H. Seng (Hg.), Die Christen und der Körper. Aspekte der Körperlichkeit in der christlichen Literatur der Spätantike (= Beiträge zur Altertumskunde 184), München/Leipzig 2004, 151–172.
Lampe 1968	Lampe, G. W. H. (Hg.), A Patristic Greek Lexicon, Oxford ND1968.
Lanata 1989	Lanata, G., La médecine et la loi: l'hippocratisme dans l'antiquité tardive, in: G. Baader; R. Winau (Hg.), Die Hippokratischen Epidemien. Theorie – Praxis – Tradition. Verhandlungen des Ve Colloque International Hippocratique (an der Freien Universität Berlin, 10.–15.9.1984) (= Sudhoffs Archiv Beihefte 27), Stuttgart 1989.
Lane Fox 2021	Lane Fox, R. L., Die Entdeckung der Medizin. Eine Kulturgeschichte von Homer bis Hippokrates, Stuttgart 2021.
Langholf 1977	Langholf, V., Die parallelen Stellen in Epidemien V und VII, in: Joly, R. (Hg.), Corpus Hippocraticum. Actes du Colloque Hippocratique de mons (22.–26.9.1975), Mons 1977, 264–274.
Lauber 2001	Lauber, A., Leitbild und Pflege, in: Dies. (Hg.), Grundlagen beruflicher Pflege (= Verstehen und Pflegen 1), Stuttgart / New York 2001, 4–21.
Le Bohec 1989	Le Bohec, Y., La Troisième Légion Auguste, Paris 1989.
Lehmann 2006a	Lehmann, T., Die Christianisierung des Asklepios-Heiligtums am Abhang der Athener Akropolis, in: Ders. (Hg.), Wunderheilungen in der Antike. Von Asklepios zu Felix Medicus. Begleitheft zur gleichnamigen Ausstellung der Humboldt-

	Universität zu Berlin und des Berliner Medizinhistorischen Museums der Charité (Berliner Medizinhistorischen Museum 10. November 2006–11. März 2007), Oberhausen 2006, 83–85.
Lehmann 2006b	Lehmann, T., Wunderheilungen in der Spätantike, in: Ders. (Hg.), Wunderheilungen in der Antike. Von Asklepios zu Felix Medicus. Begleitheft zur gleichnamigen Ausstellung der Humboldt-Universität zu Berlin und des Berliner Medizinhistorischen Museums der Charité (Berliner Medizinhistorischen Museum 10. November 2006–11. März 2007), Oberhausen 2006, 109–115.
Lehmann 2006c	Lehmann, T., Das spätantike Pilgerheiligtum des hl. Felix in Cinitile, in: Ders. (Hg.), Wunderheilungen in der Antike. Von Asklepios zu Felix Medicus. Begleitheft zur gleichnamigen Ausstellung der Humboldt-Universität zu Berlin und des Berliner Medizinhistorischen Museums der Charité (Berliner Medizinhistorischen Museum 10. November 2006–11. März 2007), Oberhausen 2006, 116–119.
Leven 1991	Leven, K.-H., Thukydides und die „Pest" in Athen, in: Medizinhistorisches Journal 26 (1991), 128–160.
Leven 1992	Leven, K.-H., Miasma und Metadosis. Antike Vorstellungen von Ansteckung, in: Medizin, Gesellschaft und Geschichte 11 (1992), 44–73.
Leven 1994	Leven. K.-H., „Das Furchtbarste an dem ganzen Übel aber war die Mutlosigkeit …" – Gesellschaft und Seuche in der Antike, in: G. Fichtner (Hg.), Genius loci. Beiträge des Wissenschaftlichen Symposiums am 21. April 1989 in Freiburg im Breisgau anläßlich des 60. Geburtstages von Eduard Seiler, Freiburg 1994, 32–43.
Leven 1995	Leven, K.-H., Athumia and philanthrôpia. Social reactions to plaques in late antiquity and early Byzantine society, in: Clio medica 28 (1995), 393–407.
Leven 2001	Leven, K.-H., Mensch – Umwelt – Seuchen: Wechselwirkungen zwischen Krankheit und Lebensumwelt seit der Antike, in: K. W. Alt (Hg.), Ökohistorische Reflexionen: Mensch und Umwelt zwischen Steinzeit und Silicon Valley, Freiburg i. Br. 2001, 75–98.
Leven 2007	Leven, K.-H., „Unfassbar für den Verstand". Zur Deutung der Pest in der byzantinischen Literatur, in: Das Mittelalter 12 (2007), 113–126.
Leven 2019	Leven, K.-H., Geschichte der Medizin, München ³2019.
Leven/Seidler 2005	Leven, K.-H.; Seidler, E.; s.v. Krankenpflege, in: Ders. (Hg.), Antike Medizin. Ein Lexikon, München 2005, Sp. 527–530.
Leven/Stamatu 2005	Leven, K.-H.; Stamatu, M., s.v. Phrenitis, in: K.-H. Leven (Hg.), Antike Medizin. Ein Lexikon, München 2005, Sp. 700–701.
Lewis and Short 1879	Lewis, C.T.; Short, C., s.v. caritas, in: A Latin Dictionary. Founded on Andrews' Edition of Freund's Latin Dictionary, revised, enlarged, and in great part rewritten (1879), Sp. 292.

Lichtenthaeler 1989	Lichtenthaeler, C., Das Prognostikon wurde nicht vor, sondern nach den Epidemiebüchern III und I verfasst. Zweiter Beitrag zur Chronologie der echten Hippokratischen Schriften (= XIII. Hippokratische Studie), Stuttgart 1989.
LSJ	H. G. Liddell; R. Scott; H. S. Jones, A Greek-English lexicon. With a revised supplement, Oxford 1996.
Liebenam 1909	Liebenam, W., s. v. Excercitus, in: Paulys Realencyclopädie der classischen Altertumswissenschaft VI,2 (1909), Sp. 1587–1679.
Liese 1922	Liese, W., Geschichte der Caritas. Band I, Freiburg 1922.
Lonie 1965	Lonie, I. M., The Hippocratic Treatise Περὶ διαίτης ὀξέων, in: Sudhoffs Archiv für Geschichte der Medizin und der Naturwissenschaften 49 (1965), 50–79.
Loofs 1898	Loofs, F., Eustathius von Sebaste und die Chronologie der Basilius-Briefe. Eine patristische Studie, Halle (Saale) 1898.
Magnello 2010	Magnello, M. E., The Passionate Statistician, in: S. Nelson; A. M. Rafferty (Hg.), Notes on Nightingale. The Influence and Legacy of a Nursing Icon, Ithaca/London 2010, 115–129.
Majno 1975	Majno, G., The Healing Hand. Man and Wound in the Ancient World, Cambridge (MA) 1975.
Manchester 1932	Manchester, H. H., 1932, Nursing in Graeco-Roman Times, in: Trained Nurse and Hospital Review 88, 33–37. [Titel konnte nicht eingesehen werden]
Markschies 1996	Markschies, C., s. v. Agape, in: Der Neue Pauly 1 (1996), Sp. 230–231.
Martin 2005	Martin, J., Anthropologie, in: K.-H. Leven (Hg.), Antike Medizin. Ein Lexikon, München 2005, Sp. 58–60.
Meier 1996	Meier, H.-R., Alte Tempel – neue Kulte. Zum Schutz obsoleter Sakralbauten in der Spätantike und zur Adaption alter Bauten an den christlichen Kult, in: B. Brenk (Hg.), Innovation in der Spätantike (Kolloquium Basel 6. und 7. Mai 1994), Wiesbaden 1996, 361–374.
Meier 2005	Meier, M., „Hinzu kam auch noch die Pest …". Die sogenannte Justinianische Pest und ihre Folgen, in: Ders. (Hg.), Pest. Die Geschichte eines Menschheitstraumas, Stuttgart 2005, 86–107; 396–400.
Metzner 2017	Metzner, R., Der Brief des Jakobus (= Theologischer Handkommentar zum Neuen Testament 14), Leipzig 2017.
Mewaldt 1910	Mewaldt, J., s. v. Galenos 2, in: Paulys Realencyclopädie der classischen Altertumswissenschaft VII,1 (1910), Sp. 578–591.
Meyer-Steineg 1912	Meyer-Steineg, T., Kranken-Anstalten im griechisch-römischen Altertum (= Jenaer medizin-historische Beiträge 3), Jena 1912.
Meyer-Steineg 1928	Meyer-Steineg, T.; Sudhoff, K., Geschichte der Medizin im Überblick mit Abbildungen, Jena ³1928.
Meyer-Steineg 1965	Meyer-Steineg, T.; Sudhoff, K., Illustrierte Geschichte der Medizin (durchgeseh. und erweit. Auflage, hrsg. v. R. Herrlinger; F. Kudlien), Stuttgart ⁵1965.

Miller 1997	Miller, T. S., The Birth of the Hospital in the Byzantine Empire, Baltimore (MD) 1997.
Miller 2013	Miller, T. S., Hospital Dreams in Byzantium, in: S. M. Oberhelman (Hg.), Dreams, Healing, and Medicine in Greece. From Antiquity to the Present, London 2013, 199–215.
Miller/Nesbitt 2006	Miller, T. S.; Nesbitt, J. W., Saint Chrysostom and the ‚Holy Disease'. An Excerpt from an Unpublished Anonymous Eulogy, in: A. Armati (Hg.), Ricordo di Lidia Perria, Rom 2006, 33–43.
Miller/Nesbitt 2014	Miller, T. S.; Nesbitt, J. W., Walking Corpses. Leprosy in Byzantium and the Medieval West, Ithaca/London 2014.
van Minnen 1995	Minnen, P. van, Medical Care in Late Antiquity, in: H. F. J. Horstmanshoff, P. J. van der Eijk, P. H. Schrijvers (Hg.), Ancient Medicine in Its Socio-cultural Context. Papers Read at the Congress Held at Leiden University, 13–15 April 1992 (= Clio Medica 28), Amsterdam 1995, 153–170.
Mommsen 1843	Mommsen, T., De collegiis et sodaliciis Romanorum, Kiel 1843.
Mudry 1982	Mudry, P., La préface du de medicina de Celse. Texte, traduction et commentaire, Rom 1982.
Mudry 1993	Mudry, P., L'orientation doctrinale du De medicina de Celse, in: W. Haase (Hg.), Aufstieg und Niedergang der römischen Welt II.37.1, 800–818.
Müller 2009	Müller, A., „All das ist Zierde für den Ort ..." Das Diakonisch-karitative Großprojekt des Basileios von Kaisareia. In: Zeitschrift für Antikes Christentum 13 (2009), 452–474.
Müller-Wiener 1977	Müller-Wiener, W., Bildlexikon zur Topographie Istanbuls. Byzantion – Konstantinupolis – Istanbul bis zum Beginn des 17. Jahrhunderts, unter Mitarbeit von Renate und Wolf Schiele mit einem Beitrag von Nezih Firatli, Tübingen 1977.
Müri 1936	Müri, W., Arzt und Patient bei Hippokrates. Studien zum Corpus Hippocraticum, Bern 1936.
Mußner 1975	Mußner, F., Der Jakobusbrief (= Herders Theologischer Kommentar zum Neuen Testament XIII/I), Freiburg/Basel/Wien 1975 (3. Aufl.).
Nelson/Rafferty 2010	Nelson, S.; Rafferty, A. M., Introduction, in: Dies. (Hg.), Notes on Nightingale. The Influence and Legacy of a Nursing Icon, Ithaca/London 2010, 1–8.
Neumann 2019	Neumann, J. N., Religion und Krankenbehandlung. Eine medizinhistorisch-kulturanthropologische Verhältnisbestimmung, in: G. Etzelmüller; A. Weissenrieder (Hg.), Religion und Krankheit, Darmstadt 2010, 35–55.
Nikitas 1968	Nikitas, A., Untersuchungen zu den Epidemienbüchern II IV VI des Corpus Hippocraticum, Hamburg 1968.
Nutting/Dock 1907	Nutting, M. A.; Dock, L. L., A History of Nursing. The Evolution of Nursing Systems from the Earliest Times to the Foundation of the First English and American Training Schools for Nurses, New York/London 1907.

Nutton 1984	Nutton. V., From Galen to Alexander. Aspects of Medicine and Medical Practise in Late Antiquity, Dumbarton Oaks Papers 38: Symposium on Byzantine Medicine (1984), 1–14.
Nutton 1991	Nutton, V., Style and context in the Method of Healing, in: F. Kudlien; R. J. Durling (Hg.), Galen's Method of Healing. Proceedings of the 1982 Galen Symposium, Leiden 1991.
Nutton 1998	Nutton, V., s.v. Iatraleiptes, in: Der Neue Pauly 5 (1998), Sp. 872.
Nutton 1999	Nutton, V., s.v. Krankenhaus, in: Der Neue Pauly 6 (1999), Sp. 789–793.
Nutton 1999a	Nutton, V., s.v. Kontagion, in: Der Neue Pauly 6 (1999), Sp. 720.
Nutton 2013	Nutton, V., Ancient Medicine, London/New York ²2013.
Oberhelman 1994	Oberhelman, S.M., On the Chronology and Pneumatism of Aretaios of Cappadocia, in: W. Haase (Hg.), Aufstieg und Niedergang der römischen Welt II.37.2, Berlin 1994, 941–966.
Ohlemutz 1940	Ohlemutz, E., Die Kulte und Heiligtümer der Götter in Pergamon, Darmstadt ²1968 (Würzburg ¹1940).
Oser-Grote 2005	Oser-Grote, C., s.v. Celsus, in: K.-H. Leven (Hg.), Antike Medizin. Ein Lexikon, München 2005, Sp. 189–191.
Pack 1997	Pack, E., s.v. Capitatio-iugatio, in: Der Neue Pauly 2 (1997), Sp. 970–971.
Pavey 1938	Pavey, A., The Story of the Growth of Nursing as an Art, A Vocation, and a Profession, London 1938.
Peek 1972	Peek, W., Neue Inschriften aus Epidauros (= Abhandlungen der Sächsischen Akademie der Wissenschaften zu Leipzig. Philologisch-historische Klasse 63/5), Berlin 1972.
Petrikovits 1975	von Petrikovits, H., Die Innenbauten römischer Legionslager während der Prinzipatszeit (= Abhandlungen der Rheinisch-Westfälischen Akademie der Wissenschaften 56), Opladen 1975.
Pfeffer 1969	Pfeffer, M.E., Einrichtungen der sozialen Sicherung in der griechischen und römischen Antike unter besonderer Berücksichtigung der Sicherung bei Krankheit, Berlin 1969.
Philipsborn 1950	Philipsborn, A., La compagnie d'ambulanciers „Parabalani" d'Alexandrie, in: Byzantion 20 (1950), 185–190.
Philipsborn 1961	Philipsborn, A., Der Fortschritt in der Entwicklung des byzantinischen Krankenhauswesens, in: Byzantinische Zeitschrift 54 (1961), 338–365.
Phillips 1973	Phillips, E.D., Greek Medicine, London 1973.
Plesche-Kramer 2003	Plesche-Kramer, J., Pflegerische Interventionen im Zusammenhang mit der Körperpflege, in: A. Lauber; P. Schmalstieg (Hg.), Verstehen und Pflegen 3. Pflegerische Interventionen, Stuttgart 2003, 293–350.
Poland 1932	Poland, F., s.v. Συντέλεια 2, in: RE IV,2 (1932), Sp. 1457–1458.

Popkes 2001	Popkes, W., Der Brief des Jakobus (= Theologischer Handkommentar zum Neuen Testament 14), Leipzig 2001.
Potter 1989	Potter, P., Epidemien I/III: Form und Absicht der zweiundvierzig Fallbeschreibungen, in: G. Baader; R. Winau (Hg.), Die Hippokratischen Epidemien. Theorie – Praxis – Tradition. Verhandlungen des Ve Colloque International Hippocratique (FU Berlin 10.–15.9.1984) (= Sudhoffs Archiv. Zeitschrift für Wissenschaftsgeschichte, Beiheft 27), Stuttgart 1989, 9–19.
Pratsch 2013	Pratsch, T., „… erwachte und war geheilt". Inkubationsdarstellungen in byzantinischen Heiligenviten, in: Zeitschrift für Antikes Christentum 17 (2013), 68–86.
Prühlen 2013a	Prühlen, S., Krankenpflege in der Antike, in: S. Hähner-Rombach (Hg.); C. Schweikardt (Mit.), Quellen zur Geschichte der Krankenpflege. Mit Einführungen und Kommentaren, Frankfurt ³2013, 19–34.
Prühlen 2013b	Prühlen, S., Mittelalter und Frühe Neuzeit, in: S. Hähner-Rombach (Hg.); C. Schweikardt (Mit.), Quellen zur Geschichte der Krankenpflege. Mit Einführungen und Kommentaren, Frankfurt ³2013, 35–42.
Rathbone 1998	Rathbone, D., s.v. Großgrundbesitz, in: Der Neue Pauly 4 (1998), Sp. 1244–1249.
Reekmans 1980	Reekmans, L., Siedlungsbildung bei spätantiken Wallfahrtsstätten, in: E. Dassmann; K. S. Frank (Hg.), Pietas. Festschrift für Bernhard Kötting (= Jahrbuch für Antike und Christentum. Ergänzungsband 8), Münster 1980.
Renaud 2002	Renaud, F., s.v. Tugend, in: Der Neue Pauly 12/1 (2002), Sp. 894–896.
Reus 2001	Reus, W.A., s.v. Soranos, in: Der Neue Pauly 11 (2001), Sp. 739–741.
Rhee 2017	Rhee, H., Portrayal of Patients in Early Christian Writings, in: M. Vinzent (Hg.), Studia Patristica 81 (Papers presented at the Seventeenth International Conference on Patristic Studies held in Oxford 2015), Leuven/Paris/Bristol 2017.
Rhode 2008	Rohde, J., Massage/Physikalische Therapie, in: G. Ebelt-Paprotny; R. Preis (Hg.), Leitfaden Physiotherapie, München ⁵2008, 282–325.
Rhodes 2001	Rhodes, P.J., s.v. Synteleia, in: Der Neue Pauly 11 (2001), Sp. 1165.
Risse 1999	Risse, G.B., Mending bodies, saving souls. A History of Hospitals, New York/Oxford 1999.
Robinson 1946	Robinson, V., White Caps. The Story of Nursing, Philadelphia/New York 1946.
Roche 2003	Roche Lexikon Medizin, hrsg. v. d. Hoffmann-La Roche AG u. Urban & Fischer, bearb. v. d. Lexikonredaktion d. Urban & Fischer Verlags, München/Jena ⁵2003.
Roper 2009	Roper, N.; Logan, W.W.; Tierney, A.J., Das Roper-Logan-Tierney Modell. Basierend auf den Lebensaktivitäten (LA),

	dt. Ausg. hrsg. v. M. Mischo-Kelling, übers. v. U. Villwock, Bern ²2009.
Rosenbach 1989	Rosenbach, M., Zu Senecas Leben und Werk, in: Seneca, Philosophische Schriften. Fünfter Band, lat./dt., hrsg. v. M. Rosenbach, Darmstadt 1976, 597–614.
Rousseau 1985	Rousseau, P., Pachiomus. The Making of a Community in Fourth-Century Egypt, Updated with a New Preface, Berkeley/Los Angeles/London 1999 (Orig. 1985).
Sallmann 1997	Sallmann, K., s. v. Celsus [7], in: Der Neue Pauly 2 (1997), Sp. 1051–1052.
Samama 2003	Samama, É., Les médecins dans le monde grec. Sources épigraphiques sur la naisance d'un corps médical, Genf 2003.
Samellas 2015	Samellas, A., Public Aspects of Pain in Late Antiquity. The Testimony of Chrysostom and the Cappadocians in the Graeco-Roman Context, in: Zeitschrift für Antikes Christentum 19 (2015), 260–296.
Schick 1990	Schick, H.-D., Denken und Handeln des Arztes am Krankenbett in den knidischen Schriften „De mulieribus I und II", München 1990.
Schlange-Schöningen 2003	Schlange-Schöningen, H., Die römische Gesellschaft bei Galen. Biographie und Sozialgeschichte (= Untersuchungen zur antiken Literatur und Geschichte 65), Berlin 2003.
Schlange-Schöningen 2017	Schlange-Schöningen, H., s. v. Arzt (Abschnitte I u. II), in: H. Heinen, et al. (Hg.), Handbuch der Antiken Sklaverei. Band 1, Stuttgart 2017, Sp. 228–242.
Schmidt-Ernsthausen 1873	Schmidt-Ernsthausen, M., Studien über das Feld-Sanitätswesen, Berlin 1873.
Schmitt/Rödel 1974	Schmitt, G.; Rödel, V., Die kranken Sklaven auf der Tiberinsel nach dem Edikt des Claudius. Versuch einer rechts- und medizingeschichtlichen Interpretation, in: Medizinhistorisches Journal 9.2 (1974), 106–124.
Schmitz 2005	Schmitz, W., Göttliche Strafe oder medizinisches Geschehen – Deutungen und Diagnosen der ‚Pest' in Athen (430–426 v. Chr.), in: M. Meier (Hg.), Pest. Die Geschichte eines Menschheitstraumas, Stuttgart 2005, 44–65; 386–392.
Schneider 1955	Schneider, K., s. v. Valetudinarium, in: Paulys Realencyclopädie der classischen Altertumswissenschaft VIII A,1 (1955), Sp. 262–264.
Schönfeld 1922	Schönfeld, W., Die Xenodochien in Italien und Frankreich im frühen Mittelalter, in: Zeitschrift der Savigny-Stiftung für Rechtsgeschichte 43 (1922). Kanonistische Abteilung XII, 1–54.
Schubert 1954	Schubert, W., Parabalani, in: The Journal of Egyptian Archaeology 40 (1954), 97–101.
Schulze 2001	Schulze, C., Celsus, Darmstadt 2001.
Schulze 2013	Schulze, C., Die Wundererzählungen in Palladius' Historia Lausiaca. Eine medizinhistorische Betrachtung, in: Zeitschrift für Antikes Christentum 17 (2013), 87–101.

Schumacher 2001	Schumacher, L., Sklaverei in der Antike. Alltag und Schicksal der Unfreien, München 2001.
Schweikardt/Schulze 2002	Schweikardt C.; Schulze C., Facetten antiker Krankenpflege und ihrer Rezeption, in: C. Schulze; S. Ihm (Hg.), Ärztekunst und Gottvertrauen. Antike und mittelalterliche Schnittpunkte von Christentum und Medizin (= Spudasmata 86), Hildesheim 2002, 117–138.
Seidler 1966	Seidler, E., Geschichte der Pflege des kranken Menschen. Leitlinien für den Unterricht in Krankenpflege, Stuttgart 1966.
Seidler/Leven 2003	Seidler, E.; Leven, K.-H., Geschichte der Medizin und der Krankenpflege, Stuttgart ⁷2003.
Seymer 1932	Seymer, L. R., A General History of Nursing, London ³1954.
Sideras 1994	Sideras, A., Rufus von Ephesos und sein Werk im Rahmen der antiken Medizin, in: W. Haase (Hg.), Aufstieg und Niedergang der römischen Welt II.37.2, Berlin 1994, 1077–1253 (Indices: 2036–2062).
Sidéris 2006	Sidéris, G., Lèpre et lépreux à Constantinople. Maladie, épidémie et idéologie imperiale à Byzance, in: L. Buchet; C. Dauphin; I. Séguy (Hg.), La Paléodémographie. Mémoire d'os, mémoire d'hommes. Actes des 8e journées anthropologiques de Valbonne 5 au 7 juin 2003, Antibes 2006, 187–207.
Solin 2013	Solin, H., Inschriftliche Wunderheilungsberichte aus Epidauros, in: Zeitschrift für Antikes Christentum 17 (2013), 7–50.
Steger 2004	Steger, F., Asklepiosmedizin. Medizinischer Alltag in der römischen Kaiserzeit, Stuttgart 2004.
Steger 2016	Steger, F., Asklepios. Medizin und Kult, Stuttgart 2016.
Steidle 196	Steidle, P. B., „Ich war krank, und ihr habt mich besucht" (Mt 25,36), in: Erbe und Auftrag 40 (1964), 443–458.
Sternberg 2000	Sternberg, R. Hall, The Nurturing Male. Bravery and Bedside Manners in Isocrates' Aegineticus (19.24-9), in: Greece & Rome 47.2 (2000), 172–185.
Sternberg 2006	Sternberg, R. Hall, Tragedy Offstage. Suffering and Sympathy in Ancient Athens, Austin 2006.
Temkin 1935	Temkin, O., Celsus' „On Medicine" and the Ancient Medical Sects, in: Bulletin of the Institute of the History of Medicine 3.4 (1935), 249–264.
Temkin 1991	Temkin, O., Hippocrates in a World of Pagans and Christians, Baltimore/London 1991.
Tieleman 2005	Tieleman, T., s.v. Galen, in: K.-H. Leven (Hg.), Antike Medizin. Ein Lexikon, München 2005, Sp. 315–319.
Tieleman 2010	Tieleman, T., Religion and therapy in Galen, in: G. Etzelmüller; A. Weissenrieder (Hg.), Religion und Krankheit, Darmstadt 2010, 83–96.
Thomssen 1989	Thomssen, H., Die Medizin des Rufus von Ephesus, München 1989.

Thomssen/Probst 1994	Thomssen H.; Probst, C., Die Medizin des Rufus von Ephesos, in: W. Haase (Hg.), Aufstieg und Niedergang der römischen Welt II.37.2, Berlin 1994, 1254–1192.
Trapp 1967	Trapp, H., Die hippokratische Schrift De Natura Muliebri. Ausgabe und textkritischer Kommentar, Hamburg 1967.
Volkmann 1948	Volkmann, H., s. v. Valerius, in: Paulys Realencyclopädie der classischen Altertumswissenschaft VII A,2 (1948), Sp. 2292–2296.
Wacht 2006	Wacht, M., s. v. Krankenfürsorge, in: Reallexikon für Antike und Christentum 21 (2006), Sp. 826–882.
Ward 2016	Ward, F., Florence Nightingale. Where Most Work Is Wanted, in: D. Forrester (Hg.), Nursing's Greatest Leaders. A History of Activism, New York 2016, 21–54.
Watermann 1980	Watermann, R. A., Mensch und Medizin zwischen Macht und Militär der römischen Kaiserzeit, Frankfurt 1980.
Weber 1996	Weber, M., Antike Badekultur, München 1996.
Welch-Klein 1998	Welch-Klein, G., Soziale Aspekte des römischen Heerwesens in der Kaiserzeit, Stuttgart 1998.
Weinreich 1908	Weinreich, O., ΘΕΟΥ ΧΕΙΡ. Antike Heilungswunder (= Religionsgeschichtliche Versuche und Vorarbeiten VIII, Heft 1), Naumburg (Saale) 1908.
Weissenrieder/Etzelmüller 2010	Weissenrieder, A.; Etzelmüller, G., Christentum und Medizin. Welche Kopplungen sind lebensförderlich?, in: Dies. (Hg.), Religion und Krankheit, Darmstadt 2010, 11–34.
Wellmann 1895	Wellmann, M., s. v. Aretaios, in: Paulys Realencyclopädie der classischen Altertumswissenschaft II,1 (1895), Sp. 669–670.
Wellmann 1897	Wellmann, M., s. v. Caelius Aurelianus, in: Paulys Realencyclopädie der classischen Altertumswissenschaft III,1 (1897), Sp. 1256–1258.
Wellmann 1900	Wellmann, M., s. v. Cornelius 82, in: Paulys Realencyclopädie der classischen Altertumswissenschaft IV,1 (1900), Sp. 1273–1276.
Wettwer 2020	Wettwer, L., Das frühe Krankenhaus im Spannungsfeld von Caritas und Macht, Kiel 2020.
Wilamowitz-Moellendorff 1901	von Wilamowitz-Moellendorff, U., Die hippokratische Schrift Περὶ ἱρῆς νούσου, in: Sitzungsberichte der Königlich Preussischen Akademie der Wissenschaften zu Berlin Jg. 1901/I, Berlin 1901, 2–23.
Willmanns 1995	Wilmanns, J. C., Der Sanitätsdienst im Römischen Reich. Eine sozialgeschichtliche Studie zum römischen Militärwesen nebst einer Prosopographie des Sanitätspersonals, Hildesheim 1995.
Willmanns 1995b	Wilmanns, J. C., Der Arzt in der römischen Armee der frühen und hohen Kaiserzeit, in: Clio medica 27 (1995), 171–198.
Wittern 1978	Wittern, R., Zur Krankheitserkennung in der knidischen Schrift „De internis affectionibus", in: C. Habrich; R. Wittern (Hg.), Medizinische Diagnostik in Geschichte und Gegenwart.

	Festschrift für Heinz Goerke zum sechzigsten Geburtstag, München 1978, 101–119.
Wittern 2005	Wittern, R., s.v. Hippokratische Schriften/Corpus Hippocraticum, in: K.-H. Leven, (Hg.), Antike Medizin. Ein Lexikon, München 2005, Sp. 418–420.
Wöhrle 1990	Wöhrle, G., Studien zur Theorie der antiken Gesundheitslehre (= Hermes Einzelschriften 56), Stuttgart 1990.
Wolff/Wolff 1994	Wolff, H.-P.; Wolff, J., Geschichte der Krankenpflege, Basel/Eberswalde 1994.
Wolff/Wolff 2011	Wolff, H.-P.; Wolff, J., Krankenpflege: Einführung in das Studium ihrer Geschichte, Frankfurt ²2011.
Wölflin 1943	Wölflin, E., Einiges aus der Praxis von Galen, in: Gesnerus 1 (1943), 91–99.
Wolter 2019	Wolter, M., Der Brief an die Römer. Teilband 2: Röm 9,1–16 (= Evangelisch-Katholischer Kommentar zum Neuen Testament VI/2), Ostfildern/Göttingen 2019.
Volk 1983	Volk, R., Gesundheitswesen und Wohltätigkeit im Spiegel der byzantinischen Klostertypika (= Miscellanea Byzantina Monacensia 28), München 1983.
Ziethen 1994	Ziethen, G., Heilung und römischer Kaiserkult, in: Sudhoffs Archiv. Zeitschrift für Wissenschaftsgeschichte 78/2 (1994), 171–191.
Zimmermann 2002	Zimmermann, K., s.v. Temenos, in: Der Neue Pauly 12/1 (2002), Sp. 105–106.